# FORTSCHRITTE
## DER
# PRAKTISCHEN DERMATOLOGIE
## UND
# VENEROLOGIE

### VIERTER BAND

VORTRÄGE DES IV. FORTBILDUNGSKURSES
DER DERMATOLOGISCHEN KLINIK UND POLIKLINIK
DER UNIVERSITÄT MÜNCHEN VOM 31. JULI — 5. AUGUST 1961

GEHALTEN VON

R. L. BAER, H.-J. BANDMANN, S. BORELLI, O. CANIZARES, P. CERUTTI, H. GÖTZ,
A. GREITHER, ST. JABLONSKA, W. JADASSOHN, P. JORDAN, K. W. KALKOFF, J. KIMMIG,
LINSER, A. MARCHIONINI, TH. NASEMANN, H. NIERMANN, M. E. OBERMAYER, H. RÖCKL,
. G. SCHIRREN, U. W. SCHNYDER, R. SCHUHMACHERS, H. W. SPIER, M. B. SULZBERGER,
J. TAPPEINER, W. THIES

UNTER MITARBEIT VON

## PRIV.-DOZ. DR. DR. S. BORELLI

OBERARZT AN DER DERMATOLOGISCHEN KLINIK UND POLIKLINIK
DER UNIVERSITÄT MÜNCHEN

HERAUSGEGEBEN VON

## PROF. DR. ALFRED MARCHIONINI

DIREKTOR DER DERMATOLOGISCHEN KLINIK UND POLIKLINIK
DER UNIVERSITÄT MÜNCHEN

MIT 21 TEXTABBILDUNGEN

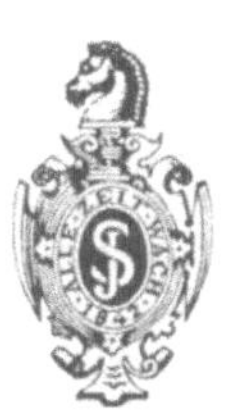

# SPRINGER-VERLAG
# BERLIN · GÖTTINGEN · HEIDELBERG
## 1962

ISBN-13: 978-3-540-02818-5      e-ISBN-13: 978-3-642-47821-5

DOI: 10.1007/978-3-642-47821-5

© by Springer-Verlag OHG. Berlin · Göttingen · Heidelberg 1962

# Vorwort

In der ersten Augustwoche des Jahres 1961 fand der IV. Fortbildungskurs für praktische Dermatologie, Venerologie und verwandte Gebiete in
der Münchener Dermatologischen Universitäts-Klinik statt. Innerhalb
einer Woche wurden 30 Vorträge über aktuelle Probleme und vor allem
für die Praxis wichtige Themen von Spezialisten der betreffenden Fach-
gebiete gehalten. Wie früher schon erweiterten tägliche Diskussionen
sowie die Demonstrationen von Krankheitsfällen und histologischen
Präparaten die Vortragsserie; sie boten darüber hinaus allen Teilnehmern
die Möglichkeit, zur Diagnose und Therapie Fragen zu stellen und Erfahrungen auszutauschen.

Obgleich der IV. Kurs nach einem nur 2jährigen Intervall auf den vorhergehenden des Jahres 1959 folgte, erwies es sich als aktuelles Bedürfnis,
zahlreiche weitere Themen hinsichtlich ihres neuesten wissenschaftlichen
Standes in relativ breiter Form zu erörtern, da die letzten Jahre zahlreiche neue Probleme, Erfahrungen, Erkenntnisse und Forschungsergebnisse gebracht hatten. Für die Dermatologie und Venerologie gilt, wie für
alle Gebiete der Wissenschaft, das Wort HERAKLITS „$\pi\acute{\alpha}\nu\tau\alpha\ \dot{\varrho}\varepsilon\tilde{\iota}$". Es sei
am Rande vermerkt, daß der IV. Kurs 10 Jahre nach dem I. folgte. Aller-
dings ist hierin keine Absicht zu erblicken; vielmehr verhinderte der für
das nächste Jahr geplante XII. Internationale Kongreß in Washington,
diesen Fortbildungskurs im Jahre 1962 abzuhalten. — Als Teilnehmer
vereinigten sich mehr als 300 Fachärzte aus Afghanistan, Argentinien,
Belgien, Deutschland, Finnland, Griechenland, Holland, Italien, Jugoslawien, Norwegen, Österreich, Polen, Schweden, der Schweiz, Spanien
und den USA. Diese internationale Beteiligung kennzeichnet deutlich das
Interesse an derartigen Fortbildungs-Tagen. Den Veranstaltern war es
darüber hinaus noch ein besonderes Bedürfnis, den heutigen Stand des
Fachwissens den Dermatologen aus allen Teilen Deutschlands zu ver-
mitteln.

Der Besuch der immer zahlreicher werdenden Kongresse bereitet
vielen Ärzten der Praxis aus zeitlichen Gründen immer größere Schwierigkeiten. Viele Kollegen scheuen die mühevolle und zu zeitraubende Aufgabe, die Masse der Kongreßvorträge und wissenschaftlichen Publikationen
auf den relativ geringen Gehalt an in der Praxis verwendbaren Erfahrungen
und Erkenntnissen durchzuarbeiten. — Wenn man die große Zahl wissenschaftlicher und vor allem therapeutischer Ergebnisse in unserem Fachgebiet verfolgt, wird es von Jahr zu Jahr deutlicher, daß die Besorgnis
unberechtigt war, die sich vor einiger Zeit an den Fortbestand der Dermatologie knüpfte. Allerdings stellt diese Entwicklung auch an den in der
Praxis tätigen Dermatologen im Hinblick auf die neuen Spezialgebiete
und Entwicklungstendenzen des Faches die Anforderung, daß er sich

ständig und eingehend orientiere, um die Früchte am Baum der wissenschaftlichen Erkenntnis nicht nur zu sammeln, sondern auch seinen Patienten und sich selbst nutzbar zu machen.

Wie schon früher wurde von vielen Kursteilnehmern der Wunsch geäußert, die Vorträge wieder als Sammelband zu publizieren, der in der täglichen Praxis griffbereit zur Hand sei. Wir sind diesem Vorschlage um so lieber nachgekommen, als eine Reihe von Kollegen uns wissen ließ, daß sie aus verschiedenen äußeren Gründen nicht an unserem Kurs teilnehmen konnten. Wir glauben, daß die Vortragsthemen des IV. Fortbildungskurses im besonderen Maße dem Bericht über die Fortschritte in der praktischen Dermatologie und Venerologie gewidmet waren.

Trotz vielfach geäußerter Empfehlungen war es allerdings auch diesmal nicht möglich, Literaturverzeichnisse zum Abdruck zu bringen. Dafür konnten wir hinsichtlich der Aufnahmen von Tabellen und Zeichnungen in den Text etwas großzügiger verfahren, als es früher möglich war.

In ganz besonderem Maße sei an dieser Stelle allen Fachgelehrten des In- und Auslandes gedankt, die sich an der wissenschaftlichen Gestaltung, vielfach bereits zum vierten Male, beteiligt und damit zum Gelingen des Kurses in hervorragender Weise beigetragen haben. Ebenso herzlich gilt mein Dank allen meinen Dozenten, Assistenten und den technischen Mitarbeitern der Münchener Dermatologischen Universitäts-Klinik für ihren Einsatz bei der Vorbereitung. Ich spreche ihn insbesondere meinem Oberarzt, Doz. Dr. Dr. S. Borelli, aus, der mir bei der wissenschaftlichen Planung und Gestaltung des Kurses, aber auch bei der Organisation des gesellschaftlichen Teils ein unermüdlicher, ideenreicher, äußerst verdienstvoller Mitarbeiter war. Weiteren Dank schulde ich ihm für seine Mitwirkung bei der Herausgabe dieses Buches. Dem Springer-Verlag sind wir wie immer angelegentlich verbunden, daß er auch diesen Band in der für alle seine Veröffentlichungen bekannten technisch vollendeten Form herausgebracht hat.

München, im Februar 1962

Alfred Marchionini

# Inhaltsverzeichnis

New York University, Schools of Medicine, Department of Dermatology
(Chairman: Prof. RUDOLF L. BAER, M. D.)

# Medikamentös bedingte Dermatosen

Von

RUDOLF L. BAER

Der Inhalt meines Vortrages beruht auf den Verhältnissen, wie sie heutzutage in den Vereinigten Staaten von Amerika und speziell in der Stadt New York existieren. Die Welt ist in den Jahren seit dem zweiten Weltkrieg sehr geschrumpft, und die Verhältnisse in bezug auf die erwerbbaren und gebräuchlichen Medikamente sind daher in den verschiedenen Teilen der westlichen Welt sehr ähnlich. Ich nehme daher an, daß die Situation hier in Deutschland mit Beziehung auf die medikamentösen Hauterkrankungen nicht nur im Prinzip, sondern auch in vielen Details nicht zu verschieden ist von der Situation in New York. Geringe Unterschiede, die mit lokalen Bedingungen zu tun haben, findet man natürlich immer.

In den letzten 15—20 Jahren ist nicht nur die Anzahl der neuen Medikamente, sondern auch der Kombinationen verschiedener alter und neuer Medikamente, die von der pharmazeutischen Industrie verkauft werden, kolossal angestiegen. In der Tat ist die Anzahl so gewachsen, daß die pharmazeutische Industrie manchmal Schwierigkeiten hat, neue charakteristische Namen für ihre neuen Medikamente zu finden. Gleichzeitig muß man Mitleid haben mit uns selbst und mit unseren Kollegen, die alle diese neuen Namen und ihre chemische Bedeutung auswendig lernen müssen.

Ein weiteres Phänomen der letzten Jahre ist ein großer Anstieg der Fälle von Selbstverschreibung von Medikamenten und der Verschreibung durch Apotheker ohne ärztliches Rezept. Außerdem verschreiben die Ärzte selbst jetzt viel mehr Medikamente als früher und verschreiben oft Medikamente mit großen Wirkungen für nicht sehr wichtige Erkrankungen wie, z. B. Antibiotica gegen Erkältungen und Cortisone gegen unschuldige Kontaktdermatitiden.

Früher hatten Ärzte lange Gelegenheit, die Nebenwirkungen der Medikamente kennenzulernen. Heutzutage sind aber die meisten Medikamente oft schon überaltert und von neueren Medikamenten zu dem Zeitpunkt schon ersetzt worden, wenn die meisten Ärzte erst ihre Nebenwirkungen kennenlernen. Aus allen diesen Gründen ist die Häufigkeit der medikamentösen Exantheme und anderer Nebenwirkungen sehr gewachsen. Viele neue Arten von medikamentösen Reaktionen sind in der dermatologischen und allgemeinen medizinischen Literatur beschrieben worden und werden noch dauernd beschrieben. Es ist daher zur Zeit besonders wichtig und noch viel bedeutender als früher, daß den Dermatologen die cutanen und anderen Nebenwirkungen der Medikamente vollkommen geläufig sind.

Man kann die medikamentösen Exantheme nach verschiedenen Schemata einteilen. Eines der besten Schemata ist noch immer das, das sich auf die morphologischen Veränderungen stützt. Diese schließen die verschiedensten Hautveränderungen von den leichtesten und ganz vorübergehenden Erythemen bis zu den malignen Carcinomen ein. Ich werde auf dieses Schema hier nicht weiter eingehen, da ich der Ansicht bin, daß Sie es wahrscheinlich sehr gut kennen. Ein anderes und moderneres, aber nicht notwendigerweise besseres Schema ist das, welches sich auf den Wirkungsmechanismus stützt, der die medikamentösen Nebenwirkungen verursacht. Ganz zweifellos gibt es Wirkungsmechanismen, die medikamentöse Nebenwirkungen erzeugen, über deren Existenz man aber noch nichts weiß. Trotzdem möchte ich jetzt ganz kurz auf die gegenwärtig bekannten Reaktionsmechanismen eingehen.

Eine Gruppe von medikamentösen Hauterscheinungen wird durch Kumulationseffekte hervorgerufen. Hierzu ist es nötig, daß das Medikament in genügend großen Dosen auf genügend lange Zeit verabreicht wird. Beispiele hierfür sind die *Argyrie*, die *Chrysiasis* und die *Arsenmelanose*.

Eine andere Gruppe der medikamentösen Nebenwirkungen beruht auf der normal zu erwartenden pharmakologischen Wirkung des Medikamentes. Beispiele sind das *Erythem* des Gesichtes, das durch genügende Dosen der Nicotinsäure regelmäßig hervorgerufen werden kann, und die Nekrosen, die von Norepinephrin (Sympathin) verursacht werden, wenn dieser Stoff durch einen technischen Fehler in das Gewebe verabreicht wird, anstatt in das Gefäß.

Die größte Gruppe von medikamentösen Exanthemen hat einen allergischen Wirkungsmechanismus. Unglücklicherweise kann ich nicht über große Fortschritte auf dem Gebiete der Testungen zur Aufdeckung von medikamentösen Allergenen berichten. In manchen Fällen findet man einen Thrombocytensturz nach Verabreichung des medikamentösen Allergens, aber nicht oft genug, um diesen Test praktisch sehr brauchbar zu machen. Man muß sich daher wie zuvor auf die klinischen Befunde und die Krankengeschichte stützen, mit *seltener* Unterstützung durch Hautprüfungen, um eine Diagnose der medikamentösen allergischen Reaktion zu stellen. Diese allergischen medikamentösen Reaktionen können durch gewisse Phänomene aufgedeckt werden: 1. Medikamente, die seit Tagen, Monaten oder sogar Jahren gut vertragen worden sind, können plötzlich schwere Exantheme verursachen, selbst wenn sie nur in ganz kleinen Dosen verabreicht werden. 2. Nachdem solche Reaktionen einmal vorgekommen sind, wiederholen sie sich gewöhnlich regelmäßig, selbst nach Verabreichung kleinster Dosen. 3. Der Charakter der Hauterscheinungen bei den allergischen Reaktionen ist gewöhnlich ganz anders, als von der pharmakologischen Wirkung des Medikamentes zu erwarten wäre. 4. Medikamente mit pharmakologisch ganz verschiedenen Wirkungen verursachen identische allergische Reaktionen; andererseits verursachen

Medikamente mit derselben pharmakologischen Wirkung sehr oft ganz verschiedene Arten von cutanen und anderen allergischen Nebenwirkungen. 5. Dasselbe Medikament kann bei verschiedenen Individuen ganz verschiedene allergische Manifestationen verursachen, manchmal sogar bei demselben Patienten zu verschiedenen Zeiten. 6. Die Dosis des Medikamentes, die nötig ist, eine allergische Reaktion auszulösen, ist gewöhnlich viel kleiner als die, die für die Auslösung pharmakologischer Effekte notwendig ist. 7. Eine Kumulation des Medikamentes ist nicht nötig, da kleinste Dosen selbst lange Zeit nach der letzten Verabreichung des Medikamentes die allergische Reaktion auslösen können.

Eine weitere jetzt äußerst wichtige Gruppe von medikamentösen Nebenwirkungen beruht auf einer Störung im ökologischen Gleichgewicht, d. h. in dem normal vorherrschenden Gleichgewicht zwischen verschiedenen Arten von Mikroorganismen auf der Haut und den Schleimhäuten. Das beste Beispiel sind die jetzt äußerst häufigen Monilia-Infektionen der anogenitalen und inguinalen Regionen und der Mundschleimhaut. Diese Infektionen haben eine starke Tendenz zur Chronizität und zu Rückfällen, speziell wenn man den Sexualpartner nicht behandelt. Dann wird der behandelte Patient immer wieder von seinem nicht behandelten Partner reinfiziert. Die Monilia-Infektionen kommen oft vor nach Behandlung mit einem Breit-Spektrum-Antibioticum, das das Wachstum der Mehrzahl der anderen Mikroben unterdrückt und auf diese Weise den Monilien die Möglichkeit eines relativ unbeschränkten Wachstums gibt. Infektionen mit B. pyoceaneus und B. proteus im äußeren Gehörgang nach Unterdrückung der Staphylokokken mit Antibiotica ist ein weiteres Beispiel der Störung des ökologischen Gleichgewichtes. Eine andere wichtige medikamentöse Nebenwirkung dieser Antibiotica resultiert aus der kombinierten Benutzung mit Cortisonen. Eine Tabelle einer Arbeit aus unserer Klinik von Biro, Gibbs und Leider illustriert diese Nebenwirkungen in ausgezeichneter Weise. Sie zeigt z. B., daß die Verabreichung von Breit-Spektrum-Antibiotica bei Patienten, die mit Cortisonen behandelt worden sind, diese nicht nur nicht gegen Staphylokokken-Infektionen schützt, sondern daß Infektionen mit Staphylokokken bei solchen Patienten viel häufiger sind als bei den Patienten, denen man nur Cortisone und kein Antibioticum gibt.

Andere Wirkungsmechanismen, denen medikamentöse Nebenwirkungen in viel selteneren Fällen zugrunde liegen, sind die Jarisch-Herxheimersche Reaktion, das Sanarelli-Schwartzmansche Phänomen, der Biotropismus von Milian und die in den letzten Jahren großes Interesse gewinnenden genetisch bedingten Ferment-Defekte. Ein anderer Mechanismus, auf den ich später weiter eingehen werde, ist die Photosensibilisierung.

Ich möchte mich jetzt in etwas größerem Detail mit einigen Beispielen von medikamentösen Nebenwirkungen befassen, die meiner Ansicht nach im Moment besonders großes Interesse haben.

*Penicillin.* Fortschritte auf dem Gebiete der Penicillin-Allergie werden wahrscheinlich dann gemacht werden, wenn man ein größeres Wissen errungen hat über die antigenen Substanzen, die die eigentlichen Auslöser

dieser manchmal lebensgefährlichen Reaktionen sind. Ein Fortschritt
in dieser Richtung wurde von B. Levine in unserer medizinischen Schule
gemacht. Er hat gefunden, daß bei Meerschweinchen mit Penicillin-
Kontakt-Allergie 3 Abbauprodukte des Penicillins eine Reaktion hervorrufen können. Diese drei sind: die D-Benzylpenicilloinsäure, das D-Peni-
cillamin und die D-α-Benzylpenicilloinsäure. Anscheinend reagieren diese
Substanzen durch Verbindung mit den Proteinen der Epidermis, speziell
den Cystin- und Lysin-Gruppen. Andererseits haben die Serum-Albumine
und -Globuline sehr wenig Cystin-Disulfid-Bindungen, haben aber viel
freie Lysinamido-Rückstände. Es erscheint daher wahrscheinlich, daß
die Lysinamido-Verbindungen der Benzylpenicilloinsäure für die urticarielle Schnellreaktion, die von Antikörpern im Serum ausgelöst wird,
verantwortlich sind. Jedenfalls scheint es auf Grund der biochemischen
und immunologischen Untersuchungen von Levine, daß bei penicillin-
überempfindlichen Patienten eine Gruppenüberempfindlichkeit besteht
gegen alle im Moment käuflichen Penicilline, inklusive des neuen Staph-
cillins (Methicillin, Na-dimethoxylphenyl-penicillin). Es hat daher keinen
Zweck, eine Umstellung stark penicillinüberempfindlicher Patienten auf
eines der anderen im Moment hergestellten Penicillinpräparate zu versuchen.

*Apresoline (Hydralazine, Depressin), Hydantoin.* Eine der interessantesten und gefährlichsten Nebenwirkungen von Medikamenten, die in den
letzten Jahren beschrieben wurden, ist ein erythematodesartiges Syndrom.
Es ist jetzt nicht mehr fraglich, ob Medikamente die Manifestationen eines
systematisierten visceralen Erythematodes hervorrufen können. Die Frage
ist jetzt nur noch, ob man es hier zu tun hat mit einem erythematodesarti-
gen Syndrom oder mit dem wirklichen akuten Erythematodes. Zum Beispiel das Medikament Apresolin (Depressin), welches zur Erniedrigung des
Hochdrucks benutzt wird, verursacht in einem kleinen Prozentsatz von
Fällen zuerst die Symptome der rheumatischen Arthritis und dann später
die Erscheinungen des systematisierten Erythematodes (z. B. Fieber,
Muskel- und Gelenkschmerzen, Vergrößerung der Milz und Leber). Bei
manchen der Patienten, die dieses Apresoline-Syndrom entwickelt
haben, sind gewisse Symptome (z. B. erhöhte Blutkörperchensenkungsgeschwindigkeit, rheumatische Gelenkschmerzen, Milz- und Leber-
vergrößerung) jahrelang zurückgeblieben, nachdem das Medikament
abgesetzt wurde, und es scheint, als ob diese schädlichen Nebenwirkungen vielleicht für dauernd bleiben werden. Ruppli und Vossen
haben gezeigt, daß die Hydantoin-Gruppe von Medikamenten, die
gegen Epilepsie angewandt werden, auch ein erythematodesähnliches
Syndrom verursachen kann. Die Situation ist hier etwas komplizierter
als mit dem Apresoline, da epileptische Anfälle und Petit mal manchmal die ersten Symptome des akuten Erythematodes sein können.
Man kann daher nicht mit Gewißheit sagen, ob Patienten, die mit
Hydantoin-Präparaten gegen Epilepsie oder Petit mal behandelt worden
sind und die die Symptome des L. E. entwickelt haben, ursprünglich
L. E. hatten und dann während der Verabreichung von Hydantoin-
Präparaten in ein mehr aktives Stadium übergingen; oder ob es die

Hydantoinderivate selbst waren, die ein L. E.-ähnliches Syndrom hervorgerufen haben. Ich sah kürzlich eine Patientin, die seit 18 Jahren Dilantin gegen Petit mal genommen hatte. Während des letzten Jahres hatte sie manchmal vorübergehende Gelenkschmerzen. Während der letzten Monate hatten sich die Hautveränderungen des subakuten E. entwickelt. Innerhalb 2 Wochen nach Absetzung des Dilantins waren die cutanen Veränderungen am Gesicht und an den Ohren und Händen zu 90% abgeklungen.

In den letzten Jahren hat sich gezeigt, daß auch bei der Dermatomyositis immunologische Faktoren eine wichtige ätiologische Rolle spielen können. In 30—50% der Fälle von Dermatomyositis bei Patienten in der Altersgruppe über 40 Jahre findet man innere maligne Tumoren, und bei diesen scheint es, daß die Dermatomyositis durch eine Autosensibilisierung gegen Tumorenantigene verursacht ist. BEICKERT und KUHNE haben kürzlich über einen Fall berichtet, in dem es möglich war, daß die Dermatomyositis sowie eine allergische Leukopenie durch Largactil und Atosil verursacht waren. Wenn dieser Befund bei anderen Fällen bestätigt wird, dann muß man es für wahrscheinlich erachten, daß nicht nur Phenothiazine wie Largactil und Atosil, sondern auch andere Medikamente zum mindesten in einem Teil der bisher ätiologisch unaufgeklärten Fälle von Dermatomyositis eine wichtige ätiologische Rolle spielen können.

*Acneiforme Dermatosen.* Es ist schon seit langer Zeit bekannt, daß Jod und Brom bei acneartigen Dermatosen eine wichtige ätiologische Rolle spielen können. Was sich aber sehr geändert hat in den letzten 2 Jahrzehnten, sind die Quellen, durch die Patienten gegen diese Halogene ausgesetzt sind. Die früheren Gebräuche dieser Medikamente sind jetzt ganz unmodern geworden. Jod wird kaum mehr für Behandlung der Syphilis benutzt und Brom kaum mehr als Sedativum. Jod wird jetzt noch sehr oft bei Asthma bronchiale verschrieben und wird in Röntgenkontrastmitteln verwendet. Die meisten Quellen des Jods und Broms sind heutzutage oft viel geheimnisvoller. Zum Beispiel ist Jod in fast allen Vitamin- und Mineral-Präparaten enthalten und in den neueren Diät-Supplementen für Abnahme-Kuren, z. B. in dem amerikanischen Präparat Metrecal. Charakteristisch für die gegenwärtigen Verhältnisse in dieser Beziehung war eine Patientin, die eine sehr unangenehme acneartige Dermatose entwickelt hatte. Diese schien verursacht von einem Vitamin-Mineral-Präparat, welches ihr der Fuller-Brush-Mann (das ist ein Haus-zu-Haus-Verkäufer von Bürsten!) verkauft hatte. Eine weitere Quelle für Einnahme von Brom, die oft übersehen wird, sind die Brom-Salze von gewissen Medikamenten, die man gewöhnlich nicht als Brompräparate ansieht, wie z. B. das Banthine (Vagantin) und Scopolamine.

Von den neueren medikamentösen Ursachen von acneartigen Dermatosen sind vor allem das *Corticotropin (ACTH)* und die verschiedenen analogen Substanzen des Cortisons zu erwähnen. Diese acneartigen Veränderungen findet man vor allem auf der Brust, den Schultern und dem Rücken und manchmal auch auf den Armen. Comedonen und die fettige Haut, wie man sie bei Acne vulgaris sieht, kommen gewöhnlich nicht vor in dieser Art acneartiger Veränderungen. Fernerhin hat man gezeigt, daß die Kombination von Para-Aminosalicylsäure (Pamisyl, Bactylan) und Isonicotinhydrazid (Neoteben), die oft gegen Tuberkulose verwandt wird, auch acneartige Dermatosen hervorrufen kann. BERESTON hat nachgewiesen, daß diese Hautveränderungen bei 16% der so behandelten Patienten vorkommen. Sie fangen etwa 2—4 Monate nach Behandlungs-beginn an und klingen 1—2 Monate nach Absetzung dieser Medikamente ab.

*Hydrocortison und Analoge.* Obgleich hydrocortisonenthaltende Mittel schon seit 10 Jahren benutzt worden sind, sind Berichte von *allergischer Überempfindlichkeit gegen Hydrocortison* nur in letzter Zeit erschienen. Ein Patient von KOOIJ war überempfindlich auf Hydrocortison und Prednisolon (Metacortandralone), aber nicht auf Triamcinolon und Cortison. BURCKHARDTs Patient andererseits hatte eine Kontaktallergie auf Hydrocortison, aber nicht auf Prednisolon. CHURCH untersuchte 5 Patienten, die eine Kontaktallergie gegen Hydrocortisonpräparate hatten und fand, daß keiner davon auf das Hydrocortison selbst reagierte. Alle 5 Patienten reagierten jedoch auf 21-diolacetat, einen Vorgänger in der Synthese des Hydrocortisons, welches nach CHURCH als eine chemische Verunreinigung in 1% Konzentration bei den englischen Hydrocortison-Präparaten vorkommt. Diese Substanz unterscheidet sich vom Hydro-cortison nur, indem sie nicht eine Hydroxylgruppe in der 21-Position hat. Diese Reaktionen sind nicht nur interessant, weil sie zeigen, daß wahrhafte allergische Überempfindlichkeiten gegen Hydrocortison und verwandte Substanzen vorkommen, sondern auch weil es eben doch möglich ist, daß man es in der Zukunft mit gelegentlichen Fällen von allergischen Re-aktionen nach innerer Verabreichung dieser Substanzen zu tun haben wird. In der Tat hat man in der Literatur schon Fälle von Dermatitis nach innerlicher Verabreichung von Prednison beschrieben.

*Antimalaria-Medikamente.* Diese Gruppen von Medikamenten findet gegenwärtig eine dauernd wachsende Zahl von Anwendungen und In-dikationen, nicht nur in der Dermatologie und inneren Medizin, sondern auch auf anderen Gebieten. Eine große Zahl von medikamentösen Re-aktionen ist eine der Konsequenzen dieser immer zahlreicheren Indika-tionen. Viele dieser Nebenwirkungen sind während und nach dem zweiten Weltkrieg beschrieben worden, speziell von Ärzten, die mit den britischen und amerikanischen Truppen in den Gebieten des Pazifischen Ozeans waren. In den letzten Jahren hat man jedoch weitere Nebenwirkungen beschrieben, manche von ganz ungewöhnlichem Typus.

Am wichtigsten sind vielleicht die *ophthalmologischen Nebenwirkungen,* die von CALNAN und HOBBS nach Verabreichung von Resochin berichtet wurden. Sie bestehen hauptsächlich aus 1. vorübergehendem Ödem und akuten Anfällen von Sehstörungen und 2. chronischen Sehschwierigkeiten, die durch Ablagerung einer opaquen Substanz in dem Cornealepithel verursacht sind. In den meisten Fällen verschwindet diese Substanz nach einigen Monaten, aber in außergewöhnlichen Fällen bleibt sie scheinbar bestehen. Weiterhin verursacht das Resochin gelegentlich auch Verände-rungen in der Netzhaut inklusive Netzhautablösung. Offensichtlich sollten Patienten, bei denen Resochin auf lange Zeit verabreicht wird, regelmäßigen Augenuntersuchungen unterzogen werden. Eine der wichtigen unbeantworteten Fragen in diesem Zusammenhang ist, ob andere verwandte Antimalaria-Medikamente dieselben Veränderungen hervorbringen können. Das scheint durchaus möglich auf Grund der nahen chemischen Verwandtschaft, z. B. des Resochins und Quensyls.

*Antimalaria-Medikamente* haben in manchen Fällen von Porphyrie, in denen sie gegen die Lichtüberempfindlichkeit verabreicht wurden, akute Attacken von Porphyrie verursacht. Eine äußerst interessante Nebenwirkung dieser Medikamente ist der Farbverlust der Kopfhaare und anderer Haare. In manchen Fällen sind die Haare vollkommen weiß geworden. Andererseits hat Camoquin (Amodiaquin, Flavoquin) eine Hautmelanose und Resochin eine Verdunkelung der Mundschleimhaut und eine grau-blaue Verfärbung des harten Gaumens verursacht.

Die *hämolytische Anämie* ist eine interessante innere Nebenwirkung, die von Primaquin verursacht werden kann. Man weiß jetzt, daß diese Anämie auf einer verminderten Fermentaktivität von Glucose-6-phosphatdehydrogenase beruht. Diese Verminderung oder Abwesenheit der G-6-PD ist genetisch bedingt und kommt aber anscheinend nur bei älteren Erythrocyten vor und nur bei gewissen Rassen, insbesondere Negern. Da diese älteren roten Blutkörperchen sterben und vom Knochenmark durch eine schnellere Produktion von jungen Erythrocyten ersetzt werden, verschwindet die Anämie trotz weiterer Verabreichung des Primaquins. Man hat jetzt die Möglichkeit erwogen, daß die vorübergehende Anämie, die man nach Verabreichung von Sulfonen, wie z. B. bei der Lepra und der Dermatitis herpetiformis sieht, durch einen gleichen Mechanismus hervorgerufen wird.

*Alopecien* stehen in letzter Zeit sehr im Vordergrunde der Nebenwirkungen von Medikamenten. Schon im Jahre 1953 hatte man berichtet, daß Medikamente, die benutzt werden, um die Coagulierungsfähigkeit des Blutes zu vermindern, in vielen Fällen Haarausfall verursachten. Heparin und heparinähnliche Substanzen tun es in 50% der Fälle, Cumarin-Derivate in 42% und Kombinationen von Heparin und Cumarin-Derivaten in 78%. Die Latenzzeit zwischen Verabreichung dieser Medikamente und Beginn des Haarausfalles beträgt nach neueren Berichten etwa 3 Monate.

*Cumarin und verwandte Substanzen* können auch medikamentöse Exantheme verursachen. Diese sind anscheinend allergisch, da man manchmal positive Läppchenproben auslösen kann. Wahrscheinlich verursachen sie auch Jucken ohne sichtbare Hautveränderungen. Bei einem Fall war es möglich, den Patienten von Cumarin auf Dicumarol wechseln zu lassen, so daß anscheinend in diesem Falle keine Kreuzreaktion zwischen diesen beiden Medikamenten existierte.

Eine ganz neue Gruppe von Medikamenten, die häufig *schweren Haarausfall* hervorrufen, sind gewisse Substanzen, die zur Krebs-Chemotherapie benutzt werden. Zu diesen gehören die antimetabolischen Substanzen wie Aminopterin und Methotrexate (Amethopterin), die alkylisierenden Substanzen wie Thio-tepa TSPA (Triäthylenäthiophosphoramide) und

Chlorambucil (Leukeran) und die antimitotischen Substanzen wie Colchicine und Demecolcine (Desacetylmethylcolchicine) sowie andere krebschemotherapeutische Mittel.

Der *Haarausfall* kommt hauptsächlich auf der Kopfhaut vor, ist aber nicht auf diese beschränkt und affiziert auch die Brauen, die Cilien, den Bart und die Arme und Beine. Manchmal beginnt die Alopecie schon nach einer Woche. Diese krebs-chemotherapeutischen Medikamente verursachen einen Stillstand der mitotischen Aktivität in dem Haarfollikel, und die Produktion keratinisierter Zellen hört dadurch auf. Die Medikamente affizieren nur Haare in der Anagen-Phase, d. h. nur wachsende Haare. Der Haar-Cyclus selbst wird nicht gestört oder verändert und neues Wachstum der Haare findet daher schon einige Wochen nach Absetzung des Medikamentes statt. Selbst wenn diese Substanzen wiederholt gegeben werden, werden die Haarfollikel anscheinend nicht auf die Dauer geschädigt.

KLIGMAN hat darauf hingewiesen, daß der Mechanismus, der die Heparin- und Cumarin-Alopecie verursacht, einerseits und der Mechanismus, der die Alopecie von den krebs-chemotherapeutischen Medikamenten andererseits verursacht, ganz verschieden ist. Bei den Heparin- und Cumarin-Alopecien findet eine Transformation des Haarfollikels statt in die Telogen-Phase, d. h. in die Ruhe-Phase, während, wie ich eben angedeutet habe, bei den Krebstherapeutica der Haarfollikel in der Anagen-Phase bleibt.

Eine hochinteressante neue Substanz, die auch Alopecie verursacht, ist *Mer-29 (Triparanol)*. Dieses Medikament ist während des vergangenen Jahres sehr viel gegen Hypercholesterinämie verwandt worden. Es hält die Cholesterinsynthese auf an der Stufe des Desmosterols. Dieses Medikament verursacht nicht nur Alopecien sondern auch Erbleichung, d. h. Farbenverlust der Haare und eine äußerst unangenehme ichthyosiforme, nicht entzündliche Trockenheit der Hautoberfläche. Der Mechanismus dieses Haarverlustes ist, soweit ich weiß, noch nicht aufgeklärt worden. Es ist aber sehr interessant, daß große Dosen von Nicotinsäure, z. B. 3 g täglich, wie sie jetzt auch gegen Hypercholesterinämie angewendet werden, eine ganz ähnliche ichthyosiforme Hautveränderung hervorrufen. Da die Nicotinsäure und das Medikament Mer-29 chemisch nicht verwandt sind, aber beide eine Erniedrigung des Blut-Cholesterinspiegels hervorrufen, muß man unter anderem die Möglichkeit erwägen, daß die ichthyosiformen Veränderungen auf einen Cholesterinmangel der Haut zurückzuführen sind.

Ich möchte mich jetzt kurz mit dem neueren Wissen über die Gefahren des *Arsens* als Medikament befassen. In den Vereinigten Staaten wird im allgemeinen Arsen viel weniger benutzt als hier in Europa. Es sind fast nur die in Europa ausgebildeten Dermatologen in Amerika, die das Arsen noch oft verschreiben. Meiner Ansicht nach ist diese Zurückhaltung vom Gebrauch des Arsens durchaus gerechtfertigt. Ganz abgesehen von den Schädigungen der Haut inklusive den malignen Konsequenzen, wie dem oberflächlichen Basalzellen-Epitheliom und dem Bowenschen Epitheliom hat man in letzter Zeit gezeigt, daß das Arsen auch eine starke karzinogene Wirkung auf die inneren Organe hat. ROSSET hat z. B. über 2 Fälle von Arsenkeratosen mit Leber-Krebs in einem Fall und Pankreas-Krebs in dem anderen Fall berichtet. Hier in Deutschland hat man berichtet über eine große Häufigkeit von Krebsen bei Leuten, die früher im Weinbau, wo man Arsenbespritzung benutzt hat, tätig waren. ROTH untersuchte 30 solche Personen und fand 10 mit Keratosen der Haut und Lungencarcinom; 15 hatten Lebercirrhose mit Lebercarcinom bei 5 und Oesophaguscarcinom bei einer Person. BRAUN berichtete über 16 im Weinbau tätige Personen mit Arsen-Keratosen und Melanose. 9 von diesen hatten ein Bronchialcarcinom, 1 ein Lebercarcinom, 1 ein Lymphom und 2 hatten Hautkrebs. Ich glaube, daß man aus dem gegenwärtigen Wissen schließen darf, daß das Arsen nicht angewendet werden sollte bei benignen Prozessen wie Psoriasis, Acne, Lichen planus, insbesondere bei jungen Kranken und Patienten im mittleren Alter.

Das letzte Kapitel der medikamentösen Nebenwirkungen, mit dem ich mich heute befassen will, ist eines, das uns in unserer Klinik besonders interessiert hat, nämlich die medikamentösen Photosensibilisierungen. Das Vorkommen dieser von Medikamenten verursachten Photosensibilisierungen ist natürlich schon seit vielen Jahren bekannt. Trotzdem waren es wahrscheinlich die Sulfonamide die dem heutigen großen Interesse der Dermatologen und der Medizin im allgemeinen an den Photosensibilisierungen den Anstoß gegeben haben.

In diesem Zusammenhang ist es wichtig, zu unterscheiden zwischen den phototoxischen und photoallergischen Wirkungen der Medikamente. Die phototoxischen Sensibilisierungen beruhen gewöhnlich auf einer photodynamischen Wirkung, d. h. die Lichtenergie wird in eine photochemische Wirkung umgesetzt, die zum Zellschaden führt; immunologische Prozesse spielen dabei keine Rolle. Bei den photoallergischen medikamentösen Reaktionen andererseits spielen photochemische Prozesse nach BURCKHARDT wahrscheinlich nur insofern eine Rolle, als sie für die Umwandlung des verabreichten Medikamentes in das eigentliche Allergen verantwortlich sind. Nach Schaffung dieses Allergens geht die Reaktion wie andere allergische Reaktionen weiter.

In den letzten Jahren sind einige Gruppen von Medikamenten mit starker photosensibilisierender Wirkung sehr in den Vordergrund getreten. Beispiele davon sind die Phenothiazine, die Chlorothiazide und die Tetracyclin-Derivate.

Bei den *Phenothiäzinen* findet man phototoxische und photoallergische Effekte. Das Largactil kann beide Arten von Reaktionen verursachen. Das Atosil andererseits macht anscheinend nur photoallergische Sensibilisierungen. Interessanterweise ist bei Photosensibilisierungen mit diesen Medikamenten oft eine Kontakt-Allergie vorhanden zusammen mit der Photo-Allergie. Während die photoallergische Reaktion gewöhnlich kreuzt zwischen Largactil und Atosil, kreuzt die kontaktallergische Reaktion gewöhnlich nicht. Theoretisch ist es daher wahrscheinlich, daß beide Medikamente im Körper, vielleicht in der Haut, in dasselbe Allergen oder zum mindesten in sehr nahe verwandte Photoallergene umgewandelt werden und daß diese Photoallergene wiederum nahe verwandt sind mit dem Medikament, gegen das eine Kontakt-Allergie existiert. Übrigens ist in den meisten Fällen von Phenothiazin-Photoallergie der Sonnenerythemteil des Lichtbandes verantwortlich, aber in außergewöhnlichen Fällen können Wellenlängen größer als 3200 Å-Einheiten verantwortlich sein. Es ist bemerkenswert, daß viele von den anderen Phenothiazin-Präparaten, die im Moment benutzt werden, anscheinend nur sehr selten Photosensibilisierungen verursachen. Sie können aber alle Agranulocytose verursachen. Die Phenothiazine verursachen auch sehr unangenehme neurologische Störungen: Parkinsonismus, Spasmen der Muskeln, speziell am Kopf, Hals und an den Schultern, Zittern, Starrheit, Speichelfluß usw.

Von den *neueren Medikamenten, die eine phototoxische Überempfindlichkeit* verursachen, sind die *Tetracycline* die wichtigsten. Die phototoxische Reaktion bei Tetracyclinen wird auch vom Erythemteil des Lichtbandes, also zwischen 2910 und 3100 Å-Einheiten ausgelöst. In ganz seltenen Fällen hat man es jedoch mit einer photoallergischen Reaktion zu tun. Bei diesen wird die Reaktion von längeren Wellenlängen, nämlich größer als 3200 Å, ausgelöst. Das ist nicht nur von theoretischem Interesse, sondern ist auch praktisch wichtig, da die Reaktion mit den längeren Ultraviolett-Strahlen selbst bei Bestrahlung durch Fensterglas provoziert werden kann.

Von den Tetracyclinen ist es das *Demethylchlortetracyclin* (Ledermycin), das bei weitem die größte Zahl von Lichtüberempfindlichkeitsfällen verursacht. Wir haben gefunden, daß man experimentell eine Lichtüberempfindlichkeit mit DMCT bei 30—50% von gesunden Probanden produzieren kann. Bei der aktuellen Verschreibung des DMCT kommen die Lichtreaktionen aber viel seltener vor.

Man hatte am Anfang daran gedacht, daß vielleicht diese Lichtreaktionen auf einen Vitamin-Mangel, wie eine Pellagra, durch Abtötung der Vitamin produzierenden Bakterien im Darm durch das Antibioticum zurückzuführen wären. Das ist aber ganz unwahrscheinlich, da ein Vitamin-Mangel nicht schon 2 oder 3 Tage nach der Verabreichung dieses Medikamentes auftreten würde.

Das *Aureomycin* (Duomycin), welches chemisch ein Chlortetracyclin ist, und das Tetracyclin selbst können in äußerst seltenen Fällen auch Photosensibilisierungen machen. Morphologisch kann man sagen, daß die phototoxischen Reaktionen fast immer erythematös sind, während die photoallergischen Reaktionen manchmal erythematös aussehen können, oft aber ekzematös, urticariell, Lichen planus-artig oder anders aussehen. Die phototoxische Reaktion dauert gewöhnlich länger als ein normaler Sonnenbrand. Bei manchen Patienten bleibt das Erythem wochenlang bestehen. Weiterhin verursachen selbst kleine Dosen von Sonnenlicht ganz ausgesprochene phototoxische Reaktionen.

Wie Sie wissen, sind die Substanzen, die innerlich genommen die besten Photosensibilisatoren sind, gewöhnlich die besten Lichtschutzmittel, wenn sie äußerlich aufgetragen werden. Das haben wir auch wieder mit dem DMCT beweisen können, das Lichtschutzqualitäten hat, die der p-Aminobenzoesäure nicht sehr nachstehen.

Eine ganz außergewöhnliche Art von Lichtreaktion wurde im letzten Jahr in unserer Klinik von ORENTEICH et al. in der Form einer Photoonycholyse beobachtet. Diese Nagelveränderung wurde bei 7 von 27 Patienten gefunden, die eine phototoxische Hautreaktion nach Verabreichung von DMCT hatten. Scheinbar ist eine solche medikamentös bedingte Photoonycholyse noch nie vorher beobachtet worden. Die Nagelveränderungen bei den DMCT-behandelten Patienten zeigen sich 4 Wochen nach Aussetzung der Sonne. Sie dauern gewöhnlich 2—3 Monate, bevor eine Besserung eintritt.

Eine andere Gruppe von neueren Medikamenten, die Photosensibilisierungen machen, stellt die Gruppe der Chlorothiazide dar, wie das Tonuron und Hydrotonuron. Diese Diuretica rufen anscheinend nur photoallergische und nicht phototoxische Reaktionen hervor. Der Photopatch-Test ist gewöhnlich negativ mit den Chlorothiaziden im Gegensatz zu den photoallergischen Reaktionen durch Sulfonamide. Der Mechanismus, der diese Chlorothiazid-Photoallergie hervorbringt, ist anscheinend auch anders als bei den Sulfonamiden. Bei den Sulfonamiden wird das Photoallergen anscheinend in der Haut gebildet, während die Chlorothiazid-Photoallergene wahrscheinlich an anderer Stelle im Körper gebildet werden. Kreuzphotosensibilisierungen zwischen den verschiedenen Medikamenten dieser Gruppe kommen anscheinend oft vor.

Allergische Photosensibilisierung ist weiterhin zu beobachten nach Verabreichung von antidiabetischen Substanzen wie z. B. dem Artosin (Tolbutamid). Auf Grund der chemischen Konstitution ist es möglich, daß andere mit den Sulfonamiden verwandte Präparate auch Photosensibilisierungen machen können.

Ich habe Ihnen jetzt nur ein paar Beispiele geben können von medikamentösen Nebenwirkungen auf der Haut und in anderen Organen. Ich hoffe, daß selbst diese sehr begrenzte Schilderung genügt hat, um zu zeigen, daß die große Anzahl von neuen Medikamenten, die in den letzten 15 Jahren von der pharmazeutischen Industrie hergestellt worden sind, nicht nur eine große Erhöhung in der Frequenz der medikamentösen Nebenwirkungen hervorgerufen hat, sondern daß diese neueren Medikamente auch bisher unbekannte und oft unerwartete Nebenwirkungen verursacht haben. Von allen Ärzten waren die Dermatologen schon immer am besten vertraut mit den medikamentösen Reaktionen an der Haut und an anderen Organen. Die Nebenwirkungen, die eine Konsequenz der erstaunlichen Entwicklung auf dem Gebiete der pharmazeutischen Therapie sind, haben für den Dermatologen ein dauernd wachsendes und äußerst interessantes Wirkungsgebiet geschaffen.

Die Literatur kann vom Verfasser angefordert werden.

Aus der Dermatologischen Universitätsklinik Genf
(Direktor: Prof. Dr. W. Jadassohn)

# Aus der Praxis — für die Praxis

Von

Werner Jadassohn

Ein Professor hat vor langen Jahren in seiner Eklampsie-Vorlesung auseinandergesetzt:

„Es gibt für diese Krankheit nur eine Behandlungsmethode, sie ist einfach, zweckmäßig, unübertrefflich. Diese Methode ist von mir."

Als ich einem meiner Mitarbeiter von dem Inhalt des Vortrages erzählt habe, den ich halten will, hat er mich gewarnt. Er hat gesagt, Sie werden glauben, ich meine, wir machen es richtig, und die andern machen es falsch. Nichts liegt mir ferner. Ich will nur erzählen, was wir im Augenblick für richtig halten. Ich lasse mich dann in der Diskussion sehr gerne belehren. Ich weiß: Es irrt der Mensch, solang er strebt.

Ich habe die Krankengeschichten von 25 neuen Patienten aus meiner Privatpraxis für diesen Vortrag verwendet. (Vortrag ist nicht das richtige Wort, das französische Wort Causerie wäre angebrachter.) Die Krankengeschichten wurden nicht ausgesucht. Ihnen zu Liebe habe ich mehr Photographien gemacht, als ich das sonst tue. Hierzu noch eine Bemerkung: Wenn man in der Sprechstunde, d. h. in der Hitze des Gefechtes, ohne Zeitverlust photographieren will, so kann man das nach meinen Erfahrungen am besten tun mit einem Apparat vom Typus Rolleiflex, Format 4/4 cm. Man verschafft sich die nötigen Vorsatzlinsen und Filter, photographiert mit Blitzlichtlämpchen immer aus 30 cm Entfernung. Daß man in der richtigen Entfernung ist, sieht man auf der Mattscheibe. Die Bilder können trotz des größeren Formats in geeigneten Rähmchen wie Leicabilder projiziert werden. Die Bilder sind nicht ganz so gut wie die in der Klinik mit komplizierteren Apparaten aufgenommenen. Die Patienten machen nie Schwierigkeiten. Sie schätzen es, wenn sie selber den Verlauf der Krankheit an Hand der Photographien kontrollieren können.

Ich möchte einleitend noch eine Bemerkung aus der Praxis für die Praxis machen. Seit Jahren schreibe ich nie mehr ein Rezept ohne Durchschlag. Es vereinfacht das Führen der Krankengeschichten, und ich war schon sehr oft froh, daß ich das Doppel hatte. Wenn ich mich nicht irre, so war es Rudolf Baer aus New York, der mir dieses Vorgehen angeraten hat.

Ich referiere jetzt über die Patienten, die, ich wiederhole, nicht ausgewählt wurden. Die Reihenfolge habe ich allerdings geändert.

1. *Naevus pigmentosus* an der Wange, ohne jeden Verdacht auf maligne Entartung. Ein Arzt hat bei dem Patienten eine Melanomphobie provoziert.

Ich habe den Naevus excidiert und histologisch untersucht. Ich glaube, das war die adäquate Psychotherapie.

2. 12jähriges Inderkind (Kollegentochter) mit zahlreichen *Varicellennarben*. Ich habe vorläufig von jeder Therapie abgeraten. In Betracht käme wohl nur hochtouriges Schleifen. Ich habe kaum persönliche Erfahrung. Es scheint mir aber gerade bei der pigmentierten Haut nicht ohne Risiko. Denn seht, ich denke so: Wenn an das Gute, das ich zu tun vermeine, gar zu nah was gar zu Schlimmes grenzt, so tue ich lieber das Gute nicht. (Lessing)

3. *Pseudomykose* oder moderner aber präiudizierend ausgedrückt: Pustular Bacterid. Seit 8 Monaten vergeblich behandelt. Ich sage dem zuweisenden Dermatologen, daß Chrysarobin und Teer gelegentlich nach langer Anwendung gewisse Resultate ergeben, daß Triamcinolon in meinen Fällen (sie sind nicht sehr zahlreich) glänzende Resultate ergab, daß man aber mit dem Medikament natürlich sehr vorsichtig sein muß und langsam, sehr langsam ausschleichen soll, unter gleichzeitiger Lokalbehandlung mit Chrysarobin. Meiner Ansicht nach darf, ja soll man in Fällen, in denen der Patient leidet, und wenn die Lokaltherapie ohne deutliches Resultat versucht wurde, die Triamcinolon-Therapie durchführen, wenn der Internist keine Gegenindikation feststellt.

4. *Pityriasis rosea*, typischer Fall. Ich verordne keinerlei Behandlung, lege aber Wert auf Badeverbot und rate an, keine Wolle auf der Haut zu tragen.

5. Wegen einer *Scrotal-Neurodermitis* ist der Patient seit Jahren in Behandlung. Das Leben ist ihm verleidet. Ich empfehle dem zuweisenden Arzt, die Excision des erkrankten Teils des Scrotums vorzuschlagen, da in anderen Fällen (ich zeige die Photographie eines früheren Falles) das Resultat ausgezeichnet war.

6. In allen Fällen von angeblichem *Haarausfall* bei Frauen ohne Veränderungen der Kopfhaut mache ich eine Blutsenkung und eine Urinuntersuchung. Für die Blutsenkungsreaktion verwende ich Alderröhrchen. Man füllt das die Natrium-Citrat-Lösung enthaltende Röhrchen direkt aus der Spritze mit Blut. Der Rest des in der Spritze vorhandenen Blutes kommt in ein Bordet-Wassermann-Röhrchen. Der Patient, auch wenn es ein Kollege ist, merkt gar nicht, daß man auch noch für die Syphilis-Untersuchung Blut abgenommen hat. Vor allem aber lasse ich während 10 Tagen die Haare, die täglich ausgehen, in 10 Briefumschläge tun und diese mir von den Patientinnen zuschicken. In sehr vielen Fällen sieht man, daß gar kein pathologischer Haarausfall besteht. Die Patienten konstatieren das oft selber und das ist eine gute Psychotherapie. Die 45jährige Patientin war sehr erstaunt, wie wenig Haare ausfallen. Wenn sie das gewußt hätte, hätte sie mich nicht konsultiert.

7. Es handelt sich um ein 10 Monate altes Kind mit leichtem etwas superinfiziertem *Kinderekzem*. Es wurde seit Wochen mit Diät (kein Fett, keine Eier, keine Milch), Antibiotica und Phenergan behandelt. Ich verschreibe Hydrocortison-Creme 2,5%. (Die 1%-Creme verwende ich kaum mehr, da sie sich mir viel weniger bewährt hat als die 2,5%.) Für

die superinfizierten Stellen soll die Mutter Ultracortenolvioform verwenden. Die Cremes sollen 2 mal täglich leicht eingerieben werden.
10 min nach der Applikation der Creme leichtes Anstreichen einer
5%-Tumenol-Coldcreme-Zinkpaste. Badeverbot.

Nicht nur bei Kinderekzemen bewährt sich die Kombination Hydrocortison 2,5% — 10 min warten — Tumenolzinkpaste-Coldcreme
sehr gut. Ganz besonders wichtig erscheint mir die „Erhaltungstherapie“
(traitement de maintient). Kleiebäder, H. A. Creme (eine Creme die, wie
wir feststellen konnten, beim Meerschweinchen keine Acanthose hervorruft und die sich uns sehr bewährt hat). Beim geringsten Rückfall sofort
wieder Hydrocortison-Tumenol.

8. Die 27 jährige Patientin sah im Anschluß an eine Facialislähmung
plötzlich *acnoide Efflorescenzen* im Gesicht auftreten. Sie war vorher mit
Öl massiert worden und hatte Vitamin B 12 erhalten. Ich weiß nicht, ist es
das Öl oder das Vitamin B 12 oder sind es beide, die für die acnoiden
Efflorescenzen verantwortlich gemacht werden müssen. Ich habe in der
Diskussion beim letzten Fortbildungskurs darauf aufmerksam gemacht,
daß wir überzeugt sind, daß Vitamin B 12 acnoide Efflorescenzen hervor-
rufen kann. Ich zeige Ihnen noch einige Bilder, bei denen die acnoiden
Efflorescenzen wahrscheinlich, gelegentlich mit an Sicherheit grenzender
Wahrscheinlichkeit, auf Vitamin B 12-Medikation zurückzuführen waren.

Recht charakteristisch ist es in diesen Fällen, daß die acnoiden Efflorescenzen ganz plötzlich auftreten (beinahe über Nacht) oder daß sich
eine bestehende Acne ganz plötzlich verschlimmert. Man erfährt dann
durch die Anamnese, daß die Patientin seit kurzer Zeit Vitamin B 12 enthaltende Präparate eingenommen hat.

Dieser Fall gibt mir Gelegenheit, einige Worte über die *Ölacne* zu
sagen, und zwar speziell über die in Genf nicht so selten auftretende Ölacne als Berufskrankheit, die speziell an den Unterarmen, aber auch an
den Oberschenkeln lokalisiert ist. Durch Tragen von Gummiärmeln und
Gummischürzen kann man sie verhindern, vor allem aber dadurch, daß
vermieden wird, daß Maschinen Öl verspritzen. In dem Fall eines jungen
Mannes, den wir in der Klinik zu behandeln hatten, war das Krankheitsbild außerordentlich schwer und machte mehrfache ausgedehnte In-
cisionen in Narkose notwendig. Therapeutisch haben sich uns Sol. Vle-
mingks-Umschläge bewährt, gewöhnlich genügt es aber, den Kontakt mit
Öl zu verhindern. Die Krankheit, wenn sie früh genug erkannt wurde,
heilt dann spontan ab.

9. Ein kleiner *Alopecia areata-Herd* besteht seit Jahren an der
Schläfenhaargrenze und stört den Patienten sehr. Ich habe dem Patienten geraten, täglich während 4 Wochen $2^0/_{00}$, dann während 4 Wochen
$4^0/_{00}$ Chrysarobin-Vaselin einzureiben. Das Resultat ist mir nicht bekannt.
Ultraviolett-Bestrahlungen erscheinen mir viel komplizierter als die
Chrysarobinbehandlung, und ich bin nicht überzeugt, daß sie ihr überlegen sind. Alopecia areata-Herde sind an der Haar-Haut-Grenze (wenn
man sich so ausdrücken darf) viel hartnäckiger, als wenn sie auf dem behaarten Kopf lokalisiert sind. Eine Unterspritzung mit Corticosteroiden
kam nicht in Betracht, weil der Patient weit weg auf dem Lande wohnt.

Wir haben, wie ich in der Diskussion am letzten Fortbildungskurs berichtet habe, unter 30 Patienten, die in der psychiatrischen Klinik im gleichen Atelier arbeiteten, 4 Alopecia areata-Fälle beobachtet. Kleine Endemien von Alopecia areata sind mehrfach beschrieben worden. Es scheint mir, daß man sich für diese Feststellungen nicht genügend interessiert hat.

10. Seit 29 Jahren ist der 49jährige Herr immer in Behandlung wegen einer *ekzematoiden Dermatose*. Immer ohne Erfolg. Er wird immer nervöser. Am Unterschenkel besteht seit Jahren ein Herd, der am ehesten als Lichen Vidal circumscriptus diagnostiziert werden kann. Daneben befinden sich einzelne kleine Herde zum Teil kreisrund, die sehr stark jucken. Eine Diagnose konnte ich nicht stellen. Der Patient war auf der Durchreise. Ich habe einen Blutstatus machen lassen, den Urin untersuchen lassen und Pilze gesucht. Alles o. B. Ich habe auch gleichzeitig eine Probeexcision gemacht. Hierzu eine Bemerkung. Ich mache Probeexcisionen in der Sprechstunde. Alle Instrumente kommen aus dem Sterilisator. Ausgekochte Instrumente benutzen wir seit 20 Jahren nicht mehr. Nach alter Väter Sitte wird excidiert und die ovale Excision mit Knopfnähten geschlossen. Ich weiß, daß es modern ist, „Punchexcisionen" zu machen, habe mich aber immer noch nicht dazu entschlossen. Entweder ist die Excision zu klein, um sicher für die histologische Untersuchung zu genügen, oder sie ist groß genug, dann ist die Narbe eventuell unbefriedigend. Man hat mir aber speziell in Amerika vorgeworfen, ich sei zu konservativ. Ich möchte hervorheben, daß wir nie mehr Procain (Novocain) benutzen, sondern Xylocain, und seither haben wir keine Unannehmlichkeiten (Überempfindlichkeitsreaktionen) mehr beobachtet. Wenn alles für eine solche Probeexcision bereit ist, so ist so ein kleiner Eingriff chirurgisch korrekt rasch durchgeführt.

Bei unserem Patienten hat die histologische Untersuchung „ekzematoide Dermatose" ergeben.

Diagnostisch sind wir sehr unbefriedigt. Der Patient hat mir aber mitgeteilt, daß er mit dem Resultat der Therapie außerordentlich zufrieden sei. Die Therapie bestand im folgenden: Keine Wolle auf der Haut (lange Unterhosen oder gefütterte Hosen), keine Seife, aber Kleiebäder. Hydrocortison 2,5% abends an allen erkrankten Stellen einreiben, am Unterschenkelherd 10 min nach dem Hydrocortison, Tumenol-Zinkpaste-Coldcreme. Keine interne Medikation.

Einen ähnlichen Fall habe ich kürzlich beobachtet. Neurodermitis circumscripta-artiger Herd an der Ohrmuschel und Aussaat kreisrunder Herde am Körper. Pilze nicht gefunden. Histologie: Ekzematoide Veränderungen. Abheilung der Körperherde unter Hydrocortison und der Ohrmuschel nach Röntgenbestrahlung und Vioformsalbe.

11. Der 1927 geborene Patient leidet seit 3 Jahren an *Lichen ruber planus*, aber erst seit etwa 6 Wochen hat sich die Dermatose über den ganzen Körper ausgedehnt und ist wegen des Juckreizes unerträglich geworden. Da Stovarsol versagt hat, kommt er ganz verzweifelt nach Genf zur Konsultation. Ich begnüge mich nicht, Liquor Fowleri zu verschreiben, sondern verordne auch noch 1mal täglich 5 mg Prednison. Nach einer

Woche kommt der Patient begeistert, die Dermatose juckt nicht mehr und ist erheblich zurückgegangen. Ein glänzendes Resultat. Nach einem Monat war alles in Ordnung außer der Pigmentierung. Ich bin sehr skeptisch, ob das Prednison für die so rapide Heilung verantwortlich gemacht werden kann.

Ich erinnere mich an einen ausgedehnten Fall von Lichen ruber, den Professor BLOCH nicht behandelt hat, um ihn 2 Wochen später in der Klinik vorzustellen. Als der Patient zur Demonstration kam, war nichts mehr zu sehen. Ich habe schon verschiedentlich spontane Heilungen bzw. spontanes Zurückgehen von Dermatosen demonstriert, z. B. bei Vitiligo, Darierscher Krankheit, Sclerodermie en coup de sabre.

12. Der 65jährige Patient hatte eine, wie mir schien typische, erbsengroße *senile Keratose*, die aber angeblich erst seit 3 Wochen bestand. Nach 14 Tagen Behandlung mit Salicyl-Vaseline war, als ich die Excision vornehmen wollte, die Stelle nicht mehr auffindbar. DARIER u. a. haben sicher recht gehabt, wenn sie betont haben, daß senile Keratosen abheilen können.

Ich habe ausgeprägtere Fälle gesehen, aber nicht photographisch festgehalten. Es handelt sich aber wohlverstanden sicher um Ausnahmen.

13. *Typische Leukoplakie* bei einem Zigaretten-Raucher, der vor 30 Jahren eine Lues hatte und der angeblich schon seit vielen Jahren klinisch und serologisch geheilt ist. Was tun? Die Excision des Herdes wäre eine Kleinigkeit gewesen. SUTTON sagt, sie nicht zu machen, sei „stupid Timidity". Die Leukoplakie ist sicher nirgends maligne. Der Patient ist auf der Durchreise. Wenn ich insistiert hätte, eine Excision zu machen, so wäre nach Ansicht seines Freundes ein Nervenzusammenbruch sicher gewesen. Schon das Rauchverbot hat ihn sehr aufgeregt. So habe ich mich damit begnügt, ihm regelmäßige Kontrolle zu empfehlen, und habe seinem Arzt geschrieben.

Wie man's macht, ist's falsch.

Man erleichtert den Patienten, das Rauchen aufzugeben, wenn man sie nach jeder Mahlzeit mit $^1/_4\%$ Argentum nitricum-Lösung spülen läßt. Die Zigarette schmeckt nicht mehr. Ich selber habe es nicht versucht.

14. Seit 10 Jahren leidet der 30jährige Mann an einer *Affektion der Mundhöhle*, die ihm keine Beschwerden macht. Er ist fortlaufend in Behandlung bei Zahnärzten und Ärzten, die alle einen Lichen ruber diagnostiziert haben. An der Zunge war die Affektion nicht typisch für eine Exfoliatio areata linguae, immerhin veränderte sie sich punkto Lokalisation im Laufe von 24 Std. Das war auch der Fall für die grauen festonierten Flecke an der Mundschleimhaut. Ich habe noch nie eine Exfoliatio areata mucosae oris gesehen, aber die Histologie scheint mir diese Wahrscheinlichkeitsdiagnose bestätigt zu haben.

15. In einem Fall von *Pityriasis versicolor* habe ich wie immer 3% Epicarin-acidum salicylicum-Spiritus verschrieben.

Mit Epicarin-Salicyl-Spiritus habe ich bei der Behandlung von Pityriasis versicolor eigentlich nie Schwierigkeiten gehabt. Die Patienten haben nie reklamiert. Ich habe sie allerdings nicht nachkontrolliert. Ich war daher eigentlich recht erstaunt, daß ZIMMERMANN im Journal of

American medical Assosciation bei der Einführung eines neuen Präparates zur Behandlung der Pityriasis versicolor schreibt:

The treatment of tinea versicolor in the past has been unsatisfactory.

Ich sage den Patienten immer, daß sie bei Rückfällen den gleichen Spiritus wieder anwenden sollen.

Die Pityriasis versicolor ist, wie wir gelernt haben, trotz des außerordentlichen Pilzreichtums nicht ansteckend, weil hier die Disposition das Maßgebende ist. Ich habe aber kürzlich in meiner Praxis zwei Ehepaare gesehen. Mann und Frau hatten eine Pityriasis versicolor. In beiden Fällen habe ich Pilze gefunden. Ich stelle die Diagnose nur bei positivem Pilzbefund. In den letzten Jahren habe ich zwei Falle von maladie de Gougerot-Cartaud gesehen, die genau wie eine Pityriasis versicolor ausgesehen haben, bei denen aber die Therapie vollkommen unwirksam war.

16. Der 70jährige Patient hat seit Jahren große *Ulcera cruris* bei mäßigen Varicen, die viel ohne Erfolg ambulant behandelt wurden. Der Allgemeinzustand war schlecht, der Patient war kachektisch, ohne daß ein besonderer Befund hätte erhoben werden können. Wir haben einige Tage Argentum nitricum-Umschläge ($^1/_2\%$) gemacht und dann auf die Ulcera wenig von der oben erwähnten nicht acanthogenen H. A.-Salbe appliziert. Dazu haben wir Umschläge mit Argentum oleinicum Suspension durchgeführt. Die Umschläge wurden Tag und Nacht alle 2—3.Std gewechselt. Nach 6 Wochen waren die Ulcera epithelialisiert, der Allgemeinzustand hatte sich sehr gebessert. Die Argentum oleinicum-Suspensionen sind außerordentlich fein. Die $1\%$-Suspension wird durch Mischung von Argentum nitricum und Natrium oleinicum hergestellt. Zur Anwendung wird die $1\%$-Suspension 10mal mit Brunnenwasser verdünnt. FIERZ und ich hatten das Präparat, das ich seit bald 20 Jahren sehr viel verwende, hergestellt, weil wir dachten, daß es wie Cuprum oleinicum fett- und etwas wasserlöslich sein würde, was aber nicht der Fall ist. (Cuprum oleinicum tötet bekanntlich die Nissen von Läusen ab.)

Obgleich also die theoretische Grundlage der Argentum oleinicum-Suspension falsch ist, sind wir mit dem Präparat sehr zufrieden. Erwähnt sei noch, daß die Argentum oleinicum-Suspension bei Zusatz von physiologischer Kochsalzlösung nicht gröber wird, sondern im Gegenteil sich aufhellt. Im Anfang hatte ich in Genf Schwierigkeiten durchzusetzen, daß die feuchten Umschläge Tag und Nacht regelmäßig gewechselt werden. Schließlich haben sich aber die Schwestern für diese Behandlungsmethode, nachdem sie die ersten Resultate gesehen hatten, bei der Direktion des Kantonspitals für die Anstellung einer 2. Nachtschwester eingesetzt. Jetzt funktioniert seit 14 Jahren diese Behandlungsmethode anstandslos.

Jedem Patienten mit varicösen Ulcera (auch wenn die Varicen nicht sehr ausgesprochen sind) werden am Schluß der Behandlung Gummistrümpfe verschrieben, die nur in der Horizontale elastisch sind. Sie dürfen nie auf der Haut direkt getragen werden, sondern nur über dünnen Damenstrümpfen. In Genf nennt man das «la methode des trois bas». Dem Patienten wird eingeschärft: Pas un pas sans les trois bas. Den Patienten wird ferner eingeschärft, daß sie ihr Bettende auf 20 cm hohe Klötzchen stellen sollen. Nach dem Mittagessen sollen sie sich $^1/_2$ Std auf das Bett legen, ohne die Strümpfe auszuziehen. Die Strümpfe werden nur über Nacht ausgezogen. (Die Invaliden von Genf stellen zusammenlegbare leichte metallene Stützen her, um die schwer zu transportierenden Holzklötze zu ersetzen, die das Bettende hochstellen.)

Die übrigen Fälle sind hier nur ganz kurz erwähnt:

Ein ganz akutes „Vegebaume"-Ekzem des Unterschenkels. (Balsamekzeme sind bei uns nicht selten.)

Talgdrüsen an der Unterlippe (Fordyce). Die Patientin war sehr verängstigt, weil ihr Arzt sie operieren wollte. Ich glaube, ich habe sie von der Harmlosigkeit der Affektion überzeugt.

Eine Patientin, bei der ein Fischbein des Korsetts (so etwas gibt es noch) gescheuert hatte.

Eine Patientin von auswärts zugewiesen, zur Kontrolle der einwandfreien Narbe nach Carcinom-Operation.

Ein 73jähriger Patient, der ein Penis-Carcinom befürchtete, bei dem ich nichts Pathologisches finden konnte. Er war wegen seines Penis angeblich mit großen Dosen Cortison behandelt worden.

Ein 25jähriger Mann, bei dem der Zahnarzt etwas am Gaumen gesehen hatte (es war nichts festzustellen), ein Patient mit 3 kleinen Röntgenhyperkeratosen am Handrücken, die ich excidiert habe.

Eine seit Jahren bestehende Fußmykose. Da der Patient auf der Durchreise war, habe ich ihn an einen Dermatologen seines Wohnortes überwiesen und ihm keine Behandlung vorgeschrieben, um dem Kollegen nicht vorzugreifen.

Schließlich ist noch ein Fall von Acne vulgaris zu erwähnen. Es ist ein Zufall, daß nicht mehr Acnefälle unter diesen 25 Patienten waren, da sie sonst in meiner Praxis sehr häufig sind. Über Acnetherapie habe ich in München schon einmal gesprochen.

Zum Schluß dieser Demonstration 3 Sätze: 1. Ultra posse nemo obligatur. 2. Viele Wege führen nach Rom. 3. Man kann in guten Treuen verschiedener Ansicht sein.

Und noch eine Bemerkung: Die Dermatologie ist eine hochinteressante Wissenschaft geworden. Wir dürfen aber nie vergessen:

*Salus aegroti suprema lex.*

Aus der Dermatologischen Klinik und Poliklinik der Universität München
(Direktor: Prof. Dr. A. MARCHIONINI)

# Probleme der Prophylaxe in der Dermatologie und Venerologie

Von

SIEGFRIED BORELLI

## Einleitung

Im Laufe der letzten 25 Jahre hat sich der Bedeutungsakzent verschiedener Krankheitsgruppen für unser Fach wesentlich geändert. Die Verbesserung der diagnostischen Möglichkeiten und vor allem die Entwicklung der Therapie nach Einführung der Sulfonamide und Antibiotica bedingten eine leichtere Beherrschung der venerologischen Leiden, der Hauttuberkulose und zahlreicher anderer Dermatosen. Deshalb verringerte sich vielfach die Morbiditätsziffer, und die Krankheitsdauer verkürzte sich. Man stellte infolgedessen der dermatologischen Disziplin verschiedentlich eine sehr ungünstige Prognose. Diese Auffassung erwies sich jedoch als absolut unrichtig. Zunächst einmal erlaubte das Zurücktreten früher vordringlicher Probleme, das Interesse auf neue Fragestellungen zu konzentrieren. Vor allem aber erwies sich, daß der industrielle Fortschritt eine unbegrenzte Zahl immer neuer Fragen der Gewerbedermatologie und der Prophylaxe eröffnete.

Die Themen, die ich im Rahmen dieses Vortrages — letztlich natürlich doch nur mehr oder minder aphoristisch — behandeln werde, erscheinen mir auf Grund meiner Beschäftigung mit dem Problemkreis „Prophylaktische Dermatologie und Venerologie" bedeutsam. Soweit es sich um den industriellen Bereich handelt, ist es mir eine angenehme Verpflichtung, darauf hinzuweisen, daß viele Erfahrungen auf großen Untersuchungsreihen basieren, die in gemeinsamer Arbeit mit K. Gagel, H. und G. Fichtner, vor allem aber unseren Gastärzten aus Jugoslawien, M. Betetto, Ljubljana, und ganz besonders M. Manok, Beograd, durchgeführt wurden.

## Dermatologie

Der Dermatologe sieht sich ständig neu entwickelten und in Gebrauch genommenen chemischen Verbindungen gegenüber, die neue Arbeitsgänge ermöglichen, für die Wirtschaft sehr bedeutsam werden, aber medizinisch gesehen sehr oft für die Gesundheit der mit ihnen in Kontakt stehenden Personen negative Auswirkungen mit sich bringen. Zugleich stehen wir heute vor der Tatsache, daß z. B. die venerischen Krankheiten, die nach Ansicht mancher Kreise mit der Einführung der Antibiotica nahezu zum Aussterben verurteilt waren, zwar nicht mehr die Geißel bedeuten, die sie früher darstellten, daß sie aber ohne Zweifel wieder zahlenmäßig zunehmen.

Die Dermatologie hat nunmehr die ungeheuren Aufgaben zu bewältigen, die aus der Industrialisierung und der chemischen Entwicklung erwachsen. Die Statistik erweist, daß 10% aller Dermatosen, wenn nicht mehr, beruflich verursacht sind. Unter den Berufskrankheiten macht der Anteil der Berufsdermatosen jedoch sogar 50% aus (Simons) (50% bis 80% Jakac).

Wenn die Entwicklung auch zunächst in erster Linie die Forschungsstätten, d. h. die dermatologischen Kliniken und Krankenhäuser betrifft, so wirkt sie sich mittlerweile doch genauso auf die in der Praxis tätigen Dermatologen aus und erfordert erhebliche zusätzliche Fachkenntnisse und eine ständige Aufrechterhaltung des Kontaktes mit dem wissenschaftlichen Fortschritt.

Die Probleme, mit denen die Dermatologen sich in dieser Hinsicht zu befassen haben, betreffen z. B. *die Diagnostik von dermatologischen Berufskrankheiten.* Den Hauptteil dieses Sektors kann man nunmehr beinahe schon als ein altes und vertrautes Arbeitsgebiet bezeichnen. Erforderlich ist die Kenntnis der üblichen Kontaktstoffe, die zu toxischen Dermatitiden, allergischen Kontakt-Ekzemen und degenerativ-toxischen Ekzemen Veranlassung geben können. Es handelt sich um die Diagnostik der bereits eingetretenen Schäden und die Kenntnis der therapeutischen Möglichkeiten sowie der Prognose der Reparabilität. Hier treten die Probleme der Begutachtung an den Dermatologen heran. Eine wesentliche Aufgabe stellt die Beherrschung der Nachweismethoden, z. B. der Durchführung und Auswertung der epicutanen Läppchentestung, dar.

*Ein wichtiges Gebiet für die praktische Dermatologie der Zukunft liegt jedoch in der Prophylaxe;* denn bekanntlich ist es besser, Schäden zu verhüten als zu heilen. Hinsichtlich der Methoden der prophylaktischen Dermatologie ist jedoch noch vieles im Fluß.

Hier ist zu nennen:

1. Das Problem der *Eignungsuntersuchungen,*

2. das Problem der *rechtzeitigen und vorzeitigen Erkennung von Berufsnoxen,*

a) hinsichtlich gerade in der Entwicklung befindlicher Dermatosen und noch stiller, *latenter Symptome,*

b) hinsichtlich der *Eliminierung der verursachenden Berufsnoxen,*

3. das Problem der *Prophylaxe,* nämlich

a) der *Reinigung,*

b) der *Schutzsalben und anderer Dermatica mit prophylaktischer Zielsetzung,*

c) der *Schutzanzüge,*

d) des *rechtzeitigen bzw. noch vorzeitigen Arbeitsplatzwechsels,*

e) der *Arbeitspausen und des Urlaubs,*

f) der Beachtung *psychogener Faktoren* als Krankheitsursachen und konditioneller Komponenten.

*Zu den Eignungsuntersuchungen:*

Es kann mit Sicherheit gesagt werden, daß derzeitig der Stein der Weisen hinsichtlich der Einstellungs- und Eignungsuntersuchungen noch nicht gefunden ist. Vor allem gibt es keine allgemeingültige Methode. Welche Möglichkeiten heute bestehen, hat Kogoj in seinem ausgezeichneten und ausführlichen Referat in Prag 1960 aufgezeigt.

Im allgemeinen läßt es sich noch nicht für Berufsanfänger voraussagen, ob sie später bestimmte Arbeitsgänge oder Berufsnoxen nicht vertragen werden. Trotzdem ist es an der Zeit, die Frage der Eignungsuntersuchungen ernsthaft zu verfolgen und als Aufgabe der praktischen Dermatologie zu registrieren. Beispielsweise bedingt das am 1. Oktober 1961 in Kraft getretene neue Jugendarbeitsschutzgesetz, daß eingehende ärztliche Untersuchungen vor Berufsaufnahme und während der Ausbildung verlangt werden. Es sollen ärztliche Kontrollen durchgeführt werden. Diese ärztliche Überwachung betrifft zunächst mangels ausgearbeiteter dermatologischer Methoden nur den allgemeinen ärztlichen Befund. Es ist jedoch eine aktuelle Aufgabe, unsere Methoden so weit zu entwickeln, daß wir entsprechend den Anforderungen der einzelnen Berufe auch dermatologische Kontrolluntersuchungen durchführen können. Kogoj, Schuppli, Gianotti, Meneghini und Datovo diskutieren, daß beispielsweise zumindest der Alkali-Neutralisationstest (Burckhardt I) und vor allem der Alkali-Resistenztest (Burckhardt II) eine gewisse Prognose erlauben. — Allerdings wird z. B. der häufige

Wechsel in der Verwendung altbekannter und neuer Kontaktstoffe eine
laufende Anpassung der Methoden erfordern. Die Kontrolluntersuchungen werden entsprechend dem jeweiligen Stand variiert werden müssen.
Man muß trotz aller momentanen Zweifel jedoch darangehen, zunächst
zumindest mit Hilfe bestimmter Standardtests die Berufsanfänger vor
dem Berufseintritt und im Verlauf ihrer Lehrjahre zu untersuchen, damit
man wenigstens die bereits vorhandenen Unverträglichkeiten und even-
tuelle loci minoris resistentiae erkennt und die betreffenden Patienten
möglichst frühzeitig anderen geeigneten Berufen zuführen kann.

Als Beispiel dafür, daß in unserem dermatologischen Bereich auch
nach dem derzeitigen Stand gewisse Eignungsuntersuchungen schon möglich sind, mag das Ergebnis der im letzten Jahr von uns durchgeführten
Reihenuntersuchungen an Anfängern des Friseurberufes gelten: Es wurden
380 Friseurlehrlinge zu Anfang ihrer Berufsausbildung einer Reihen-
untersuchung mit epicutaner Läppchentestung und einem Alkali-
Resistenztest nach BURCKHARDT II unterzogen. Obligat toxische Test-
ausfälle auf Thioglykolsäureester fanden sich bei nahezu 95%, ohne daß
klinische Symptome auftraten. Nur knapp 2,5% der Probanden wiesen
Testreaktionen auf Thioglykolsäureester auf, die als Anzeichen für eine
Sensibilisierung gedeutet werden könnten. Thioglycerinester wurden im
Läppchentest weitaus besser vertragen, nur etwa 17% deuteten auf eine
toxische, etwa 2% auf eine Überempfindlichkeitsreaktion. Die alkalischen
Thioglykolatlösungen wurden durchweg (bis auf 0,5%) reizlos toleriert.
Der Paragruppen-Test deckte bei knapp 1%, der Kaliumbichromat-Test
bei etwa 2% eine latente Sensibilisierung auf. Die Alkaliresistenzprobe
nach BURCKHARDT II verlief bei etwa 20% positiv, bei 4,4% schwach
positiv. Die Untersuchungen sollen nach Ablauf des 1., 2. und 3. Berufs-
jahres bei dem gleichen Personenkreis wiederholt werden. — Es ist als
Erfolg zu werten, daß hier ganz im Anfang bereits einige Berufsanfänger
als untauglich für den speziellen Beruf ausgeschieden werden, bestimmte
latente Unverträglichkeiten nachgewiesen und z. B. im Rahmen des
BURCKHARDT II gewisse Gefährdungen bei verhältnismäßig vielen
Berufsanfängern erkannt werden konnten, aus denen sich prophylaktische
Folgerungen ziehen ließen.

Die Methoden müssen natürlich von Fall zu Fall erst entwickelt
werden. Es ist aber bereits ein großer Vorteil für die Betroffenen, wenn
schon in der allerersten Zeit Berufsanfänger mit existenten Unverträglichkeiten in andere Berufe übergeführt werden können, ohne daß sie
praktisch fühlbare Ausbildungszeit einbüßen. An dem Problem der Pro-
gnostik hinsichtlich einer Gefährdung durch noch nicht bestehende Unverträglichkeiten, also an den Methoden zur Erkennung echter Eignung
und Nichteignung muß noch intensiv gearbeitet werden.

Es ist natürlich heute nicht mehr schwer, bereits eingetretene dermatologische
Berufskrankheiten zu diagnostizieren, die Berufskrankheits-Meldungen zu schreiben
und den Betroffenen zu beraten bzw. an einen anderen Arbeitsplatz oder in einen
anderen Beruf zu versetzen.

Die wesentliche Aufgabe der *Prophylaxe* ist es, die im Entstehen
begriffenen Berufsdermatosen, z. B. soweit sie durch neue chemische

Verbindungen oder Arbeitsgänge verursacht sind, voraus zu ahnen, zu erfassen und noch latente Überempfindlichkeiten zu registrieren, um z. B. die betroffenen Personen schon in diesem, d. h. im noch arbeitsfähigen Zustand, einem anderen Arbeitsplatz zuzuführen, so daß es gar nicht erst zur Manifestation einer Arbeitsunfähigkeit bedingenden Berufsdermatose kommt. Im Rahmen der gleichen Untersuchungsgänge ist es möglich, neue Noxen zu erkennen bzw. Noxenkombinationen zu erfassen und auszuschalten.

Ohne Zweifel verzahnt sich hier die prophylaktische Dermatologie sehr intensiv mit gewerbeärztlichen und werksärztlichen bzw. betriebsärztlichen Aufgaben. Das gestaltet das Aufgabengebiet jedoch nicht diffuser, sondern erhellt vielmehr, in welchem Maße unser Fachgebiet an Allgemeinbedeutung im Rahmen des industriellen und wirtschaftlichen Fortschritts gewinnt. (Ausbildung der Werksärzte! Dermatologen als Werksärzte!)

Um eine gewisse Illustration zu geben, berichten wir über Ergebnisse, die wir bei Reihenuntersuchungen in Fabriken erzielten, in denen die Arbeiter in erster Linie Kontakt mit Metallen und Ölen haben. Wir haben hier absichtlich einen Komplex herausgegriffen, der in besonderer Breite die Arbeiterschaft betrifft.

*Unsere eigenen Reihenuntersuchungen* erstreckten sich zunächst auf mehr als 3000 Arbeiter in Münchener Werken (3007). Hiervon wiesen 594 insgesamt Hautveränderungen auf. Das bedeutet einen Anteil von etwa 20%. Im einzelnen fanden sich Erscheinungen im Sinne der *Ölacne* an Gesicht, Brust, eventuell auch Rücken, vor allem aber an den Unterarmstreckseiten bei 6,6% der Probanden. *Ekzeme* und *Dermatitiden* verschiedenster arbeitsbedingter Pathogenese waren bei 6,7% der Arbeiter zu diagnostizieren. Akute Hautveränderungen im Sinne einer Tinea pedum oder manuum wiesen 6,5% der Arbeiter auf. Es ist allerdings anzunehmen, daß die Zahl der Probanden mit unterschwelliger Tinea pedum interdigitalis weitaus größer war. Es wurden nur die Patienten mit Tinea vermerkt, bei denen die Veränderungen deutlich waren und unter Umständen mit Arbeitseinflüssen in Zusammenhang gebracht werden konnten.

Es läßt sich feststellen, daß gegenüber den Mitteilungen anderer Autoren die Häufigkeit von Schadensfällen in den von uns überprüften Betrieben niedriger lag, obgleich derzeitig eine intensive Prophylaxe von den Arbeitern nicht betrieben wurde. Beispielsweise wurden verschiedentlich fast keine Schutzsalben verwendet. Auch die Reinigungsmittel waren nicht in besonderem Maße im Hinblick auf hautschonende Eigenschaften ausgewählt worden. Allerdings achteten die Betriebe und auch die meisten Probanden selbst auf eine eingehende Säuberung nach der Arbeit und regelmäßigen Wechsel ihrer Schutzkleidung. Somit dürfte der Hautkontakt mit den schädigenden Substanzen geringer sein als bei dem anderen Autoren im Ausland verschiedentlich zur Verfügung stehenden Probandengut.

Eine prozentuale Aufstellung läßt die Schwerpunkte der Schadensbildung relativ deutlich hervortreten. Kontaktekzeme und Dermatitiden finden sich in erhöhtem Maße in den sog. Bondereien mit 34,1%. An zweiter Stelle folgen mit Kunststoff arbeitende Abteilungen mit 28,6%. Die Häufigkeit in Galvanisier-Abteilungen betrug 20,4%, in den Lackiere-

reien etwa 16%. Bei den anderen Arbeitsstellen lagen die Schadens-
ziffern deutlich niedriger.

Demgegenüber war die Verteilung der aus Ölacne und Ölfolliculitis
bestehenden Berufsschäden anders gelagert. Die Noxenkombination
von Ölen, Ziehfetten und Petroleum (Gruppiererei) ging mit einer Häufung von 16,1% einher. In den Waschabteilungen (Waschbenzin, Petroleum, Öle, Ziehfette, Kühlmittel, Schleifwasser und Ölzusatz) und
einzelnen Fertigungs-Abteilungen (Fette, Talg, Bohrwasser, Colasol 50,
$P_3$) betrug die entsprechende Quote z. B. etwa 13%.

In einer späteren Parallel-Untersuchung in einem anderen Werk der
gleichen Branche wurden nochmals fast 3300 Arbeiter (3265) untersucht.
Die Ordnung für den Vergleich erfolgte nach gleichen Kontaktnoxen. Es
war festzustellen, daß der Umgang in einer Abteilung mit der Kontakt-
Kombination Schmierfett, Kühlöl, Bohrwasser, Schleifwasser, Soda bis
zu 61,5% Ölschäden verursachte. Die Kombination Schmieröl, Abschmier-
fett, Benzin und Tri in einer anderen Abteilung bedingte bis zu 79%
Ölnoxen. In weiteren Abteilungen mit intensivem Öl-Kontakt machten
die durch Öl verursachten Hautveränderungen zwischen 20 und 30% aus.
*Interessant ist der Vergleich mit dem Werk, das sehr auf Prophylaxe
achtete, um wieviel niedriger in den entsprechenden Abteilungen trotz gleicher
Kontaktstoffe die Schadensquote lag.*

In diesen Rahmen gehört auch das Studium von Fragestellungen, die
zunächst nicht rein dermatologisch erscheinen, wie an den Ergebnissen
unserer Reihenuntersuchungen über Ölschäden und Automation abzulesen ist. Es handelte sich um Arbeitsbedingungen, bei denen die Automation eine vermehrte Ölverwendung erforderte.

Um die Verhältnisse an den großen Automaten näher zu studieren,
haben wir etwa 500 Arbeiter in einem großen, automatisierten Teil eines
Metallwerkes systematisch an Ort und Stelle untersucht. Praktisch
fanden sich bei den untersuchten Arbeitern *fast ausschließlich Ölschäden.*
Darüber hinaus ließen sich an anderen Berufsschäden nur ein Ekzem und
fünf Fälle von Bohrwasser-Dermatitis verzeichnen.

Nach der Art der Verarbeitung der Metallteile werden entweder
wäßrige Emulsionen, die also einen gewissen Prozentsatz Öl enthalten,
oder verschiedene Öle verwendet. Es wird auch „trocken" gearbeitet. Unter
dieser „trockenen" Arbeit versteht man, daß dabei an sich keine Öle oder
Emulsionen verwendet werden. Die Arbeit ist aber trotzdem nicht ganz
trocken, da die bearbeiteten Metallteile mehr oder weniger stark eingeölt
sind. In Abteilungen, in denen mehr mit Öl direkt gearbeitet wird, ist
der Prozentsatz der Ölacne natürlich höher. Soweit mehr Bohrwasser
oder Schleifwasser zur Verwendung kam, war der Prozentsatz etwas
kleiner. Diese Befunde waren nach den bisherigen Erfahrungen zu erwarten.

In zwei Abteilungen, die vollständig automatisiert waren und hauptsächlich mit Bohr- und Schneidöl arbeiteten, war der Prozentsatz der
Ölacne auffällig niedrig. Die Veränderungen waren meist schwächer ausgeprägt. Die Befunde ließen sich deuten wie folgt:

In der Pathogenese der Ölacne spielt neben der chemischen Reizung und der sekundären Infektion der mechanische Faktor eine entscheidende Rolle. Durch diesen Faktor wird nicht nur die bevorzugte Lokalisation (Scheuern des mit Öl getränkten Arbeitsanzuges an bestimmten Stellen), sondern auch die Intensität der Veränderungen erklärt. Es ergibt sich immer wieder die Folgerung, daß eine zielgerechte Hygiene viel zur Verhütung der Ölacne beiträgt.

*In den beiden genannten Abteilungen waren die Arbeitsplätze zu einem großen Prozentsatz mit Frauen besetzt.* Es ließ sich beobachten, daß die Arbeiterinnen meist mit aufgerollten Ärmeln arbeiteten, wodurch der begünstigende mechanische pathogenetische Faktor entfiel. Es erscheint außerdem begründet, anzunehmen, daß die Arbeiterinnen auf die Hygiene mehr Wert legten, sich nach der Arbeit gründlicher reinigten und — allein schon aus kosmetischen Gründen — ihre Haut pflegten. *Die Vermutung liegt nahe, daß der relativ niedrige Prozentsatz der Ölacne in diesen Automatenabteilungen durch die angeführten Tatsachen der eingehenden Säuberung und Hautpflege zu erklären ist.*

*Besonders auffällig* waren dagegen die Befunde in den anderen Automatenabteilungen. Nicht nur daß der Prozentsatz der Berufsdermatosen dort ausgesprochen hoch war (über 70%), sondern die Veränderungen waren zugleich viel stärker ausgeprägt und boten öfter das Bild der Ölfolliculitis. Beispielsweise machten die unterschwelligen Formen der Ölacne 26% und die *ausgeprägten 47%*, in einer anderen Abteilung die *unterschwelligen 17%* und die *ausgeprägten 52%* aus, also *umgekehrt zu den üblichen Verhältnissen in halb- oder nichtautomatisierten Abteilungen*, in denen die unterschwelligen Formen der Dermatosen erheblich überwogen. Eine weitere Beobachtung ist erwähnenswert. Die Efflorescenzen fanden sich nicht nur an den üblichen Körperpartien, sondern bei manchen Arbeitern *sogar am Rücken*. Diese Erscheinung ist zu erklären, wenn man die Arbeit unmittelbar beobachtet. Während der Zeitspanne, in der ein Metallteil von Öl umspült, automatisch in der Maschine bearbeitet wird, wobei das Öl herumspritzt, drehen die Arbeiter der Maschine von Zeit zu Zeit den Rücken, um neue Metallteile für die Bearbeitung vorzubereiten. Dabei wird auch der Rückenabschnitt der Kleidung mit Öl bespritzt und durchtränkt. Da sich die Arbeiter während ihrer Tätigkeit zugleich auch oft bücken müssen, kommt es ebenfalls zum Scheuern der ölgetränkten Berufskleidung auf der Rückenhaut. Das Öl wird in die Follikel der Rückengegend hineingerieben, wodurch die Ölacne am Rücken provoziert wird.

*Zu 3.:* Wichtig für die Praxis ist der Fragenkreis der *prophylaktischen Therapie*, z. B. die Anwendung von besser verträglichen Reinigungsmitteln, wirksameren Hautschutzsalben u. dgl. Auch hier ist es nur möglich, einige wenige Beispiele zu geben. Die Reinigungs- und Waschmethoden sind von größter Bedeutung, da die Mehrzahl der Arbeiten eine mehr oder minder starke Verschmutzung und eine notwendige nachfolgende gründliche und doch hautschonende Säuberung bedingen. Im allgemeinen haben die Dermatologen die Herstellung von Reinigungsmitteln oder Seifen der entsprechenden Industrie überlassen, wenngleich es nicht an grundsätzlichen wissenschaftlichen Erkenntnissen über die theoretischen Erfordernisse mangelt, aus denen man in der praktischen

Anwendung Folgerungen zu ziehen bereit war. (Man denke beispielsweise an die Forschungen aus den wissenschaftlichen Untersuchungen über den Säuremantel von Schade und Marchionini.)

In der industriellen Praxis sind viele Erkenntnisse jedoch oft nur sehr dürftig verwirklicht worden, vielleicht auch deshalb, weil gründliche Reinigung und hautschützende bzw. nichthautschädigende Waschmethoden und Waschmittel nur sehr schwer miteinander zu vereinbaren sind.

In dieser Richtung bewegen sich jedoch in neuerer Zeit sehr gezielte wissenschaftliche und industrielle Untersuchungen (z. B. von Schneider, Tronnier, die zur Entwicklung des Stephalen geführt haben).

Buckup äußerte vor einiger Zeit: Eine wichtige Verhütungsmaßnahme ist immer in einer zweckmäßigen Händereinigung zu erblicken, die am besten unter Benützung einer alkalifreien Seife mit Bürste und warmem Wasser durchgeführt werden wird. Nach ausreichendem Abtrocknen muß die Haut eingefettet werden. Leider achten die Arbeiter nicht auf eine vorschriftsmäßige Händereinigung. Vor allem lassen sie sich zu wenig Zeit, weil sie auch bei stärkerer Verschmutzung eine ausreichende Säuberung bereits innerhalb weniger Sekunden erzielen wollen und es deshalb vorziehen, Waschmittel mit besonders hoher Reinigungskraft zu benützen. Betriebskontrollen haben gezeigt, daß 47% der Arbeiter eines Großbetriebes sich die Hände mit $P_3$, Soda, Schmierseife, Sand o. ä. reinigen. Im gleichen Betrieb, der alle notwendigen Mittel den Arbeitern laufend zur Verfügung stellte, wurde ferner festgestellt, daß nur 19% der gefährdeten Arbeiter ihre Haut vor der Arbeit einfetteten, während 50% ihrer Haut überhaupt zusätzlich kein Fett zuführten. Hier hat die Mitwirkung eines entsprechend aktiven Werksarztes einzusetzen.

*Zu 3b):* Die Notwendigkeit der *Verwendung von Schutzsalben* hat relativ allgemein in die werksärztliche, vielleicht sogar weniger in die dermatologische Praxis Eingang gefunden. Es bestand bereits früher Gelegenheit, an anderer Stelle auf die Therapie mit Schutzsalben einzugehen. Es muß ebenso heute immer noch gesagt werden, daß der Schlüssel zur Wahrheit und das Allheilmittel nicht gefunden sind. Zur Aufgabe des Dermatologen in der Praxis gehört jedenfalls, über die vorhandenen Schutzsalben orientiert zu sein und von Fall zu Fall individuell das verträglichste Mittel zu finden. Auf diesem Sektor bedarf die wissenschaftliche Forschung noch sehr der Intensivierung. Im Jahre 1959 haben wir über die wesentlichen Methoden der *Prüfung von Hautschutzsalben in vitro und in vivo* berichtet. Inzwischen sind weitere Versuchsanordnungen veröffentlicht worden. Es sei in diesem Zusammenhang erinnert an die von Schneider, Tronnier und Bussius entwickelte Versuchsanordnung, bei der mit Hilfe des Reflexionsphotometers die Hautfarbe in verschiedenen Prüfungsgängen bestimmt und die prognostische Wirksamkeit der Schutzsalben differenziert wird.

Für die dermatologische Praxis bleibt es immer noch zu überlegen, ob man bei dem einzelnen Patienten, der um Rat fragt, nicht mehr von der medizinischen Methode nach Art des Epicutantests Gebrauch machen sollte, bei der man auf umschriebene Bezirke des Integuments Schutzsalben aufträgt und die entsprechenden Partien dann der Einwirkung der wesentlichen Arbeitsnoxen aussetzt, um subjektiv und objektiv einen Eindruck zu erhalten, welches Prophylakticum bei der betreffenden Testperson am verträglichsten erscheint. Der Nutzen von Schutzpräparaten steht außer Zweifel. Zur Illustration kann ein kurzer Bericht über unsere vergleichenden Untersuchungen an nahezu 6500 Arbeitern in zwei großen Werken dienen:

Zwischen beiden Fabriken bestand ein wesentlicher Unterschied. Das eine Werk hatte seit über 20 Jahren besonders großen Wert auf die Hautprophylaxe gelegt. Den Arbeitern standen nach Wunsch verschiedene, ihrer Tätigkeit angemessene Prophylaktica zur Verfügung. Es existierte eine gewisse Überwachung, daß die Medikamente tatsächlich verwendet wurden. — Ungeachtet dessen stellt die menschliche Lässigkeit trotzdem immer einen gewissen Unsicherheitsfaktor dar. — Es war um so auffälliger, festzustellen, daß im Gesamtergebnis das auf Prophylaxe achtende erste Werk kaum halb soviel Kontaktekzeme und -dermatitiden bei den Arbeitern erkennen ließ wie das Vergleichswerk, in dem mit dem dermatologischen Hautschutz gerade erst begonnen wurde. In Anbetracht der Gleichartigkeit der Arbeitsvorgänge und der Kontaktstoffe konnte man diese Erfolge weitgehend den Schutzmaßnahmen zuschreiben. Von Bedeutung wurden die Beobachtungen beim Vergleich der Abteilungen „Galvanisation" und „Oberflächenveredelung" in den beiden Werken. Im ersten Werk waren keine Erkrankungen zu beobachten. Im Vergleichswerk betrug der Prozentsatz des Vorkommens von Ekzem und Dermatitis über 20%. Hinsichtlich der allgemeinen Bedeutung einer Entwicklung von Allergien gegenüber Chrom und Nickel ist dieses Ergebnis wichtig. Auch gegenüber anderen Kontakt-Kombinationen, z. B. denen von Lacken, Farben, Benzin, Verdünnern, Klebstoffen und Dämpfungsmassen, war der Unterschied im Befall von Berufsdermatosen auffällig.

Übrigens betrifft die wünschenswerte Prophylaxe keineswegs nur die direkten Kontaktschäden, sondern z. B. auch die Verhütung von Dermatosen, etwa im Sinne der *Arbeitsausfälle*, die durch *Tinea pedum et manuum* usw. verursacht werden. Die Prophylaxe-Möglichkeit mit der automatischen Beschickung des Fuß-Waschwassers mit antimykotischen Zusätzen stellt beispielsweise eine Möglichkeit der angewandten Prophylaxe dar. Besonders zu empfehlen sind solche Lösungen, die nicht nur antimykotisch wirksam sind, sondern auch der Milieuverbesserung der Haut dienen (z. B. Wiederherstellung des Säuremantels). Daß derartige Präparate auch im Dauergebrauch keine Hautschäden verursachen dürfen, versteht sich von selbst und sollte auf Grund der chemischen Struktur der Stoffe bei der Installierung entsprechender Einrichtungen berücksichtigt werden, da nicht jedes „Desinfektionsmittel" auch den Anforderungen, die der Dermatologe stellen muß, standhält. Allerdings handelt es sich hierbei um Methoden, die an der Gesamtmöglichkeit gemessen nur von einem Teil der Betriebe ausgenützt werden.

In diesem Zusammenhang erscheinen unsere diesbezüglichen Beobachtungen über den Befall mit *Tinea* bei Arbeitern bestimmter Betriebe recht interessant:

Nach der Auswertung der Befunde von nahezu 3300 Probanden haben wir feststellen können, daß der Befall an Fußpilzen, wie übrigens zu erwarten war, relativ hoch ist. Der untersuchte Betrieb hatte der Häufigkeit interdigitaler Tinea Rechnung getragen, indem er die speziell konstruierten Fußwaschanlagen mit Antimykotica-Beimischungen einbauen ließ. In den Räumen waren anfangs Brettervorlagen, die jedoch im Hinblick auf die Tinea-Übertragung später entfernt wurden. Wie die Werksärzte angeben, soll seit Einführung dieser Prophylaxe die Zahl der Fußpilzkranken zurückgegangen sein. Leider benutzte tatsächlich jedoch nur ein relativ kleiner Teil der Arbeiter die Anlagen. Die meisten Werksangehörigen mußten sich zu sehr beeilen, um nach Arbeitsschluß noch rechtzeitig die Verkehrsmittel zu erreichen. Sie kamen dementsprechend nicht zur regelmäßigen Waschung mit dem präparierten Waschwasser. Deshalb wurde doch noch ein — objektiv betrachtet — ziemlich hoher Prozentsatz an Fußpilzen gefunden.

Von den fast 3300 Arbeitern waren 557 an Tinea pedum erkrankt, d. h. rund 17%. Wenn man dieser Zahl noch die Personen, die zur Zeit keine Beschwerden hatten, früher aber darüber klagten, zurechnet — das sind 201 — ergibt sich, daß insgesamt 758 Personen erkrankt waren. Damit steigt der Prozentsatz noch weiter auf 23,24% an. Dabei ist anzunehmen, daß nicht alle Untersuchten die früher bestehenden Beschwerden angegeben haben. Ein direkter Zusammenhang des Befalls an Fußpilzen als Folge des beruflichen Kontaktes mit Arbeitsnoxen ist kaum anzunehmen. So haben wir in verschiedenen Abteilungen einen ganz unterschiedlichen Prozentsatz an Fußpilzen gefunden, obwohl die Kontaktsubstanzen fast die gleichen waren. Der Befall variierte zwischen 3% und 30,5%.

Es ist allerdings bemerkenswert, daß bei Personen mit Ölacne sehr oft zugleich Fußpilze nachzuweisen waren. Wir fanden bei Arbeitern mit Tinea pedum, daß gleichzeitig 27% auch eine Berufsdermatose aufzuweisen hatten. Hiervon hatten 73% Ölacne und 27% Ekzem oder Dermatitis. Es ist kaum anzunehmen, daß irgendein direkter Zusammenhang zwischen Ölacne, die sich bekanntlich an den Unterarmen, im Gesicht und der Prästernalgegend lokalisiert, und dem Befall an Fußpilzen besteht. Trotzdem muß die Beobachtung bewertet werden. Zum Beispiel besteht die Möglichkeit, daß die Verölung der Schuhe bzw. der Socken — zumal bei vielleicht sonst noch mangelhafter Reinlichkeit — die Voraussetzung für die Entwicklung einer Tinea verbessert.

Es ergibt sich aus unseren Beobachtungen über die dermatologische Prophylaxe in der Industrie allerdings, daß es nicht nur auf die von Dermatologen inaugurierten prophylaktischen Möglichkeiten ankommt, sondern auch darauf, daß der Personenkreis, dem die Prophylaxe zugedacht ist, auch tatsächlich davon Gebrauch macht bzw. Gebrauch machen kann.

*Pyodermien:* Wie schwierig die Problematik sehr häufig ist, erhellt folgendes Beispiel. Zum Hautschutz gehört auch die für die Industrie sehr wesentliche Verhütung von *Pyodermien* und Sekundärinfektionen, z. B. durch längere Zeit wiederverwendete Schmier-, Bohr- und Schneidöle. Zum Problem der Beimengung von antibakteriellen Zusätzen ist zu bemerken, daß eine genaue Statistik über die mechanischen Verletzungen nicht geführt wurde. Wir konnten aber entsprechend der Art der Arbeit oft kleine Hautwunden und -risse durch Metallsplitter sehen. Es war dann auffallend — und deshalb erwähnen wir diese Beobachtung —, daß in keinem einzigen Fall eine Sekundär-Infektion dieser Verletzung zu sehen war. Die Pyodermien als Berufsdermatosen — ein heute noch sehr aktuelles Problem im Osten — sind dank der verschiedenen prophylaktischen Maßnahmen stark zurückgegangen.

Das Ziel der Beimischung desinfizierender Substanzen wird also anscheinend erreicht. Es ergeben sich aber interessanterweise aus dieser Prophylaxe ganz andere negative Konsequenzen. Während die Öle und Emulsionen selbst nämlich fast nie oder nur selten Anlaß zur Entwicklung von Kontaktekzemen und Allergien bieten, hat man nach Anwendung regenerierter Öle mit Desinfektionszusatz bereits sehr häufig Unverträglichkeitserscheinungen beobachtet, so daß nun hier wieder die Suche nach Desinfizientien beginnt, die eine niedrige bzw. keine sensibilisierende Tendenz aufweisen. Man erkennt daraus die namenlosen und vielfältigen Schwierigkeiten, mit denen die Prophylaxe zu kämpfen hat. *Einerseits erreicht man, daß Sekundärinfektionen trotz häufiger Ölregeneration und dadurch im Öl möglicher bakterieller Verunreinigung nicht häufig eintreten. Andererseits droht die Vermehrung der Kontaktekzeme durch Überempfindlichkeit gegen die prophylaktisch beigefügten Substanzen.*

Was die Schutzsalben-Herstellung betrifft, so sei in diesem Rahmen noch auf die Untersuchungen und Überlegungen von Szakall aufmerksam gemacht, der ein neues Prinzip der Entwicklung von Haut-Schutzsalben entwickelt hat. Die bekannten Schutzsalben wirkten in erster Linie nach durch Abdeckung und Bildung eines Films, der den direkten Kontakt der Noxen abschirmen sollte. Das Prinzip von Szakall besteht darin, mit den Schutzpräparaten der Epidermis bzw. der Barriere Substanzen zuzuführen, die das Wasserbindungsvermögen, die Pufferkapazität, das Reduktionsvermögen und den sauren $p_H$-Wert des Horngewebes „auffrischen". Nach Szakall ist die Wasserbindung durch die Barriere, der Wassergehalt der Hornschicht, die Biegsamkeit der Barriere und ihre Rißfestigkeit von der Zuführung oder Extraktion der Inhaltsstoffe wesentlich abhängig. Die Hautschutz-Präparate, nach Szakall, haben also zur Aufgabe, den Nachschub an Inhaltsstoffen für die Barriere zur Erhöhung bzw. Normalisierung der Widerstandsfestigkeit zu gewährleisten.

Ähnliche Gesichtspunkte, nämlich die Wiederherstellung des Fett-, Feuchtigkeits- und Säuremantels, wurden auch bei der Entwicklung der Stephalen-Creme berücksichtigt. Das Präparat hat sich Eitel, Fladung, Ankermüller, Klein, Schmidt, Schneider, Unsöld, Hansen und Schuhmachers und auch uns in den verschiedensten Betrieben und Betriebszweigen geeigneter Art bewährt. Es kann als Vorteil angesehen werden, daß das zugehörige Waschgel in seinen Wascheigenschaften auf eine möglichst geringe Hautirritation abgestellt wurde, die durch die Creme paralysiert wird.

Es mag vielleicht kein Zufall sein, daß nach unseren Erfahrungen subjektiv von den bislang im Handel üblichen Schutzsalben diejenigen am liebsten verwendet wurden, die gar nicht einmal einen spezifischen „Handschuh-Effekt" aufwiesen, sondern deren Wirksamkeit auf der Kombination von Schutz- und Heileffekt beruhte.

Im übrigen läßt sich wahrscheinlich keine eindeutige Norm für die Zusammensetzung von Hautschutzsalben aufstellen. Jeweils wird die Einführung bzw. Verwendung einer Schutzsalbe sich an die industrielle Produktion und deren neue Erfordernisse anpassen müssen. Dabei muß das Verhalten der Hautschutzsalbe gegenüber dem schädigenden Agens befriedigen, d. h. eben schützend sein. Die Schutzsalbe als solche muß eine reizlose Hautverträglichkeit gewährleisten. Darüber hinaus hat sie jeweils einen allgemeinen pflegenden Effekt zu erfüllen und muß hinsichtlich der Häufigkeit und der Art ihrer Anwendung eingehend erprobt sein.

Zur *Prophylaxe* wird in Zukunft wahrscheinlich auch die *Erkennung latenter Kontaktschäden* gehören und damit die Verhütung von Dermatosen und Arbeitsausfällen, die sich aus der weiteren Manifestation dieser Schadensfolgen ergeben.

Bei der Durchsicht der Literatur entnimmt man, daß latente Allergien nicht selten sein sollen. Glaubwürdig wird diese Angabe jedoch erst, wenn man sie selbst überprüft. Und in dieser Hinsicht haben uns unsere eigenen Testungen (MANOK und SAFABAKSCH) doch Anlaß zum Nachdenken gegeben:

Bei einer Reihen-Testung von etwa 200 Arbeitern in Maschinenfabriken, d. h. von Probanden, die in Arbeit standen und nicht als hautkrank galten, fanden sich folgende Reaktionen auf Läppchentests:

|  |  | positiv |
|---|---|---|
| 1. | *P-2-Salbe* (Paragruppengemisch) | 12,8% |
| 2. | Terpentin | 1,5% |
| 3. | Kal. bichromat | 2 % |
| 4. | Cobaltsulf. | 2,4% |
| 5. | Chromylchlorid | 4,6% |
| 6. | Nickelsulf. | 4 % |
| 7. | *A-Salbe* (Gummi- bzw. Gummi-Acceleratoren) | 4,6% |
| 8. | Getriebe-Öl | 2 % |
| 9. | Motoren-Öl | 0,5% |
| 10. | Maschinen-Öl | 3,5% |
| 11. | Schneid-Öl | 3,5% |
| 12. | Bohr-Öl | 5 % |
| 13. | Reinol | 3,5% |

(Punkte 8–13: cum grano salis zu bewerten!)

*Zu 3 c):* Zur prophylaktischen Dermatologie gehört auch die *Entwicklung und Kontrolle der Schutzanzüge und Schutzkleidung, ebenso wie die Methoden der Reinigung dieser Arbeitskleidung.*

*Zu 3 d)—3 e):* In der Zukunft wird außerdem in den Rahmen der prophylaktischen Dermatologie gehören, daß das Problem der Arbeitspausen und des Urlaubs im Hinblick auf die „Erholung der Haut" wissenschaftlich erforscht und überwacht wird. Wie der § 5 der Berufs-krankheiten-Verordnung bereits berücksichtigt, lassen sich mancherlei eingetretene Schäden durch ein von den entsprechenden Arbeitsnoxen freies Intervall rückgängig machen. Entsprechend wird vielleicht auch daran zu denken sein, inwieweit Arbeitspausen und Freizeit-Intervalle wünschenswert sind, um bei bestimmten hautaggressiven Arbeiten der Haut die notwendige Restitution zu ermöglichen und die Entwicklung von Schäden zu verhindern, ohne daß es nötig wird, den Betreffenden grundsätzlich an einen neuen Arbeitsplatz zu stellen.

*Zu 3 f):* Im Hinblick auf das Referat von OBERMAYER mag angedeutet sein, daß die Probleme der Psycho-Dermatologie wahrscheinlich, wenn zunächst auch in erster Linie nur zur Erstellung der notwendigen wissen-schaftlichen Erkenntnisse, in der Prophylaxe Berücksichtigung finden müssen. Es ist nicht nur so, daß z. B. die in letzter Zeit immer mehr ver-vollkommnete Automation bei Arbeitern, die plötzlich für ganze Auto-matenstraßen allein verantwortlich sind, psychologische Komplikationen hervorgerufen hat; sondern es ist ebenso zu berücksichtigen, daß psychi-sche Einflüsse anderer Art, z. B. hinsichtlich eines günstigen oder un-günstigen Betriebsmilieus, ihren Einfluß auf die Entwicklung auch von Berufsdermatosen haben können. Dieses Thema fand bereits auf dem 11. Internationalen Dermatologenkongreß 1957 in Stockholm Erwähnung. Aber auch hier stehen wir erst im Beginn unserer Erkenntnisfähigkeit.

## Venerologie

*Probleme der Prophylaxe in der Verhütung der venerischen Krank-heiten* erscheinen vielfach heute gar nicht mehr so aktuell. In früheren Jahrzehnten handelte es sich dagegen um Hauptthemen großer Kongresse. Es wäre jedoch eine Falschdeutung, die Prophylaxe auf diesem Sektor unter dem Gesichtswinkel als unwichtig abzutun, daß die Be-handlung durch die Antibiotica in so wesentlichem Maße erleichtert und letztlich gefahrlos geworden sei. Inwiefern prophylaktische Maßnahmen auch heute noch bzw. heute wieder überaus begründet sind, werden die nachfolgenden Ergebnisse erläutern.

Zunächst einmal ist die statistisch gewonnene interessante Erkenntnis von HARTUNG und JANSSON bemerkenswert, daß bei einer Fluktuation der Bevölkerung von über 5% und einer Infektionsquellen-Erfassung von etwa 30% — d. h. einer guten Erfassung! — eine Abnahme der Ge-schlechtskrankheiten-Morbidität nicht mehr möglich ist, selbst wenn man alle den Arzt spontan aufsuchenden Kranken ausheilen würde. Das heute geltende Gesetz zur Erfassung der Geschlechtskranken hat die Meldepflicht praktisch zu einer Meldemöglichkeit umgewandelt (GRIMM). Daraus resultiert, daß letztlich nur ein relativ kleiner Teil der Infektions-quellen noch aufgedeckt wird. Die Zahl der venerischen Krankheiten kann also tatsächlich unter eine bestimmte Grenze nicht absinken. Ein nicht unwesentliches Problem in diesem Zusammenhang resultiert aus der Entwicklung der Prostitution. Hierfür besonders symptomatisch er-scheint es z. B. SCHELSKY, daß der Personenkreis ständig anwächst, der H. w. G. treibt, d. h. in diesem Falle sich erwerbsmäßig prostituiert, während die konventionellen, gewerbsmäßig engagierten Prostituierten zahlenmäßig zurücktreten. Für die Bekämpfung der Geschlechtskrankheiten bedeutet diese Tendenz eine Erhöhung der Dunkelziffer kranker Personen (SCHMITH, O.). Nach BÜTTGENBACH sank während der Zeit von 1945—1950 der Prozentsatz der als geschlechtskrank registrierten Prostituierten von 20% auf 7% herab, während er gleichzeitig bei den heimlichen Prostituierten von 20% auf 40% anstieg. Als heimliche Prostituierte gelten hierbei Personen, die wiederholt in entsprechenden Lokalen bei Razzien aufgegriffen wurden. Bei unseren eigenen Untersuchungen in München gelangten wir zu dem Ergebnis, daß sich der Anteil der Prostituierten, H.w.G.-Treibenden und heimlichen Dirnen an der Morbidität wie 1:3:5 verhielt. Nach THELEN ist die Krankheitshäufigkeit bei den H.w.G.-Treibenden 4—5mal höher als bei P.p.

Es ist bekannt, daß die offiziellen Zahlenangaben im venerischen Sektor nur mit größter Zurückhaltung verwertet werden können. Beispielsweise stieg im Jahre 1947 infolge kurzfristiger Zwangsbewirtschaftung des damals noch notwendigen Salvarsans in Niedersachsen ungeachtet der damals noch geltenden strengen Gesetze die Zahl der erfaßten *Syphilis-Erkrankten um 42%.*

*Bedeutsam für uns ist es, daß die venerische Morbidität seit 1955 wieder im Ansteigen begriffen ist und derzeitig wahrscheinlich bereits wieder auf dem Stand von 1951 liegt.*

Illustrativ erscheint hier die Übersicht über den jährlichen Zugang an neuen Geschlechtskrankheiten auf 10000 der West-Berliner Bevölkerung; in West-Berlin unterliegt die Erfassung venerischer Krankheiten schärferen Bestimmungen als in der Bundesrepublik.

Tabelle 1. *Jährlicher Zugang an neuen Geschlechtskrankheiten auf 10000 der West-Berliner Bevölkerung*

| 1947: | 105,8 | 1951: | 38,5 | 1955: | 31,4 |
|---|---|---|---|---|---|
| 1948: | 71,4 | 1952: | 20,2 | 1956: | 35,1 |
| 1949: | 56,9 | 1953: | 19,8 | 1957: | 37,1 |
| 1950: | 46,0 | 1954: | 20,0 | 1958: | 34,9 |

Diese Ergebnisse von GRIMM haben WEISE und SIMON bestätigt, indem sie ein starkes Ansteigen der Aufnahmeziffern ihrer halbgeschlossenen venerologischen Frauenstation verzeichneten.

Tabelle 2. *Zahl der Patienten auf der Frauenstation und Aufteilung nach Diagnosen*

| | 1954 | 1955 | 1956 | 1957 | 1958 |
|---|---|---|---|---|---|
| Aufnahmen . . . | 334 | 563 | 687 | 714 | 672 |
| Genorrhoe (%) . | 58,9 | 62,0 | 52,9 | 67,6 | 64,0 |
| Lues florida (%) . | 1,5 | 5,0 | 1,9 | 1,9 | 4,0 |

(Die Differenz zu 100% machen Lues latens und Beobachtungsfälle aus)

Nach Ansicht dieser Autoren waren es vorwiegend Personen, die der H.w.G.-Gruppe bzw. der Gruppe der heimlichen Prostituierten angehörten, die die Aufnahmeziffern in die Höhe trieben.

Tabelle 3. *Prostituierte unter den Patienten (letzter Partner unbekannt)*

| 1954 | 1955 | 1956 | 1957 | 1958 |
|---|---|---|---|---|
| 2,9% | 20,6% | 34,1% | 31,8% | 46,5% |

Tabelle 4 *vermittelt einen Überblick über die Geschlechtskrankheiten in Hamburg während der Jahre 1945 bis 1960, soweit sie Untersuchungen an registrierten Prostituierten betreffen.* Aus diesen Zahlenangaben sind sehr genaue, wenn auch relative Rückschlüsse auf das Ansteigen der venerischen Infektionen zu ziehen



| Jahr | Gonorrhoe insgesamt | Gonorrhoe männlich | Gon. männlich Seem.-Fürs.[1] | Gonorrhoe weiblich | Gon. weiblich darunter Zentr. Ber.-St.[2] | Lues insgesamt | Lues männlich | Lues männlich Seem.-Fürs.[1] | Lues weiblich | Lues weiblich darunter Zentr. Ber.-St.[2] | Ulcus molle insgesamt | Ulcus molle männlich | Ulcus molle männlich Seem.-Fürs.[1] | Ulcus molle weiblich | Ulcus molle weiblich darunter Zentr. Ber.-St.[2] | Lymphogranulom inguinale insgesamt | Lymphogranulom inguinale männlich Seem.-Fürs.[1] |
|---|---|---|---|---|---|---|---|---|---|---|---|---|---|---|---|---|---|
| 1945 (1.9.—31.12.) | 1820 | 994 | | 826 | | 676 | 329 | | 347 | | 4 | 4 | | — | | — | — |
| auf 10000 Einw. | 45,50 | 54,3 | | 38,1 | | 16,90 | 18,0 | | 16,0 | | 0,10 | 0,2 | | | | | |
| 1946 | 3569 | 1808 | | 1761 | | 1379 | 594 | | 785 | | 11 | 8 | | 3 | | — | — |
| auf 10000 Einw. | 25,30 | 28,1 | | 23,0 | | 9,81 | 9,2 | | 10,3 | | 0,08 | 0,12 | | 0,04 | | | |
| 1947 | 6909 | 3853 | | 3056 | 1193 | 3863 | 1773 | | 2090 | 571 | 26 | 22 | | 4 | | — | — |
| auf 10000 Einw. | 47,96 | 58,1 | | 39,2 | | 26,80 | 26,7 | | 26,9 | | 0,18 | 0,33 | | 0,05 | | | |
| 1948 | 6120 | 4070 | | 2050 | 1113 | 3170 | 1676 | | 1494 | 317 | 71 | 58 | | 13 | | — | — |
| auf 10000 Einw. | 40,94 | 58,3 | | 25,7 | | 21,21 | 24,0 | | 18,8 | | 0,48 | 0,83 | | 0,16 | | | |
| 1949 | 5272 | 3611 | | 1661 | 1175 | 1993 | 998 | | 995 | 227 | 128 | 113 | | 15 | | — | — |
| auf 10000 Einw. | 34,21 | 49,8 | | 20,3 | | 12,93 | 13,8 | | 12,2 | | 0,83 | 1,6 | | 0,18 | | | |
| 1950 | 4786 | 3036 | | 1750 | 936 | 1164 | 552 | | 612 | 112 | 34 | 23 | | 11 | | — | — |
| auf 10000 Einw. | 30,11 | 40,8 | | 20,7 | | 7,32 | 7,4 | | 7,2 | | 0,21 | 0,31 | | 0,13 | | | |
| 1951 | 3897 | 2123 | | 1774 | 1000 | 683 | 338 | | 345 | 27 | 32 | 29 | | 3 | | 2 | 2 |
| auf 10000 Einw. | 23,78 | 27,7 | | 20,3 | | 4,18 | 4,4 | | 3,95 | | 0,20 | 0,38 | | 0,03 | | *0,01* | 0,02 |
| 1952 | 3101 | 1774 | + 647 | 1327 | 737 | 397 | 222 | + 75 | 175 | 8 | 13 | 11 | + 88 | 2 | 1 | — | — |
| auf 10000 Einw. | 18,56 | 22,8 | | 14,8 | | 2,37 | 2,84 | | 1,96 | | 0,08 | 0,14 | | 0,02 | | | |
| 1953 | 2764 | 1472 | + 610 | 1292 | 840 | 301 | 159 | + 68 | 142 | 15 | 6 | 6 | + 51 | — | | 3 | 3 |
| auf 10000 Einw. | 16,21 | 18,5 | | 14,1 | | 1,76 | 2,01 | | 1,56 | | 0,04 | 0,08 | | | | 0,02 | 0,04 |

| | | | | | | | | | | | | | | | | | |
|---|---|---|---|---|---|---|---|---|---|---|---|---|---|---|---|---|---|
| 1954 | 2423 | 1366 | +796 | 1057 | 661 | 190 | 81 | +94 | 109 | 9 | 3 | 3 | +64 | — | — | — | |
| auf 10000 Einw. | 13,89 | 16,95 | | 11,36 | | 1,09 | 1,00 | | 1,17 | | 0,02 | 0,04 | | | | | |
| 1955 | 2412 | 1204 | +848 | 1208 | 819 | 137 | 64 | +72 | 73 | 28 | 4 | 2 | +71 | 2 | 3 | 3 | |
| auf 10000 Einw. | 13,67 | 14,70 | | 12,77 | | 0,78 | 0,78 | | 0,77 | | 0,02 | 0,02 | | 0,02 | 0,02 | 0,04 | |
| 1956 | 3000 | 1622 | +769 | 1378 | 677 | 285 | 160 | +61 | 125 | 13 | — | — | +84 | — | 4 | 4 | |
| auf 10000 Einw. | 17,20 | 20,22 | | 14,63 | | 1,63 | 2,00 | | 1,33 | | 0,0 | | | | 0,02 | 0,05 | |
| 1957 | 3471 | 1926 | +530 | 1545 | 770 | 291 | 176 | +40 | 115 | 16 | 4 | 4 | + 9 | — | 2 | 2 | +3 |
| auf 10000 Einw. | 19,59 | 23,60 | | 16,14 | | 1,64 | 2,16 | | 1,20 | | 0,02 | 0,05 | | | 0,01 | 0,02 | |
| 1958 | 4436 | 2707 | (585) | 1729 | 758 | 229 | 133 | (22) | 96 | 8 | 7 | 7 | (2) | — | — | — | |
| auf 10000 Einw. | 24,69 | 32,69 | | 17,84 | | 1,27 | 1,61 | | 0,99 | | 0,04 | 0,09 | | | | | |
| 1959 | 4923 | 3087 | (647) | 1836 | 691 | 352 | 229 | (19) | 123 | 12 | 13 | 12 | (6) | 1 | 1 | 1 | (1) |
| auf 10000 Einw. | 26,60 | 36,20 | | 18,77 | | 1,90 | 2,68 | | 1,26 | | 0,07 | 0,14 | | 0,01 | 0,01 | 0,01 | |
| 1960 | 5288 | 3406 | (775) | 1882 | 631 | 553 | 390 | (41) | 163 | 17 | 21 | 20 | (11) | 1 | 9 | 9 | (9) |
| auf 10000 Einw. | 28,9 | 40,26 | | 19,14 | | 3,02 | 4,61 | | 1,66 | | 0,11 | 0,24 | | 0,01 | 0,05 | 0,11 | |

[1] Die Zahlen für die Seemannsfürsorge sind erst ab 1958 in den Gesamtzahlen enthalten.
[2] Zentrale Beratungsstelle = Untersuchungsstelle für die registrierten Protistuierten.

Nach DOERKS werden höchstens 20% der P.p. von einer regelmäßigen Kontrolle erfaßt. Ob die Zunahme der Neuerkrankungen allein auf dieser Tatsache beruht, möchten wir allerdings bezweifeln. Immerhin ist die tabellarische Aufstellung von Hamburg, Bremen und Mannheim hinsichtlich der zunehmenden Morbidität von größtem Interesse (s. Tab. 6).

Aus den Berichten der Weltgesundheits-Organisation geht allerdings hervor, daß die Zunahme der Erkrankungen keineswegs auf die Bundesrepublik beschränkt ist, sondern daß auch z. B. das Gebiet der DDR, in dem eine strenge Erfassung und Meldepflicht besteht, im Ergebnis nicht abweicht.

Es genügt nicht, die reinen Erkrankungsziffern zu registrieren, wenn man über Prophylaxe redet. Vielmehr sind darüber hinaus Überlegungen angezeigt, aus welchen Ursachen die Krankheitszunahme erfolgen dürfte. Hier sind es besonders auch die Probleme der jugendlichen H.w.G.-Personen und überhaupt die Erkrankung Jugendlicher, die zum Nachdenken Anlaß geben. Es erscheint richtig, daß die Promiskuität im allgemeinen, die der Jugendlichen im besonderen, gegenüber früher zugenommen hat und daß der Anteil Minderjähriger an der heimlichen Prostitution sich wahrscheinlich verdoppelt hat (WEISE, GRIMM, GERFELDT). Einzelheiten liefert FALLINER aus Bremen (leider aber negative Auslese!) (s. Tab. 7).

Tabelle 5. *Die Übersicht über die Neuerkrankungen im Bereich des Gesundheitsamtes der Stadt Dortmund bestätigt, daß die Gesamtzahl der venerischen Infektionen für Lues und Gonorrhoe seit dem Jahre 1955 sich langsam vermehrt hat.* Die gleichzeitige Zunahme der Erkrankungen Jugendlicher im Rahmen dieser Übersicht verläuft in Analogie zur Zunahme der Gesamterkrankungen

| Jahr | Lues | | Gonorrhoe | | Doppel-infekt. L u. Go | | Ulcus molle | | Ulcus mixt. | | Lympho-granul. | | Gesamt-zahl |
|---|---|---|---|---|---|---|---|---|---|---|---|---|---|
| | m | w | m | w | m | w | m | w | m | w | m | w | |
| 1946 | 539 | 899 | 1003 | 1312 | — | — | — | 2 | — | — | — | — | 3755 |
| 1947 | 998 | 1472 | 1165 | 1253 | — | — | 2 | 5 | — | — | — | — | 4895 |
| 1948 | 582 | 837 | 505 | 543 | — | — | 2 | — | — | — | — | — | 2469 |
| 1949 | 379 | 439 | 427 | 454 | — | — | 2 | 2 | — | — | — | — | 1703 |
| 1950 | 341 | 353 | 528 | 453 | 5 | 13 | — | — | — | — | — | — | 1693 |
| 1951 | 153 | 163 | 457 | 394 | 1 | 3 | 1 | — | — | — | — | — | 1172 |
| 1952 | 134 | 119 | 477 | 331 | 2 | 4 | — | — | — | — | — | — | 1067 |
| 1953 | 137 | 151 | 589 | 391 | 2 | 5 | — | — | — | — | — | — | 1275 |
| 1954 | 96 | 132 | 615 | 390 | 1 | 1 | — | — | — | — | — | — | 1235 |
| *1955* | *87* | *95* | *576* | *290* | 1 | 4 | — | — | — | — | — | — | *1053* |
| 1956 | 100 | 75 | 554 | 295 | 4 | 3 | — | — | — | — | — | — | 1031 |
| *1957* | 84 | 71 | 544 | 259 | 3 | 2 | — | — | — | — | — | — | *963* |
| 1958 | 60 | 73 | 642 | 289 | 3 | 3 | — | — | — | — | 1 | — | 1071 |
| 1959 | 101 | 98 | 610 | 311 | 6 | 7 | — | — | — | — | — | — | 1133 |
| 1960 | *185* | *163* | *585* | *349* | 8 | 15 | — | — | 1 | — | — | — | *1306* |

*darunter Jugendliche im Alter von 14 bis 18 Jahren*

| Jahr | Lues | | Gonorrhoe | | Doppel-infekt. L u. Go | | | | | | | | Gesamt-zahl |
|---|---|---|---|---|---|---|---|---|---|---|---|---|---|
| | m | w | m | w | m | w | | | | | | | |
| 1950 | 1 | 5 | 2 | 11 | — | 1 | | | | | | | 20 |
| *1951* | — | 4 | 2 | 10 | — | — | | | | | | | *16* |
| 1952 | — | 3 | 5 | 12 | — | — | | | | | | | 20 |
| 1953 | 1 | — | 6 | 13 | — | 1 | | | | | | | 21 |
| 1954 | — | 2 | 4 | 13 | — | — | | | | | | | 19 |
| 1955 | — | 1 | 6 | 11 | — | — | | | | | | | 18 |
| 1956 | — | 5 | 4 | 17 | — | 1 | | | | | | | 27 |
| 1957 | — | 3 | 7 | 17 | — | 1 | | | | | | | 28 |
| 1958 | — | — | 7 | 23 | — | — | | | | | | | 30 |
| 1959 | — | 3 | 5 | 24 | — | — | | | | | | | 32 |
| *1960* | 1 | 5 | 11 | 26 | — | — | | | | | | | *43* |

Tabelle 6. *Neuerkrankungen an Gonorrhoe auf 10000 der Bevölkerung* (in Mannheim absolut)

| Jahr | Hamburg | Bremen | Mannheim |
|---|---|---|---|
| 1952 | — | — | 1200 |
| 1953 | 16,5 | *15,0* | 1200 |
| 1954 | 14,2 | 16,9 | *800* |
| 1955 | *13,9* | 26,5 | 800 |
| 1956 | 17,0 | 27,2 | 1200 |
| 1957 | 19,4 | 33,5 | *1300* |
| 1958 | 24,5 | *35,0* | — |
| *1959* | *27,0* | — | — |

Tabelle 7. *Altersmäßige Gliederung der Jugendlichen*

| Alter | Zahl der unters. Mädchen | davon g.-krank | Virgo |
|---|---|---|---|
| 13 | 3 | — | 1 |
| 14 | 9 | — | 2 |
| 15 | 16 | — | 4 |
| 16 | 60 | 17 | 6 |
| 17 | 92 | 22 | 10 |
| 18 | 118 | 47 | 2 |

In gleicher Richtung tendiert der Beitrag von WEISE und SIMON, aus dem ein eindeutiges Ansteigen der Erkrankungen bei 15—18 jährigen hervorgeht:

Tabelle 8. *Prozentsatz der 15—18 jährigen (und jünger)*

| 1954 | 1955 | 1956 | 1957 | 1958 |
|---|---|---|---|---|
| 10,2% | 15,2% | 19,2% | 28,4% | 33,1% |

Auch im Ausland vergrößert sich offensichtlich der Prozentsatz jugendlicher Kranker. So wird aus *England* berichtet, daß der Anteil der an Gonorrhoe erkrankten Mädchen im Alter von 18 und 19 Jahren an 147 Kliniken zwischen 1957 und 1958 um 27,0% zugenommen habe; bei männlichen Patienten gleicher Altersstufe habe er sich sogar um 35,3% erhöht. Für die *USA* meldet das Am. Journ. Publ. Health in 27 Staaten und 39 größeren Städten 1958 wiederum ein Anwachsen der Zahl geschlechtskranker Teenager. Es werden 200000 unter 20 Jahre alte Patienten gerechnet, dazu auf jeden bekannten Fall drei unbekannte. Noch genauer informiert die American Social Health Association und schreibt, daß seit 1956 die Zahl der gemeldeten Syphilis-Fälle bei 15—19 jährigen von 10 auf 22, die Zahl der Gonorrhoe-Fälle von 408 auf 428 pro 10000 Einwohner angestiegen sei, *der Anteil der Jugendlichen an allen venerischen Krankheiten sei dreimal so groß wie beim Durchschnittsalter aller anderen Altersgruppen.*

Die Relativangaben bei der Münchener Bevölkerung, die gemeinsam mit HERRMANNSTORFER und MÜHLINGHAUS gewonnen wurden, deuten übrigens auf die gleiche steigende Tendenz wie in anderen Städten und anderen Ländern.

Tabelle 9. *Geschlechtskrankheiten in München*
*auf 10000 der Bevölkerung*

| 1956 | 1957 | 1958 |
|---|---|---|
| 29 | 30 | 38 |

Die Gonorrhoe hat ihren prozentualen Anteil seit 1952 mehr oder weniger gehalten, während die Syphilis zunächst insgesamt abgenommen hat. Die Zahl der Neuerkrankungen an Syphilis stieg in den letzten Jahren dagegen wieder deutlich an. Das läßt sich sogar anhand einer Aufstellung beweisen, die die Zahl der Geschlechtskrankheiten bei überwachten und regelmäßig untersuchten Personen erkennen läßt.

Tabelle 10. *Geschlechtskrankheiten bei überwachten und regelmäßig untersuchten Personen.* Repräsentativgruppe H.w.G. (es wurde nicht in Dirnen, heimliche Dirnen und H.w.G.-Personen unterteilt)

| Jahr | 1952 | 1953 | 1954 | 1955 | 1956 | 1957 | 1958 | 1959 | 1960 |
|---|---|---|---|---|---|---|---|---|---|
| *Gonorrhoe* % . | *17,5* | 22,5 | 21,5 | 22,3 | 28,3 | 28,2 | 29 | 26,3 | *24,4* |
| Lues (ges.) % . | 33,0 | 27,3 | 24,0 | 22,1 | 26,8 | 14,3 | 12,3 | 18,4 | 12,35 |
| *Lues (frisch)* % | 2,25 | 1,25 | *1,0* | 1,2 | 1,1 | 1,05 | 2,9 | *4,5* | *3,85* |
| Gesamtmorbidität % . . | 52 | 51 | 46 | 45 | 56 | 43 | 44 | 49 | 40 |

Dieses Ergebnis ist um so erstaunlicher, als es sich hierbei um eine ganz regelmäßig kontrollierte Personengruppe handelt, aus deren Morbidität sich zweifellos Rückschlüsse auf die Gesamtsitutation und die allgemeine Zunahme der venerischen Krankheiten ablesen läßt. Auch in München lassen die Befunde vermuten, daß bei einer anwachsenden Promiskuität und damit auch zunehmenden Morbidität Jugendlicher zu rechnen ist.

Weitere Zahlenaufstellungen über Jugendliche wurden gewonnen bei sog. Gesundheitsstreifen in München:

Tabelle 11

*Anteil Jugendlicher bis 21 Jahre bei Gesundheitsstreifen (in %)*

| Jahr | 1952 | 1953 | 1954 | 1955 | 1956 | 1957 | 1958 | 1959 | 1960 |
|---|---|---|---|---|---|---|---|---|---|
| % | 21 | 24 | 38 | 39 | 39 | 44 | 50 | 61 | 63 |

*Anteil Jugendlicher bis 17 Jahre bei Gesundheitsstreifen (in %*

| Jahr | | | 1954 | 1955 | 1956 | 1957 | 1958 | 1959 | 1960 |
|---|---|---|---|---|---|---|---|---|---|
| % | | | 7 | 4 | 3 | 8 | 16 | 16 | 27 |

*Anteil Jugendlicher bis 21 Jahre auf der Sichtungsstelle (in %)*

| Jahr | | | | | 1956 | 1957 | 1958 | 1959 | 1960 |
|---|---|---|---|---|---|---|---|---|---|
| % | | | | | 45 | 43 | 45 | 48 | 54 |

*Anteil Jugendlicher bis 17 Jahre auf der Sichtungsstelle (in %)*

| Jahr | | | | | | | | 1959 | 1960 |
|---|---|---|---|---|---|---|---|---|---|
| % | | | | | | | | 15 | 20 |

Ein weiterer Faktor, der aber noch schlechter zu erfassen ist als die bisher angeschnittenen Probleme, beruht auf der immer wieder vermuteten Zunahme der Homosexualität, und zwar auch hier in Verbindung mit der heimlichen, erwerbsmäßigen Form.

Ob die Behandlung des gesamten Prostitutionsproblems in der Bundesrepublik dazu angetan ist, die Zahl der venerischen Krankheiten zurückzudrängen, und ob das bei uns geltende Geschlechtskrankengesetz in diesem Sinne ideal ist, sei dahingestellt.

Vom dermatologischen Standpunkt aus gibt es natürlich vielerlei Einwände. Denn ein offiziell geordnetes Prostitutionsgewerbe mit regelmäßiger ärztlicher Kontrolle verspricht am ehesten eine rechtzeitige Erfassung und Beseitigung der von dieser Seite her drohenden Infektionsquellen. Zugleich wäre eine strenge Erfassung aller venerisch Erkrankten ohne jegliche Diffamierung nur zur Gewährleistung der Behandlung auch im Interesse der Bekämpfung der Infektionsquellen am ehesten wünschenswert. Doch verhält sich die offizielle Entwicklung und die Gesetzgebung z. B. in der Prostitutionsfrage vielfach analog dem Wort von

Morgenstern: „Daß nicht sein kann, was nicht sein darf." In der Venerologie und der Sexualerziehung wie der Gesetzgebung liegen zweifellos wieder neue Aufgaben der Prophylaxe unseres Fachgebietes. Auch auf diesem Sektor läßt sich erkennen, daß die rein dermatologisch-venerologische Tätigkeit nur der Symptombeseitigung dient. Hier wäre es ebenfalls, gerade wenn man an die Zunahme der Jugendlichen-Promiskuität und die wahrscheinliche Zunahme der Homosexualität denkt, angezeigt, lange vor der Erkrankung z. B. im erzieherischen und psychologischen Bereich mit der dermatologisch-venerologischen Prophylaxe zu beginnen.

### Zusammenfassung

Vor allem in der Dermatologie, doch auch im venerologischen Bereich unseres medizinischen Fachgebietes besitzt und gewinnt in zunehmendem Maße die Prophylaxe an Bedeutung. Die Kenntnis der Probleme ist für die Ausübung der Praxis notwendig. Besonders die prophylaktische Dermatologie im industriellen Sektor stellt Anforderungen an den niedergelassenen Dermatologen und eröffnet neue Aufgaben.

---

Aus der Universitäts-Hautklinik der Humboldt-Universität in Berlin
(Direktor: Prof. Dr. Dr. h. c. K. Linser)

# Die Klimatherapie der Hautkrankheiten

Von

### Karl Linser

Mit 3 Abbildungen

Gerne bin ich der Aufforderung des Kollegen Marchionini nachgekommen, anläßlich seiner bereits zur Tradition gewordenen, von zahlreichen in- und ausländischen Ärzten mit großer Aufmerksamkeit verfolgten Fortbildungswoche über unsere seit mehr als 30 Jahren auf dem Gebiete der Klimatherapie der Hautkrankheiten gemachten Erfahrungen zu berichten. Gewinnt doch in unserer Disziplin diese lange Zeit kaum genutzte, allenfalls einmal von einzelnen begüterten Kranken versuchte, selbst heute noch von vielen Dermatologen unterschätzte Behandlungsmöglichkeit nun auch für die Sozialversicherten zusehends eine immer größere Bedeutung. Nicht länger übersehen oder übergehen läßt sich die übrigens von der Münchener Hautklinik, ferner von J. Hartung, Sulzberger und anderen Autoren gleichfalls bestätigte Tatsache, daß bestimmte chronische bzw. chronisch-rezidivierende Dermatosen bioklimatisch wirksam zu beeinflussen sind. Schon aus psychologischen Gründen sollte ein so wertvolles und natürliches Heilverfahren mehr als bisher im Therapieplan berücksichtigt werden. Der Hautkranke atmet nämlich auf, wenn er in dem ihm ärztlicherseits empfohlenen Kurort endlich einmal ohne die lästigen Verbände und ohne den Gebrauch der ihm meist sattsam bekannten Salben, Pasten und Farbstofflösungen nicht nur die Schönheit der Landschaft genießen darf, sondern sich auch täglich durch Augenschein von der prompten Besserung seines Hautbefundes überzeugen kann.

Was ist nun Klima? Unter Klima versteht man die Gesamtheit der meteorologischen Erscheinungen, die in einer bestimmten Gegend den mittleren Zustand und den gewöhnlichen Ablauf der durch Wetterelemente charakterisierten Witterung in einem längeren Zeitraum kennzeichnet. Wetter, Witterung und Klima sind demnach eng miteinander verflochten. Zu den Wetterfaktoren, die direkt oder doch indirekt auf den menschlichen Organismus, in erster Linie auf die Haut als dessen Außenorgan, eine Wirkung entfalten, gehören unter anderem: der Luftdruck, die Lufttemperatur, die Luftfeuchtigkeit, die verschiedenen Strahlungen, speziell der Sonnenschein und die Sonnenscheindauer, die Sicht bzw. die Trübung der Atmosphäre, die Bewölkung, die Niederschläge bzw. die Niederschlagsmenge, die vom Zustand des Erdbodens und von dem Bedeckungsgrad abhängige Abkühlungsgröße, der Wind, dessen Stärke und Richtung, das elektrische Feld, das Ionenmilieu, der Erdmagnetismus, die Zusammensetzung der Luft, deren Sauerstoffgehalt, die in ihr suspendierten, höchst heterogenen, aus trockenen bzw. feuchten Substanzen bestehenden Kernaerosole und die in ihr enthaltenen Spurenelemente, die Luftkörper, die Fronten, die Okklusionen bzw. die Inversionen usw. Es ist also eine Vielzahl von Faktoren, die zum menschlichen Körper, besonders zu seiner Oberfläche in Beziehung treten. Über ihre jeweiligen Angriffspunkte ist man noch immer unbefriedigend unterrichtet, und man muß deshalb die Wetterelemente notgedrungen als Ganzes betrachten, sich somit auch heute noch zumindest mit komplexen Wettervorgängen auseinandersetzen.

Wir wissen, daß unter besonderen Bedingungen Wetterreize bzw. atmosphärische Einwirkungen den Gleichstromwiderstand der Haut verändern (Dugge), übrigens auch die Chronaxie der motorischen Nerven (Edström), daß sie den Blut- und Lymphstrom beeinflussen (Hellpach), auch das Capillarbild (Bettmann), ferner die Capillardurchlässigkeit (Regli und Stämpfli), daß sie unter gewissen Bedingungen eine „Albuminurie in das Gewebe" bzw. eine „Transmineralisation" verursachen (Pollack). Bekannt ist gleichfalls, daß Wetterreize und atmosphärische Einwirkungen sich auf die Blutdrucklabilität (Mörikhofer), auf die Blutkörperchensenkungsgeschwindigkeit sowie auf die Leukozytenklebrigkeit (Philipsborn) auswirken, daß sie Beziehungen zur Menge und zur Konzentration des Urins haben (Happel und Dessauer), daß sie zuweilen eine plötzliche Vermehrung der Nebennierenrinden- und Sexualhormonausscheidung (17-Ketosteroide) — und zwar bis zu 50% — zur Folge haben (Zimmermann), daß sie selbst das Zwischenhirn-Hypophysen-Nebennierenrinden-System (Uters u. Mitarb.) in Erregung versetzen können!

Klimafaktoren sind somit in der Lage, dem gesunden, erst recht dem kranken Körper Schaden zuzufügen, sie können sich aber andererseits auch als außerordentlich heilsam erweisen. Die letztgenannte Tatsache macht sich der Klimatherapeut zunutze.

Welches sind nun die durch eine Klimatherapie zu bessernden Hautleiden? Es sei gestattet, diese kurz aufzuzählen: Immer wird man bei der Tuberculosis cutis colliquativa zur Stärkung der vielfach darniederliegenden Abwehrkraft des Organismus dann einen sinnvollen Ortswechsel empfehlen, wenn die modernen Tuberculostatica versagen und der keineswegs einfache chirurgische Eingriff vermieden werden soll. Aber selbst nach einer medikamentös zustandegekommenen Rückbildung und Vernarbung der Krankheitsherde oder nach deren Exstirpation ist aus Gründen der Metaphylaxe ein Aufenthalt in einer sich erfahrungsgemäß dazu eignenden Gegend in Erwägung zu ziehen. Ferner läßt sich die zuweilen noch immer recht therapieresistente Tuberculosis cutis indurativa im Reizklima ausheilen. Bioklimatisch gut beeinflußbar sind weiterhin die hartnäckige Folliculitis und auch die entstellende Acne necroticans. Dasselbe gilt für die Acne vulgaris und ihre exzessive Form, die Acne conglobata. Die Psoriasis vulgaris hat schon HIPPOKRATES mit Sonne und Bädern behandelt. Voraussetzung hierbei ist allerdings, daß sich das Leiden im Stadium decrementi befindet. Die Heliotherapie eignet sich ferner zur Behandlung der Parapsoriasis en plaques. Unter Sonneneinwirkung bilden sich, worauf wir erstmals hingewiesen haben, mit überraschender Regelmäßigkeit die noch ekzemähnlichen Herde der Mycosis fungoides zurück. Dasselbe gilt für ihre bereits lichenifizierten Bezirke, wenn diese nicht schon in stärkerer Form unterpolstert sind. Anscheinend läßt sich auf diese gefahrlose Weise die Zeitspanne bis zum tödlichen Ausgang unter für den Patienten noch lebenswerten Bedingungen verlängern. Bedauerlicherweise versagt, wie nicht wundernimmt, die Heilkraft der Sonne im Tumorstadium. Weiter haben wir den Eindruck, daß manchmal auch die hartnäckige Dermatitis herpetiformis wenigstens temporär auf eine bioklimatische Umstimmung anspricht und so die Sulfonamidbehandlung (Neo-Uliron) bzw. die Behandlung mit den nicht ganz harmlosen Sulfonen zumindest während eines Kuraufenthaltes abgesetzt werden kann. Wir verfügen bisher über 8 derartige Beobachtungen und sammeln noch weitere Erfahrungen. Von den anderen blasenbildenden Dermatosen sahen wir bei der Epidermolysis bullosa hereditaria dystrophica in zwei Fällen offensichtliche Besserungen an der See. Demgegenüber kam es dort beim Pemphigus vulgaris zu Verschlechterungen. Bei einer Patientin, bei der sich (vielleicht infolge der Prednisontherapie?) der vulgäre Pemphigus in einen Pemphigus foliaceus umgewandelt hatte, verlor sich im Hochgebirge die bis dahin therapieresistente Schuppung, so daß die Kranke von dort mit glatter Haut zurückkehrte. Besonders erfolgreich ist die Klimatherapie beim Ekzem. Uneinheitlich sind allerdings die Ergebnisse bei der seborrhoischen, auch bei der mikrobiellen Ekzematisation. Indessen läßt sich schon bei der Irritationsdermatose, also bei dem degenerativen Ekzem von SCHREUS, durch bioklimatische Einwirkungen die in Unruhe geratene Haut wieder festigen. Gleichzeitig ist das eine Prophylaxe gegen das sich auf diesem Boden mit Vorliebe entwickelnde Kontaktekzem. Liegt ein solches bereits vor, ist natürlich die Ausschaltung des Ekzematogens oberstes Gebot. Die aber auch danach vielfach noch weiterhin selbst auf unspezifische Reize pathologisch reagierende Haut wird durch einen sie umstimmenden Ortswechsel meist überraschend schnell zur Norm gebracht. Das gilt besonders für die auch nach Elimination der Noxe empfindlich bleibende Haut der Anstreicher und der Maurer. Die wohl eindrucksvollsten klimatherapeutischen Ergebnisse werden indessen bei dem physisch und psychisch so zermürbenden endogenen Ekzem beobachtet, also beim Eczema constitutionale bzw. bei der atopic dermatitis. Nur bei der vielfach kausalgenetisch kaum zu klärenden, chronisch-rezidivierenden Urticaria, auch bei der ihr wesensverwandten Prurigo temporanea ist der Milieuwechsel eine höchst unsichere Maßnahme.

Stets erfordert die Klimatherapie bei Hautkranken, die zum blonden Typ gehören, besondere Vorsichtsmaßregeln.

Kontraindiziert ist die Klimatherapie bei all den Dermatosen bzw. bei den Hautveränderungen, die durch Wetterreize ausgelöst oder verschlechtert werden, u. a. also beim Xeroderma pigmentosum, bei der Hydroa vacciniformis, bei der Porphyria cutanea, bei den polymorphen Lichtdermatosen, beim Lupus erythematodes, bei der senil oder präsenil degenerativ-atrophisch veränderten, krebsgefährdeten Haut, beim Röntgen- bzw. Radiumderma, bei der Acne rosacea, weil bei ihr vielfach Sonne und Wasser schlecht vertragen werden, beim mikrobiellen und mykotischen Ekzem, weil hier durch den Milieuwechsel keinesfalls die Causa beseitigt wird.

Natürlich wird die Klimatherapie bei den Hautleiden, bei denen sie angezeigt ist, niemals die bewährte, bisher übliche äußere und innere, evtl. durch diätetische Maßnahmen zu unterstützende Behandlung verdrängen. Nach wie vor werden sich auch Aufnahmen in die Klinik als notwendig erweisen. Nur sollte dort die Behandlung stets so zum Abschluß gebracht werden, daß der Patient zuletzt die Mittel erhält, mit denen er sich auch zu Hause weiterbehandeln kann.

Schon aus diesen Bemerkungen aber ergibt sich: Auch die Klimatherapie kann keine Wunder tun! Sie ist nur ein zusätzliches Heilverfahren, ein Adjuvans, das auch zur Erhaltung und zur Absicherung der bereits auf dem gewöhnlichen Weg erzielten Erscheinungsfreiheit anwendbar ist.

Immer soll der Hautkranke vor Antritt der Kur — ambulant oder stationär — einer gründlichen Untersuchung unterzogen werden. Ein durch Pilze hervorgerufenes oder unterhaltenes Ekzem wird sich nie durch Ortswechsel bessern. Im Gegenteil, ein solches Hautleiden können Wetterreize sogar verschlechtern. In den Fällen, in denen eine Milieuveränderung sinnvoll ist, empfiehlt es sich, vorher noch die festgestellten und zugänglichen Foci zu sanieren. Schließlich eignen sich für bioklimatische Maßnahmen in erster Linie die Jahreszeiten, die erfahrungsgemäß zu einer Exazerbation der betreffenden Hautkrankheit führen. Nicht mit dem ärztlichen Ethos vereinbar ist es, einem Hautkranken nur deshalb zu einer Klimakur zu raten, weil man mit dessen Hautleiden nicht fertig wird und den ungeduldig gewordenen Patienten wenigstens auf diese Weise eine Zeitlang loswerden will.

Bei der Klimatherapie spielen extraterristische und hochtroposphärische Vorgänge sicher eine höchst untergeordnete Rolle. Demgegenüber stören Wetterfronten, Wetterdurchgänge, Witterungsschwankungen, plötzliche Änderungen des Luftdruckes usw. den Kurablauf; sie verringern die Erfolgszahlen. Die Klimatherapie selbst ist vorwiegend an drei, sich ihrerseits wieder aus mehreren Wetterfaktoren zusammensetzende Wirkungskomplexe gebunden. Es sind dies der photoaktinische, der thermische und der luftchemische Wirkungskomplex. Bei der Auswahl des Klimas muß also Klarheit darüber bestehen, welchem von ihnen zur Besserung des vorliegenden Hautleidens der Vorrang zukommt. So können bei der bioklimatischen Behandlung der Aknekrankheit, der Psoriasis vulgaris, der Folliculitis barbae, der noch nicht tumoriformen Mycosis

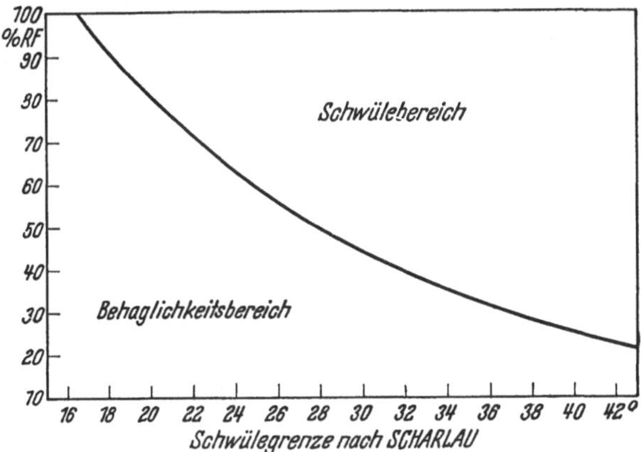


Abb. 1. Schwülegrenze nach SCHARLAU

fungoides der thermische und auch der luftchemische Wirkungskomplex ruhig hinter dem photoaktinischen zurücktreten. Übrigens werden die genannten Wirkungskomplexe schon durch die Windverhältnisse beeinflußt. Wind ist ein wichtiger Klimafaktor. Er erhöht die Abkühlungsgröße, er steht in Beziehung zum Feuchtigkeitsgehalt der Luft. Windstille oder Windarmut fördern das Zustandekommen der Schwüle. Diese ist durch ein ganz bestimmtes Verhältnis zwischen Lufttemperatur und relativer Luftfeuchtigkeit charakterisiert. Das ist der von SCHARLAU erarbeiteten Schwülekurve (vgl. Abb. 1) zu entnehmen. Sie zeigt überdies die ungefähre, natürlich individuell schwankende, von dem jeweiligen Anpassungsvermögen des Organismus abhängige Grenze zwischen dem Behaglichkeitsbereich und dem Bangigkeitsbereich. Schließlich ist der Wind der Zubringer reiner, heilender, oder verunreinigter, beim Ekzematiker die Krankheitssymptome oftmals verstärkender Luftmassen. Alles das besagt, daß bei der Klimatherapie der aufgezählten Hautleiden komplexe Wetterreize auf ein nicht weniger komplexes Krankheitsgeschehen einwirken. Speziell das Integument, die Außenplatte des Vegetativums, ist dem „Bombardement" der Wetterfaktoren ausgesetzt. Die Sonnenstrahlen wirken keratoplastisch. Durch einen geeigneten Ortswechsel werden neurovegetative Störungen vielfach verringert oder gar beseitigt. Im veränderten Klima kommt es meist zu einer Ökonomisierung der vegetativen Funktionen. Wetterreize sind ein Training für das Hautgefäßsystem, ein Training für die Wärmeregulation.

Dieses führt meist zum Schwinden des beim Eczema constitutionale vielfach festgestellten weißen Dermographismus, der dem roten Dermographismus Platz macht. Gleichfalls normalisiert sich gewöhnlich die bei der genannten Ekzemform oftmals verzögerte Wiedererwärmungszeit. Die von den Rezeptoren der Haut aufgenommenen Klimareize werden natürlich auch an die Zentren der höheren Nerventätigkeit, zumindest an das Diencephalon herangebracht. Das Hypophysen-Adrenal-System wirkt aktiviert. In erster Linie löst das Kontrastklima Stresswirkungen aus. Die Folge sind Alarmreaktionen und Adaptionssyndrome. Sie führen zu einer Kräftigung der Neben-Nieren-Rinde. Dies wirkt sich auf alle Krankheiten mit erhöhter Entzündungsbereitschaft besonders günstig aus. Alles das aber trägt mit dazu bei, gewisse pathologische Zustände an der Haut zumindest temporär zu beseitigen.

Ist nun feuchtes Klima einem trockenen vorzuziehen? Die Rhino-Laryngologen schicken die Kranken mit atrophischen, trockenen Schleimhäuten gewöhnlich in ein feuchtes Klima, umgekehrt empfehlen sie Kranken mit hypertrophischen, stark sezernierenden Schleimhäuten meist ein trockenes Klima. Bei Hautkrankheiten sind glücklicherweise derartige Unterschiede nicht von besonders ausschlaggebender Bedeutung. Nur ein Klima verträgt der Hautkranke gewöhnlich schlecht: das ist das feucht-warme Klima. Dieses eignet sich allenfalls zur bioklimatischen Behandlung der Psoriasis. Die Acne vulgaris des bislang im gemäßigten Klima wohnenden Menschen verwandelt sich indessen im Tropenklima zuweilen in die Acne conglobata. Mykosen, auch Ekzeme, werden vielfach durch eine „Treibhausluft" zum Aufflammen gebracht. Dagegen wirkt auf ekzematöse Hautveränderungen feucht-kalte Luft meist günstig. Dasselbe ist auch von dem trocken-kalten Klima zu sagen. Bei der Folliculitis barbae, bei der Acne necroticans, bei der Acne vulgaris und selbst bei den Anfangsstadien der Mycosis fungoides ist eine Kur in trockenwarmer Luft von bestem Einfluß. Auch der Ekzematiker fühlt sich in einem solchen Klima gewöhnlich recht wohl. Wünschenswert ist dabei allerdings, daß zusätzlich bewegte Luft vorhanden ist. Diese verhindert eine überstarke Transpiration, auch die unter den genannten Bedingungen zu fürchtenden Überwärmungsschäden.

Nun ist die Frage zu erörtern, welche Gegenden bei den genannten Hautleiden für einen Kuraufenthalt vorzuschlagen sind. Zwischen Klima und Klima bestehen nämlich große Unterschiede. Hier sei betont: Nur das Reizklima liefert eine regelmäßige und auch hohe Erfolgsquote.

Deshalb ist das Mittelgebirge zur Behandlung von Hautkrankheiten ungeeignet. Es ist ein Schonklima. Überdies enthält dort die Luft in einem Kubikzentimeter 5000 und mehr von Pflanzen, von Industrie- oder Landwirtschaftsbetrieben herrührende Kernaerosole. Diese irritieren vielfach die Haut der Ekzemkranken.

Demgegenüber besitzt das Hochgebirge für die im Flachland und selbst im Mittelgebirge lebenden Menschen stets den Charakter eines Kontrastklimas. In Frage kommt erfahrungsgemäß eine Höhenlage über 1600 m. Sie garantiert u. a. auch einen hohen Reinheitsgrad der Luft. Natürlich können auch hier dichte, die Sonne abschirmende Wolken,

Regenperioden, Frontendurchgänge usw. die normalerweise zu erwartenden Kurergebnisse schmälern. Schon das aber weist darauf hin, daß sich nicht jedes Hochgebirge in gleicher Weise zur Behandlung von Hautkrankheiten eignet. Eine erhebliche Bedeutung kommt speziell dem Mikroklima zu. Wenig befriedigende Resultate lieferten uns beim Ekzematiker die Dolomiten. Dort enthält die Luft viel Kalkstaub. Auch in hohen Gebirgslagen kann der verunreinigte Luftmassen mit sich führende Talwind das Jucken verstärken. MARCHIONINI hat im bithynischen Olymp auf dem 1800 m hohen Uludag Hautkrankheiten günstig beeinflussen können. Einen meist prompten Rückgang der Hauterscheinungen sahen wir in St. Moritz und Arosa. Die besten Erfolge indessen waren in den Kammlagen der sonnendurchfluteten, fast immer nebelfreien Ötztaler Alpen zu registrieren. Am eindrucksvollsten war ein Aufenthalt in dem etwa 1900 m hoch gelegenen Obergurgl. Dort werden die Sonnenstrahlen durch Gletscher reflektiert. Dadurch wird der photoaktinische Wirkungskomplex beachtlich erhöht. Gegenwärtig schicken wir unsere Patienten unter ärztlicher Aufsicht für jeweils 6 Wochen nach den Stubbaier Alpen in das etwa 2000 m hoch gelegene Dorf Kühtai. Leider sind dort keine Gletscher vorhanden. Trotzdem sind wir zufrieden, diese Möglichkeit zur Klimabehandlung Hautkranker zu besitzen. Im Hochgebirge sind erfreulicherweise das ganze Jahr hindurch bioklimatische Kuren durchführbar. Von besonderer Wirkung ist die Zeit der Schneeschmelze. In den heißen Sommermonaten bevorzugen die Patienten zu ihren Liegekuren die Berggipfel. Dort und an bestimmten Abhängen herrscht fast immer bewegte Luft. Solche Plätze werden besonders von den Ekzematikern aufgesucht. Hier verringert sich der sie quälende Juckreiz und das Spannungsgefühl der Haut. Auch läßt der Wind die schon für Gesunde so unangenehme Lufttrockenheit nicht voll zur Geltung kommen. Zusätzlich verbinden wir den Hochgebirgsaufenthalt mit hydrotherapeutischen Maßnahmen. Die Wildbäche erlauben abhärtende Waschungen oder kurzdauernde Teilbäder. Im Winter sind Schneeabreibungen angebracht. Selbst in dieser Jahreszeit können im Hochgebirge Luft- oder sogar Sonnenbäder verordnet werden. Allerdings ist bei Hautkrankheiten ein undisziplinierter Sonnenkult mit Gefahren verbunden. Die Himmelsstrahlung hat in den genannten Höhenlagen schon im Schatten, aber auch bei starker Bewölkung eine ungleich stärkere Einwirkung auf die Haut als in der Niederung. Das müssen vor allem die Patienten beherzigen, die wegen ihrer mangelhaften Pigmentbildung den aktinischen Wirkungskomplex nicht voll ausnutzen dürfen. Der Hautkranke soll während der Hochgebirgskur unter Anleitung regelmäßig Atemübungen machen, auch soll er täglich kleine Wanderungen unternehmen.

Ähnliches ist über die Klimatherapie an der Meeresküste zu sagen. Auch hier verhalten sich die jeweiligen Klimate hinsichtlich ihrer Heilwirkung höchst unterschiedlich. Das gilt besonders vom Ostseestrand, den wir notgedrungen zur Durchführung bioklimatischer Kuren benutzen. Leider ist die Ostsee ein Binnenmeer. Trotzdem lassen sich auch dort unter den vorherrschenden Wetterbedingungen Hautkrankheiten wirksam beeinflussen. Gerade an der Ostseeküste aber spielt das Mikroklima eine bedeutende Rolle. Es wird in besonderem Maße durch die jeweiligen Windverhältnisse beeinflußt. Speziell der Landwind enthält stets reichlich pflanzliche, auch aus Tierställen und aus Industriebetrieben stammende Verunreinigungen. Sie gefährden zumindest die bei Ekzematikern am Meer erfahrungsgemäß klimatisch zu erzielenden Ergebnisse. Nur *die* Küstenbezirke der Ostsee eignen sich zur Klimatherapie, an denen von der Seeseite wehende Winde

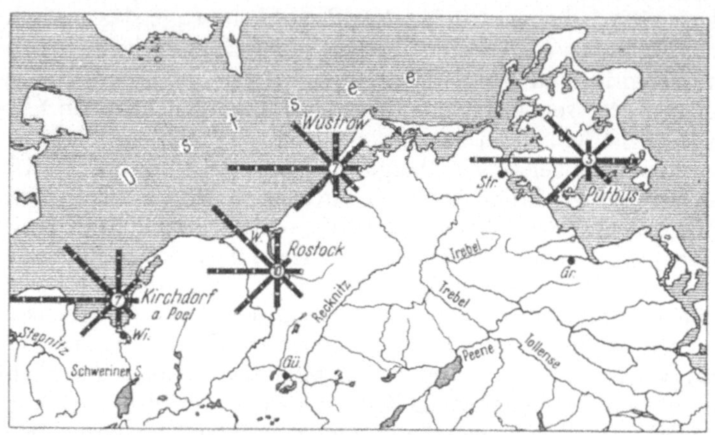


Abb. 2. Mittlere Häufigkeit der Windrichtungen an der Ostseeküste (%) im Juli. (Aus dem Klimaatlas für das Gebiet der DDR)

vorherrschen (Abb. 2). Derartige Bedingungen bietet Heiligendamm, das auf unser Betreiben zu einem Kurort für Hautkranke entwickelt wurde. Nach unseren Erfahrungen wird an der Ostseeküste auf Kap Arkona die beste Klimawirkung erzielt. Dort herrscht fast das ganze Jahr hindurch reiner Seewind, er kommt aus drei Richtungen. Nur der extremseltene Südwind ist ein Landwind. Schon vor Jahren haben wir darauf aufmerksam gemacht, daß dieser nach unseren Erfahrungen für Ekzemkranke meist schädlich ist. Den Beweis für die Richtigkeit dieser Annahme hat eine von meinem Mitarbeiter HARNACK durchgeführte und publizierte Analyse der verschiedenen Kurdurchgänge erbracht. Seit 1958 besitzt die Hautklinik der Charité auf Kap Arkona eine Bioklimatische Außenstation. Diese gestattet auch die Durchführung von Winterkuren. Solche eignen sich jedoch nur für Ekzematiker. Wenig sinnvoll sind sie (im Gegensatz zu dem auch in dieser Jahreszeit Heliotherapie erlaubenden Hochgebirge!) für die vorwiegend auf den aktinischen Wirkungskomplex angewiesenen Dermatosen. In der heißen Jahreszeit verhindern auch an der Meeresküste die bewegten Luftmassen Überwärmungsschäden. Soweit die Wetterverhältnisse dies zulassen, wird man an der See, ähnlich wie in den hochgelegenen Kurorten, in dosierter Form stets die Luft- und Sonneneinwirkung nutzen und die Hautkranken natürlich zusätzlich baden lassen. Hier unterstützen Atemübungen und Wanderungen ebenfalls den Kurerfolg.

Ungleich bessere Resultate als am Ostseestrand werden an der Nordsee erzielt. Aber auch dort verdient das Mikroklima aufmerksamste Berücksichtigung. Gute Ergebnisse bei Hautkrankheiten liefert Norderney. J. Hartung und W. Pürschel haben darüber besondere Erfahrungen. Am wirkungsvollsten sind nach unseren Feststellungen bestimmte Orte an der südlichen See. Dies gilt für manche Küstenbezirke in Jugoslawien. Eine ausgesprochen gute Beeinflussung von Hautleiden sahen wir auf der stets von Meereswinden umwehten Insel Brioni. Enttäuscht hat uns die rumänische Schwarzmeerküste. Vielleicht waren bei überdies schlechter Wetterlage die 20%ige Sole, in der dort unsere Patienten baden mußten, und auch das für Hautkranke ungeeignete Essen bzw. die für sie wenig geeigneten hygienischen Bedingungen (u. a. Bekämpfung der Fliegenplage durch Ausspritzen der Aufenthaltsräume mit Petroleum) Schuld an den Mißerfolgen. Györkö hat vor einiger Zeit auf die günstigen Resultate der Klimatherapie, die er auf den Kanarischen Inseln festgestellt hat, aufmerksam gemacht, und bedauert, daß diese Gegend ärztlicherseits so wenig ausgenutzt wird. Auf einer kleinen Insel aber läßt sich schon echte Meerestherapie treiben.

Die idealste Thallassotherapie würde das von uns immer wieder geforderte Klimaschiff gestatten. Mit ihm könnte in bester Form die enorme Heilkraft der hohen See ausgeschöpft werden. Das würde der Menschheit mehr dienen als die nur zur Zerstörung gebauten, irrsinnige Summen verschlingenden Kriegsschiffe. Das uns eine Zeitlang zur Verfügung gestellte Lazarettschiff „Robert Koch", das unsere Walfischflotte betreut und in die nördlichen Meere begleitet, hat — wie zu erwarten war — höchst unsichere Ergebnisse erbracht. Auf dem viel zu kleinen Schiff konnten, besonders bei ungestümem Wetter, die Patienten oft tagelang das Deck nicht aufsuchen und mußten sich dann in den recht engen und dunstigen Kabinen aufhalten. Überdies hatten sie sich mit der für Hautleiden wenig empfehlenswerten Seemannskost zu begnügen. Für die Mißerfolge ausschlaggebend waren indessen die Gegenden, die befahren wurden. Im Gegensatz zur sonnigen südlichen See bietet eben das meist recht stürmische Eismeer nicht das für die Behandlung von Hautkrankheiten zu fordernde Klima. Wie mir vor wenigen Tagen von unserem Gesundheitsminister zugesichert wurde, will man im kommenden Jahr Hautkranken zeitweise ein entsprechend großes Schiff zur Verfügung stellen und dieses dann unter Berücksichtigung der jeweiligen Jahreszeit und der jeweiligen Wetterverhältnisse in das für die Patienten zweckmäßigste Klima in Fahrt setzen.

Ferner wäre noch darauf hinzuweisen, daß sich vielfach auch das Wüstenklima zur Behandlung von Hautkrankheiten eignet. Wiederholt sahen wir, daß das Eczema constitutionale nach einem längeren Aufenthalt in einem trocken-heißen Klima nicht mehr zur Manifestation kam. Auch in der Literatur werden solche Beobachtungen mitgeteilt.

Bei der Klimatherapie hängt der Erfolg in hohem Maße vom Zeitfaktor ab. Zumindest für die an einem Eczema constitutionale Erkrankten wäre eine Übersiedlung in ein Heilklima die denkbar günstigste Lösung. Auch dann aber werden hin und wieder — manchmal erst Jahre

nach dem Milieuwechsel! — Rezidive beobachtet. Bei dem genannten
Leiden läßt sich indessen auch, ähnlich wie beim allergischen Asthma, vielfach schon durch einen längeren, ein- bis zweijährigen Aufenthalt in einem
der genannten Klimate eine Heilung oder doch eine länger anhaltende Erscheinungsfreiheit erzielen. Zuweilen weiß der Patient bereits aus eigener
Erfahrung, ob ein Aufenthalt im Hochgebirge seiner kranken Haut besser
bekommt als ein Verweilen an der See oder an einem anderen Ort. Immer
wird der Arzt das bei seinen diesbezüglichen Entscheidungen berücksichtigen. Um wenigstens einen temporären Erfolg zu erhalten, ist eine

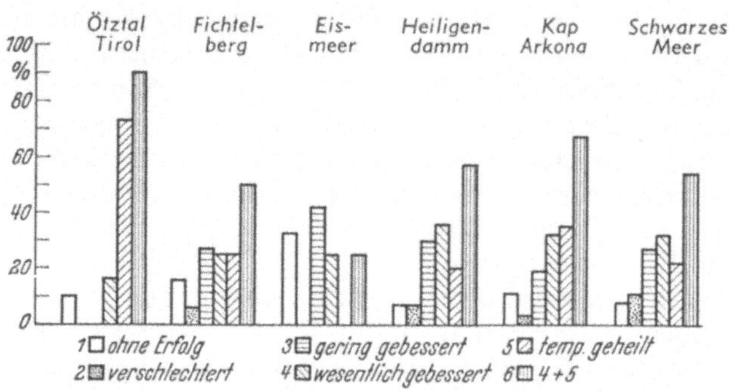


Abb. 3. Klimakuren der Universitäts-Hautklinik der Charité im Jahre 1958

sechswöchige Kur eine Conditio sine qua non. Dabei kann es im
Heilklima schon nach wenigen Tagen zu einer prompten Besserung
kommen. Manchmal verschlechtert sich dort indessen anfangs das Krankheitsbild als Folge der sog. Kurreaktion. Etwa 14 Tage später ist aber
infolge der inzwischen eingetretenen Akklimatisation meist ein deutlicher
Rückgang oder ein Schwinden der Hautveränderungen festzustellen. Beim
Ekzematiker wird nach Abschluß der Kur zuweilen schon auf der Heim-
reise, gewöhnlich aber erst zu Hause als sog. Rückkehreffekt ein kurzes
Wiederaufflammen des Leidens beobachtet. Ein solches Rezidiv kann
durch Prednison unterdrückt werden, wenn gegen diese Medikation keine
Bedenken bestehen. Durch regelmäßig zu wiederholende, auch bei Sym-
ptomlosigkeit durchzuführende bioklimatische Kuren kann speziell das
Eczema constitutionale zuweilen für Jahre beseitigt oder ganz zum
Schwinden gebracht werden.

Zur Auffindung geeigneter Klimate führen wir, wenn dies sinnvoll ist,
zunächst Zeltexpeditionen durch. Auf diese Weise haben wir in den
Jahren von 1954 bis 1957 auf Kap Arkona an mit einem endogenen
Ekzem behafteten Männern die dortige Klimawirkung ausgetestet.
Im Hinblick auf die dabei erzielten guten Resultate erhielten wir dann,
wie bereits erwähnt, 1958 auf Kap Arkona die unserer Klinik in Berlin
angeschlossene Bioklimatische Außenstation.

Vielleicht interessiert noch eine Aufschlüsselung (Abb. 3), in der die im
Jahre 1958 von uns erzielten Kurresultate miteinander verglichen werden.
Unter Ergänzung der bereits gemachten Ausführungen beweist sie, daß

Tabelle 1. *Kurerfolge auf Kap Arkona im Hinblick auf die jeweiligen Kurdurchgänge*

| Kurzeit | ohne Einwirkung | verschlechtert | geringgrad. gebessert | wesentl. gebessert | erscheinungsfrei | wesentl. gebessert bzw. erscheinungsfrei insgesamt | Anzahl der Patienten insges. |
|---|---|---|---|---|---|---|---|
| *1958* | | | | | | | |
| 7.-26. 8. | — | — | 9 (21,9%) | 17 (41,4%) | 15 (36,6%) | 32 (78,0%) | 41 |
| 8.- 6.10. | 3 (7,3%) | — | 7 (17,0%) | 15 (36,5%) | 16 (39,0%) | 31 (75,5%) | 41 |
| 10.-25.11. | 2 (4,2%) | — | 13 (27,6%) | 20 (42,5%) | 12 (25,5%) | 32 (68,0%) | 47 |
| *1959* | | | | | | | |
| 4.-15. 5. | 5 (10,4%) | 1 (2,1%) | 11 (22,9%) | 29 (60,4%) | 2 (4,2%) | 31 (64,6%) | 48 |
| 5.- 4. 7. | 4 (8,5%) | — | 2 (4,3%) | 17 (36,2%) | 24 (51,1%) | 41 (87,3%) | 47 |
| 7.-20. 8. | 1 (2,2%) | — | 6 (13,3%) | 19 (42,2%) | 19 (42,2%) | 38 (84,4%) | 45 |
| 8.- 6.10. | 1 (2,3%) | — | 2 (4,6%) | 21 (48,8%) | 19 (44,2%) | 40 (93,0%) | 43 |
| 10.-23.11. | 6 (17,4%) | 3 (8,6%) | 11 (31,4%) | 10 (28,6%) | 5 (14,3%) | 15 (42,9%) | 35 |
| *1960* | | | | | | | |
| 1.-20. 2. | 2 (8,3%) | — | 1 (4,2%) | 6 (25,0%) | 15 (62,5%) | 21 (87,5%) | 24 |
| 2.- 6. 4. | 5 (21,7%) | — | 10 (43,4%) | 6 (26,1%) | 2 (8,6%) | 8 (34,7%) | 23 |
| 4.- 4. 6. | 2 (4,2%) | 2 (4,2%) | 1 (2,0%) | 23 (49,0%) | 19 (40,4%) | 42 (89,4%) | 47 |
| 6.-30. 7. | 4 (10,3%) | 3 (7,6%) | 3 (7,6%) | 19 (48,7%) | 10 (25,6%) | 29 (74,3%) | 39 |
| 7.- 3. 9. | — | — | 2 (4,4%) | 20 (44,4%) | 23 (51,1%) | 43 (95,5%) | 45 |
| 9.-19.10. | 9 (19,5%) | — | 28 (68,2%) | 3 (7,3%) | 2 (4,8%) | 5 (12,1%) | 41 |
| 10.- 3.12. | 2 (6,2%) | 4 (12,5%) | 6 (18,7%) | 14 (43,7%) | 6 (18,7%) | 20 (62,4%) | 32 |
| *1961* | | | | | | | |
| 1.-13. 2. | 2 (7,6%) | 3 (11,5%) | 11 (42,3%) | 6 (23,0%) | 4 (15,3%) | 10 (38,3%) | 26 |
| 2.-30. 3. | 2 (11,8%) | — | 4 (23,5%) | 6 (35,2%) | 5 (29,4%) | 11 (64,6%) | 17 |
| 4.-19. 5. | 4 (11,7%) | 3 (8,8%) | 3 (8,8%) | 14 (41,4%) | 10 (29,4%) | 24 (70,8%) | 34 |

Zahlen ohne Klammern = Anzahl der Patienten mit Eczema constitutionale.

Tabelle 2. *Kurerfolge auf Kap Arkona im Hinblick auf die jeweilige Jahreszeit*

| Jahreszeit | Gesamtzahl der Fälle | Kurerfolg* | |
|---|---|---|---|
| | | sehr gut | nicht befriedigend |
| Frühling . . . . . | 169 | 65,3% | 35,0% |
| Sommer . . . . . | 724 | 85,2% | 14,8% |
| Herbst. . . . . | 239 | 57,9% | 40,9% |
| Winter. . . . . | 50 | 62,9% | 36,8% |

* Sehr gut = klinisch erscheinungsfrei, wesentlich gebessert
nicht befriedigend = geringgradig gebessert, verschlechtert, ohne Erfolg.

in einzelnen Gebirgsgegenden und auch in einzelnen Küstenorten bzw. auf hoher See die Beeinflussung der Ekzematiker in höchst differenter Form erfolgt. Schlecht wirkte der Aufenthalt im Mittelgebirge, in Efforie an der Schwarzmeerküste und die Thallassotherapie auf der „Robert Koch". Demgegenüber lieferte damals Obergurgl die besten Ergebnisse, an zweiter Stelle rangierte Kap Arkona. Daß dort auch die späteren Kuren befriedigend verliefen, ist aus den Tab. 1 und 2 zu ersehen. Die Erfolgsquote unterscheidet sich kaum von der in Kühtai, wobei allerdings zu berücksichtigen ist, daß meist die Patienten in das Tiroler

Tabelle 3. *Kurerfolge in Kühtai/Tirol im Hinblick auf die jeweiligen Kurdurchgänge*

| Kurzeit | ohne Einwirkung | verschlechtert | geringgrad. gebessert | wesentl. gebessert | erscheinungsfrei | wesentl. gebessert bzw. erscheinungsfrei insgesamt | Anza der P tient insg |
|---|---|---|---|---|---|---|---|
| *1959* | | | | | | | |
| 19. 4.-31. 5. | — | — | 6 (46,1%) | — | 7 (53,8%) | 7 (53,8%) | 13 |
| 31. 5.-12. 7. | — | — | 5 (38,4%) | 8 (61,5%) | — | 8 (61,5%) | 13 |
| 12. 7.-22. 8. | — | — | 2 (16,6%) | 8 (66,6%) | 2 (16,6%) | 10 (83,2%) | 12 |
| 23. 8.- 5.10. | 3 (10,3%) | 1 (3,4%) | 2 (6,8%) | 14 (48,2%) | 9 (31,0%) | 23 (79,2%) | 29 |
| *1960* | | | | | | | |
| 30. 4.-11. 6. | 3 (5,1%) | 3 (5,1%) | 6 (10,3%) | 40 (68,9%) | 6 (10,3%) | 46 (79,2%) | 58 |
| 18. 6.-29. 7. | 2 (9,5%) | — | 6 (28,5%) | 10 (47,6%) | 3 (14,2%) | 13 (61,8%) | 21 |
| *1961* | | | | | | | |
| 19. 4.-31. 5. | 4 (9,3%) | — | 8 (18,6%) | 16 (37,2%) | 15 (34,6%) | 31 (71,8%) | 43 |

Zahlen ohne Klammern = Anzahl der Patienten mit Eczema constitutionale.

Tabelle 4. *Kurerfolge in Kühtai im Hinblick auf die jeweilige*
*Jahreszeit*

| Jahreszeit | Gesamtzahl der Fälle | Kurerfolg* | |
|---|---|---|---|
| | | sehr gut | nicht befriedigend |
| Frühling . . . . . | 114 | 68,3% | 30,5% |
| Sommer . . . . . | 103 | 74,9% | 25,0% |
| Herbst. . . . . . | 29 | 79,2% | 20,5% |
| Winter. . . . . . | — | — | — |

* Sehr gut = klinisch erscheinungsfrei, wesentlich gebessert,
nicht befriedigend = geringgradig gebessert, verschlechtert, ohne Erfolg.

Hochgebirge geschickt wurden, deren Haut auf einen Kuraufenthalt an der Ostsee nicht angesprochen hatte (vgl. Tab. 3 und 4)[1].

Ein verantwortungsbewußter Dermatologe wird unter Berücksichtigung des Vorgetragenen und Demonstrierten beim Vorliegen triftiger, eine Klimatherapie rechtfertigender Gründe heute keinesfalls mehr auf ein sich physisch und psychisch so gut auswirkendes Heilverfahren verzichten. Im Gegenteil, eine so wertvolle Behandlungsmöglichkeit muß in den nächsten Jahren noch weiter ausgebaut werden. Für den Kranken ist das Beste gerade gut genug. Und chronisch-rezidivierende Hautkrankheiten sind nun einmal kostspielige Krankheiten. Auch in der Medizin aber ist vielfach das Teuerste gleichzeitig das Billigste.

Entschlossen wollen wir Ärzte uns hier vor unsere oftmals so gequälten und niedergedrückten Patienten stellen und uns auch in dieser Hinsicht zu Anwälten der bei uns Rat und Hilfe Suchenden machen. Wer sollte

---

[1] An zahlreichen farbigen, den Hautzustand jeweils vor und nach dem Kuraufenthalt festhaltenden Diapositiven wurden die bei den verschiedenen Hautleiden erzielten Erfolge demonstriert. Dabei verdienen die bei der noch nicht tumoriform gewordenen Mycosis fungoides durch Heliotherapie erreichten Erfolge ganz besondere Beachtung.

für sie kämpfen, wenn wir es nicht tun? Unsere Sozialversicherung zeigt jetzt immer mehr Verständnis für derartige Forderungen. Bedauerlicherweise sind in manchen Gegenden des Auslandes die zur Behandlung von Hautleiden in Frage kommenden Klimate ungleich wirkungsvoller als bei uns in Deutschland. Deshalb erweist es sich als notwendig, mit den dortigen dafür zuständigen Behörden und Instanzen diesbezügliche Verhandlungen zu führen und realisierbare Verträge abzuschließen. Gerade haben wir auf diesem Wege nun auch im Hochgebirge und an der Küste von Bulgarien weitere Kurplätze erhalten. Ferner können wir bald eine größere Anzahl Hautkranker wieder in die Schweiz schicken. Auf dem 1962 in Sofia stattfindenden Symposion über die Klimatherapie der Hautkrankheiten, zu dem ich Sie jetzt schon im Namen der bulgarischen Dermatologen herzlichst einladen soll, wird man auch über organisatorische Maßnahmen, die der Erleichterung der Klimatherapie dienen, diskutieren und danach entsprechende, den jeweiligen Regierungen vorzulegende Empfehlungen ausarbeiten. Nicht zu übersehen ist, daß die Klimatherapie der Hautkrankheiten ganz in die Hände der Dermatologen gehört. Für uns Hautärzte aber ist es eine schöne und edle Aufgabe, auch auf diesem Gebiet zum Wohle unserer Kranken im Geiste des Humanismus zu wirken!

---

Aus der Dermatologischen Klinik und Poliklinik der Universität München
(Direktor: Prof. Dr. A. Marchionini)

# Praktische Anatomie für den Dermatologen

Von

**Hans-Jürgen Bandmann**

Mit 4 Abbildungen

## A. Einleitung — Der Begriff „praktische Anatomie"

*„Praktische Anatomie ist Dienst am Kranken. Sie ist die Voraussetzung allen ärztlichen Handelns und damit vornehmste Aufgabe der wissenschaftlichen Anatomie überhaupt. Denn nur der wird seinen ärztlichen Beruf erfüllen, der die Theorie der Wissenschaft mit seiner und früherer Generationen Erfahrung verschmilzt. Wir haben daher den Körper des Menschen mit den Augen des Arztes betrachtet, dessen Blick gelernt hat, ärztlich Wichtiges von minder Wichtigem zu scheiden und entsprechend zu werten."*
Diese Worte sind von dem Anatomen T. von Lanz und dem Chirurgen W. Wachsmuth, den Begründern der Schule der *„Praktischen Anatomie"*, ihrem Lehrwerk vorangesetzt worden. Mag eine solche Art anatomischer Betrachtungen und Lehren besonders für die operativen klinischen Fächer bedeutungsvoll sein, sie sind auch für den Dermatologen von Wert.

Diese Behauptung zu allgemeinem Nutzen unter Beweis zu stellen, ist die Aufgabe und der Sinn unseres Vortrages. Aus der Fülle der sich anbietenden entsprechenden Einzelthemen werden drei herausgegriffen, von denen man annehmen kann, daß sie in ständiger Beziehung zu dem Alltag eines Hautarztes stehen. Es wird daher über die *regionären Lymphknoten* und die dazugehörigen Einzugsgebiete der Haut, über *autonome* und *radikuläre Innervation* der Haut sowie mittelbar über *subcutane Venen* und Varicen im Bereich der *unteren Extremität* zu sprechen sein.

Dem Arzt steht eine international festgelegte anatomische Nomenklatur zur Verfügung. Sie wurde auf dem 6. Internationalen Anatomenkongreß 1955 in Paris genehmigt (P.N.A. 1955). Die hier angewandten Namen richten sich ausschließlich nach der P.N.A., soweit sie den NOMINA ANATOMICA von KOPSCH und KNESE entnommen werden können.

## B. Spezieller Teil

### I. Über regionäre Lymphknoten und die dazugehörigen Einzugsgebiete der Haut

#### 1. Allgemeines zur Lymphknotendiagnostik (ROHR, LEIBER)

a) Die Beteiligung des lymphatischen Systems bei Affektionen der Haut, der äußeren Geschlechtsorgane und der Mundschleimhaut

Drei miteinander verbundene Aufgaben lassen sich dem lymphatischen System und somit den Lymphknoten zuordnen: 1. die Aufnahme nichtkörpereigener Stoffe durch Filterung, Resorption, Phagocytose und Speicherung; 2. deren Unschädlichmachung durch Abbau, Antikörperbildung und Neutralisation; 3. Bildung und Abgabe von Lymphocyten, Ausbildung zellständiger Allergene. Diese mannigfaltigen Funktionen erklären das häufige Mitergriffensein bei den Krankheiten anderer Organsysteme und vice versa. Die Lymphknoten können auffällig werden durch infektiöse und nichtinfektiöse Entzündungen, durch hyperplastische Systemerkrankungen oder durch Tumoren. Sie können mehr oder weniger generalisiert sowie lokalisiert betroffen sein.

So sieht man einen allgemeinen Lymphknotenbefall bei Rubeolen (auch wenn zunächst nur die Nackenlymphknoten imponieren!), bei Lues II, bei Lepra und bei ausgedehnten chronischen entzündlichen Dermatosen (Lipomelanotische Reticulose). Als Beispiele für einen ausgedehnten, jedoch selten völlig generalisierten Befund werden Lymphogranulomatose, Lymphadenosen, Myelosen, Sarkome und Reticulosen angeführt. Ketten von Lymphknotenschwellungen weisen auf infektiöse lokalisierte Prozesse mit oft verborgenen Eintrittspforten hin, die Größe der Schwellung geht dabei proportional zur Entfernung vom Herd zurück. Die lokalisierten, uns praktisch anatomisch interessierenden Lymphknotenaffektionen sieht man bei Infektionen aller Art und bei der Metastasierung von Tumoren. Die Bedeutung der Früherfassung solcher Lymphknotenmetastasen ist jedermann geläufig. Bei Plattenepithelcarcinomen der Haut sind in ungefähr 15—20% Metastasen in den regionären Lymphknoten zu erwarten. Häufiger noch kommen sie vor, wenn das Carcinom Scrotum (60%), Penis (etwa 50%), Lippen (35%), Gaumen oder Zunge (60—70%) bzw. die Wangenschleimhaut (etwa 50%) ergriffen hat.

Zu diesen von GREITHER und TRITSCH wiedergegebenen Zahlen schreiben die beiden Autoren einschränkend: „Diese auf größere Statistiken zurückgehenden Zahlen sind jedoch insofern unverbindlich, als es sich um behandelte Fälle und darunter um solche handelt, bei denen die Entstehung des Ausgangskrebses verschieden lange zurücklag." Die absolute Bedeutung der Carcinomabesiedlungen in den regionären Lymphknoten bei Spinaliomen zeigt auch das von H. E. WALTHER zusammengetragene Material. Er fand bei 25 metastasierten Epitheliomen der Haut 24mal eine Beteiligung der regionären Lymphknoten. Ebenfalls stellte WALTHER von 20 Melanomen, bei denen es zu Absiedlungen gekommen war, 11mal Tochtergeschwülste in den Regionärknoten fest. (Einzelheiten zur Behandlung der Metastasen in den regionären Lymphabflußgebieten siehe bei C. G SCHIRREN, Handbuch der Haut- und Geschlechtskrankheiten Bd. V/2.)

## b) Zur klinischen Beurteilung von Lymphknoten

Die Inspektion der Lymphknoten erfolgt stets so, daß die darüberliegende Haut aktiv oder passiv gespannt wird. Die Achselhöhle also wird bei abduziertem Oberarm betrachtet. Bei der Palpation muß die Haut so locker wie irgend möglich über dem zu tastenden Gebiet liegen. Die Achselhöhle wird deswegen bei adduziertem Oberarm ausgetastet. Man gewöhne sich eine bestimmte Reihenfolge der Untersuchung an, um keine Gruppen zu übersehen. Da Lymphknoten sich durch seitliches Wegrutschen (so unter den M. pectoralis oder unter die Scapula) der Befundung entziehen können, ist die entsprechende Partie durch Handdruck mit der linken Hand zu fixieren. Die Untersuchung hat folgende Kriterien zu beachten: 1. Sitz, 2. Größe, 3. Konsistenz, 4. Druckschmerz, 5. Verschieblichkeit der Knoten gegenüber der Haut, der Unterlage und untereinander, 6. Entwicklungsgeschwindigkeit und Dauer der bestehenden Schwellung, 7. Beziehungen zu anderen klinischen und Laborbefunden. Bis auf die genaue Betrachtung des ersten Kriteriums sind die anderen unmittelbares Anliegen von Pathologie und Klinik, jenem ersten gilt unser Augenmerk.

Jeder Lymphknoten, der sicht- oder tastbar ist, gilt als krankhaft verändert. Eine Ausnahme hierfür machen die Lymphknoten der Leiste und der Achselhöhle bei mageren Menschen. Dabei mag es dahingestellt bleiben, ob dies unbedingt als normal oder als Folge häufiger geringfügiger Lymphadenitiden aus dem Einzugsbereich der zahlreichen Mikrotraumen ausgesetzten Extremitäten anzusehen ist.

## 2. Topographie der regionären Lymphknoten, soweit sie dermatologisch interessieren

### a) Untere Extremität und Regio pudendalis et genitalis

Zwei Lymphknotengruppen nehmen den Lymphstrom des Beines auf: Die Nodi lymphatici poplitei und die Nodi lymphatici inguinales superficiales. Die Nodi lymphatici poplitei liegen eingebettet im Fett der Kniekehle, das als Baufett selbst bei mageren und sogar kachektischen Patienten immer noch im Gegensatz zum Speicherfett vorhanden ist. Sie sind der Vena saphena parva angelagert. Diese Lymphknoten sind nur Zwischenstation für das Einzugsgebiet aus der Tiefe des Unterschenkels und aus der Wadengegend selbst. Alle anderen Gebiete werden zum ersten Mal in der großen Lymphknotengruppe der Nodi lymphatici inguinales superficiales unterbrochen. Die Lymphknoten der Leiste sind etwa T-förmig angeordnet. Sie lassen sich in drei Gruppen mit verschiedenen Einzugsgebieten einteilen. Der senkrechte Schenkel des T enthält die femoralen Nodi lymphatici; sie liegen entlang der V. saphena magna und haben das ganze übrige Bein als Einzugsgebiet bis auf Teile der dem Hüftgelenk benachbarten Partien des Oberschenkels und die Genitocruralregion. Die Hüftgegend, die lateralen Teile der Gesäßgegend und

Tabelle 1. *Weibliche Genitalorgane sowie Anorectalsphäre*

| Einzugsgebiete | Regionäre Lymphknoten |
| --- | --- |
| Clitoris* | Nodi lymphatici inguinales superficiales (tibiale Gruppe) |
| Vulva* | Nodi lymphatici inguinales superficiales (tibiale Gruppe) |
| Perineum* | Nodi lymphatici inguinales superficiales (tibiale Gruppe) |
| Uterus* (Tubenwinkel) | Nodi lymphatici inguinales superficiales (tibiale Gruppe) (über Lig. teres.) |
| Uterus (Portio) | Nodi lymphatici iliaci interni et aortici et sacrales |
| Ovarium | Nodi lymphatici iliaci interni et aortici et sacrales |
| Tuba uterina | Nodi lymphatici iliaci interni et aortici et sacrales |
| Anus* | Nodi lymphatici inguinales superficiales (tibiale Gruppe) |
| Rectum | Nodi lymphatici anorectales et haemorrhoidales |

* Organe, deren regionäre Lymphknoten von außen tastbar sind.

Tabelle 2. *Männliche Genitalorgane*

| Einzugsgebiete | Regionäre Lymphknoten |
| --- | --- |
| Glans* | Nodi lymphatici inguinales superficiales (tibiale Gruppe) |
| Praeputium* | Nodi lymphatici inguinales superficiales (tibiale Gruppe) |
| Corpora cavernosa* | Nodi lymphatici inguinales superficiales und Nodi lymphatici iliaci |
| Urethra | Nodi lymphatici iliaci et iliaci interni |
| Scrotalhaut* | Nodi lymphatici inguinales superficiales |
| Perineum* | Nodi lymphatici inguinales superficiales |
| Prostata | Nodi lymphatici iliaci et iliaci interni et sacrales et rectales |
| Vesiculae seminales | Nodi lymphatici iliaci interni |
| Ductus deferens | Nodi lymphatici iliaci interni |
| Hoden | Nodi lymphatici aortici |
| Nebenhoden | Nodi lymphatici aortici |

* Organe, deren regionäre Lymphknoten von außen tastbar sind.

die lateralen Anteile des Unterbauches gehören der lateralen Lymphknotengruppe an, also der seitlichen Hälfte des waagerechten T-Schenkels. Der mittlere Teil dieses Schenkels wird von der medialen Gruppe gebildet. Diese Nodi lymphatici inguinales superficiales mediales erhalten die Lymphe aus der Genitocruralregion, von den äußeren Genitalien sowohl beim Mann wie bei der Frau und von den mittleren Teilen des

Unterbauchs. Bei der Frau fließt außerdem die Lymphe aus dem Bereich
des Uterusfundus, der Einmündung der Tuben, entlang dem Ligamentum
teres uteri, in diese oberflächlich gelegenen Knoten. So können sich Prozesse dieses Organteils leichter bemerkbar machen als solche der Vagina

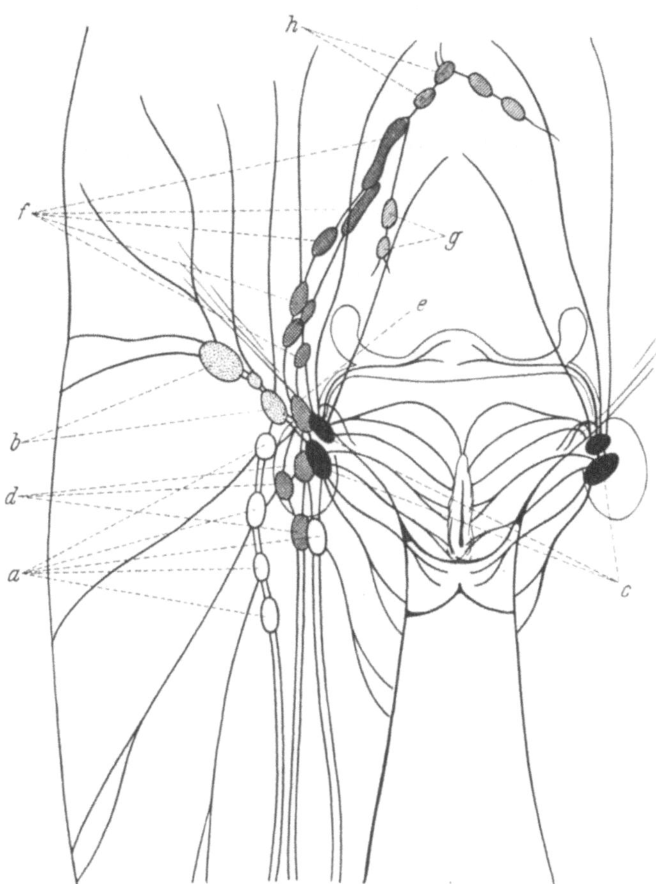


Abb. 1. Schema der regionären Lymphknoten für den Bereich der unteren Extremität und der regio
pudendalis. *a* Nodi lymphatici femurales; *b* Nodi lymphatici inguinales laterales; *c* Nodi lymphatici
inguinales mediales; *a, b* u. *c* = Nodi lymphatici inguinales superficiales; *d* Nodi lymphatici subingui-
nales profundi; *e* Nodus lymphaticus anuli femuralis (Rosenmülleri); *f* Nodi lymphatici iliaci externi;
*g* Nodi lymphatici iliaci interni; *h* Nodi lymphatici aortici (Nach T. v. LANZ u. W. WACHSMUTH)

und der Portio. Denn deren Lymphabfluß wird in tieferen, der äußeren
Untersuchung nicht zugänglichen Lymphknoten unterbrochen, ebenso
wie derjenige der Harnorgane, einschließlich der Urethra bei Mann und
Frau, der Hoden und der männlichen Genitalanhangsdrüsen. Dagegen
nimmt die mediale Gruppe noch den Lymphabfluß der medialen Gluteal-
region, des Scrotums, des Perineums und der Corpora cavernosa auf. Über
die Verteilung der Lymphe aus den Geschlechtsorganen überhaupt unter-
richten die beigefügten Tabellen (Tab. 1 und 2). Sie zeigen unter anderem

auch, daß nicht jeder Primäraffekt bei der Frau mit Anschwellung der Leistenknoten einhergehen muß. Sitzt der Primäreffekt an der Portio, so kann man inguinal vergeblich nach Anschwellungen tasten und vergeblich Punktionen unternehmen.

### b) Obere Extremität

Die Zahl und der Ort der Lymphknoten ist nicht bei jedermann gleich. So kommen in der Achsel 8—50 Lymphknoten vor. Diese Schwankung kann durch Anlage oder (und) durch die Vorgeschichte des Individuums eine Erklärung finden. Ebenso brauchen nicht bei jedem Lymphknoten in der Ellenbeuge (Nodi lymphatici cubitales) und in dem Sulcus bicipitalis medialis (entlang der V. basilica, Nodi lymphatici brachiales) vorhanden zu sein. Sind sie zu beobachten, so muß man wissen, daß sich der Lymphstrom der Speichenseite von Hand und Unterarm zum Teil in den Nodi lymphatici cubitales fängt. Aus diesen Gegenden kann die Lymphe jedoch auch unmittelbar zu den Nodi lymphatici axillares (laterales) fließen oder — besonders beachtenswert — entlang der V. cephalica zuerst in

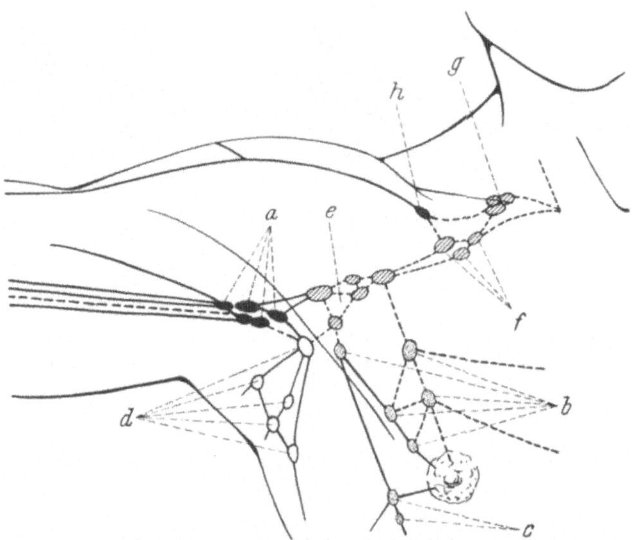

Abb. 2. Schema der regionären Lymphknoten für den Bereich der oberen Extremität. *a* Nodi lymphatici axilares brachiales; *b* Nodi lymphatici brachiales pectorales; *c* Nodi lymphatici axilares thoraco epigastrici; *d* Nodi lymphatici axilares apicales et subscapulares; *a—d* Nodi lymphatici axilares superficiales; *e* Nodi lymphatici axilares profundi; *f* Nodi lymphatici intraclaviculares; *g* Nodi lymphatici supraclaviculares; *h* Nodus lymphaticus deltoideopectoralis (Sonderfall) (Nach T. v. Lanz und W. Wachsmuth)

den Nodi lymphatici infraclaviculares gefiltert werden. Bei einem Melanomalignom oder Panaritium des Daumens muß man sich deshalb nicht nur mit der Austastung der Achselhöhle zufriedengeben, sondern auf jeden Fall die Gegend unter dem Schlüsselbein abtasten, da sich hier die ersten Auffangstationen für Metastasen aus der Daumengegend überhaupt bemerkbar machen können.

Die Nodi lymphatici axillares sind ein Sammelpunkt für Lymphe aus folgenden Einzugsgebieten: Arm (laterale oder brachiale Gruppe), Brust (einschließlich Mamma) (pectorale Gruppe), Oberbauch und Flanke (thorako-epigastrische Gruppe), Achsel-Rücken (Apikale und subscapulare Gruppe).

### c) Rumpf

Die Lympheinzugsgebiete des Rumpfes verteilen ihre Lymphe auf die inguinalen und auf die axillaren Lymphknoten. Je nach genauem Sitz — beispielsweise eines Zoster — werden wir die eine oder andere Gruppe zu untersuchen haben. Bei etwa 30% aller Menschen findet man an der Flanke den Sorgiusschen Nodus lymphaticus, auf welchen man bei Prozessen der Brustdrüsen unbedingt zu achten hat.

### d) Kopf und Hals

Die Besprechung der Regionalbeziehungen der Lymphknoten des Kopfes und des Halses erfolgt am besten nach dem von BAILEY entwickelten und von LEIBER weiterempfohlenen Tastschema. Derjenige, der es befolgt, läuft am wenigsten Gefahr, angeschwollene Knoten zu übersehen. Die Reihenfolge der Palpation erfaßt hintereinander: 1. submentale Knoten, 2. submandibulare Knoten, Kieferwinkel-, Jugulariskette, 4. supraclaviculäre Knoten, Knoten am Dorsalrand des seitlichen Halsdreiecks, 6. nuchale Knoten, 7. postauriculäre Knoten und 8. präauriculäre Knoten.

Unter dem Kinn in Richtung auf das Zungenbein tastet man beiderseits der Medianlinie vergrößerte Nodi lymphatici submentales, sie nehmen den Lymphstrom von der Zungenspitze, dem Zahnfleisch und den Zähnen des Unterkiefers (bis etwa zu den Eckzähnen) und dem mittleren Teil der Unterlippe und des Kinns auf. Die Anzahl und Lage der Submentalknoten schwankt. Es kann vorkommen, daß sich krankhafte Prozesse kontralateral bemerkbar machen. Eine dorsale Gruppe der Nodi lymphatici submentales wird vom Zungenrucken versorgt.

Die Nodi lymphatici submandibulares liegen entlang dem Unterkieferrand und an den Drüsen gleichen Namens. Sie lassen sich in eine ventrale, eine mittlere und in eine dorsale Gruppe einteilen. Die Nodi lymphatici submandibulares ventrales haben als Einzugsgebiet die seitlichen Partien der Unterlippe, die Mundwinkel und die Prämolaren des Unterkiefers, die Nodi lymphatici medii werden von den Molaren des Unterkiefers, der Oberlippe, der Nase und den nasalen Augenwinkeln versorgt, die Nodi lymphatici submandibulares dorsales schließlich filtern die Lymphe von Wangen, der Nase und den Unterlidern. Wie die Submentalknoten sind sie in Zahl und Anordnung variabel.

Die Nodi lymphatici cervicales profundi, die wir mit v. LANZ besser als Nodi lymphatici jugulares bezeichnen, nehmen als nachgeschaltete Stationen fast die gesamte Lymphe aus dem Kopfbereich auf. Hier werden die Ströme aus den submentalen, den submandibularen, denen der Ohrspeicheldrüsen-, der Vorder- und Hinterohrgegend und aus den in der Tiefe gelegenen Nodi lymphatici retropharyngici (Schleimhautbezirke von Ohr, Nase, Tonsillen, Rachen und Nebenhöhlen) gesammelt. Zum Teil sind Schwellungen hier zum ersten Mal der tastenden Hand zugänglich. Auch die gleich noch genannten Lymphknotengruppen münden schließlich in diese Jugulariskette ein. Die weitere nachgeschaltete

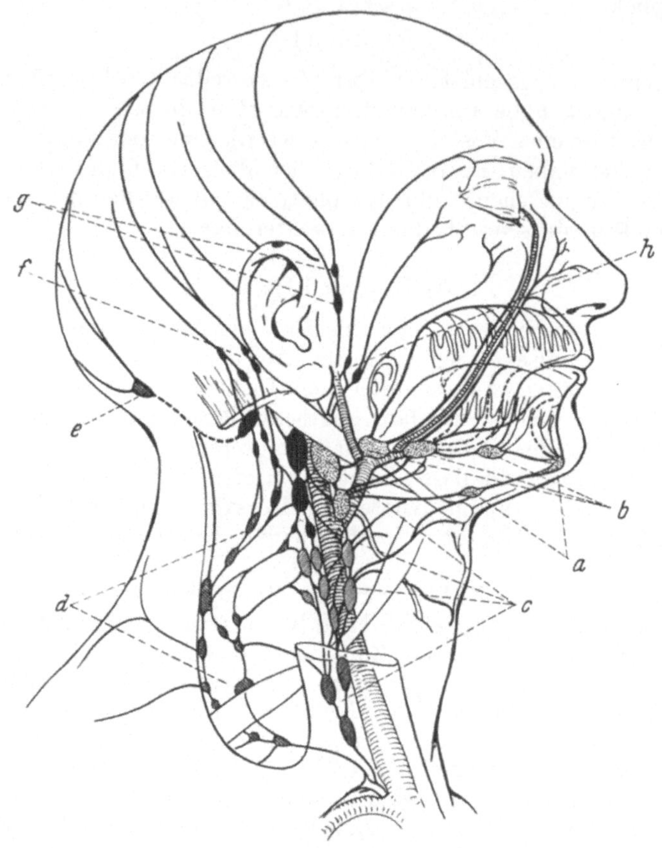

Abb. 3. Schema der regionären Lympknoten für den Bereich des Kopfes und Halses. *a* Nodi lymphatici submentales; *b* Nodi lymphatici submandibulares; *c* Nodi lymphatici jugulares; *d* Nodi lymphatici cervicales superficiales; *e* Nodus lymphaticus occipetalis; *f* Nodi lymphatici retroauriculares; *g* Nodi lymphatici praeauriculares; *h* Nodi lymphatici parotidici (Nach T. v. LANZ u. W. WACHSMUTH)

Station liegt in den Nodi lymphatici supraclaviculares, die nach unserem Schema unmittelbar nach den Knoten der Jugulariskette palpiert werden müssen. Für sie gilt — was Einzugsgebiete betrifft — das gleiche wie für diese.

Die Nodi lymphatici cervicales superficiales lassen sich in eine kraniale (P.N.A. superiore) und eine caudale (P.N.A. inferiore) Gruppe trennen. Liegt die eine auf dem M. sternocleidomastoideus, so findet man die andere in den dorsalen Partien und über der Basis des seitlichen Halsdreiecks. Auch sie sind zum Teil nachgeschaltete Filter für die Lymphe aus Ohr, Parotis, Kiefernwinkel, Nacken und Hals bzw. Hinterhaupt.

Vorgeschaltet dagegen sind die Nodi lymphatici occipitales (Hinterhaupt und oberster Nacken als Einzugsgebiet), retroauriculares (Hinterfläche der Ohrmuschel und umgebende Kopfhaut) und die Nodi parotidici, welche von der Speicheldrüse gleichen Namens, den Liedern, den Bindehäuten und der Nasenhaut versorgt werden. Sie bilden mit den präauriculären Knoten funktionell eine Einheit. Als Sonderheit sind noch die manchmal auf der Linie zwischen Unterkiefermitte und Nasenaugenwinkel liegenden Nodi lymphatici supramandibulares, buccinatores und maxillares erwähnenswert.

Zum Abschluß unserer praktisch anatomischen Betrachtung über die Lymphknoten und ihre Einzugsgebiete weisen wir mit v. Lanz und Wachsmuth noch einmal auf die Variabilität dieser Organe sowohl in bezug auf Zahl wie auf Lage hin. Eine Tatsache, die durch einige Beispiele, die jedoch keineswegs alle Spielarten aufzeigten, erläutert wurde.

## II. Über Dermatome und Autonomgebiete*

### 1. Die anatomischen Grundlagen der Headschen Zonen

#### a) Dermatomschemata und wie sie erarbeitet wurden

Die 1898 zum ersten Mal in deutscher Sprache veröffentlichten Untersuchungsergebnisse von Henry Head über „Die Sensibilitätsstörungen bei Visceralerkrankungen" sind von ihm in Segmentschemata zusammengefaßt worden, die bis zur Gegenwart die beste Übereinstimmung mit den anatomisch (präparativ) erarbeiteten Grundlagen zeigen. Zu dieser Meinung kommt jedenfalls Curt Elze in seiner vor kurzem mitgeteilten kritischen Betrachtung. Die Überschrift dieses Abschnittes ist diejenige seines Beitrages und unsere Darstellung folgt seinen Worten. Er selbst sagt: „*Ich habe mir* Head *zum stummen Kritiker genommen und kann nur wünschen, daß mein anatomisches Schema annähernd so kritikfest ist wie sein klinisches.*"

Welche Mittel stehen dem Kliniker und welche dem Anatomen zur Verfügung, um Dermatomschemata zu entwickeln? Die Darstellung von Head beruht darauf, daß er am Rumpf gürtelförmige hyperalgetische Hautzonen bei Erkrankungen innerer Organe beobachtete, die ebenso beim Zoster befallen wurden. An den Extremitäten standen ihm dagegen nur von Zostereruptionen ergriffene, in Längsrichtung der Extremitäten verlaufende Areale zur Verfügung. Elze hat deshalb das Headsche Schema eine Chimäre genannt, denn am Rumpf zeige es hyperalgetische Zonen und an den Extremitäten Zosterbänder. Beruht ja auch der Zoster vorwiegend auf einem Befall der Spinal- (oder entsprechender) Ganglien, während die hyperalgetischen Zonen über die präganglionären Fasern des Symphaticus und als Axonreflexe erklärt werden müssen.

* Die Tafeln I—IV (Abb. 1) von Head wurden aus der Arbeit von Prof. C. Elze „Die anatomischen Grundlagen der Headschen Zone", Zeitschrift für Anatomie und Entwicklungsgeschichte **122**, 402 (1961) entnommen. — Wir sind Prof. Elze für die Erlaubnis des Abdrucks und überhaupt für seine freundliche Beratung sehr dankbar.

Andere Möglichkeiten einer klinischen Segmentbestimmung sind durch Beobachtungen sensibilitätsgestörter Bereiche nach Krankheiten oder Verletzungen des Rückenmarks und der Primärfaszikel gegeben (remaining sensibility Sherrington, O. Foerster, Rohr, Keegan). Ob sich die sog. segmentierten Naevi in gleicher Weise dafür eignen (Schliack), wird noch besprochen werden. Der Anatom kommt über die Präparation zu seinen Segmentvorstellungen. Er fasert die Primärfaszikel sorgfältig bis in die feinsten Verzweigungen auf. Er stellt aber — und das ist von Elze ganz klar ausgesprochen worden — damit die *Unterhaut*gebiete der segmentalen Nerven dar. Die eigentlichen Hautgebiete kann er präparatorisch nicht mehr erfassen.

Dazu kommt, daß der Kliniker außerdem Störungen in den verschiedenen Faserarten festzustellen vermag, die sich auf der Haut ganz verschieden ausgedehnt äußern. Die Gebiete der Sensibilitätsstörungen für Schmerz-, Kälte-, Wärme-, Tast- usw. Empfindungen sind keineswegs kongruent.

Die verschiedenen uns bekannten Dermatomschemata weichen voneinander ab. Verständlich, sie sind mit verschiedenen Mitteln gewonnen und da eine Norm bisher nun einmal nicht gegeben ist und so die individuellen Schwankungsbreiten in ihrer Bedeutung gleichfalls nicht bekannt sein können, wird das Ganze noch mehr verwischt.

Konsequenz: *Der Kliniker soll nicht versuchen, seine Befunde in ein ihm vorliegendes Schema zu pressen. Zu leicht unterliegt er der Suggestion vorgedruckter Grenzen. Er soll seinen Befund topographisch genau erfassen und ihn mit den bekannten Segmentschemata vergleichen.*

Das Schema, das ihm hier zum Vergleich angeboten wird, sollte aber dasjenige sein, das der kritischen Stellungnahme eines Elze am besten standhält! Dazu siehe wiederum die ersten Zeilen dieses Abschnittes.

Noch eins: Dermatom ist ein bekannter und bequem gewordener Ausdruck. Wenn man ihn anwendet, muß man es mit Einschränkungen tun. Was wir Dermatom nennen, hat mit dem Dermatom der Entwicklungsgeschichte unmittelbar nichts mehr zu tun. Auch dazu Elze an einem anderen Ort: „Echte Körpersegmente gibt es nur bei Wirbellosen, z. B. den Regenwürmern. In frühembryonaler Zeit des Menschen ist das Mesoderm in gleichartige Stücke gegliedert, die Ursegmente. Diese segmentale Gliederung des Mesoderms führt sekundär zur Entwicklung segmentaler Nerven und Blutgefäße. Sehr bald werden die Ursegmente aufgelöst, ihr Material wird zur Bildung des Stützapparates, der Muskulatur und der Cutis verwendet, und danach unterscheidet man am Ursegment ein Sklero-, Myo- und Dermatom. Die Gliederung verschwindet, nur wenige Bildungen behalten den ursprünglichen segmentalen Charakter bei, so die kürzesten Muskeln, die von einem Wirbel zum anderen ziehen, in gewissem Sinne die Wirbelsäule selber, dann die Spinalnerven und die Intercostal- und Lumbalarterien, wenigstens ihre Rami spinales. Weder die Muskelanteile der Ursegmente bleiben als Myotome erhalten noch die Skeletanteile als Sklerotome, noch die Cutisanteile als Dermatome. Die Knochen, die Muskeln werden jeweils aus den Zellen mehrerer Ursegmente aufgebaut, ebenso die Cutis jeder Hautpartie. Immer aus Zellen benachbarter Ursegmente. Wir wüßten es nicht, wären nicht bei diesem Umbildungsprozeß die Nerven sehr konservativ: Der Nerv, dessen Entwicklung durch ein Ursegment veranlaßt wurde, bleibt mit den Zellen dieses Ursegmentes dauernd verbunden, wohin sie auch gelangen mögen (N. phrenicus, Extremitätennerven)".

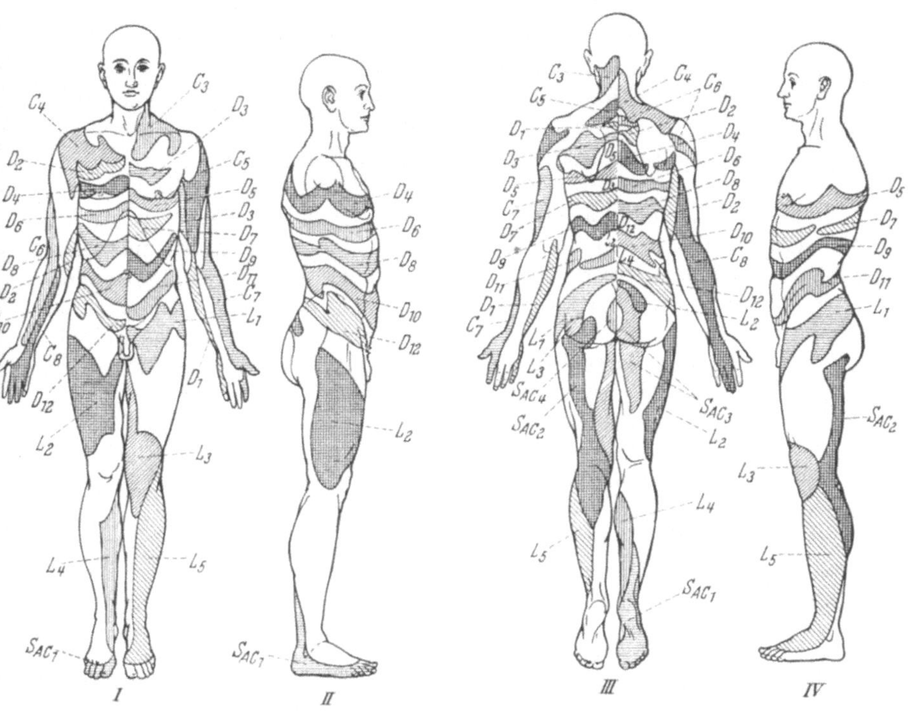



Abb. 4. HEAD, Tafel I—IV. Die Erklärung dazu lautet: Die Bilder „zeigen die Verteilung der Segmentalgebiete von der III. Cervical- bis IV. Sacralzone. Die Form und Ausdehnung jeder hier abgebildeten Zone ist hergeleitet von 1. dem diesbezüglichen Verhalten der Hautempfindlichkeit bei Visceralerkrankungen; 2. der Verteilung der Eruptionen in 62 Fällen von Herpes zoster; 3. den Grenzen der Analgesie (oder des Schmerzverlustes) bei organischen Erkrankungen des Rückenmarks und der Spinalwurzeln"

### b) Topographie der Dermatome (Tafeln I—IV nach HEAD)

α) *Rumpf-Rücken*. Von $C_2$ bis zum N. coccygius treten zwischen den Wirbeln aus dem Rückenmark paarweise je eine dorsale sensible und eine ventrale motorische Wurzel (Radix) aus ($C_1$ enthält nur motorische Fasern). Die beiden Wurzeln vereinigen sich eine kurze Strecke lang zu einem Nervus spinalis, der sich bald wieder in Äste trennt, von denen die zwei stärkeren Beziehungen zur Haut haben: der R. (= Ramus) dorsalis und der R. ventralis. Diese Äste führen auch motorische Fasern, deren Verläufe und Endstationen für unsere Belange nicht dargestellt zu werden brauchen. Die Rr. (= Rami) dorsales teilen sich in mediale und in laterale Zweige. Bei den Cervicalnerven und den Thorakalnerven bis etwa $Th_6$ innervieren nur die medialen Zweige der Rr. dorsales die Haut. Von $Th_7$—$L_1$ haben beide Zweige, von $L_2$ und

$L_3$ nur die lateralen Zweige und von $L_4$ und $L_5$ nur die medialen Unter-
hautfasern ($L_1$ bis $L_5$ = Nn. clunium superiores). Die Sacralnerven (Nn.
clunium medii) versorgen nur ein kleines dreieckiges Feld über dem
Kreuzbein. Insgesamt reicht das Feld der Rr. dorsales der Spinalnerven
vom Hinterhaupt entlang zu beiden Seiten der Wirbelsäule zunächst in
einem feinen Streifen bis zur Vertebra prominens, von diesem verbrei-
tert es sich über die craniale Kante der Scapula (bei hängendem Arm) zu
deren axillarer Kante und die Grenze verläuft dann weiter in einer zum
Rückgrat konvexen Linie bis in die Nähe des Trochanter majus. Die untere
Grenzlinie zeigt einen nach caudal steil konkaven Zug zum Steißbein.
Die Zahl der Hautäste braucht nicht vollständig zu sein.

$\beta$) *Rumpf-, Brust- und Bauchwand.* Die Dermatome des Rückens
schließen sich lückenlos aneinander, nur $C_8$ kann fehlen. Die Rr. ventrales,
die Nerven, die also den ventralen Körperteil versorgen, haben zusätzlich
oder ausschließlich Innervationsgebiete in den auf die Extremitäten aus-
gewanderten Dermatomen. $C_5$—$C_8$ und $L_3$ bis $S_1$ lassen sich daher an der
Vorderwand des Rumpfes nicht finden. Außerdem greifen $Th_1$ und $Th_2$
sowie $L_2$ auf die Extremitäten über und die Sakralsegmente ab $S_2$
(Plexus pudendalis) finden sich genital, perineal, gluteal sowie am Bein
selbst. Daher liegen nur $Th_3$ bis $L_3$ die Dermatome lückenlos aneinander,
caudal zum Teil auf die untere Extremität verschoben.

$\gamma$) *Obere Extremität.* Die Dermatome, die den Arm bilden, wandern
von cranial und caudal vom Rumpf auf diesen aus. So liegen die Dermatome $C_7$, $C_8$ und $Th_1$ am weitesten distal. Radial, proximal findet man $C_6$,
distal $C_6$, Hand, Daumen und Zeigefinger $C_7$, Hand, dritter und vierter
Finger $C_8$, Kleinfinger distaler, ulnarer Arm sowie volarer medialer,
ulnarer Oberarm $Th_1$, ulnarer, proximaler Oberarm $Th_2$. $Th_1$ und $Th_2$
haben auch Brusthautfelder.

$\delta$) *Untere Extremität.* Auch bei der unteren Extremität wandern die
Dermatome vom Rumpf aus. Durch die Aufrichtung des Menschen kommt
aber zusätzlich eine Verschiebung und Verdrehung der segmentalen
Hautfelder zustande. Ventral liegen $L_1$ bis $L_5$ von proximal nach distal.
$S_1$ und $S_2$, die man dorsal fibular antreffen kann, zeigen erstens eine Ver-
windung von der Fibularseite des Fußes auf die Dorsalseite des Beins.
Der Schwenkpunkt liegt über dem Knöchel. Zweitens wird $S_2$ auf beiden
Seiten von $S_1$ eingebettet. Interessant ist die Versorgung des Scrotum,
das dorsal von Sacralsegmenten und ventral von $L_2$ eingenommen wird.
Die Glans erhält Fasern aus $S_2$.

$\varepsilon$) *Hals und Kopf.* Die Segmente $C_2$ bis $C_4$ liegen von proximal bis distal
übereinander. Sie zeigen, wie wahrscheinlich auch andere Dermatome,
Überlappungszonen, nicht nur untereinander, sondern auch mit dem das
Gesicht und den ventralen Schädel innervierenden Trigeminus.

c) Beziehungen einiger Dermatosen zu den Dermatomen

Drei Beispiele sollen den Nutzen der Kenntnis der Segmentanatomie
erläutern:

$\alpha$) *Beispiel eines systematisierten Naevus spilus.* Das vorgestellte, jetzt
5jährige Mädchen hat seit Geburt ein braunes Mal über dem rechten Arm,

Schulter, Rücken und Flanke. In der letzten Zeit sollen einige braune Knötchen in diesem Muttermal gewachsen sein. Seit Geburt besteht auch ein behaartes Feld über dem Kreuzbein. Zu sehen ist eine scharf begrenzte diffuse Bräunung, die den gesamten Arm und Teile des rechten Rumpfes einnimmt. Es sind mit Sicherheit die Dermatome $C_4$ bis $Th_2$ (dorsale und ventrale Rami) eingenommen, von $Th_3$ bis $Th_6$ die Rami dorsales und von den Rr. ventrales die lateralen Anteile. Ausgelassen ist ein Bezirk, der nach dem Headschen Schema $C_3$ entspricht. Es finden sich außerdem zahlreiche Naevi naevocellulares in dem gesamten Bereich. (Über die histogenetischen Beziehungen zwischen den Naevi naevocellulares in einem systematisierten Naevus spilus wird SCHUHMACHERS-BRENDLER an einem anderen Ort berichten. Eine ausführliche Besprechung ähnlicher Fälle findet man bei FEGELER und KAUTZKY.)

*β) Naevi teleangiectatici asymmetrici.* Ebenso halten sich die planen Angiome, die fakultativ mit Mißbildungen einhergehen können (SCHNYDER), an die Dermatome. Ein sie festhaltender Befund muß sich unerläßlich mit dem Dermatomschema auseinandersetzen (auch hier siehe FEGELER und KAUTZKY). SCHNYDERs Satz, daß die Naevi teleangiectatici scheinbar segmental angeordnet sind, möchten wir durch den anderen, daß sie allem Anschein nach segmental angeordnet sind, ersetzen. Es ist nicht notwendig, daß die Mäler dabei die Dermatome gänzlich einnehmen, und man muß zudem auch die individuelle Variabilität bedenken. Aber auch FEGELER und KAUTZKY gehen andererseits etwas zu weit, wenn sie schreiben, ,,daß sich flächenhafte Naevi eindeutig mit Dermatomen decken . . .``
Siehe dazu unsere Einleitung.

*γ) Zoster.* HEAD hat diese Viruskrankheit zur Festlegung seiner Zonen benutzt. Dieses Naturexperiment erlaubt in der Tat am besten Dermatome zu bestimmen und zu korrigieren. Beachten muß man wiederum: Auch der Zoster hält sich nicht nur an ein Segment, er muß es aber auch keineswegs zur Gänze ausfüllen. Übrigens macht der Zoster, wenn auch selten, durchaus Lähmungen, nicht nur Hauterscheinungen und Sensationen.

### 2. Autonomgebiete der Hautnerven

#### a) Autonome und Maximalgebiete

Bei dem Trigeminus, bei den Rami dorsales der Spinalnerven und den Rami ventrales, die den Rumpf versorgen, verlaufen die Hautnerven unisegmental, auch wenn sie sich an den Rändern überdecken mögen. Dort wo Segmente auswandern, wo die Primärfaszikeln Geflechte bilden, sind die peripheren Nerven plurisegmental. Erst ganz peripher kommt es wieder zur Auffaserung, d. h. jedes Segment erhält dadurch Fasern aus verschiedenen Nerven.

Viele bekannte Nervenschemata zeigen eine Aufteilung der Körperoberfläche nach Hautnervenversorgungsgebieten. Sie sind für den klinischen Gebrauch weit weniger nützlich als die Darstellung der Autonomgebiete der einzelnen peripheren Nerven (FÖRSTER, BRAUS-ELZE, v. LANZ und WACHSMUTH). Autonomgebiete haben für unsere Betrachtungen nichts mit dem zu tun, was man autonomes Nervensystem nennt. Darunter versteht man ja synonym das vegetative, sich aus sympathischen und parasympathischen Elementen zusammensetzende Nervensystem. Die Nerven, die sich in den Extremitäten aus Primärfaszikeln mehrerer Rückenmarkssegmente zusammensetzen, überschneiden sich mit ihren Hautinnervationsarealen. Das heißt also, wenn ein Nerv ausfällt, so werden große Anteile der Haut, die von ihm versorgt werden, von den benachbarten Nerven aus innerviert. Es kann in ihnen zwar zu Hypästhesien und Hypalgesien, nicht aber zu völligem Ausfall der Sensibilität kommen. Nur in begrenzten, relativ kleinen Feldern kommt es bei Ausfall eines peripheren Nerven auch zum völligen Sensibilitätsverlust. Diese Areale, die Areae propriae, werden nur von dem jeweils betroffenen Nerven allein versorgt, in ihnen ist er autonom. Man kann ein solches Gebiet auch als Minimalgebiet bezeichnen und das andere Feld, in dem der Nerv sich mit anderen Nerven überschneidend angetroffen wird, als Maximalgebiet. Die Störungen der Autonomgebiete gestatten eine genaue neurologische Diagnostik der Sensibilitätsstörungen.

### b) Autonomgebiete der oberen Extremität

So vermag man in einem etwa handtellergroßen Feld der Außenseite des Oberarms im oberen Drittel Störungen des aus dem N. axillaris stammenden N. cutaneus brachialis lateralis ($C_5$—$C_7$) zu erkennen. Wichtig besonders wegen möglicher Luxationsverletzungen des N. axillaris vor der Einrichtung! Der N. cutaneus antibrachii ulnaris ($C_8$—$Th_1$) hat seine Area propria über der Elle, und zwar über den unteren und mittleren Dritteln, der N. cutaneus antebrachii radialis (N. musculocutaneus $C_5$—$C_7$) die seine in einer etwa zeigefingergroßen Zone in der Ellenbeuge.

Der N. cutaneus brachii medialis ($Th_1$—$Th_2$) hat sein Autonomgebiet fast handtellergroß über der proximalen Innenseite des Oberarms.

Störungen des N. ulnaris ($C_7$, $C_8$ und $Th_1$) lassen sich an der Haut des kleinen Fingers, und solche des N. medianus über den letzten zwei Gliedern des Zeige- und Mittelfingers diagnostizieren.

Vom N. radialis ($C_5$—$Th_1$) sind zwar die Maximalgebiete, aber nicht eigentliche Autonomgebiete bekannt.

Für die vielfältigen kleinen operativen Eingriffe, die der Dermatologe im Bereich der Hand auszuführen hat, ist die Kenntnis der Injektionsstellen für die Leitungsanaesthesie wesentlich. Nur für den kleinen Finger und die Mittel- und Endglieder von Zeige- und Mittelfinger ist ein jeweils vierfach zu setzendes Depot des Lokalanaestheticums notwendig. Der übrige radiale Handanteil einschließlich des Daumens kann durch eine einzige Injektion, die den N. medianus blockiert, örtlich betäubt werden. Man muß dazu unter die leicht auffindbare Sehne des M. palmaris longus carpal volar einstechen. Ebenso einfach gelingt eine Leitungsanaesthesie des ulnaren Anteils der Hand einschließlich des 4. Fingers, wenn der N. ulnaris — in seiner Nachbarschaft befindet sich die Sehne des M. flexor carpi ulnaris — blockiert wird. Die Ausführung örtlicher Betäubungen durch Leitungsanaesthesien sind für den Patienten wesentlich weniger unangenehm als die örtliche Infiltration; außerdem wird nur ein kleiner Teil des Betäubungsmittels verbraucht.

### c) Autonomgebiete im Bereich der unteren Extremität

Die Autonomgebiete der unteren Extremität lassen sich kurz gedrängt erläutern. Rückseite des Oberschenkels keulenartig sich nach distal etwas verjüngender Streifen = N. cutaneus femoris dorsalis ($S_{1, 2, 3}$). Seitlicher Oberschenkel, obere Hälfte, vorderes Drittel = N. cutaneus femoris lateralis ($L_{2, 3}$). Unteres und hinteres Drittel Oberschenkelinnenseite = R. cutaneus des N. obturatorius. Schmerzen bei Husten in dieser Gegend weisen übrigens auf eine seltene Hernie im Canalis N. obturatorii hin.

Vorderinnenseite des Oberschenkels mittleres und unteres Drittel = R. cutanei des N. femoris ventralis und Vorderinnenseite des oberen und mittleren Drittels des Unterschenkels = N. saphenus (beide $L_{1, 2, 3, 4}$). Über dem Rist, auf einer Linie, die etwa vom 3. Zeh ausgeht, fingergroßes Autonomgebiet des N. fibularis ($L_{4, 5}$, $S_{1, 2}$).

Die Ferse wird vom Autonomgebiet des N. tibialis ebenso wie die übrigen Teile der Fußsohle eingenommen ($L_{4, 5}$, $S_{1, 2, 3}$).

### d) Autonomgebiete im Halsbereich

Sie decken sich mit den Segmenten $C_2$—$C_4$ (ventraler Anteil). Ihre Maximalbereiche reichen darüber hinaus in das Gebiet des N. V (Gesicht), des Hinterkopfes, des Scheitels und der Schulter. Die Autonomgebiete lassen sich durch eine einzige Injektion am Punctum nervosum des Plexus cervicalis (Mitte des Hinterrandes des M. sternocleidomastoideus) durch Leitungsanaesthesie ausschalten.

### III. Über den Rückfluß des Blutes aus den subcutanen Venen der unteren Extremitäten

Das Herz ist nicht nur eine Druck-, sondern auch eine Saugpumpe. Der Sog wird durch das Auf und Ab der Herzventilebene (Graf SPEE) bewirkt. In der Systole werden die geschlossenen Mitralis- und Tricuspidalklappen in Richtung auf die Herzspitze bewegt, die am Venenkreuz fixierten Vorhöfe werden auseinandergezogen und das venöse Blut wird so in diese eingesogen. Die Atmung ist eine weitere Hilfe. Denn bei Inspiration entsteht ein relativer Unterdruck, der dem Rückstrom des venösen Blutes zugute kommt. Es sei an die Versuche nach VASALVA und MÜLLER erinnert. Das Blut aus den Extremitäten wird überdies unter Zuhilfenahme des Klappenapparates der Venen auf dreierlei Weise zentripedal gefördert: 1. durch die Gelenkbewegung, 2. durch die Muskelkontraktion und 3. durch die arterio-venöse Koppelung. Diese Mechanismen wirken ebenso auf die subcutanen Venen über die Anastomosen zu den tiefen Venen. Bei der Förderung durch die Muskelkontraktion ist übrigens wissenswert, daß der kontrahierte Muskel die Venen lüftet und diese bei Muskelerschlaffung ausgedrückt werden (SCHNEIDER). Die Förderung des venösen Rückstromes durch die arterio-venöse Koppelung wurde von T. v.

LANZ in Zusammenarbeit mit SCHWENDEMANN und KRESSNER erkannt und beschrieben. Die Arterien der Extremitäten sind von einem Geflecht der Venen, den Vv. concommittantes umgeben. Dieses Arterien-Venen-Aggregat liegt in einem festen bindegewebigen Strumpf. Jede über die Arterien laufende Druck-Volumenwelle macht sich so auf den Blutstrom der umgebenden Venen bemerkbar, der ja durch die Venenklappen gerichtet wird. Bei Varicen wird der Mechanismus der peripheren Rückförderung des venösen Blutes insuffizient: 1. schließen die Klappen nicht mehr dicht aneinander, 2. sind die Anastomosen zu den tiefen Venen bzw. diese selbst nicht mehr durchgängig; es kommt so zu echten Fehlkreisläufen, zu toten Flußarmen und Sümpfen. Durch unsere Therapie — Verödung und Wickelung — geschieht für den peripheren Kreislauf folgendes (die direkte Wirkung auf die Ödeme soll hier nicht diskutiert werden): Die Förderung durch die Muskel- und Gelenkpumpe wird durch den elastischen Wickelverband dadurch gefördert, daß ein hochelastisches Widerlager geschaffen wird. Wir ahmen außerdem im großen die arteriovenöse Koppelung nach, die von der Natur durch den Bindegewebsstrumpf für die tiefen Gefäße vorgebildet wurde. Insuffiziente Venen der Oberfläche werden zusammengedrückt und ihre Blutseen ausgepreßt. Die Verödung legt die toten Arme und die Sümpfe trocken, so daß die periphere Förderungseinrichtung wieder voll für die funktionierenden, durch Klappen gerichteten Ströme wirksam werden kann. Wie wichtig die Erhaltung der Herzkraft, d. h. die gleichzeitige Durchführung einer entsprechenden Herztherapie, für den Rückfluß des venösen Blutes ist, kann auch aus dieser kurzen Betrachtung geschlossen werden. Das Herz wirkt ja nicht nur als Druckpumpe für den arteriellen, sondern wie oben angeführt als Saugpumpe und außerdem mittelbar über die arteriovenöse Koppelung auf den venösen Rückfluß ein. (Die vis a tergo wird durch die Herabsetzung des Druckes in den Capillaren für den Rückfluß stark reduziert, so daß wir sie für unsere Betrachtung vernachlässigen wollen.)

Aus der Dermatologischen Klinik und Poliklinik der Universität München
(Direktor: Prof. Dr. A. MARCHIONINI)

# Die urogenitale Trichomoniasis des Menschen und ihre Therapie

Von

HELMUT RÖCKL

Das immer häufigere Vorkommen von urogenitaler Trichomonaden-Infektion bei Mann und Frau sowie insbesondere ein erst im letzten Jahr bekannt gewordenes und zur Klinikreife gediehenes neuartiges chemotherapeutisches Medikament gegen diese Protozoonose ließen es notwendig erscheinen, im Rahmen dieses Kurses darüber zu berichten. Zudem liegen neuere auf verschiedenen Symposien (Monte Carlo 1954, Reims 1957, Montreal 1959) von diesbezüglichen Spezialisten mitgeteilte Forschungsergebnisse vor. Die Trichomoniasis ist zwar keine lebensgefährliche Krankheit, sie stellt aber immerhin eine Masseninfektion dar, die unter bestimmten Bedingungen eine erhebliche Beeinträchtigung des Allgemeinbefindens und der Sexualfunktion bedeuten kann.

## 1. Systematische Einteilung, Morphologie und Terminologie

Trichomonaden sind einzellige Lebewesen (Protozoen), die im Gegensatz zu den Bakterien einen Chromosomenkern besitzen. Da sie mit Geißeln versehen sind, gehören sie zur Klasse der *Mastigophora* (DIESING 1865) (Flagellata), zu der u. a. Leishmanien, Toxoplasmen, Trypanosomen und Lamblien zu zählen sind.

*Dauerstadien (Cysten)* sind verschiedentlich (GRIMMER, HOLZ, KEUTEL u. a.) beschrieben worden. Von protozoologischer Seite haben diese Befunde jedoch keine Bestätigung erfahren (PIEKARSKI). Es ist bisher außerdem niemals gelungen, in der Kultur aus vegetativen Formen die Bildung von Cysten zu demonstrieren bzw. zu beobachten. Diese Frage ist von Bedeutung bei der Therapie der Trichomoniasis.

Trichomonaden sind — um einer Beschreibung PIEKARSKIs zu folgen — 10 bis 30 $\mu$ große, birnenförmig bis rundliche Flagellaten, die durch den Besitz einer undulierenden Membran, eines Achsenstabes und mehrerer Geißeln gekennzeichnet sind. Die undulierende Membran ähnelt bei lebhafter Bewegung einer Zahnraddrehung. Außer kegelförmig frei schwingenden Geißeln ist eine weitere nach hinten gerichtet, die den Rand der undulierenden Membran bildet und bei einigen beim Menschen vorkommenden Trichomonas-Arten frei endigt. An der Geißelbasis liegt eine Gruppe von Basal-Körnern. Die Zelle durchzieht median ein vom oberen Pol ausgehender Achsenstab, der meist über den gegenüberliegenden Körperrand hinausragt. Der Achsenstab dient offenbar zur Erhaltung der Gestalt. Von den einheitlich erscheinenden Basalkörnern geht eine Basalfibrille aus, die die undulierende Membran zum Zellkörper hin abgrenzt. Am vorderen Pol liegt die sichelförmige Mundöffnung. Neben den Basalkörnern befindet sich der Zellkern.

Von der Gattung Trichomonas kommen beim Menschen eine Art im Mund, drei Arten im Darm und eine im Urogenitaltrakt vor. Im Blut sind sie nicht zu finden. Die einzelnen Arten unterscheiden sich durch ihre morphologischen und biologischen Eigenschaften voneinander.

In der Gattung Trichomonas werden nach PIEKARSKI heute vielfach nur die Arten zusammengefaßt, die vier nach vorne gerichtete Geißeln tragen, während die mit drei frei endenden Geißeln zur Gattung Tritrichomonas, die mit fünf zur Gattung Pentatrichomonas gezählt werden.

Die früher vielfach geäußerte Vermutung, die verschiedenen Trichomonas-Arten des Menschen seien lediglich „Standortvarianten" und untereinander identisch, ist unrichtig. Übertragungsversuche von KESSEL und GAFFORD, BAUER u. a. haben eindeutig gezeigt, daß die Tr. vaginalis keine milieubedingte Abart von Tr. hominis (intestinalis) ist. Man unterscheidet:

*Trichomonas tenax* (O. F. MÜLLER 1773) (elongata, buccalis) kommt im Mund vor, besitzt vier nach vorne gerichtete Geißeln und soll bei Personen mit Mund- und Zahnkrankheiten häufiger zu finden sein als bei Gesunden.

*Trichomonas fecalis* mit 3 Geißeln,
*Trichomonas hominis* mit 4 Geißeln,
*Trichomonas ardin-delteili* mit 5 Geißeln kommen im Darm vor. Diese drei Arten werden oft unter der Bezeichnung Tr. hominis (DAVAINE 1860) oder Tr. intestinalis (LEUCKART 1879) zusammengefaßt. Die Darmtrichomonaden halten sich im unteren Teil des Dünndarms, im Coecum und im Dickdarm auf. Sie sind bei diarrhoischen Stühlen relativ häufig nachzuweisen.

*Trichomonas vaginalis* (DONNÉ 1837) besitzt 5 Geißeln (vier nach vorne, eine nach hinten gerichtet) und ist die größte der beim Menschen vorkommenden Arten. Sie findet sich im Urogenitaltrakt bei Mann und Frau und wäre in diesem Sinne besser als *Tr. urogenitalis* (BAUER) zu bezeichnen. Die Gestalt ist rund bis oval. Die vier nach vorne gerichteten Geißeln gehen von den Basalkörnern aus. Die undulierende Membran ist relativ kurz und nimmt nur die Hälfte bis Zweidrittel der Körperlänge ein. Die sie begleitende Geißel endet nicht frei. Die spaltförmige Mundöffnung befindet sich nahe dem Anfang des Achsenstabes, der hier schlanker ist als bei den Darmtrichomonaden. Trichomonas vaginalis vermehrt sich am besten unter anaeroben Bedingungen, kann aber auch unter aeroben Verhältnissen existieren. Der optimale $p_H$-Wert liegt zwischen 6,0 und 7,0, die optimale Temperatur für die künstliche Kultur bei etwa 33° C. Eine Vermehrung tritt aber auch zwischen 25 und 42° C ein.

Die *Widerstandsfestigkeit* von Tr. vaginalis außerhalb des Körpers ist nicht sehr hoch. Im Wasser können sie höchstens 40 min, im gechlorten Wasser 15 min (PREISLER) am Leben bleiben; gegen Eintrocknen, Einfrieren und Temperaturen über 42° C sowie Sonnenlicht sind sie sehr empfindlich. Im verdünnten Vaginalschleim, der auf Waschlappen, Handtücher, Holz oder Messing aufgebracht wird, bleiben Trichomonaden (vereinzelt) 2—6 Std am Leben.

## 2. Vorkommen und Häufigkeit

Der Bezeichnung Tr. *vaginalis* ist es verständlicherweise zuzuschreiben, daß man lange Zeit falschen Vorstellungen von der Bedeutung dieser Flagellaten für den Urogenitaltrakt des Menschen anhing. Vertrat man doch jahrzehntelang die Meinung, Tr. vaginalis komme nur bei der Frau und hier nur in der Vagina vor. Wir wissen heute, daß Tr. vaginalis bei Mann *und* Frau vorkommen kann und daß nahezu sämtliche Organe des Urogenitaltraktes von Trichomonaden besiedelt sein bzw. eine durch Trichomonaden bedingte Entzündungen aufweisen können. Beim Menschen hat man im Urogenitaltrakt bislang nur Tr. vaginalis nachweisen können, andere Arten konnten nicht festgestellt werden.

*Mann.* Beim männlichen Geschlecht kann Tr. vaginalis nachgewiesen werden im Bereich des Vorhautsackes, der Glans penis, Urethra, Prostata, Samenblasen, Harnblase, Nierenbecken, Nebenhoden und Hoden. Auf diese Weise kann eine unterschiedlich schwere Balanoposthitis, Urethritis non gonorrhoica, Prostatitis, Spermatocystitis, Cystitis, Epididymitis oder/und Orchitis entstehen. Von einer Trichomoniasis (nach PASTEUR, VALLERY-RADOT ist die Bezeichnung Trichomonasis bzw. Trichomonase die philologisch bessere) des männlichen Urogenitaltraktes ist wohl die häufigste diejenige der Urethra. Unter den bislang bekannten ätiologischen Faktoren der *Urethritis non gonorrhoica* (Trauma, Bakterien, Pilze, Hefen, Antigene, Reitersche Krankheit) ist nach der Meinung verschiedener Autoren Tr. vaginalis als die häufigste Ursache anzusehen. Bei unserem Untersuchungsmaterial ist dies nicht der Fall, immerhin konnte Tr. vaginalis bei einer Gesamtzahl von 1092 Fällen aus den Jahren 1952 bis 1960 in durchschnittlich 8% der Fälle als Ursache ermittelt werden (Tab. 1). In Angaben der Literatur [AŽAVSKIJ, BAUER, COUTTS (2482 Fälle!), DUREL, FEO, FREED, GRIMMER, HARKNESS, JÍRA, KOZLOWSKI, KUČERA, LANCELEY, LEBERMAN, NAZZARO, SOREL u. a.] bewegen sich die Zahlen zwischen 1% und 73% bei einem Durchschnitt von etwa 30%. JÍRA fand in 70% der Fälle von Trichomonadenurethritis Tr. vaginalis auch im Prostatasekret. Mehrere Stellen können gleichzeitig Trichomonaden beherbergen.

Tabelle 1. *Häufigkeit der Trichomoniasis bei Urethritis non gonorrhoica des Mannes von 1952 bis 1960*

| Jahr | Gesamtzahl der untersuchten Fälle | Anzahl der positiven Fälle | % |
|---|---|---|---|
| 1952 | 120 | 9 | 8 |
| 1953 | 114 | 15 | 13 |
| 1954 | 136 | 14 | 10 |
| 1955 | 71 | 4 | 6 |
| 1956 | 93 | 4 | 4 |
| 1957 | 63 | 6 | 10 |
| 1958 | 65 | 4 | 6 |
| 1959 | 157 | 13 | 8 |
| 1960 | 273 | 18 | 7 |

Tabelle 2. *Häufigkeit des Trichomonaden-Vorkommens im Vaginalsekret von 1952 bis 1960*

| Jahr | Gesamtzahl der untersuchten Fälle | Anzahl der positiven Fälle | % |
|---|---|---|---|
| 1952 | 129 | 32 | 23 |
| 1953 | 101 | 35 | 34 |
| 1954 | 186 | 69 | 37 |
| 1955 | 142 | 65 | 46 |
| 1956 | 110 | 45 | 41 |
| 1957 | 110 | 51 | 46 |
| 1958 | 106 | 40 | 38 |
| 1959 | 100 | 44 | 44 |
| 1960 | 215 | 67 | 32 |

*Frau.* Beim weiblichen Geschlecht ist die Tr.-Infestation/Infektion des Urogenitaltraktes, insbesondere die der Vagina, wesentlich häufiger als bislang immer angenommen wurde. Befallen sein können Vulva, Bartholinische Drüsen, Skenesche Gänge, Vagina, Cervix, Urethra, Harnblase, Nierenbecken und Adnexe. Dementsprechende entzündliche Erscheinungen können zu heftigen Beschwerden führen. Bei Frauen mit und ohne Fluor bzw. Kolpitis konnten wir vom Jahre 1952 bis 1960 bei insgesamt 1199 Fällen durchschnittlich in 37% Trichomonaden in der Vagina nachweisen (Tab. 2).

Literaturangaben (BAUER, BEDOYA, BLAND, JANISSOWA, KÖSER, KEAN, KEUTEL, LARSEN, PREISLER u. a.) zeigen, daß in der gynäkologischen Sprechstunde bis etwa 30% aller Frauen, in der venerologischen bis 60% trichomonadeninfiziert sind.

Bei trichomonadenpositiven Frauen ist, wie aus einer vergleichenden Zusammenstellung von BAUER hervorgeht, die Vagina unter anderem prozentual am häufigsten, und zwar in etwa 96% trichomonadeninfiziert, während die Vagina allein in etwa 64%, der Harntrakt allein in 3%, Vagina und Harntrakt in 32% Tr. vaginalis beherbergen können. Bei Trichomonaden in der Vagina ist in etwa 33% der Fälle auch mit einer Trichomoniasis des Harntraktes zu rechnen. PREISLER konnte bei Frauen sogar in 57% seiner Fälle im Harntrakt und in der Vagina gleichzeitig Trichomonaden nachweisen; die Cervix war in 1%, Urethra und Cervix in 17% trichomonadeninfiziert. Bei Patientinnen mit Fluor fand PREISLER in 36%, bei Patientinnen ohne Ausfluß in 13,4% Tr. vaginalis in der Vagina. Andererseits hatten trichomonadeninfizierte Frauen in 83,5% einen Fluor und nur 16,5% keinen. Diese Ergebnisse PREISLERs zeigen, daß die Trichomoniasis der Vagina in den meisten Fällen zu Ausfluß führt.

*Kinder.* Bei Säuglingen und Kindern kommt Tr. vaginalis nur äußerst selten vor. PETER untersuchte 11 500 Fälle und fand in 0,9% Trichomonaden. Sämtliche Mütter der infizierten Säuglinge hatten eine Trichomoniasis.

### 3. Pathogenität, Infektiosität, Übertragbarkeit

Auf dem Internationalen Symposion über die Trichomoniasis des Menschen in Reims im Mai 1957 wurden auf Grund der bislang vorliegenden Forschungsergebnisse folgende Feststellungen getroffen:

*1. Trichomonas vaginalis ist pathogen. — 2. Die Trichomoniasis ist eine durch den Geschlechtsverkehr übertragbare Parasitose.*

Diese Feststellungen wollen keineswegs besagen, daß Tr. vaginalis *obligat* pathogen ist und daß der Parasit durch den Geschlechtsverkehr in *jedem* Falle übertragen werden kann, d. h., daß es in *jedem* Falle zu einer Infektion des Geschlechtspartners kommt. Es muß aber festgehalten werden, daß es verschiedentlich gelungen ist, mit bakterienfreien Tr. vaginalis-Kulturen bei gesunden Frauen Vaginitiden und Kolpitiden, bei gesunden Männern Urethritiden hervorzurufen. TERAS konnte an Mäusen zeigen, daß verschiedene Stämme von Tr. vaginalis einen verschiedenen Grad von Pathogenität besitzen. Für diese Tatsache gibt es beim Menschen vorerst keine Anhaltspunkte. BAUER, der die Ergebnisse der Versuche verschiedener Autoren über eine artefizielle Inoculation mit Tr. vaginalis miteinander verglich, konnte feststellen, daß bei Frauen eine Ansteckung in 52%, bei Männern in 68% gelungen ist. Natürliche und künstliche Übertragungen dürfen zumindest beim Mann naturgemäß nicht ohne weiteres miteinander verglichen werden, weil bei ersterer die Trichomonaden nur an die äußere Urethramündung gelangen, während bei letzterer die Inoculation direkt in die Urethra erfolgt.

*Latente „Infektionen"* ohne klinische Symptome scheinen andererseits zu zeigen, daß Tr. vaginalis auf der Schleimhaut des Urogenitaltraktes als Commensale zu leben vermag, ohne irgendwelche Veränderungen hervorzurufen. Dieser latente Befall scheint beim Manne häufiger vorzukommen als bei der Frau. BAUER konnte ihn in etwa 20% seiner diesbezüglich untersuchten Fälle, MAKARA-RECHNITZ in 4%, BLAND-RAKOFF in 4,5% feststellen. Wir selbst konnten bei 115 gesunden Männern im Urethrasekret niemals Tr. vaginalis nachweisen.

Selbst bei der Annahme, daß die Zahl der übertragenen Trichomonaden dann, wenn Geschlechtsverkehr ausgeübt wird, für beide Geschlechter gleich hoch ist, zeigen unseres Erachtens die Ergebnisse der Untersuchungen, daß es bei der Frau in einem bedeutend höheren Prozentsatz zur Infektion zu kommen vermag als beim Manne. Anscheinend stellt die männliche Urethra kein sehr günstiges Milieu zur Ansiedlung und Vermehrung von Tr. vaginalis dar. Im Gegensatz zur Gonorrhoe scheint also nicht jeder Kontakt mit einer durch Trichomonaden infizierten Frau zu einem Befall der Urethra zu führen. Eine große Rolle dürfte hier der Harnstrahl spielen, der auf rein mechanischem Wege immer wieder eine gewisse „Reinigung" der Urethra herbeiführt, zumindest im Anfangsstadium, solange noch keine massive Vermehrung der Trichomonaden in den vom Harnstrahl nicht berührten Schleimhautfalten eingetreten ist.

Die *Übertragung* erfolgt vorzugsweise durch den Geschlechtsverkehr. Dies trifft insbesondere für den Mann zu, während bei der Frau in seltenen Fällen eine Übertragung auch auf nichtsexuellem Wege möglich zu sein scheint. Schließlich hat man Tr. vaginalis auch in der Vagina neugeborener Mädchen gefunden, deren Mütter allerdings einen Trichomonaden-Fluor hatten. Wie groß der Prozentsatz der Übertragungsmöglichkeit durch den Geschlechtsverkehr ist, zeigen folgende Untersuchungsergebnisse. JÍRA untersuchte 39 Partnerinnen von Männern, die eine Trichomoniasis hatten. Bei 35 (90%) konnte Tr. vaginalis im Scheidensekret nachgewiesen werden.

Bei Frauen mit Trichomonaden-Kolpitis hatten die betreffenden Geschlechtspartner in 32% Trichomonaden im Urethraschabsel. Bei fast allen Männern konnte eine geringgradige Urethritis festgestellt werden, KEUTEL und NEUMANN konnten an Hand von Partner-Untersuchungen zeigen, daß von 36 untersuchten Partnerpaaren in 97% der Fälle beide Partner Trichomonaden beherbergten. BEDOYA fand bei männlichen Partnern trichomonadeninfizierter Frauen in 76% Tr. vaginalis. Bei Prostituierten ließen sich in 73% Trichomonaden, vorwiegend in der Urethra nachweisen. Aus den unterschiedlichen Angaben der Literatur war zu entnehmen, daß bei „gesunden" Geschlechtspartnern von trichomonadeninfizierten Frauen durchschnittlich in etwa 35% Tr. vaginalis nachgewiesen werden kann. Die Einzelangaben schwanken zwischen 2% und 100%.

Da die sexuelle Übertragbarkeit relativ groß ist, ergibt sich die Forderung, unter allen Umständen den betreffenden Geschlechtspartner einer Untersuchung und evtl. Behandlung zuzuführen. Eine genaue *Inkubationszeit* ist nicht bekannt. Nach bisherigen Beobachtungen scheint sie 4—20 Tage, im Durchschnitt 7 Tage zu betragen (zit. nach PIEKARSKI).

Wenn wir das Gesagte hinsichtlich Pathogenität von Tr. vaginalis zusammenfassen, so scheint heute festzustehen, und hier stimmen wir mit BAUER überein, daß der Nachweis von Tr. vaginalis bei Vorliegen einer Urethritis non gonorrhoica nicht mehr als Nebenbefund zu werten ist, sondern daß ihm eine ätiologische Bedeutung zukommt. Dabei wissen wir vorerst nicht, warum Trichomonaden in der Urethra bei dem einen

Manne zu einer heftigen, bei dem anderen zu einer kaum merkbaren Urethritis, bei dem dritten wiederum zu einem unter Umständen nur passagerem Befall ohne entzündliche Erscheinungen führen.

## 4. Klinik

Die manifeste Trichomonaden-Infektion verursacht in der Regel keine für sie typischen Erscheinungen. Beim *Manne* findet sich in erster Linie eine unterschiedlich starke *Urethritis* mit entsprechendem, meist weißlichem, dünnflüssigem, nicht selten schaumigem, mitunter auch ausgesprochen eitrigem Ausfluß aus der Harnröhre. Subjektiv werden je nach Intensität der Entzündungserscheinungen Juckreiz, Brennen und Harndrang angegeben. Die Trichomonaden-*Prostatitis* kann, wie die Urethritis, akut oder chronisch sein, wobei der chronische Verlauf am häufigsten vorkommt. Eine scharfe Trennung zwischen akuter und chronischer Prostatitis ist nicht möglich. Eine primäre und sekundäre Latenz kann vorkommen. Bei einer chronischen Trichomonaden-Urethritis läßt sich in etwa 40—70% der Fälle gleichzeitig eine Beteiligung der Prostata feststellen.

Als *Symptome* der Prostatitis finden sich je nach Stärke und Ausbreitung der Entzündung und je nach Stadium der Krankheit in unterschiedlicher Intensität ein Druckgefühl oder ausgesprochene zum Teil ziehende, auf das Scrotum und die Innenseite der Oberschenkel ausstrahlende Schmerzen im Bereich des Dammes und Mastdarmes sowie der Kreuzbeingegend, eine Pollakisurie, Blasentenesmen, Störungen der Sexualfunktion (verhinderte Erektionsfähigkeit, Ejaculatio praecox oder vollständige Impotenz). Ausgesprochen sexuelle Neurasthenie („Prostata-neurose") mit vorwiegend depressiver Stimmung und Hyperchondrie ist bei längerem Verlauf nicht selten. Die Diagnose wird sichergestellt durch den Rectalbefund (vergrößerte, druckempfindliche, in ihrer Konsistenz veränderte Prostata) und die mikroskopischen Untersuchungen des Prostatasekrets (Leukocytengehalt, Trichomonaden).

Die wohl sehr selten erkannte trichomonadenbedingte, eher chronische als akut verlaufende *Spermatocystitis* entsteht vorwiegend durch Aszension des entzündlichen Prozesses von der Harnröhre oder Blase, der Prostata oder den Nebenhoden her.

Die *Symptome* der Samenblasenentzündung sind ähnlich der Prostatitis. Der Patient empfindet ein dumpfes Druckgefühl am Damm, das sich nur zeitweilig zu ziehenden, gegen den Rücken oder in die Hoden ausstrahlenden Schmerzen steigert. Samenblasen- und Ureterkoliken können vorkommen. Die Harnentleerung ist manchmal schmerzhaft und abnorm häufig. Störungen der Geschlechtsfunktionen stellen sich fast nur in Form ziehender oder krampfartiger Schmerzen bei der Ejaculation ein. Eine blutige Verfärbung des Ejaculats kann vorkommen. Die *Diagnose* stützt sich vor allem auf den Rectalbefund (Untersuchung im Stehen bei stark vornüber gebeugtem Oberkörper oder bei seitlicher Lagerung mit hochgezogenen, gebeugten Knien), der die Samenblasen in ihren basalen, der Prostata angrenzenden Teil fast immer als derb-elastische, bis bleistift- oder gar kleinfingerdicke Stränge palpieren läßt. Der Befund wird bei gefüllter Harnblase besonders deutlich. Durch rectales, sanftes Ausstreichen der Samenblasen ist es möglich, Sekret über die Harnröhre zu gewinnen. Das Sekret der entzündeten Samenblasen, das sich vom Prostatasekret durch die Anwesenheit von zusammengeballten Spermien unterscheidet, enthält weniger Samenfäden, unterschiedlich viele Leukocyten, mitunter Erythrocyten und Trichomonaden.

Durch Trichomonas vaginalis hervorgerufene *Cystitiden* bei Mann und Frau scheinen häufiger vorzukommen, als man früher angenommen hat.

Die *Symptome* entsprechen der akuten oder chronischen Cystitis anderer Ätiologie. Die *Diagnose* wird gesichert durch Nachweis von Tr. vaginalis im mittels Katheter gewonnenen Urin (Sediment).

Die einseitige, manchmal auch doppelseitige *Epididymitis*, meist subakut oder chronisch verlaufend, konnte BAUER in 8,5%, PETSCHERSKJI in 10% der Fälle beobachten. Bei unspezifischen Epididymitiden konnte SAAVEDRA in 20%, PETSCHERSKJI in 30% Tr. vaginalis nachweisen. Im exstirpierten Nebenhoden ist es COUTTS u. Mitarb., PETSCHERSKJI und KEUTEL gelungen, Tr. vaginalis nachzuweisen.

Die *Symptome* der akuten, nicht selten mit Fieber einhergehenden Epididymitis bestehen in unterschiedlich heftigen vom Hoden in die Leistenbeuge, oft auch in die Lendengegend ausstrahlenden Schmerzen mit zunehmender Anschwellung und Druckschmerzhaftigkeit des Nebenhodens. Eine Abgrenzung vom Hoden kann im fortgeschrittenen Stadium sehr schwierig sein. Die chronische Entzündung verursacht oft nur geringe lokale Schmerzen und ein derbes, knolliges, auf Druck nur wenig empfindliches Infiltrat im Nebenhoden, das bald nur dessen Kopf oder Schwanz, bald den ganzen Körper einnimmt. Die *Diagnose* ist bei sorgfältiger Palpation leicht zu stellen. Im Urethrasekret bzw. Urethraschabsel, Prostatasekret, Harnsediment und unter Umständen Ejaculat ist nach Trichomonaden zu suchen.

Trichomonadenbedingte *Orchitiden* scheinen nur sehr selten vorzukommen.

Die *Symptome* sind Hodenschwellung und Hodenschmerzen. Die *Diagnose* ist durch Untersuchungen wie bei der Epididymitis zu verifizieren. Eine Diagnose ex iuvantibus dürfte zur Sicherung notwendig sein.

Die Trichomonadeninfektion bei der *Frau*, auf die in diesem Rahmen nur insoweit eingegangen werden soll, als sie unser engeres Fachgebiet betrifft, äußert sich bei Befall der Vagina und der Cervix in erster Linie in einem mehr oder weniger reichlichen, weißlichen, meist schaumigen *Fluor*. Nicht selten findet sich eine unterschiedlich starke *Kolpitis* und *Vulvitis*.

Die *Symptome* der akuten Kolpitis bestehen in einer Schwellung, Auflockerung und Rötung der Schleimhaut und in einer Absonderung eines trüben, wäßrigen oder auch eitrigen Sekrets. Nicht selten entstehen flache Geschwüre in der Schleimhaut, an die sich manchmal eine eitrige Infiltration der tieferen Wandschichten anschließen kann. Bei chronischer Verlaufsform treten — wie sonst bei chronischen Entzündungen der Vagina — in der ganzen Schleimhaut oder nur in einem Teil derselben kleine, flachhöckerige Knötchen auf (Colpitis granularis), die Lymphocytenanhäufungen entsprechen. Juckreiz und Brennen betrifft meist die eine Kolpitis in der Regel begleitende Vulvitis, charakterisiert durch Rötung und Schwellung. Die *Diagnose* ergibt sich aus dem makroskopisch-klinischen Befund und dem mikroskopischen Nachweis von Tr. vaginalis im Sekret nach Ausschluß insbesondere einer Gonorrhoe und Candida-Infektion.

Die *Entzündung* der *Bartholinischen Drüsen* (Glandulae vestibulares majores) zeigt sich in der Regel in Form einer Anschwellung und Druckempfindlichkeit. Der Nachweis von Tr. vaginalis im spontanen oder durch Incision erhaltenen Sekret sichert nach Ausschluß bakterienbedingter Prozesse die Diagnose.

## 5. Nachweismethoden

In den verschiedenen Organen können Trichomonaden auf folgende Art nachgewiesen werden:

*Urethra:* im Urethrasekret, besser im mittels Öse erhaltenen Schabsel von der Urethraschleimhaut, das die beste Ausbeute ergibt.

*Prostata:* im Prostatasekret. Gewinnung durch rectale Massage der Prostata nach Urinieren.

*Samenblasen:* im Samenblaseninhalt. Gewinnung durch rectales Ausstreichen.

*Harnblase:* im Sediment oder in den Schleimflocken des mittels Katheter gewonnenen Urins. Im nicht durch Katheter erhaltenen Urin empfiehlt es sich, um Trichomonaden aus der Urethra auszuschließen, die 1. Urinportion zu verwerfen und erst die 2. zu untersuchen.

*Nebenhoden, Hoden:* im Urethrasekret bzw. Urethraschabsel nach Urinieren, im Prostataexprimat und Ejaculat.

*Vagina:* im Vaginalsekret, besser im mittels Öse erhaltenen Schabsel von der Vaginalschleimhaut, das die beste Ausbeute ergibt.

Im Untersuchungsmaterial können Trichomonaden im *Nativpräparat,* im *gefärbten Ausstrich* und *kulturell* nachgewiesen werden.

**A. Nativpräparat.** Sekret oder Schabselmaterial wird auf einem Objektträger in einen Tropfen physiologischer Kochsalzlösung gebracht, mit einem Deckglas bedeckt und sofort nach der Entnahme durchgemustert. Die Untersuchung im Nativpräparat kann im *Hellfeld* bei abgeblendetem Licht, im *Phasenkontrastverfahren* und im *Dunkelfeld* erfolgen. Das der Untersuchung eines Urinsediments entsprechende Hellfeld genügt dabei vollkommen. Im richtig abgeblendeten Hellfeld (Objektiv 1:10 bis 1:60) ist Tr. vaginalis an ihrer typischen ungerichteten Bewegungsweise, den Geißeln bzw. dem Geißelschlag und der Bewegung der undulierenden Membran deutlich zu erkennen. Nicht selten sind hinsichtlich Ortsveränderungen unbewegliche Trichomonaden daran zu erkennen, daß Geißeln und undulierende Membran eine deutliche Bewegung zeigen. Im übrigen wird die Diagnose, abgesehen von der Größe der Flagellaten, dadurch erheblich erleichtert, daß im Urogenitaltrakt des Menschen andere, mit Tr. vaginalis unter Umständen verwechselbare Protozoen kaum vorkommen. Man muß wissen, daß Tr. vaginalis imUntersuchungsmaterial manchmal nur sehr spärlich vorhanden sein kann. Nicht selten findet sich im ganzen Präparat nur ein einziges Exemplar. Infolgedessen ist es notwendig, das ganze Präparat sehr gründlich und systematisch durchzumustern. (Demonstration eines Filmes über Trichomonas vaginalis.)

**B. Gefärbtes Präparat.** Die Frage, ob der gefärbte Ausstrich dem Nativpräparat überlegen ist, wird von den einzelnen Autoren unterschiedlich beantwortet. Wir selbst haben mit der Nativuntersuchung im stark abgeblendeten Hellfeld so gute Erfahrung gemacht, daß wir auf einen gefärbten Ausstrich verzichten. Für die Praxis ist die Hellfelduntersuchung bei sorgfältiger Musterung des Präparates zweifellos ausreichend, insbesondere auch deshalb, weil die Anfertigung gefärbter Präparate sehr viel Erfahrung und Sorgfalt verlangt und auch bei vollkommener Technik nicht immer eine sichere Diagnose ermöglicht. Dies trifft insbesondere dann zu, wenn nur einzelne Exemplare im Ausstrich vorhanden sind.

Trichomonas vaginalis färbt sich mit Methylenblaulösung oder nach GRAM nicht genügend an. Die besten Resultate ergibt eine *modifizierte Giemsafärbung:*

Die Objektträger müssen mit Chromschwefelsäure entfettet sein. Das unter Umständen verdünnte Material wird mit der Kante eines Deckglases auf einen Objektträger in dünner Schicht ausgestrichen, *luft-getrocknet* (mindestens 24 Std) und mit Methylalkohol 5 min fixiert (keine Hitzefixation!). Die luftgetrockneten und fixierten Präparate werden senkrechtstehend in einer Glascuvette mit einer Giemsalösung gefärbt. Die Farblösung besteht aus 3 cm³ Farblösung nach GIEMSA auf 100 cm³ gepuffertes destilliertes Wasser (pH 6,5—7,0). Die Färbedauer beträgt je nach Dicke des Ausstriches 1—3 Std. Zur besseren *Darstellung der Geißeln* empfiehlt sich eine vorhergehende Fixierung mit Osmium-säure: Eine Öse Sekret wird auf dem Objektträger in einen kleinen Tropfen 1%iger Osmiumsäure verrührt, ausgestrichen, luftgetrocknet und wie oben geschildert angefärbt.

**C. Kultur.** Der kulturellen Untersuchung dürfte von allen Methoden der Vorzug gegeben werden. Sie ist jedoch schwierig und umständlich, so daß sie für die Praxis kaum in Frage kommt. Als Nährmedien müssen eiweißreiche Substrate benützt werden. Wir haben mit einem Nähr-medium folgender Zusammensetzung gute Erfahrungen gemacht:

Einer 0,1% Maltose enthaltenden Nährbouillon werden nach Sterili-sierung (20 min im Autoklaven bei 120° C) und Einstellung des pH auf 6,5 (Citronensäure!) 10% Menschenserum zugesetzt. Vor der Beimpfung werden dem Nährmedium pro cm³ 100 E Penicillin und 250 E Strepto-mycin zur Unterdrückung des Bakterienwachstums zugefügt. Die Be-brütung erfolgt aerob, am besten anaerob bei 33° C.

## 6. Therapie

Die Therapie der urogenitalen Trichomoniasis des Menschen war bis vor etwa einem Jahr noch sehr problematisch. Allen bislang angestellten Versuchen, die Infektion von „innen" her, d. h. durch orale oder par-enterale Medikamente zu behandeln, blieb ein entscheidender Erfolg ver-sagt. Um so sensationeller wirkte deshalb im Jahre 1959 eine Mitteilung von DUREL u. Mitarb. sowie von SYLVESTRE, GALLAI und ETHIER, mit einem neu entwickelten Imidazolderivat in einem erstaunlich hohen Pro-zentsatz der Fälle allein durch orale Applikation vollständige Heilung erzielt zu haben. Wir konnten erstmals 1960, ausführlich 1961 [Dtsch. med. Wschr. **86**, 1130 (1961)] über die Wirkung dieses neuen Medikamen-tes berichten und die guten Heilerfolge bestätigen. Die Therapie der urogenitalen Trichomoniasis des Menschen ist dadurch unproblematisch geworden. Die bislang bekannten lokalen Maßnahmen, wie Pinselungen und Spülungen mit $AgNO_3$, Pyoktaninlösungen usw. sind durch die inner-liche Behandlung überflüssig geworden.

Bei diesem Präparat handelt es sich chemisch um ein 1-Hydroxyäthyl-2-methyl-5-nitro-imidazol.

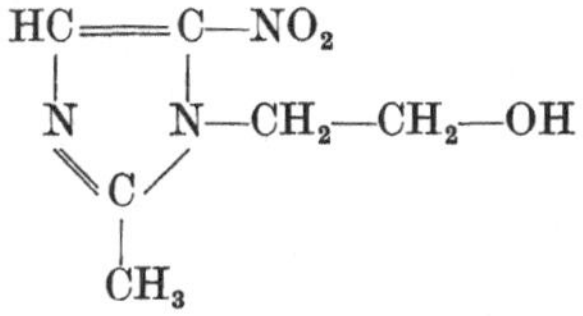

$$\begin{array}{c} HC \!=\!\!=\! C\!-\!NO_2 \\ | \qquad\quad | \\ N \qquad N\!-\!CH_2\!-\!CH_2\!-\!OH \\ \diagdown\;C\;\diagup \\ | \\ CH_3 \end{array}$$

Das Medikament ist in Deutschland unter dem Namen *Clont* (Farbenfabriken Bayer A.G., Leverkusen) in Form von Tabletten zu je 250 mg und Ovula zur lokalen vaginalen Anwendung, in Frankreich und Kanada unter der Bezeichnung *Flagyl* im Handel erhältlich.

Bislang konnten wir (gemeinsam mit S. Borelli und L. Hardieck) über 100 Frauen mit Trichomonaden-Fluor und 20 Männer mit Trichomonaden-Urethritis und/oder -Prostatitis mit Clont behandeln. 72 ausschließlich oral behandelte Patientinnen und Patienten konnten eine Woche bis zu vier Monaten unter teils mehrmaligen Kontrolluntersuchungen nachbeobachtet werden. Davon erwiesen sich 69 als geheilt. Bei den Therapieversagern handelt es sich ausschließlich um Mädchen mit häufig wechselndem Geschlechtsverkehr. Die Möglichkeit der überhaupt nicht oder nicht regelmäßig vorgenommenen Tabletteneinnahme sowie der Reinfektion während der Behandlungstage ist deshalb wahrscheinlich.

*Dosierung.* Nach verschiedenen orientierenden Vorversuchen konnten wir als optimale Dosierung ermitteln: täglich zweimal 250 mg im Abstand von 12 Std über 3 Tage beim Manne, über 5 Tage bei der Frau. Auf eine gleichzeitige lokale Therapie in Form von Vaginalovula kann unseres Erachtens mit Ausnahme von einzelnen Fällen (Unverträglichkeitserscheinungen von seiten des Magen-Darm-Traktes) abgesehen werden. Unverträglichkeits- und Nebenerscheinungen in Form von Magenbeschwerden (Völle- und Druckgefühl, Sodbrennen) traten nur bei einigen Patienten auf.

Blutbildveränderungen oder eine stimulierende Wirkung auf Candida albicans in Form der Aktivierung bereits vorhandener oder des Neuauftretens von Candidainfektionen im Genitaltrakt konnten während oder nach der Therapie nicht beobachtet werden.

---

Aus der Universitäts-Hautklinik Freiburg i. Br.
(Direktor: Prof. Dr. K. W. Kalkoff)

# Schadenersatzpflicht trotz umstrittener Kausalität von iatrogenem Kontaktekzem und Knochenmarkschaden

## (Beitrag zur rechtlichen Beurteilung dermatotherapiebedingter Schäden)

Von

Karl Wilhelm Kalkoff

Wenn ich meinen Ausführungen einen Rechtsstreit zugrunde lege, in dem ein Dermatologe beschuldigt wird, die ihm als Arzt obliegende Verpflichtung zur sachgemäßen Behandlung eines Patienten nach den Regeln der ärztlichen Kunst verletzt zu haben und dadurch für nachfolgende Krankheiten und schließlich den Tod verantwortlich zu sein, so leiten mich dabei folgende Gründe:

1. Der Ausgang des Prozesses zeigt, wie groß bei der heutigen Rechtsauffassung für einen Arzt die Gefahr ist, sich einer fahrlässigen Körperverletzung im Rahmen seiner diagnostischen und therapeutischen Maßnahmen schuldig zu machen. Hat das Gericht aber ein grobschuldhaftes Verhalten des Arztes festgestellt, so können selbst in ihrem kausalen Zusammenhang mit der primären Schädigung sehr strittige nachfolgende Krankheiten und damit erhebliche Folgen materieller und immaterieller Art deshalb zu Lasten des angeklagten Arztes gehen, da im Hinblick auf die Folgen — zum mindesten, wenn das Gericht als „sogenannten Beweis des ersten Anscheins" einen kausalen Zusammenhang zwischen Schädigung und Folgeerkrankung annimmt — eine sog. Umkehr der Beweislast besteht. Es muß dann der beklagte Arzt den Beweis führen, daß ein behaupteter Zusammenhang zwischen seinem schuldhaften Verhalten und nachfolgenden Krankheiten und ihren Folgen nicht besteht. Die Schwierigkeiten einer solchen Beweisführung liegen besonders bei Krankheiten mit unklarer Ursache auf der Hand.

2. Das Bestreben geht in der heutigen Rechtssprechung dahin, möglichst viel Unglück zuungunsten des Schuldigen zu entschädigen. Sich dieser gegenüber früher geänderten Situation bewußt zu werden, ist für jeden praktisch tätigen Arzt notwendig.

3. Darüber hinaus zeigt die bei diesem Prozeß zur Diskussion stehende Frage der Kausalität einer therapeutischen bzw. diagnostischen Maßnahme mit nachfolgenden Krankheiten, wie eng die Verknüpfung theoretisch erscheinender und bisher auch nur so aufgefaßter Probleme mit der täglichen Praxis ist.

Dem Prozeß liegt folgende Vorgeschichte zugrunde:

Bei einem 1892 geborenen Mann traten 1953 einige „Pickel" am Hals auf, die beim Rasieren bluteten. Ein praktischer Arzt verordnete eine wäßrige Lösung mit 0,1% Acidum salicylicum und 1% Resorcin sowie eine Bor-Glycerin-Salbe. Nachdem die Lösung am 1., 2. und 3. Dezember 1953 bei täglicher Anwendung gut vertragen war, trat im Anschluß an das Betupfen des Halses am 4. Dezember nachts eine Schwellung und Rötung des behandelten Hautbereiches auf. Der Arzt setzte deshalb die Salicyl-Resorcin-Zubereitung ab und verordnete Kamillenumschläge. Am 10. Dezember überwies er den Patienten einem Dermatologen mit der Bitte um fachärztliche Behandlung unter deutlichem Hinweis auf die Hautreizerscheinungen nach Resorcinanwendung. Zu dieser Zeit war außer den Erscheinungen im Bereich der betupften Haut eine Rötung am rechten Unterarm in strichförmiger Anordnung zu erkennen, die offenbar durch Herunterlaufen von Flüssigkeit zustande gekommen war.

Nach schulgerechter Behandlung war das Ekzem am 21. 12. 1953 weitgehend abgeklungen, und in diesem Stadium verordnete der Dermatologe eine Schüttelmixtur mit 1% Resorcin (Bor 2,0, Resorcin 2,0, Schwefel 2,0, Talcum 64,0, Spiritus dilut. 60,0, Aq. dest. 60,0, Muc. Gummi arabic. ad 200,0). Sie sollte im Bereich der noch leicht ekzematösen Partien (Mund, Wangen, Hals, Brust), also flächenhaft, angewendet werden. Auf die einmalige Anwendung dieser Verordnung kam es schon nach 2 Std zu einem starken, von dem Kläger und seiner Ehefrau sehr dramatisch geschilderten Reizzustand der Haut, nicht nur im Bereich der behandelten Stellen, sondern auch an Oberschenkeln, Knien und am Genitale mit zeitweiser Atemnot.

Nach Behandlung besserte sich der Zustand innerhalb weniger Tage. Am 28. 12. 1953, also 6 Tage nach der Anwendung der Resorcinschüttelmixtur, wurden von dem Hautfacharzt am linken Unterarm mit Resorcin entsprechend dem Rezept des vorbehandelnden praktischen Arztes und mit der am 21. 12. 1953 verordneten

Schüttelmixtur Hauttestungen in kleinen Bezirken durch Auftupfen durchgeführt, die deutlich positiv ausfielen. In seinem Abschlußbericht an den praktischen Arzt vom 4. 1. 1954 betonte der Facharzt die überraschenderweise vorhandene äußerst selten vorkommende Überempfindlichkeit gegen Resorcin, wie er sie in dieser Form noch nie gesehen habe.

„Die Entzündungserscheinungen, besonders auch am rechten Unterarm, wo sie beinahe wie eine Verätzung anmuteten, waren derart stark, daß ich schon geneigt war, eine Verwechslung von seiten der Apotheke anzunehmen. Erst als dann auf eine von mir verordnete 1% Resorcinschüttelmixtur ebenfalls heftige Entzündungserscheinungen auftraten, klärte sich die Sache auf. Eine Testprobe mit Resorcin am Arm war dann auch positiv."

Nach Abschluß der Behandlung nahm der Patient seine berufliche Tätigkeit wieder auf, fühlte sich gesund. 4 Wochen später fiel aber sein ungewöhnlich blasses Aussehen auf.

Einen leichten Autounfall des Klägers mit einigen Schürfwunden und anschließender Heftpflasterreizung, der zwischen der Anmeldung bei einem homöopathischen Arzt und der erstmaligen Blutuntersuchung durch diesen Arzt Ende Februar lag, kann ich übergehen, da er offenbar nicht mit der Blutarmut in Zusammenhang steht, die am 26. 2. 1954 mit 38% Hämoglobin bei ausgeprägter Leukopenie festgestellt wurde.

Nicht unerheblich ist vielleicht, daß zur Behandlung der Anämie jetzt 12 Tage lang täglich Campolon intramuskulär injiziert wurde, das, wie es meines Wissens der ärztlichen Öffentlichkeit erst in diesem Prozeß bekannt wurde, 0,5% Metakresol als Konservierungsmittel enthält. Metakresol ähnelt in seinem chemischen Aufbau dem Resorcin, es unterscheidet sich von diesem nur durch eine Methylgruppe. Ich hebe das hervor, weil die Möglichkeit einer Gruppensensibilisierung[1] aufgrund dieser chemischen Verwandtschaft durchaus möglich erscheint und das Campolon unter diesen Umständen den weiteren Verlauf vielleicht doch beeinflußt hat. Zu neuen Hauterscheinungen oder zum Aufflackern alter ist es unter dieser Therapie allerdings nicht gekommen. Für die Entscheidung des Gerichtes und damit für den Ausgang des Prozesses ist ein etwaiger Effekt des Metakresols aber deshalb unerheblich, da es allenfalls die Blutveränderungen verschlechtert haben könnte, sie aber sicher nicht ausgelöst hat.

Mitte März wurde der Zustand des Patienten bedrohlich. Er wurde als Notfall in einem großen Städtischen Krankenhaus aufgenommen. Es traten nun auch punktförmige Hautblutungen am ganzen Körper sowie Schleimhautblutungen auf. Die Blutuntersuchung ergab eine Anämie von 27% (= 4,3 g-%) Hämoglobin und 1,3 Mill. Erythrocyten, eine Leukopenie von 300 Leukocyten/mm³ und eine hochgradige Thrombopenie von 3800 im m³. Der Knochenmarksausstrich enthielt nur wenige kernhaltige Zellen. Es lag somit der Zustand einer Aplasie des Knochenmarks mit peripherer Pancytopenie vor. Im Sommer 1954 wurde die Prognose von einer internistischen Kapazität als infaust bezeichnet.

Verlegung im Juli 1954 in die I. Med. Univ.-Klinik einer süddeutschen Großstadt. Dort wurde insofern eine bemerkenswerte zusätzliche Krankheitsdiagnose gestellt, als aus einer Mißbildung roter Blutkörperchen eine paroxysmale nächtliche Hämoglobinurie (= hämolytische Anämie vom Typus Strübing-Marchiafava-Micheli) diagnostiziert wurde, obwohl das klinische Vollbild mit nächtlicher Ausscheidung von Blutfarbstoff in den Urin, wie es sich später ausbildete, noch nicht bestand. Durch eine sehr intensive Behandlung konnte der Zustand in den nächsten Jahren nach mäßiger Besserung leidlich im Gleichgewicht gehalten werden. In den Jahren 1956 und 1959 erfolgten in zwei weiteren Med. Univ.-Kliniken sehr sorgfältige Untersuchungen zur Gutachtenerstattung, da in der Zwischenzeit der Patient gegen den Dermatologen eine Klage auf Schadenersatz erhoben hatte. Der Patient ist 1960 an der Blutkrankheit bzw. an ihren Folgen — es entwickelte sich eine Hämosiderose mit Nephropathie und Lebercirrhose — verstorben und obduziert worden.

---

[1] In einem anderen Fall von Resorcinkontaktallergie war der Epicutantest mit 1% wäßriger Metakresollösung negativ.

Unser Fachkollege ist von dem Kläger beschuldigt worden, durch schuldhaft leichtfertige Mißachtung der anerkannten Regeln der ärztlichen Kunst den Kläger in seiner Gesundheit bis an den Rande des Todes schwer beeinträchtigt zu haben mit der Folge eines beträchtlichen vermögensrechtlichen und immateriellen Schadens.

Der Beklagte verteidigte sich damit, daß die nur sehr selten vorkommende Resorcinallergie im Anfang durchaus nicht gesichert gewesen sei. Er habe die flächenhafte Resorcinanwendung als Hauttest zur Klärung der Ursache des Ekzems benutzt.

Die Anwendung der Resorcinschüttelmixtur — bei der Resorcin sehr viel schwächer zur Wirkung komme als in Lösung — habe nichts anderes bewirkt, als die Heilung des Ekzems 5 Tage hinauszuzögern. Ein Kausalzusammenhang zwischen der durch die nochmalige Resorcinanwendung ausgelösten allergischen Hautentzündung und den nachfolgenden vielleicht aber auch schon vorher in ihren Anfängen vorhandenen Blutveränderungen sei nicht zu konstruieren.

Die Anwendung von Resorcin sei im Rahmen der allgemeinen Lebenserfahrung nicht geeignet, einen derartigen Schaden herbeizuführen oder auch nur in seiner Entstehung zu begünstigen.

In dem Prozeß geht es also um zwei Dinge:

1. Ob ein grobes Verschulden unseres Fachkollegen vorliegt,

2. ob ein Zusammenhang zwischen dem zweifellos schweren allergischem Kontaktekzem und den Blutkrankheiten und damit der Todesursache besteht.

Damit Sie den Umfang dieses Rechtsstreites übersehen, den ich, da es in diesem Zusammenhang nicht darauf ankommt, nur sehr gekürzt und unvollständig darlegen kann, möchte ich erwähnen, daß Gutachten zur Schuldfrage vorliegen von Prof. STÜHMER und mir, zur Zusammenhangsfrage des Ekzems mit den Blutkrankheiten von den Internisten GÄNSSLEN, HEILMEYER, BOCK, zwei von dem Schweizer Hämatologen ROHR und von dem bekannten Allergiefachmann HANSEN. Zwei Gutachten umfaßten 46 bzw. 39 Schreibmaschinenseiten!

Einstimmigkeit der Gutachter bestand darin, daß auf Grund der Vorgeschichte die nochmalige Anwendung von Resorcin in flächenhafter Form nicht sachgemäß war, ohne daß es sich nach Ansicht der für diesen Teilkomplex zuständigen ärztlichen Sachverständigen um ein grobes *Verschulden* gehandelt hat. Das Gericht vertrat folgende Auffassung. Der Beklagte habe die besonders schwere Überempfindlichkeit des Patienten kennen müssen, da nur Resorcin als Ursache der ersten bei der Behandlung durch den praktischen Arzt entstandenen allergischen Reaktion in Betracht kam. Trotzdem habe er ohne Indikation erneut Resorcin verordnet und sich mit dieser Verordnung nicht an die allgemein bekannten Vorsichtsmaßregeln der ärztlichen Kunst gehalten. Das Gericht glaubte deshalb nicht nur einen Behandlungsfehler, sondern — und damit im Gegensatz zum ärztlichen Gutachter — eine grob leichtfertige Handlung feststellen zu müssen.

Auf Grund des Arztvertrages, der gültig wird, wenn ein Patient die ärztliche Sprechstunde zur Behandlung aufsucht, war der Beklagte verpflichtet, die Heilbehandlung in einer Weise durchzuführen, die die beste Aussicht auf einen Heilerfolg bot. Er hat dabei auf die ihm bekannten oder erkennbaren Eigenheiten seines Patienten und auf dessen Anamnese Rücksicht zu nehmen. Eine Fahrlässigkeit liegt vor, wenn der Arzt die im Verkehr erforderliche Sorgfalt außer acht gelassen hat und der Eintritt eines Schadens für ihn voraussehbar ist.

Hinsichtlich der Voraussehbarkeit kommt es dabei nicht darauf an, daß er eine genaue Vorstellung von Art und Umfang des Erfolges hat. Es genügt vielmehr, daß er die Entstehung *irgendeines* Schadens hätte voraussehen müssen. Das Maß der zu beobachtenden Sorgfalt ist nach dem Durchschnittsmaßstab der gewissenhaften Berufskollegen zu bestimmen. Es ist sonach zu fragen, was ein ordentlicher Hautfacharzt in diesem Falle getan hätte oder hätte tun müssen und dürfen. Das Gericht vertrat dazu folgende Auffassung:

Der Arzt durfte mangels einer notwendigen Indikation kein Resorcin verschreiben. Wenn ein Test erforderlich erschien, durfte er auf keinen Fall eine großflächige Anwendung verordnen, sondern mußte sich unbedingt auf den in der Dermatologie üblichen Läppchentest beschränken.

Da sonach für einen durchschnittlichen, ordentlichen Hautfacharzt ein besonders einfacher Grund von Voraussehbarkeit des schädigenden Ersterfolges vorliegt, liegt auch ein besonders schwerer Verstoß gegen die ärztliche Sorgfaltpflicht vor. Dies zwingt dazu, dem Beklagten grobe Fahrlässigkeit in der Verletzung seiner ärztlichen Vertragspflichten anzulasten. Ich übergehe die von dem Gericht diskutierte und bejahte unerlaubte Handlung nach § 823 Abs. I BGB und die unerlaubte Handlung nach § 823 Abs. II BGB. Nach Ansicht des Gerichts hat jedenfalls der Beklagte durch einen grob leichtfertigen Behandlungsfehler die körperliche Unversehrtheit des Klägers beeinträchtigt, und zwar dadurch, daß er diesen einem schweren allergischen Schub aussetzte, der durchaus voraussehbar und unbedingt vermeidbar war. Seine grobe Fahrlässigkeit hinsichtlich dieses Ersterfolges macht ihn auch für die weiteren Folgen des allergischen Schubs haftbar, ohne daß es darauf ankäme, ob der Beklagte solche Folgen vorausgesehen hat oder voraussehen konnte. (RG in ständiger Rechtssprechung und BGH in NJW 53, 542.)

Hinsichtlich der vom Kläger behaupteten weiteren schädigenden Folgen in Gestalt der von ihm erlittenen 3 Blutkrankheiten kam es sonach nur mehr darauf an, ob diese Blutkrankheiten in kausalem Zusammenhang mit dem allergischen Schub stehen. Da die äußeren Umstände nach Ansicht des Gerichts für einen solchen Zusammenhang sprechen, muß also infolge der sog. Umkehr der Beweislast nicht der Kläger den Beweis führen, daß ein Zusammenhang besteht, sondern umgekehrt muß der Angeklagte beweisen, daß ein Zusammenhang ausgeschlossen werden kann.

Ich komme damit zur *Frage der Kausalität*. In den Sachverständigengutachten zur Zusammenhangsfrage, für die der erste dermatologische Gutachter die Hämatologen als zuständig bezeichnet hat, kommen *zwei entgegengesetzte Meinungen* zum Ausdruck.

Die eine Richtung identifiziert die durch das Resorcin ausgelöste Kontaktallergie des Hautorganes mit Arzneimittelallergien schlechthin, wie sie durch die innerliche Verabfolgung von Arzneimitteln entstehen. Es wird betont, daß Resorcin u. a. ein Blutgift ist, das zu akuten Hämolysen und Hämoglobinurie führen kann. Es müsse allerdings zwischen einer Resorcinallergie, die sich nach der bisherigen Auffassung nur am Hautorgan abspielt, und der Resorcinvergiftung unterschieden werden. Wenn auch Veränderungen des Blutes oder des Knochenmarkes bei oder nach Resorcinallergie bisher offenbar nicht beschrieben sind, so sei bei den einschlägigen Fällen auch nie systematisch und erschöpfend Blut und Knochenmark untersucht worden. Dies vermisse man vor allem auch bei einigen tödlich verlaufenden Fällen nach Resorcin-Behandluug. Unter speziellem Hinweis auf Chloramphenicol, das wie Resorcin ein aromatischer Kohlenwasserstoff ist und von dem Knochenmarksaplasien bekannt geworden sind, und unter Hinweis auf Chinin, das eine Hautkontaktallergie und auch Thrombopenien auslösen kann, wird betont, daß für eine Reihe von Arzneimitteln das Erfolgsorgan bei Überempfindlichkeitsreaktion bald die Haut, bald Blut- und Knochenmarkszellsysteme ist. Aus dieser Grundeinstellung heraus wird bei sehr sorgfältiger Analyse der Befunde, über die Einzelheiten in diesem Zusammenhang auch nicht einmal angedeutet werden können, etwa in Analogie zur Pyramidonempfindlichkeit oder der Sedormidüberempfindlichkeit ein Zusammenhang zwischen der Resorcinallergie und den Blutkrankheiten für wahrscheinlich angesehen.

Die andere in diesem Prozeß vor allem in der Berufungsverhandlung vertretene Auffassung ging dahin, daß die Kontaktallergie eine nur auf das Hautorgan beschränkte Allergieform ist, bei der eine Schädigung des Knochenmarkes nicht vorkommt, so daß eine Kausalität zwischen dem allergischen Kontaktekzem und den Blutkrankheiten abgelehnt wird.

Eine *Stellungnahme aus dermatologischer Sicht* zu diesen voneinander abweichenden Beurteilungen geht wohl am besten davon aus, daß die Frage, ob bei der epidermalen Sensibilisierung ausschließlich das Hautorgan beteiligt ist, seit den grundlegenden Arbeiten von BLOCH u. Mitarb., JADASSOHN u. a. diskutiert wird. Sehr viel Mühe wurde darauf verwandt, bei der ekzematösen Spätreaktion in Analogie zum „Allergiemodell" Anaphylaxie eine geänderte Reaktivität anderer Organe, beispielsweise am Uterus etwa im Versuch nach SCHULTZ-DALE aufzudecken. Auch ich habe mich verschiedene Jahre experimentell mit diesen Fragen beschäftigt. Das Ergebnis all dieser Untersuchungen ist, daß sich eine Allergisierung anderer Organe durch das experimentelle Hervorrufen einer Kontaktallergie der Haut *nicht* nachweisen läßt. Das gilt auch für Blutzellen und Knochenmark. Dem entspricht die derzeitige Lehrmeinung, daß bei Patienten mit einem allergischen Kontaktekzem eine Allergisierung anderer Organe mit entsprechend klinischen Befunden nicht zu erwarten ist. Wir stellen uns den Vorgang bei der epidermalen Sensibilisierung so vor, daß nach Bildung eines Antigens — durch die Verbindung eines Fremdstoffes mit körperfremd gewordenen Epidermisanteilen — im regionären Lymphknoten, und zwar in lymphatischen Stammzellen ein zellständiger Antikörper (bzw. ein Transferfaktor) gebildet und die damit eingetretene Veränderung auf die nachfolgenden Generationen von Lymphocyten „vererbt" wird. Aus uns noch unbekannten Gründen erfolgt offenbar die Reaktion zwischen dem Antigen und diesen den Transferfaktor enthaltenden Zellen in der Haut. Alle Untersuchungen, bei der ekzematösen Spätreaktion einen humoralen Antikörper nachzuweisen, sind ebenso fehlgeschlagen wie die Versuche, eine Mitbeteiligung anderer Organe oder Organsysteme aufzudecken. Bei dem Allergietyp epidermale Sensibilisierung, d. h. bei den kontaktallergischen Ekzemen der täglichen Praxis, handelt es sich offenbar um einen gegenüber anderen Allergisierungstypen, die mit außerordentlicher Variabilität klinischer Krankheitsbilder einhergehen, wesensfremden Prozeß. Immerhin macht ein so hervorragender Kenner der Hautallergie wie SPIER auch Vorbehalte gegen die „festeingerastete Vorstellung: Allergie bedingt Chemospezifität, Komplettierungssubstrat bedingt Organspezifität des Antikörpers beim Ekzem".

Andererseits wären Knochenmarksschädigungen, um eine Manifestation der bei anderen Allergietypen vorkommenden Krankheitssymptome herauszugreifen, bei der Häufigkeit allergischer Kontaktekzeme sicher nicht verborgen geblieben. Es gibt aber offenbar Substanzen, und zwar solche, die unter der Fülle der kontaktekzematogenen Stoffe zahlenmäßig nur eine sehr geringe Rolle spielen, welche bei Kontakt mit der Haut nicht nur eine epidermale Sensibilisierung, sondern gleichzeitig auch Allergien anderen Typs auszulösen vermögen. Ein Beispiel hierfür ist das Pelzfärbemittel „Ursol", das bei Arbeitern der Pelzindustrie Ursolekzeme *und* Ursolasthma hervorrufen kann. Ob es über den Hautkontakt zum Asthma kommt oder die zum Asthma führende Allergie gar etwa peroral bzw. per inhalationem durch vom Organismus aufgenommene Spuren der Substanz ausgelöst wird, sei als ungeklärt und in diesem Zusammenhang als nicht interessierend dahingestellt. Hier interessiert in erster Linie, daß verschiedene „wesensfremde" Typen der Allergisierung durch dieselbe Substanz ausgelöst werden können, aber voneinander offenbar unabhängig verlaufen. Die in diesem Zusammenhang entscheidende Frage ist natürlich, ob Resorcin zu den Substanzen gehört, die verschiedene an sich wesensfremde Allergien in Gang setzen können. SIEMENS und WARTER haben nun im „Hautarzt" vom Juni 1961 unter Mitteilung von Beobachtungen des Schrifttums, bei denen es nach Anwendung 1%iger Resorcin-Umschläge zur Bildung von Urticae kam, über 4 Fälle berichtet, in denen 5—35%ige Resorcin-Vaseline — außer der üblichen entzündlichen Reaktion an der Einwirkungsstelle — im Bereich unbehandelter Körperstellen urticarielle Erscheinungen auslöste, die stets während bzw. einige Zeit nach der Hautreizung auftraten. Hautläppchenproben waren negativ, ebenso der allerdings nur bei einem Patienten ausgeführte Intracutantest. Eine epidermale Sensibilisierung lag also nicht vor, allerdings durch Testung nachweisbar — wenigstens in dem einen geprüften Fall — auch keine cutan-vasculäre Allergie. SIEMENS und WARTER sprechen auch nicht von einer allergischen Urticaria durch Resorcin, sondern von einer Resorcin-Toxikose. Diese Beobachtungen beweisen also noch nicht, daß hier durch Resorcin ein anderer Allergietyp in Gang gebracht worden ist. Da aber überdies bei mehreren Resorcinvergiftungsfällen ebenfalls Quaddelausbrüche beobachtet wurden, ist die Häufung von Beobachtungen, in denen es zu Quaddelbildungen nach Resorcinanwendung kam, ein so auffallender Befund, daß er im Hinblick auf die Fragestellung dieses Prozesses Anlaß sein sollte, Resorcinallergien und Resorcinintoxikationen klinisch und auch tierexperimentell genauer zu analysieren.

Wenn ich mich abschließend zur Zusammenhangsfrage äußern darf — und ich glaube das tun zu dürfen, da das Verfahren abgeschlossen ist —, so möchte ich meine Stellungnahme folgendermaßen formulieren:

Die Antikörper des allergischen Kontaktekzems sind offenbar ausschließlich epidermotrop. Der Reaktionsort kann daher nur die Haut sein. Andererseits kann aber beim derzeitigen Stand unseres Wissens nicht ausgeschlossen werden, daß durch den Hautkontakt des Resorcins (oder gleichzeitig per inhalationem?) außer den Antikörpern vom spätekzematösen Reaktionstyp auch noch andere Antikörper entstanden sind, und sich damit ein weiterer vom ekzematösen Spätreaktionstyp wesensfremder Allergietyp, beispielsweise von dem der Arzneimittelexantheme, entwickelt hat. Die Knochenmarksschädigung könnte eine der möglichen klinischen Manifestationen dieses Allergietyps sein.

Das Gericht konnte unter diesen Umständen und nachdem es auf Grund von Gutachten zu der Ansicht gekommen ist, daß nach dem Beweis des ersten Anscheins die nachfolgenden Blutkrankheiten Folge des ärztlichen Eingriffes sind, wohl nicht anders entscheiden, als es entschieden hat, nämlich 1. in der nochmaligen Anwendung des Resorcins eine Schuld unseres Fachkollegen festzustellen, 2. den Zusammenhang zwischen der nochmaligen Anwendung des Resorcins und der Knochenmarkschädigung für möglich zu erachten oder zumindestens festzustellen, daß ein Gegenbeweis nicht gelungen ist und damit 3. den Kollegen für haftpflichtig zu erklären.

Die Nutzanwendung aus diesem Rechtsstreit sollte darin bestehen, sich bewußt zu werden, wie groß bei der derzeitigen Rechtssprechung für jeden Arzt die Gefahren sind, auch bei in ihrer Kausalität durchaus zweifelhaften Folgen eines schuldhaften Verhaltens zur Haftpflicht verurteilt zu werden. Wir werden deshalb bei unseren diagnostischen und therapeutischen Maßnahmen noch vorsichtiger sein müssen als bisher.

Aus der Dermatologischen Klinik und Poliklinik der Universität München
(Direktor: Prof. Dr. A. Marchionini)

# Was muß der praktische Dermatologe unserer Breiten von tropischen und subtropischen Hautkrankheiten wissen?

## Beiträge zur geographischen und soziologischen Dermatologie

Von

Alfred Marchionini

Mit 1 Abbildung

In den früheren Münchener Fortbildungskursen haben wir immer wieder darauf hingewiesen, daß die Dermatologie nicht — wie manche befugte und vor allem unbefugte Vertreter anderer Disziplinen behaupten — ein sterbendes Fach sei. Wir sind zu dem Ergebnis gekommen: Die Dermatologie blüht ständig weiter auf, vor allem auch, indem sie sich neue Randgebiete erschließt. Vielfach drängt sich die Erweiterung durch die Entwicklung in medizinischer, sozialer, wirtschaftlicher, politischer und anderer Hinsicht geradezu auf. Zu den Voraussetzungen solcher Entwicklungstendenzen gehört auch die ständige und rapide Erweiterung des Weltverkehrs, insbesondere durch den Ausbau des Flugwesens. Sie hat zur Folge, daß manche Patienten aus subtropischen und tropischen Ländern nach Europa reisen, oft, bevor ihre Erkrankung subjektiv oder objektiv wahrzunehmen ist. Sie haben sich vielleicht unmittelbar vor der Abreise noch mit den Erregern einer tropischen oder subtropischen Hautkrankheit infiziert, deren Ausbruch dann bei ihrem Aufenthalt in Europa erfolgt. In anderen Fällen bestand die Krankheit schon; sie konnte aber in den Heimatländern der Patienten nicht wirksam genug beeinflußt werden: deshalb suchen sie europäische Ärzte auf, um sich von ihnen über die besten Methoden der Heilung beraten bzw. auch behandeln zu lassen.

In zunehmender Zahl strömen jetzt Arbeiter aus südlichen Ländern, wie Griechenland, Italien, Spanien, Türkei, in die Industrieländer Europas, u. a. auch in die Deutsche Bundesrepublik. Auch sie können sich vor dem Antritt ihrer Reise mit Krankheiten ihrer Länder infiziert haben, die infolge längerer Inkubationszeit erst nach dem Eintreffen im Bestimmungsland zum Ausbruch kommen.

Umgekehrt wird es in steigendem Maße üblich, daß im Gefolge der modernen Völkerwanderung, die durch den weltweiten Tourismus unterhalten wird, auch die Ärzte als Touristen in ihrem Urlaub zur Vermehrung ihrer Weltkenntnis subtropische und tropische Länder aufsuchen und dabei Gelegenheit haben, die Krankheiten dieser Länder zu studieren. Der Ruf europäischer Ärzte ist immer noch groß genug, so daß vor allem in den sog. Entwicklungsländern von ihnen Rat und Hilfe erwartet wird.

Der weitere Ausbau der Entwicklungshilfe — etwa im Sinne eines Friedenskorps von Kennedy — wird sicher zur Folge haben, daß junge

europäische Ärzte — gemeinsam mit ihren amerikanischen Kollegen —
in die Entwicklungsländer gehen, um sich an der Bekämpfung dort vorhandener, epidemie- oder endemieartig verbreiteter Krankheiten zu beteiligen. Schließlich aber — last but not least — gehört es auch zur Abrundung und Vollendung der Ausbildung des praktischen Dermatologen,
über die Grundlagen der Kenntnisse subtropischer und tropischer Hautkrankheiten unterrichtet zu sein.

Es kann nicht meine Aufgabe sein, Ihnen hier eine erschöpfende
Übersicht über alle derartigen Krankheiten zu geben. Ich muß mich auf
einige charakteristische Beispiele beschränken, weil ich nur eine Stunde
zur Verfügung habe. Deshalb gestatten Sie mir, daß ich eine Auswahl
treffe, indem ich Ihnen insbesondere jene Hautkrankheiten subtropischer
und tropischer Regionen schildere, die ich aus eigener Anschauung, sei es
durch meinen zehnjährigen Aufenthalt in der Türkei, sei es durch meine
zahlreichen Reisen in subtropische und tropische Länder, kennengelernt
habe.

## Lepra

In erster Linie ist hier die Lepra zu nennen. Ihre Ausbreitung hat
allerdings nichts mit dem Klima zu tun, denn — wie wir alle wissen — war
die Lepra auch in unseren mitteleuropäischen Ländern noch vor einiger
Zeit weit verbreitet. Daran erinnern u. a. Straßenbezeichnungen wie
„Gut'-Leutstraße" oder „Klapperfeld". Die Leprösen wurden in bestimmten Straßen konfiniert; sobald sie ihre Quartiere verließen, waren sie verpflichtet, durch eine Klapper ihre Mitmenschen vor ihrem Herannahen
zu warnen, damit sie ihnen auswichen. Die Verbesserung der Hygiene
hat dazu geführt, daß z. B. in Deutschland praktisch keine Leprösen
mehr beobachtet werden. Das einzige Leprosorium, über das wir in der
Bundesrepublik verfügten, befand sich in Hamburg-Eppendorf und war
der dortigen Hautklinik angegliedert. Als ich die Leitung dieser Klinik
(1948—1950) innehatte, befanden sich dort nicht mehr als drei Kranke.
Auf der ganzen Welt aber gibt es noch mehrere Millionen Lepröse.
KEINING und BRAUN-FALCO schätzen in ihrem neuen vortrefflichen Lehrbuch ihre Zahl auf 5 Millionen, SCHALLER, der Leiter der Leprabekämpfung
in Äthiopien, auf 12 Millionen, und SCHUPPLI meint, daß die Schätzung einer
Zahl von 15 Millionen wahrscheinlich zu niedrig sei, wenn man wirklich alle
Leprakranken erfassen könnte. Wir sahen sie hauptsächlich in den Ländern
Südeuropas (Portugal, Spanien, Italien, Griechenland), in der Türkei,
ferner in Israel und Japan, besonders verbreitet aber in Süd- und Mittelamerika. SCHUPPLI schätzt, daß in diesen letzteren Ländern bis zu 10%
der Bevölkerung an Lepra erkrankt seien. Vor allem in Brasilien ist die
Durchseuchung der Bevölkerung noch stark. Zugleich sind aber auch die
Maßnahmen zu ihrer Bekämpfung hoch entwickelt: wir besuchten vorbildlich eingerichtete Leprosorien.

Daß die Lepra immer noch nicht ausgerottet ist, stellt eine Anklage
gegen die Führer der Menschheit dar. Sie findet sich überall da, wo sich
große Schichten der Bevölkerung in so bitterer Not befinden, daß sie
nicht in der Lage sind, die Mittel für die Erfüllung der einfachsten

Forderungen der Hygiene aufzubringen. Auch hier treffen wir wieder — wie ich es schon bei der Erörterung des Neurodermitisproblems in unserem letzten Fortbildungskurs darzutun vermochte — auf die engen Beziehungen zwischen Soziologie und Dermatologie. Sie sind auf so vielen Gebieten der modernen Medizin sichtbar, daß man für die Gegenwart den berühmten Satz von Hippokrates — „Man muß die Philosophie in die Medizin einführen" — dahin abwandeln sollte: „Man muß die Soziologie in die Medizin einführen." Die erste allgemeine Forderung also zur wirksamen Bekämpfung der Lepra ist die Hebung des sozialen Niveaus der unteren Schichten. Darüber hinaus wird aber auch die Anwendung neuerer Erkenntnisse der rein medizinischen Forschung für die Bekämpfung der Lepra wichtig und nützlich sein.

Man hat — insbesondere durch Untersuchungen brasilianischer Forscher — aus den verschiedenen Erscheinungsformen der Lepra zwei besonders typische dargestellt und ihre charakteristischen Eigenschaften präzisiert. Die eine Form ist die *lepromatöse*, die sich insbesondere durch die Bildung großer Knoten auszeichnet. Diese Knoten (Leprome) fließen oft zu knorpelharten Platten zusammen, andere zerfallen rasch und führen zur Bildung von Ulcerationen mit weitgehender Zerstörung auch der darunterliegenden Knochen- und Knorpelpartien. Typisch für diese lepromatöse Form ist die Facies leonina, das Löwengesicht. Histologisch sieht man eine relativ unspezifische Reaktion der Gewebe.

Die zweite Form ist die *tuberkuloide* Lepra, weil bei ihr histologisch tuberkuloide Strukturen nachgewiesen werden.

Bei der zweiten Form entwickeln sich vor allem Schädigungen des Nervensystems, die zur Herabsetzung der Sensibilität führen und ausgedehnte Verstümmelungen zur Folge haben. Sie entspricht in vieler Hinsicht der früher als Lepra maculo-anaesthetica und Lepra nervosa bezeichneten Verlaufsform. Der Unterschied zwischen beiden Formen ist aber nicht ein rein morphologisch-klinischer, sondern ein biologischer. Bei der tuberkuloiden Form finden wir relativ wenig Hansen-Bacillen, bei der lepromatösen sind sie sehr reichlich vorhanden. Die letztere ist darum auch hoch ansteckungsgefährlich, die erstere in sehr geringem Maße. Der Immunitätsgrad ist bei der tuberkuloiden Form sehr hoch, die Lepromin-Reaktion nach Mitsuda (Intracutantest mit abgetöteten Leprabakterien) positiv. Da der Immunitätsgrad bei der lepromatösen Form gering ist, ist auch die Mitsuda-Reaktion bei ihr entsprechend negativ. Eine weitere, neuere Erkenntnis, die wir vor allem brasilianischen Forschern verdanken, ist die Möglichkeit der Erzeugung einer Immunität durch Impfung mit BCG-Impfstoff, dem bekannten Tuberkelbakterien-Impfstoff nach Calmette, den man zur Erzeugung einer Immunität gegen Tuberkulose erprobt hat. Nachdem durch Massenimpfungen an Kindern mit BCG in den bekannten Lepragebieten Brasiliens die Zahl der Infektionen wesentlich verringert werden konnte, scheint sich diese Form zur Steigerung der Immunität als eine der wichtigsten Methoden der Prophylaxe zu empfehlen.

Aber auch in der *Therapie* sind wesentliche Fortschritte erzielt worden. Durch die Anwendung insbesondere der sog. Sulfone hat man bei vielen Fällen Bacillenfreiheit erzielen können, so daß die Aufnahme oder der Verbleib der Kranken in Leprosorien sich erübrigte. Schon vor einigen Jahren wurde auf einem vom Malteserritterorden einberufenen Internationalen Leprakongreß in Rom erörtert, welche Maßnahmen der Resozialisierung ergriffen werden könnten, um die durch die moderne Lepratherapie ungefährlich gewordenen Kranken wieder in das soziale Leben einzugliedern.

## Hautleishmaniose

Weitere wichtige Krankheiten subtropischer und tropischer Regionen sind die beiden Formen der Hautleishmaniose. Die eine wird als *Orientbeule* bezeichnet und kommt vor allem in der Türkei, Syrien, Israel, im Irak und in den Ländern Nordafrikas vor. Die zweite Form ist die sog. *amerikanische Hautleishmaniose*, die in Brasilien und Argentinien, aber auch in den mittelamerikanischen Ländern Mexiko, Guatemala und El Salvador beobachtet werden.

Beide Formen werden bekanntlich durch die Leishmania tropica hervorgerufen, einen Erreger, der durch den Biß von Insekten, sog. Phlebotomen, in Anatolien vor allem der Pappataci-Phlebotomen, übertragen wird. Wir sahen während unserer Beobachtungszeit in der Türkei etwa 1000 Fälle dieser Krankheit, entweder in unserer Klinik in Ankara oder auf unseren Reisen durch andere Provinzen.

Die häufigste Erscheinungsform der Orientbeule ist dadurch gekennzeichnet, daß die Erkrankung auf die durch den Phlebotomenstich bestimmte Infektionsstelle (meist an unbedeckten Körperstellen, vor allem im Gesicht oder an den Händen) beschränkt bleibt. Hier entwickelt sich zunächst eine Papel, später ein Knoten, der schließlich geschwürig zerfällt. Danach erfolgt in der überwiegenden Mehrzahl der Fälle die spontane Abheilung durch Bildung einer oft entstellenden Narbe.

Bei der zweiten von uns beobachteten Erscheinungsform wandern die Leishmanien von ihrer Eintrittspforte häufig auf dem Lymph-, seltener auf dem Blutwege weiter und erzeugen in der Umgebung des ursprünglichen Krankheitsherdes, aber auch an entfernten Hautstellen des Körpers neue Herde. Auch diese Form der Orientbeule heilt — wie die oben beschriebene — in der Mehrzahl der Fälle durch die Entwicklung einer Immunität spontan ab, meist im Laufe eines Jahres, eine Beobachtung, die in manchen Gegenden der Krankheit den Namen „Jahresbeule" eingetragen hat.

Nur selten kommt es zu einer dritten Form der Erkrankung: eine ausreichende Immunkörperbildung tritt nicht ein, und es entstehen Krankheitsbilder, die an eine chronisch vegetierende Pyodermie, Tbc. cutis colliquativa oder tertiäre Syphilis erinnern. Diese Erscheinungen heilen nicht im Laufe eines Jahres spontan ab, sondern können viele Jahre fortbestehen, zuweilen 15—20 Jahre. Als Ursache dieser fehlenden Immunkörperbildung findet man gelegentlich eine konsumierende Krankheit wie Tuberkulose, chronische Malaria, Avitaminose, Anämie u. ä.

Schließlich sei hier noch der als Metaleishmaniosis (GITELSOHN) oder Leishmaniosis cutis recidivans (DOSTROWSKY) beschriebenen Krankheitsform gedacht: papulöse, zuweilen tuberöse und sekundär exulcerierende

Hautveränderungen lassen um die Narbe einer scheinbar ausgeheilten Orientbeule anuläre, circinäre bzw. serpiginöse Erscheinungsbilder entstehen.

Unsere ätiologischen und pathogenetischen Studien ergaben, daß die Volksseuche nur auszurotten war, wenn es gelang, die die Leishmanien übertragenden Phlebotomen zu vernichten. Wir rieten damals, baufällige

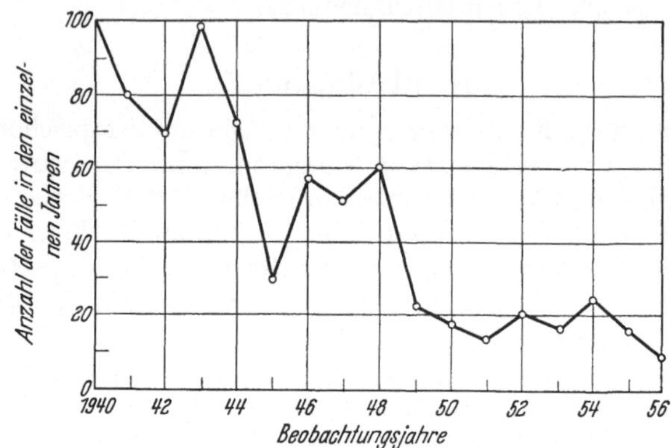


Abb. 1. Rückgang der Zahl der Fälle von Hautleishmaniosis an den Ankaraner dermatologischen Kliniken in der Zeit von 1940—1956 (nach R. RICHTER)

Häuser und Hütten, unter Umständen sogar ganze alte Gassen niederzureißen, um die Brutstätten und Schlupfwinkel dieser Insekten zu beseitigen. Die Phlebotomen sind bekanntlich schlechte Flieger und vermögen nur kurze Strecken von den erkrankten bis zu den neu zu infizierenden Personen zurückzulegen. WITTINGHAM und ROOK haben in Malta am Beispiele des Pappatacifiebers, das durch die gleichen Sandfliegen übertragen wird, überzeugend dargetan, wieviel durch systematische und energische Maßnahmen der beschriebenen Art gegen die Phlebotomen zu erreichen ist.

Inzwischen ist durch die Entdeckung des DDT und anderer Insektizide die Bekämpfung der Phlebotomen wesentlich vereinfacht worden. Wie mein Nachfolger auf dem Lehrstuhl für Dermatologie in Ankara, R. RICHTER, mitteilt, hat auf Grund unserer damaligen Vorschläge die türkische Regierung einen energischen Kampf gegen die Phlebotomen mit diesen modernen Methoden aufgenommen. Durch die staatliche Gesundheitsfürsorge werden z. B. die Endemiegebiete der Orientbeule in den alten Stadtvierteln mindestens einmal monatlich durch Spezial-Spritzgruppen aufgesucht: Sie gehen von Haus zu Haus, von Hütte zu Hütte und spritzen alle Räume mit DDT ab.

Das Ergebnis dieser Aktion ist evident. Es geht vor allem aus der tabellarischen Darstellung RICHTERs über den Rückgang der Zahl der Fälle von Hautleishmaniose an den Ankaraner Dermatologischen Kliniken in der Zeit von 1940—1956 hervor (s. Abb. 1).

Ähnliches wird aus anderen Endemiegebieten berichtet. Ich erwähne besonders die Untersuchungen von KOCHS in Bagdad, BRÄUER in Mosul, von DOSTROWSKY und SAGHER in Israel. Von allen wird übereinstimmend berichtet, daß die Zahl der Fälle von Orientbeule stark zurückgegangen sei, ja BRÄUER nennt sie bereits eine sterbende Krankheit. Lediglich die sog. Leishmaniosis cutis recidiva wird überall noch häufiger registriert. Sie wird heute aber auch erfolgreicher bekämpft. Man unterspritzt die Krankheitsherde nach DOSTROWSKY mit Hydrocortison und läßt die bei der Behandlung der Orientbeule seit langem bewährte Antimontherapie folgen.

Ähnliche Beobachtungen über den *Rückgang* der *amerikanischen Hautleishmaniose* wurden in Süd- und Mittelamerika gemacht. Die klinischen Formen und der Verlauf zeigen gegenüber der Orientbeule größere Unterschiede, was möglicherweise mit geographischen und klimatischen Faktoren zusammenhängt. Während nämlich die eigentliche Orientbeule in erster Linie trockene, heiße, waldarme und felsige Gebiete bevorzugt und nur höchst selten auch in feuchten Regionen vorkommt, ist nach BRUMPT die amerikanische Hautleishmaniose von Mexiko bis zum Norden Argentiniens und Brasiliens ausschließlich auf heiße, feuchte, sumpfige und waldreiche Bezirke beschränkt. Wenn man die Wälder abholzt, wodurch die Gebiete austrocknen, verschwindet die Beulenkrankheit; schon die Arbeiter in großen Waldlichtungen erkranken seltener als jene, die in den Wäldern selbst beschäftigt sind.

Auch BELGERI und DUSSELDORP sahen ihre Fälle allein in waldigen, feuchten und heißen Gegenden Nordargentiniens. Besonders eindrucksvoll schildern ALMEIDA und DE OLIVEIRA die von klimatischen Einflüssen abhängige Ausbreitung der amerikanischen Hautleishmaniose im Staate Parahyba in Nordbrasilien. Dort beschränkt sich die Endemie der Buba (landesübliche Bezeichnung für die amerikanische Hautleishmaniose) auf eine deutlich umgrenzte Region welligen, ja ausgesprochen sumpfigen Geländes, die brejo = Sumpf benannt wird. In den Hochebenen und trockenen Strichen des Hinterlandes werden die Fälle seltener, um schließlich in der eigentlichen Ebene und im Küstengebiet vollständig zu verschwinden.

Wie schon kurz angedeutet, unterscheidet sich in klinischer Hinsicht die amerikanische Form der Hautleishmaniose wesentlich von der orientalischen, obwohl beide durch denselben Erreger hervorgerufen werden. Ich habe mich beim Besuch der brasilianischen Kliniken in Rio de Janeiro, Belo Horizonte und Sao Paulo, ferner jener in Mexiko und Guatemala, davon überzeugen können, daß die amerikanische Leishmaniose nicht an der Haut Halt macht, sondern sehr häufig auch die Schleimhaut befällt, insbesondere die der Nase und des Rachens. Die Geschwürsbildung, die diese Beule zur Folge hat, reicht meist wesentlich tiefer als jene der Orientbeule und heilt oft nur mit sehr unästhetisch wirkenden Narbenbildungen ab. Auch ihr Verlauf ist erheblich länger als jener der orientalischen Hautleishmaniose. Sehr häufig sind die Patienten bis zu 15 und 20 Jahren, ja auch noch länger, von der Beulenbildung geplagt.

Auf unserer Reise in den mexikanischen Bundesstaat Yucatán, was „Perle am Halse der Erde" heißt, waren wir besonders bemüht, die bekannten Endemiegebiete der amerikanischen Hautleishmaniose zu besuchen. Wir hofften, insbesondere beim Aufenthalt in den Dörfern des

Dschungels zahlreiche Fälle dieser Krankheit zu finden. Wir sahen aber bei unseren stundenlangen Fahrten weder in den Dörfern, die wir passierten, noch auf den Landstraßen jemals einen Fall von frischer Hautleishmaniose, noch die das Gesicht so stark entstellenden Narben, wie sie uns von dem Besuch der früher erwähnten Kliniken vertraut waren.

Der von uns befragte Professor REYES, Direktor der Dermatologischen Universitäts-Klinik in Merida, der Hauptstadt von Yucatán, berichtete uns, daß er während seiner zehnjährigen Tätigkeit in dieser Stadt nur 3—4 Fälle von Hautleishmaniose registriert habe. Er führte das Verschwinden dieser Krankheit darauf zurück, daß der Kautschukanbau für die Zwecke der Kaugummiherstellung eingestellt worden sei, weil er der Konkurrenz anderer Länder nicht mehr gewachsen war. Auch diese Beobachtung stellt einen Beweis für die Bedeutung der Beziehungen zwischen Medizin und Soziologie dar. Wie sehr diese Annahme zutrifft, ermittelten wir beim Besuch der Dermatologischen Klinik im benachbarten Guatemala. Dort ist der Chicle-Gummi, das Rohprodukt für die nordamerikanische Kaugummiindustrie, eines der wichtigsten Erzeugnisse der Landwirtschaft geblieben. In der Tat findet sich eine relativ große Zahl der Fälle von Hautleishmaniose im Norden des Landes, insbesondere in der Provinz von Peten mit ihren Urwäldern. Es erkranken vor allem die Arbeiter der Kaugummigewinnung, Chicleros genannt; sie arbeiten in Kautschukwäldern, wo sie die Bäume anstechen, um das Harz zu gewinnen. Das Harz aber ist es, das die Phlebotomen anlockt, die auch hier die Überträger der Leishmanien sind.

## Harara

Um aber wieder nach Anatolien zurückzukehren, so ist — wiederum nach R. RICHTER — mit dieser erfolgreichen Bekämpfung der Phlebotomen auch eine andere Hautkrankheit fast völlig verschwunden, die in der Zeit unserer dortigen Tätigkeit einen großen Teil unserer Klientel ausmachte: die Phlebotomen-Epizoonose, auch Harara genannt. Die papulöse, zuweilen auch urticarielle oder bullöse, heftig juckende Krankheit war damals insbesondere die crux der Ausländer, die ihnen das Leben in den Sommermonaten verbitterte. Auch das Pappatacifieber, das die gleichen Phlebotomen übertragen, ist zu einer äußerst seltenen Krankheit geworden, während zu unserer Zeit noch viele Personen diese heftige, allerdings sich auf wenige Tage beschränkende Fieberattacke durchmachen mußten. Meist heilte sie erst nach einer länger dauernden Rekonvaleszenz und Abwehrschwäche völlig aus.

## Hauterscheinungen bei Malaria

Während also die verschiedenen Formen der Hautleishmaniose mit Erfolg bekämpft werden konnten, ist die Malaria noch immer stark verbreitet. Zwar sind in einigen Ländern (z. B. Türkei) durch die wirksame Bekämpfung der Anopheles und die wesentliche Verbesserung der Malariatherapie hervorragende Erfolge erzielt worden. In anderen jedoch ist die Malariaendemie noch so gut wie unbeeinflußt. So erfahren wir aus den Schilderungen des Pädiaters HERMANN MAI, der mehrfach als Gast von ALBERT SCHWEITZER in Lambarene weilte, daß im Kongogebiet die Malaria nach wie vor endemisch sei und allen Bekämpfungsmaßnahmen trotze. Für den Dermatologen ist die Malaria deshalb interessant, weil sie zu verschiedenen Hautveränderungen führen kann.

Zuweilen sehen wir Pigmentierungen von chloasmatischem, ja sogar von addisonartigem Charakter, ferner als Folge von Gefäßschädigungen der Haut morbilliforme, scarlatiniforme und purpuraartige Exantheme.

## Noma

Es ist das Verdienst von A. ECKSTEIN, darauf hingewiesen zu haben, daß die chronische Malaria in manchen Ländern die Hauptwegbereiterin der früher meist tödlichen Nekrobiose, der Noma, darstellt: Sie verursacht in erster Linie die Abwehrschwäche der Haut und Mundschleimhaut, in denen sich die Plaut-Vincent-Symbiose der Spirillen und fusiformen Bacillen oder andere Erreger ansiedeln und entwickeln, die zur Ausbildung der Noma führen. Diese Krankheit war z. B. in der Türkei im Vergleich zu unseren Ländern relativ häufig: Wir haben etwa 300 Fälle der Kinderklinik in Ankara und einige jugendliche Erwachsene an unserer Klinik beobachtet. Durch die Anwendung des Penicillins ist es ECKSTEIN gelungen, die Mortalität der Noma von bisher 90% auf 8% zu senken.

Die Noma ist jetzt nach den Berichten von R. RICHTER ebenfalls fast völlig verschwunden. Dafür sind zwei Gründe verantwortlich zu machen. Der eine Grund ist ein medizinischer: Die erfolgreiche Bekämpfung der Malaria. Der andere Grund ist in der Veränderung der sozialen und wirtschaftlichen Situation der Bauernschaft zu suchen, die 80% der Gesamtbevölkerung darstellt.

Nach unserem Beobachtungsgut ist die Noma eine Infektionskrankheit, die vor allem jene Kinder befällt, die durch die Schäden eines unerhörten Pauperismus jede Resistenz verloren haben. In der Türkei ergreift sie in erster Linie die Kinder der ärmsten anatolischen Bauern (s. Tab. 1 u. 2).

Tabelle 1. *Herkunft der in Ankara beobachteten 112 Fälle von Noma bei Kindern*

| | |
|---|---|
| Aus Großstädten . . | 0 |
| Aus Kleinstädten. . | 5 |
| Aus Dörfern   . . . | 107 |

Tabelle 2. *Sozialer Stand der Väter von 101 aus zentralanatolischen Dörfern stammenden, an Noma erkrankten Kindern*

| | |
|---|---|
| Großbauern   . . . | 0 |
| Mittlere Bauern  . . | 11 |
| Kleinbauern . . . . | 90 |

Durch die Einführung der technischen Zivilisation in Form der Vermehrung der Traktoren in wenigen Jahren von 2000 auf 40 000 ist es gelungen, eine Modernisierung der Landwirtschaft herbeizuführen, die zuvor vielfach noch mit uralten, primitiven Geräten betrieben wurde. Auf diese Weise wurde die soziale Lage des Bauernstandes gewaltig gehoben, so daß der Pauperismus nahezu beseitigt und somit die Noma eine sterbende Krankheit geworden ist. Wiederum zeigen sich deutlich die Beziehungen zwischen Dermatologie und Soziologie.

## Milzbrand

In den Entwicklungsländern stößt man häufig auf Fälle von Milzbrand, der in unseren Breiten zu einer sehr seltenen Krankheit geworden ist. In Ankara fanden wir sie besonders bei Kindern, die bei der Schafschur und vor allem bei der Schafschlachtung beteiligt waren. Um das Fell möglichst sorgfältig abziehen zu können, bliesen die Kinder mit vollem Munde an der Schnittstelle unter die Haut; dabei kamen sie mit milzbrand-infizierten Stellen in Berührung. In Mittelamerika wiederum waren es jene Personen, die mit milzbrandkranken Rindern beruflich zu tun hatten, wie Bauern, Metzger, Lederhändler usw., die sich mit Milzbrand infizierten. Die Inkubationszeit dauert nur wenige Tage, dann entwickelt sich die Pustula maligna, die sich in einen Milzbrandkarbunkel umwandeln kann. Der schwärzliche Schorf hat zu dem Namen Anthrax (= Kohle) oder im Französischen Charbon geführt. Während früher die Krankheit oft einen für das Leben bedrohlichen Verlauf nehmen konnte, sind wir heute in der Lage, durch die Behandlung mit Milzbrandserum (20—60 cm³ Milzbrand-serum der Behringwerke i. m. oder i. v.) und vor allem mit den Antibiotica (Penicillin, Aureomycin, Terramycin) ihrer relativ rasch Herr zu werden.

## Pinta

In Mittelamerika begegnete ich zum ersten Mal in meinem Leben der Pinta. Der Name kommt von ''pintare'' = malen. Sie wird hervorgerufen durch das Treponema crateum oder Treponema herrejoni. Der letzte Name ist gewählt zu Ehren des als Emeritus in Mexiko lebenden Professors HERREJÓN, dessen Untersuchungen die Treponemenätiologie wahrscheinlich machten, bis die kubanischen Forscher GRAU-TRIANA und ALFONSO ARMENTEROS im Jahre 1938 das Treponema crateum selbst nachweisen konnten. Man findet die Erreger vor allem in den Lymph-bahnen der Pintaläsion und den regionären Lymphknoten.

Die Verbreitungsgebiete der Krankheit sind besonders Kolumbien, Kuba und Mexiko. Sie beschränkt sich fast ausschließlich auf die An-gehörigen der farbigen Rasse. So sahen wir z. B. in den Straßen der Silberstadt Taxco in Mexiko Bettler mit verstümmelten Gliedern als Folge der Lepra und Dyschromien als Zeichen des Mal de Pinto. Deshalb beschlossen wir, der freundlichen Einladung, die uns Dr. SOSSA CABACHO während des Dermatologen-Kongresses in Mexiko (1959) übermittelt hatte, ihn in Iguala zu besuchen, damit er uns im dortigen Kerker einige frische Fälle von Mal de Pinto zeigen könnte, nicht Folge zu leisten, zumal dieses Städtchen nur mühsam und auf schlechten Straßen zu erreichen war. Wir hatten inzwischen auf unserer Reise nach Mexiko eine große Zahl von Fällen aller Stadien dieser Krankheit nicht nur — wie schon erwähnt — auf den Straßen von Taxco, sondern auch in den Dörfern gesehen, die wir passierten. Viele dieser Patienten entziehen sich jeder ärztlichen Behandlung. Sie glauben an die überirdischen Kräfte des Dorf-zauberers, der sich in der Anwendung der in Mexiko zahlreich gedeihen-den Heilkräuter vorzüglich auskennt.

Der Übertragungsmodus der Pinta ist noch nicht gesichert. Früher nahm man an, daß die Treponemen durch Moskitos, Bettwanzen, Insekten usw. übertragen würden. Jetzt hält man es für wahrscheinlicher, daß die Übertragung durch direkten Kontakt von Mensch zu Mensch erfolgt.

Nach einer Inkubationszeit von 1—3 Wochen entwickeln sich die klinischen Symptome in drei Perioden: 1. Die Primärläsionen (meist ein Einzelherd, zuweilen aber auch multiple Herde) zeigen sich an unbedeckten Körperstellen und bevorzugen die unteren Extremitäten. Es sind zunächst linsengroße, schuppende Papeln, die sich im Laufe von einigen Monaten zu 2—3 cm großen erythemato-squamösen, scharf begrenzten Herden vergrößern. In der zweiten Periode der Krankheit entstehen die sog. Pintide. Es sind Papeln, die oft rötlich, zuweilen bläulich-rot oder auch bläulich-schwarz verfäbt sind. In diesem Stadium sind auch die Lymphknoten vergrößert; im Blutbild zeigt sich eine Eosinophilie und Basophilie. Subjektive Beschwerden werden nicht angegeben. Nach einem Übergang von einigen Monaten bis Jahren entwickelt sich das dritte Stadium, in dem wir polycyclische, scharf begrenzte Herde nachweisen. Die Schuppung verschwindet, während die Hautverfärbung in den Vordergrund tritt. Es finden sich an den verschiedensten Körperstellen entsprechende Herde, die mit Atrophie und Depigmentierung zur Abheilung kommen; außerdem sieht man oft auch Haarausfall.

Während in der zweiten Phase der Krankheit die WaR. in 80% der Fälle positiv ist, beobachtet man im dritten Stadium kaum einen Fall, dessen WaR. noch negativ ist. Der Pinta-Befall hinterläßt eine relative Immunität.

Die Behandlung entspricht jener der Syphilis. Die frühere Salvarsan- und Wismut-Behandlung ist in den letzten Jahren durch die Penicillintherapie ersetzt worden; bereits eine Injektion von 1,2 Millionen Einheiten erscheint als ausreichend.

## Rhinosklerom

An der Dermatologischen Klinik von San Salvador sah ich eine Reihe von Fällen von Rhinosklerom, das sowohl in El Salvador in Mittelamerika wie auch in Teilen Südamerikas endemisch ist, aber auch zahlreich in Osteuropa und vereinzelt sogar in Deutschland beobachtet wird. Es wird hervorgerufen durch Klebsiella rhinoscleromatis, den Rhinosklerombacillus. Die Infektion, die durch Tröpfcheninhalation oder direkten Kontakt erfolgt, führt — nach einer vorübergehenden Rhinitis — zu einer mächtigen Verdickung der Nase von bläulich-roter Farbe mit diffusen Auftreibungen durch derbe, auffallend harte, plattenartige Infiltrate. Der Prozeß geht oft auch auf die Oberlippe, ferner auf den Alveolarfortsatz des Oberkiefers, auf die Nebenhöhlen, den harten und weichen Gaumen, schließlich auf die Atemwege, den Pharynx, die Trachea und die Bronchialschleimhaut über. Ferner breitet er sich zuweilen auf das innere Ohr, den Tränen-Nasen-Gang und die Stirn aus. Das Allgemeinbefinden ist meist ungestört, nur kann die Atmung durch die Granulationen und durch narbige Schrumpfungsvorgänge nach ihrer Rückbildung beeinträchtigt werden. Es können unästhetisch wirkende Narben zurückbleiben.

Histologisch sind besonders auffällig die wabigen, sog. Mikulicz-Zellen, in denen sich die Erreger in großer Zahl finden, in einem Granulationsgewebe mit derben kollagenen Bindegewebswucherungen, das außerdem zahlreiche Plasmazellen enthält.

Die Therapie besteht in der Anwendung von Röntgenbestrahlungen, chirurgischen Abtragungen in Kombination mit Antibiotica, besonders Streptomycin.

## Pilzkrankheiten

Vor allem sind die subtropischen und tropischen Regionen die Domänen für eine Reihe von Pilzkrankheiten.

### Favus

Von jenen Pilzkrankheiten, die wir in unseren Breiten nur selten sehen, nenne ich zunächst den Favus, der zu meiner Zeit in der Türkei wie im ganzen Nahen Osten und in Nordafrika endemisch war. Als mein Vorgänger als deutscher Professor der Dermatologie in der Türkei, ERNST VON DÜRING-PASCHA, am Ende des 19. Jahrhunderts seine Untersuchungen ausführte, hatte die Hälfte aller Rekruten der von VON DER GOLTZ zu reformierenden türkischen Armee einen Favus-Kahlkopf.

Der Erreger ist das Trichophyton Schoenleini. Seine Übertragung erfolgt durch direkten Kontakt von Mensch zu Mensch, aber auch durch Kopfbürsten. Die klinischen Symptome äußern sich in mehreren Formen, vor allem in der Schildchenform und in der pityriasiformen Ausbreitung. Die Schwierigkeit, den Favus endgültig auszurotten, liegt insbesondere in der mangelnden Hygiene weiter Bevölkerungsschichten der Endemieländer, in denen die Infektion familiär beobachtet wird, vor allem aber auch in bestimmten Sitten der ländlichen Bevölkerung. Zu ihnen gehört u. a. das Tragen von Kopfkappen mit Münzenschmuck, die über Generationen in den Familien bewahrt werden und gleichzeitig über Generationen den Favuspilz weitergeben. Im allgemeinen beschränkt sich die Krankheit auf den behaarten Kopf. Seltener sieht man das Gesicht befallen, höchst selten den gesamten Körper. Zu den ausgesprochenen Seltenheiten gehört auch nach unseren Beobachtungen das Favid, eine kleinpapulöse Erkrankung, die im Anschluß an einen Kopffavus auftreten kann und mit dem Trichophytid unserer Breiten vergleichbar ist. Ebenso gehört die Onychomycosis favosa zu den ungewöhnlichen Erscheinungsformen der Krankheit.

Auch in nordafrikanischen Ländern wird die Verbreitung des Favus von CSILLAG auf die dort bei den Mohamedanern noch übliche Sitte des Feztragens zurückgeführt. In den eigentlichen Tropen ist allerdings der Favus eine seltene Krankheit.

Auch diese Pilzerkrankung dürfte in absehbarer Zeit ausgerottet werden können, da der Favus erfolgreich durch Griseofulvin beeinflußt wird. Die früher für die Heilung absolut notwendigen Röntgenepilationsbestrahlungen sind jetzt überflüssig geworden.

### Südamerikanische Blastomykose

Eine große Bedeutung hat in den tropischen und subtropischen Regionen Lateinamerikas die sog. Südamerikanische Blastomykose oder Paracoccidioidomykose. Es handelt sich bei ihr um eine Sproßpilzerkrankung, die sich nicht nur auf die Haut und Schleimhaut beschränkt, sondern auch granulomatöse Veränderungen in inneren Organen hervorzurufen vermag. Sie wurde 1909 von LUTZ und SPLENDOR in Brasilien beschrieben. Wir selbst haben Fälle dieser Krankheit vor allem in Brasilien, aber auch in anderen süd- und mittelamerikanischen Ländern gesehen. Zuweilen beobachten wir sie auch in unseren Breiten. So hat GÖTZ im Jahre 1954 aus unserer Münchener Klinik eine typische südamerikanische Blastomykose bei einem aus Peru nach Deutschland zurückgekehrten Schlosser beschrieben.

Der Erreger Blastomyces oder Paracoccidioides brasiliensis wird vermutlich von Pflanzen (Kauen von Grashalmen oder deren Benutzung als Zahnstocher) und von der Erde selbst auf den Menschen übertragen und gelangt durch Verletzungen in die Haut oder wird inhaliert. Übertragungen vom Tier auf den Menschen oder durch direkten Kontakt von Mensch zu Mensch sind bisher nicht registriert worden.

Die Hauterscheinungen, die oft in der Umgebung des Mundes beginnen, zeigen sich zunächst in Form von papulösen, papulo-vesiculösen und papulo-pustulösen Efflorescenzen. Später entwickeln sich aus ihnen knotige Wucherungen, die wiederum ulcerös zerfallen. In der Schleimhaut sieht man ulceröse Veränderungen mit hartem Rand, vor allem auch an Zunge und Rachen im Sinne einer Glossitis und einer Laryngitis. Die regionären Lymphdrüsen sind vielfach mitbefallen. Sie schwellen erheblich an, um später einzuschmelzen und zahlreiche Fisteln zu bilden. Schließlich kommt es zu Lymphknotenschwellungen auch an anderen Körperstellen. Aber auch die inneren Organe sind mitbefallen, insbesondere die Lungen, Milz, Leber, das Pankreas und die Nieren. Eine Generalisierung der blastomykösen Granulomatose endet nicht selten tödlich. Es gibt Fälle, bei denen die Erscheinungen an Haut und Schleimhaut und wieder andere, bei denen die Erkrankung der inneren Organe im Vordergrund stehen.

Die Behandlung ist neuerdings erfolgreich. In dem Falle unserer Münchener Klinik gelang es GÖTZ, durch Applikation von Sulfonamiden (Pluriseptal) eine Heilung zu erzielen. Gegenwärtig steht das Antibioticum Amphothericin B im Vordergrunde der Behandlung, da mit seiner Anwendung die besten Erfolge beobachtet werden.

### Chromomykose

Ebenfalls in südamerikanischen Kliniken, vor allem jenen Brasiliens, sah ich die Chromomykose (früherer Name: Chromoblastomykose), die ihren Namen nicht von der Dunkelfärbung der klinischen Veränderungen, sondern von der dunklen Farbe der im Gewebe nachweisbaren Pilzelemente herleitet. Besonders in den subtropischen und tropischen Gebieten, vereinzelt aber auch in Ländern mit gemäßigtem Klima, gelangen

Fälle von Chromomykose zur Beobachtung. Azulay sah sie in erster Linie bei Landarbeitern, die sich Traumen an den Extremitäten bei ihrer Beschäftigung mit jenen Pflanzen und Hölzern zugezogen hatten, auf denen die Pilze wuchern. Übertragungen von Mensch zu Mensch sind auch für diese Krankheit nicht nachgewiesen worden.

Die klinischen Erscheinungen äußern sich zu Beginn in papulösen Efflorescenzen von bräunlicher oder rötlich-violetter Farbe und glatter Oberfläche an der Infektionsstelle, fast stets an den Unterschenkeln, seltener an den Armen und im Gesicht. Aus der Papel entwickelt sich ein Knoten, der sich wiederum in ein Ulcus umwandelt, aus dem sich häufig verrucöse Granulationen erheben, die zur Bezeichnung „Dermatitis verrucosa" Anlaß gegeben haben. Allmählich dehnt sich die Chromomykose weiter aus, mächtige Hornmassen von dunkler Purpurfarbe — zuweilen mit grünlichem Schimmer — bedecken die Wucherungen.

Die Krankheit kann im Laufe von Jahrzehnten eine ganze Extremität befallen. Die klinischen Erscheinungen sind aber nicht nur verrukös, sondern manchmal auch psoriasiform und papillomatös. In einzelnen Fällen zeigt sich an der befallenen Extremität eine elephantiastische Verdickung. Die regionären Lymphdrüsen und auch die inneren Organe sind so gut wie niemals mitbeteiligt.

Die Behandlung besteht aus chirurgischer Excision mittels elektrisch schneidender Schlinge, innerer Verabreichung von Jodkali, Isonicotinsäurehydrazid und Amphothericin B.


## Nordamerikanische Blastomykose

Die Nordamerikanische Blastomykose, auch Blastomykose Gilchrist oder Chicago disease genannt, gehört zwar nicht eigentlich in die Beschreibung der Hautkrankheiten subtropischer und tropischer Regionen, weil sie fast ausschließlich im Mittelwesten der Vereinigten Staaten vorkommt, insbesondere in der Gegend von Chicago. Ich habe in den Kliniken von Chicago solche Fälle gesehen.

Als Erreger ist der Blastomyces dermatitides beschrieben worden. Er wird sowohl bei Tieren wie auch bei Pflanzen beobachtet und von diesen offenbar auf den Menschen übertragen, denn Menschen, die mit diesen Tieren und Pflanzen in Berührung kommen, erkranken besonders häufig, Männer öfter als Frauen.

Die Hautveränderungen finden sich vor allem an den unbedeckten Hautstellen. Es zeigen sich zunächst papulöse und pustulöse, oft auch blasige Efflorescenzen, danach entzündliche Knötchen, die sich später ulcerös umwandeln. Auf den Geschwüren entwickeln sich papillomatöse und verruköse Wucherungen mit zahlreichen miliaren Abscessen, wobei Bilder entstehen, die an die Tuberculosis cutis verrucosa oder an die chronisch vegetierende Pyodermie erinnern. Schließlich kommt es von diesen Herden zu einer lymphogenen und hämatogenen Ausbreitung und zur Erkrankung innerer Organe, vor allem der Lungen, der Nieren, des Herzens, der Prostata und der Knochen. Die Schleimhaut bleibt meist frei — im Gegensatz zur südamerikanischen Blastomykose.

In der Behandlung hat sich auch bei dieser Form der Blastomykose das Antibioticum Amphothericin B bewährt, während man früher mit Erfolg Sulfonamide und das trypanizide Stilbamidin anwandte.

## Coccidioidomykose

Wenden wir uns von Chicago nach dem Südwesten der Vereinigten Staaten, so gelangen wir in jene Bezirke Kaliforniens, in denen uns Fälle einer anderen infektiösen Mykose gezeigt wurden, der Coccidioidomykose. Sie wird von POLEMANN als die stärkste infektiöse Mykose (abgesehen von den Hautmykosen) angesehen.

Ein großer Teil jener Personen, die auch nur kurze Zeit in einem der Endemiegebiete verweilen, wird infiziert. Selbst die Durchquerung des Gebietes im Auto kann die Infektion zur Folge haben. In den Endemiegebieten reagieren 90% der Bevölkerung positiv auf den spezifischen Coccidioidomykose-Hauttest. Das Hauptverbreitungsgebiet ist das San Joaquin Valley in Kalifornien. Ferner werden diese Fälle registriert in den Bundesstaaten Arizona, Texas, New Mexiko, Utah und Nevada, aber auch in einzelnen Ländern Zentralamerikas. Nach RUHRMANNs Feststellungen kommt die Krankheit auch in Mitteleuropa zur Beobachtung, und zwar bei solchen Personen, die sich zuvor in den Endemiegebieten aufgehalten haben. Ich sah sie vor allem in den Dermatologischen Kliniken von Los Angeles bei den Professoren OBERMAYER, STERNBERG und WILSON. Der Erreger ist der Coccidioides immitis. Im Gegensatz zu den Sproßpilzen der Blastomykosegruppe erfolgt die Vermehrung dieses Parasiten in erster Linie durch endogene Sporulation, wobei die Sporen durch Bersten der Kapseln in das umliegende Gewebe gelangen. Man findet den Erreger in der Erde der endemischen Gebiete. Insbesondere in den trockenen Sommer- und Herbstmonaten wird er in die Lungen inhaliert. Männer erkranken häufiger als Frauen. Von der Lunge aus oder durch den Gastro-Intestinaltrakt gelangen die Erreger an die anderen Stellen des Körpers, selten auf dem Wege über die Haut. Die Übertragung von Mensch zu Mensch oder vom Tier auf den Menschen ist so gut wie unbekannt.

Die primäre Lungen-Coccidioidomykose entwickelt sich in einer Inkubationszeit von 10 Tagen bis 3 Wochen, ohne daß der Infizierte wesentliche Kenntnis von seiner Krankheit hat. Nach geringen Anfangserscheinungen, die meist als grippale Infektionen gedeutet werden, entwickeln sich Lungeninfiltrate, ja selbst Kavernen, in einem Teil der Fälle auch ein Pleuraexsudat. An der Haut entstehen allergische Veränderungen unter dem morphologischen Bild eines Erythema exsudativum multiforme oder Erythema nodosum. Die Prognose dieser primären Lungen-Coccidioidomykose ist gut, nur 1‰ der Erkrankten wird nicht spontan wieder gesund.

Die sog. primäre Coccidioidomykose der Haut ist in Wirklichkeit für die überwiegende Mehrzahl der Fälle eine Folge der Metastasierung der Erreger aus der Lunge. Die Aussaat erfolgt hämatogen auch in die Knochen, Muskeln, das Zentralnervensystem und in die Eingeweide; in schweren Fällen kommt es zu erheblichen Destruktionen.

Besonders dunkelhäutige Personen lassen Hautveränderungen erkennen, die sich oft in großen Knotenbildungen mit sekundären Einschmelzungen manifestieren.

Eine sichere medikamentöse Therapie der Coccidioidomykose ist bisher nicht bekannt. Jedenfalls sind die Antibiotica wirkungslos.

## Schlußbemerkungen

Soweit die Schilderungen einiger Krankheiten der Haut in subtropischen und tropischen Regionen! Sie erfolgte wegen der beschränkten Redezeit in aphoristischer Kürze — eine Zeichnung gewissermaßen in Holzschnittmanier. Es sollte Ihnen vor allem eine Anregung zur Versenkung in das Studium ihrer Frühdiagnose, Klinik, Ätiologie, Pathogenese, Therapie und Prophylaxe gegeben werden. Ich hoffe, es gelang mir, Sie davon zu überzeugen, daß die überwiegende Mehrzahl dieser Krankheiten ausgerottet werden kann, wenn vor allem der Lebensstandard der Bevölkerung in den Ländern der geschilderten Regionen gehoben wird. Damit würde automatisch auch die Hygiene verbessert werden, auf deren Mangel ja ein großer Teil der Infektionen zurückzuführen ist. Auch hier sehen wir wieder die Verbindung von Soziologie und Medizin, die uns nicht nur für unsere Untersuchungen, sondern auch für unser praktisches Handeln so wichtig erscheint. Wir Ärzte in den Zonen mit gemäßigtem Klima, die wir uns des Genusses aller Fortschritte der modernen Zivilisation erfreuen, sind aufgerufen, uns an dem Kampfe zur endgültigen Beseitigung dieser Krankheiten durch die Anwendung der neueren therapeutischen und prophylaktischen Verfahren zu beteiligen, nicht zuletzt auch wir Dermatologen. Das ist *unser* Beitrag zur Entwicklungshilfe, von der mit Recht die Soziologen sagen, sie sei eine der wichtigsten Aufgaben, die der Menschheit in der Gegenwart gegeben sind. Handeln wir energisch und handeln wir rasch, um die soziale und die wirtschaftliche und damit auch die gesundheitliche Situation der Völker in diesen Gebieten entscheidend zu bessern, nach dem Grundsatz, den der englische Rechtsgelehrte und Philosoph Jeremy Bentham am Ende des 18. Jahrhunderts prägte: „Das größte Glück der größten Zahl!"

---

New York University Post-Graduate Medical School, Abteilung für klinische Dermatologie (Prof. Dr. O. Canizares), Bellevue Hospital Center, New York, Dermatologic Department, Saint Vincent's Hospital, New York (Dermatological Chairman: O. Canizares, M. D.), U. S. Veteran's Hospital, Bronx, New York (Consultant: O. Canizares)

# Klinische Epidemiologie der Hautkrankheiten

## Geographische Dermatologie in Mexiko und Mittel-Amerika

von

### Orlando Canizares

Die moderne Epidemiologie ist im wesentlichen das Studium der Ökologie der Krankheit. Die klinische Epidemiologie umfaßt die Teile des Studiums, welche von unmittelbarem Interesse und Nutzen für den Arzt sind.

Epidemiologie beschäftigt sich mit den Umständen, unter denen die Krankheiten auftreten, wo sie besonders verbreitet sind und auch wo sie nicht existieren. Solche Umstände mögen von mikrobiologischer oder toxikologischer Ursache sein. Sie mögen auf genetischen, sozialen oder umgebungstechnischen Faktoren beruhen.

Da die Epidemiologie über das Studium der Epidemien und der Infektionskrankheiten hinausgeht und eigentlich sich mit dem Milieu, in welchem die Krankheiten sich entwickeln, beschäftigt, so ergibt sich eindeutig, daß alle Krankheiten ihre eigene Epidemiologie haben.

Ein Bacillus allein verursacht nicht eine Krankheit, und aus einem Samen wächst nicht ohne weiteres eine ganze Pflanze. Man kann grundsätzlich die Begriffe der Ätiologie und aller Infektionskrankheiten auf die folgenden drei Faktoren zurückführen: den Samen, den Boden und das Klima.

In der Dermatologie würde der Samen das Treponema, die Bakterie, der Pilz oder das Virus sein. Der Boden ist der individuelle Widerstand, bedingt durch Vererbung, Umgebung oder vorhergehende Bloßstellung. Das Studium des Klimas, von dem epidemiologischen Standpunkt aus, wurde von JOHN R. PAUL in zwei Hauptgruppen eingeteilt:

a) *Makro-Klima*, das Klima im gewöhnlichen, meteorologischen Sinne wie Regenfall, Feuchtigkeit, Höhe usw.

b) *Mikro-Klima*, die Summe der unmittelbaren Lebensumstände, dargestellt durch den sozialen und ökonomischen Hintergrund, in welchem sich ein bestimmtes Individuum befindet. Dazu gehört das Leben in der Stadt oder auf dem Lande, Behausung, sanitäre Anlagen, Arbeitsbedingungen in der Fabrik oder auf dem Lande, Ernährung, Bekleidung usw. Alle diese Faktoren beeinflussen die Reaktionsfähigkeit des Individuums und spielen eine Rolle in seiner Prädisposition für oder Widerstandsfähigkeit gegen die Krankheit.

Das Studium der Hautkrankheiten entsprechend der geographischen Lage ist ein neues und vielversprechendes Kapitel der modernen Dermatologie. Pioniere auf diesem Gebiet sind MARCHIONINI, SIMONS, DESAI und andere. Das Komitee des Internationalen Kongresses der Dermatologie hat das wachsende Interesse an dieser Materie anerkannt. Unter der Leitung von Dr. HERMAN BEERMAN wird eine ganze Tagessitzung der Epidemiologie der Hautkrankheiten gewidmet werden.

## Geographische Dermatologie in Mexiko und Mittel-Amerika

Basierend auf dem obenerwähnten Studiensystem, werde ich einen panoramischen Ausblick der klinischen Epidemiologie der Hautkrankheiten eines Teiles von Latein-Amerika, nämlich Mittel-Amerika, präsentieren.

*Die Länder.* Dieses dermatologische Studium umfaßt Mexiko und Mittel-Amerika, letzteres besteht aus sechs Ländern: Guatemala, Honduras, Salvador, Nicaragura, Costa Rica und Panama.

In diesen Gebieten Amerikas existierten zwei hochentwickelte indianische Zivilisationen, die Azteken in Mexiko und die Mayas in Yucatan und Guatemala.

Ökonomisch ist dieses Gebiet arm, obgleich es sehr reich an Rohmaterialien ist. Seit kürzer Zeit ist eine Verbesserung des Lebensstandards der Bevölkerung bemerkbar, und es findet eine allmähliche Industrialisierung statt.

*Das Klima.* Mexiko und Mittel-Amerika liegen auf einem Isthmus, der Nord- und Südamerika verbindet. Man findet nur sehr wenige ausgedehnte Gebiete mit flachem Land. Es gibt viele Gebirgsketten, die sich von Norden nach Süden erstrecken und viele tätige Vulkane enthalten. Diese Gebirge beeinflussen das Klima, das auf den Hochplateaus gleichmäßig kühl ist. Die Vegetation wechselt von spärlich in den trockenen Gebieten zum tropischen Urwald.

*Die Bevölkerung.* Die Gesamtbevölkerung von 44000000 ist auf ein Gebiet von 1000000 Quadratmeilen verbreitet. Die Rassen sind sehr vermischt und der prozentuale Anteil jeder Rasse wechselt von Land zu Land. Reinrassige Indianer stellen die Hälfte der Bevölkerung von Guatemala dar. In Costa Rica gehören 80% der Bevölkerung der weißen Rasse an und sind unvermischt. Neger sind hauptsächlich an den Küsten von Nicaragua, Honduras und Panama zu finden. Sie umfassen ungefähr 12% der Bevölkerung.

*Das Individuum.* Die ökonomische Situation des größten Teils der Bevölkerung von Mexiko und Mittel-Amerika bewegt sich nach europäischen und nordamerikanischen Begriffen von gering bis sehr niedrig. Nur eine kleine Minorität, meistens weißer Abstammung, stellt die begüterte Klasse dar. Die Mittelklasse hat gegenwärtig nur einen geringen Umfang, wächst aber infolge der allmählichen wirtschaftlichen Entwicklung.

Die Lebensbedingungen der oberen Klasse können mit denen der gleichen Klasse in anderen Kontinenten verglichen werden. Die Häuser sind modern und gut ventiliert. Große Städte wie Mexiko City bieten dieselben modernen Bequemlichkeiten wie irgendeine große europäische Stadt. Die Diät der oberen Klassen ist abhängig von lokalen Erzeugnissen, aber gut balanciert und nahrhaft. In dieser Gruppe scheint mehr Psoriasis und Acne vorzukommen als bei den Angehörigen der unteren Klasse.

Das Milieu und die Lebensbedingungen der unteren Klassen ändern sich kaum in dem ganzen Gebiet.

In den großen und kleinen Städten ist die *Unterkunft* bescheiden, gewöhnlich überfüllt, mit unzulänglichen sanitären Anlagen. Auf dem Lande ist die Unterkunft sehr mangelhaft. In dem Gebiet, wo reinrassige Indianer leben, wohnen sie meistens in Hütten mit Erdböden, Lehmwänden und Strohdächern. Die sanitären Anlagen sind äußerst primitiv, daher ist es nicht erstaunlich, daß es viele Fälle von Pyodermien und Pilz-Infektionen gibt.

Die *Bekleidung* in den Städten ist durchaus europäisch. In weiter abliegenden kleinen Städten werden Schuhe selten getragen, manchmal werden sie durch Sandalen („Huaraches") ersetzt. Die Verletzungen der nicht geschützten Füße infizieren sich mit Bakterien und führen zu ausgedehnten Pyodermien, Lymphangitiden usw. Oftmals können diese Verletzungen die Eingangspforte von tiefen mykotischen Infektionen werden. Es ist bemerkenswert, daß die Personen, die barfuß oder mit Sandalen gehen, selten von Dermatophytosis der Füße angegriffen werden.

Der *Beruf* des Individuums setzt es allen möglichen Gefahren aus, welche eine Hautkrankheit zur Folge haben können. Die zunehmende Industrialisierung dieses Gebietes hat eine vergrößerte Anzahl von Berufs-Ekzemen zur Folge. Die chemischen Produkte, die in der Textil-, Gummi- und Petroleum-Industrie gebraucht werden, sind oft die Ursache derselben Arten von Ekzemen, die in anderen Ländern bei den gleichen Industrien auftreten. Unter den Arbeitern in dem sehr entwickelten Baugewerbe findet man oft Fälle von Dermatitis, die durch Zement verursacht wird.

Unter den Arbeitern in der Landwirtschaft findet man oft Krankheiten, die typisch für diese Gegend oder ihren Beruf sind. In Yucatan findet man Leishmaniasis bei den Chicle-Arbeitern. Das charakteristische Geschwür am Ohr nennt man Geschwür der Chicle-Arbeiter. Die Holzfäller des Urwalds sind auch von dieser Krankheit betroffen. Die Arbeiter der Kaffee-Plantagen von Süd-Mexiko und Guatemala leiden an Onchocercosen. Sporotrichosis erscheint bei Packern von Töpferwaren, Arbeitern in Zuckerplantagen, Holzfällern und Tischlern. Chromoblastomykose und Mycetoma sind sehr verbreitet bei Bauern und Feldarbeitern.

Die *Ernährung* des Individuums ist der wichtigste Faktor in seiner Veranlagung zur Krankheit. Die obere und mittlere Klasse hat eine gut ausbalancierte Ernährung, aber die ärmere, untere Klasse leidet an chronischer Unterernährung.

MAYNEZ PUENTE hat nachgewiesen, daß die unteren Klassen von Mexiko — und das gleiche gilt für Mittel-Amerika — nur etwa 70% des Minimum-Standards von Calorien, Proteinen und Vitaminen zu sich nehmen. Die Ernährung in dieser Gegend basiert sich auf Carbohydrate und hauptsächlich Korn (tortillas), Bohnen und Chili. Das alkoholische Getränk, welches am meisten von der unteren Klasse getrunken wird, ist der Pulque, der aus einer Kaktuspflanze, dem Maguey, gewonnen wird.

Es ist selbstverständlich, daß eine so mangelhafte Ernährung zu einer großen Anzahl von Krankheiten, wie Avitaminosis, Pellagra, Kwashiorkor usw., führt. Die Unterernährung ist oft die Ursache der verminderten Widerstandsfähigkeit des Individuums gegen Infektionen, die von Bakterien, Viren oder Pilzen stammen. Diese Erkrankungen reagieren häufig nicht auf spezifische Behandlungsmethoden, aber heilen schnell, wenn die Ernährung des Patienten korrigiert wird.

Die *Flora* ist auch ein Faktor in dem Auftreten von Hautkrankheiten in diesen Ländern. Einige schädliche Pflanzen sind in der tropischen und subtropischen Zone verbreitet und verursachen Kontakt-Ekzeme.

Die *Fauna* ist auch sehr wichtig, da viele Insekten Krankheiten übertragen, die in das Gebiet der Dermatologie fallen. Eine schwarze Fliege, Simulium, die in einer Höhe von 800—1600 m lebt, überträgt Onchocercosen. Die südamerikanische Trypanosomiasis (Chagas morbus) wird von infizierten Insekten, die zu der Triatoma oder dazu verwandten Gattungen gehören, verbreitet. Die amerikanische Leishmaniosis wird durch die Sandfliege, Phlebotomos, übertragen. Diese Insekten sind besonders zahlreich während der Regenzeit. Sie leben meistens in einer Höhenlage von 1000 m.

Dermatosen, die durch Tier-Parasiten verursacht werden, erscheinen häufig in dieser Gegend, besonders in den heißen Monaten. Ihr Vorkommen steht in direktem Verhältnis zu den sozial-ökonomischen Faktoren. Die Krankheiten, die man meistens antrifft, sind durch Flöhe, Wanzen und Läuse verursacht. Scabies, die früher sehr verbreitet war, ist in Mexiko sehr zurückgegangen, und in den anderen Ländern völlig verschwunden. Akuter Prurigo wird von den meisten Dermatologen auf Insektenstiche zurückgeführt. Ihr Vorkommen scheint in den kalten Monaten zurückzugehen, wenn es nicht so viele Insekten gibt.

Das *Klima*, PAULs Makro-Klima, oder das Klima in dem gebräuchlichen, meteorologischen Sinne, spielt eine große Rolle in der Erscheinung und Verbreitung vieler Hautkrankheiten dieses Gebietes.

Wir sprachen schon von der Einwirkung der Regenfälle auf die Insektenwelt.

In dieser Gegend haben die Begriffe „Sommer" und „Winter" in jedem Lande eine andere Bedeutung, meistens im Sinne von „trockener" und „nasser" Jahreszeit.

Der rein geographische Faktor, der den größten Einfluß auf die Erscheinung von Hautkrankheiten hat, ist die Höhe. Diese beeinflußt in direkter Weise das Klima und die Vegetation. FREDERICH SCHMIDT hat vorgebracht, daß zahlreiche Fälle von Pyoderma und Pilzinfektionen, besonders Pityriasis versicolor, in den Küstengebieten und den tropischen Niederungen auftreten. In der höher gelegenen Zone (500—1000 m) findet man Leishmaniosis, Morbus chagas und Sporotrichosis. In dem Zentralplateau erscheinen mehr zivilisationsbedingte Krankheiten, wie Alopecia areata, Neurodermitis, Lichen planus usw., eine Tatsache, die man auf das schnellere Lebenstempo zurückführen kann.

Die durch Lichtempfindlichkeit verursachten Ausschläge stellen eines der interessantesten dermatologischen Probleme des Zentralplateaus von Mexiko (etwa 2400 m Höhe) und anderer noch höher gelegener Städte dar.

Die am häufigsten vorkommende „Dermatitis solaris", eine polymorphe Licht-Dermatose, ist „Solar Prurigo". ESCALONA erwähnt diese Erscheinung als einen papelartigen Ausschlag, der sich durch beständiges Kratzen des Patienten in Flecken entwickelt, die Bläschen, Krusten und Lichenifikationen aufweisen. Diese befinden sich auf den unbedeckten Teilen des Körpers, besonders auf dem Gesicht und den Unterarmen. Manchmal erscheint eine „Pseudo-Alopecia" der Augenbrauen, die dem Patienten das Aussehen eines Lepra-Kranken gibt.

Oft findet man in dieser Gegend eine andere Art von polymorphem Licht-Ausschlages, hypopigmentierte und lichenoide Formen, welche gewöhnlich die äußere Seite der Arme und besonders der Unterarme betreffen. Diese Form erscheint in Flecken, die sich aus vielen glänzenden follikelgleichen Papeln zusammensetzen. SCHMIDT hat einen ähnlichen Ausschlag als „actinische, gefleckte Achromie" beschrieben.

Es mag eine Wechselbeziehung zwischen Licht-Sensibilität und Unterernährung existieren. Pellagroide Hauterscheinungen und echte Pellagra sind bekannte Beispiele, und es gibt viele dieser Fälle in diesen Gebieten. CORRALES und SCHMIDT berichteten über Verbesserung von „polymorphen Lichtausschlägen" durch Medikation von Thiamin und Nicotylamiden. Trotzdem man mehr Fälle von lichtsensitiven Hautausschlägen in größerer Höhe findet, bleibt das Auftreten des Lupus erythematodes dasselbe wie in anderen Höhenlagen.

Dieselbe Kombination von Ernährungsfaktoren und Lichtexponierung könnte der ätiologische Grund für die eigentümliche Melanosis Riehl sein, die oft in Mexiko und Mittel-Amerika erscheint. MARQUEZ berichtete über das häufige Auftreten dieser Pigmentierungen auf Gesicht und Hals und erwähnte Probleme der Ernährung und der inneren Sekretion als deren Ursprung.

Der Einfluß der ethnischen Faktoren auf die Hautkrankheiten ist in dieser Gegend noch nicht erforscht worden. Daß die reinrassigen Indianer häufiger von einigen Krankheiten angegriffen werden, deutet nicht unbedingt darauf hin, daß sie eine größere Sensitivität besitzen, sondern kann eher auf ihre sozial-ökonomische Lage zurückgeführt werden.

Die physischen Kennzeichen des Indianers dieser Gebiete sind gut bekannt. Haare auf dem Gesicht und Körper fehlen fast ganz, er ist kurz gewachsen und hat hochliegende Backenknochen usw. Leider existiert kein histologisches Studium seiner Haut, und wir haben keine Kenntnis von dem Zustand seiner apokrinen Drüsen oder anderen Hautstrukturen, welche von großem physiologischen und pathologischen Interesse wären.

### Spezifische Krankheiten dieser Gegend

Einige Hautkrankheiten dieser Gegend sind von besonderem Interesse durch die große Anzahl von betroffenen Patienten, z. B. die Lepra, oder durch die besondere geographische Verbreitung, z. B. die Pinta, Leishmaniosis und Onchocercosen, Rhinosklerom, Tokelau und Coccidiomycosis.

Es gibt ungefähr 30000—40000 Fälle von Lepra in Mexiko und 10000—15000 in Mittel-Amerika. Das Vorkommen dieser Krankheit ist nicht von geographischen Faktoren beeinflußt, es ist ganz unberechenbar. Es ist durchaus möglich, daß sie den Spuren der spanischen Konquistadoren folgte oder auch durch die Handelsbeziehungen mit den philippinischen Inseln und die chinesische Emigration in diese Länder gebracht wurde.

Augenblicklich wird unter der Leitung von Dr. LATAPI ein intensiver Feldzug gegen die Lepra in allen davon betroffenen Gegenden geführt.

In Mexiko und Costa Rica existiert eine sehr interessante, klinische Form der Lepra, die eine diffuse Lepromatose oder sog. Lucio-Latapi-Form annimmt. Dieses Krankheitsbild charakterisiert sich durch diffuse Infiltrationen und vollständiges Fehlen von Knoten und die Lepra-Reaktion entwickelt schwere Nekrose „Erythema necrosans". Seltsamerweise bei 60—70% der Kranken im Staate Sinalao in Mexiko handelt es sich um diese Form der Lepra.

*Leishmaniosis Americana* ist die tropische Krankheit, die zum größten Teil von ihrer Umgebung, d. h. von der Höhe, der Temperatur und der Feuchtigkeit abhängt. Leishmaniosis existiert in Südamerika besonders auf der Halbinsel von Yucatan und fast in ganz Mittel-Amerika. Die Krankheit ist begrenzt durch die Höhe, in welcher sich Insektenträger, die Sandfliege oder Phlebotomus, am besten entwickeln.

Das klinische Merkmal dieser Krankheit ist, daß sie in Yucatan nur die Haut angreift — gewöhnlich an den exponierten Teilen des Körpers —, während sie in Mittel-Amerika sowie auch in Teilen von Südamerika auch die Schleimhaut befällt.

*Rhinosklerom* ist eine Krankheit, die unerklärlicherweise nur in einigen isolierten Gegenden der Welt existiert. Ein Herd dieser Krankheit befindet sich im südlichen Teil von Guatemala und bis hinein nach El Salvador, wo zahlreiche Fälle auftreten.

*Onchocercosen* existieren in scharfbegrenzten Gebieten von Guatemala und Südmexiko. Sie beschränken sich auf die Landesteile, wo der Kaffee kultiviert wird, in einer Höhe von ungefähr 800—1600 m.

„Similium", die kleine schwarze Fliege, kommt so häufig in dieser Gegend vor, daß man ihr den Namen „Kaffeefliege" gegeben hat. Ein Merkmal der amerikanischen Onchocercosen ist, daß die Knoten sich hauptsächlich auf der Kopfhaut befinden, während die afrikanische Form den ganzen Körper angreift. Möglicherweise entwickeln sich Gesichtsödeme und violette Infiltrationen. Am gefährlichsten sind die Erscheinungen, die die Augen angreifen und sogar zu völliger Erblindung führen können.

*Pinta* ist im wesentlichen eine Krankheit des amerikanischen Kontinents. Höhe und Klima spielen keine Rolle bei ihrem Vorkommen. In Mexiko findet man diese Krankheit an den Ufern des Flusses Balsas. Im Jahre 1931 ergab eine Volkszählung in Mexiko, daß 250000 Fälle dieser Krankheit existierten, aber seit dem weitverbreiteten Gebrauch von Penicillin ist diese große Anzahl, wie Dr. MARQUEZ mitteilt, stark zurückgegangen.

Diese Treponematose begrenzt sich auf die Haut und greift niemals die inneren Organe an. Sie erscheint in seltsamen schieferblauen Flecken, verbunden mit Weißfärbung der Haut. Die Krankheit scheint öfter die Mitglieder der unteren Klassen anzugreifen, welche in kleinen Dörfern, eng zusammengedrängt, leben und welche meistens unterernährt sind.

Zwei Dermatomykosen, *Tokelau* und *Coccidiomykose*, haben ein geographisch genau begrenztes Vorkommen. Tokelau ist in zwei Gebieten konzentriert, das eine ist in Mexiko, das andere in Guatemala. Coccidiomykose tritt in den trockenen Gebieten und Wüsten von Nord-Mexiko auf.

Die tiefen Dermatomykosen, Maduramykosen, Sporotrichose, Chromoblastomykose erscheinen in großer Anzahl in Mexiko und Mittel-Amerika.

### Abschließende Betrachtungen

Ein klinisches und epidemiologisches Studium der Hautkrankheiten in Mexiko und Mittel-Amerika wurde hier vorgetragen, unter besonderer Berücksichtigung der geographischen Faktoren, wie Höhe, Klima usw., und unter Bezugnahme auf das Individuum, sein Milieu, seine sozial-ökonomischen Umstände (Unterkunft, Beruf, Ernährung usw.).

Die ungünstige ökonomische Situation hat einen großen Einfluß auf die Entwicklung der Krankheiten. In den unteren Klassen erscheinen viele Fälle von Pyodermien und Dermatomykosen. Ein anderer wichtiger Faktor von großer Bedeutung ist der Beruf des Individuums. Die Krankheiten, welche durch Unterernährung verursacht werden, sind weit verbreitet. Polymorphe Lichtausschläge findet man oft in größerer Höhe. Die drei Krankheitsgruppen, die durch Lichtsensitivität, Unterernährung und Pigmentstörungen verursacht werden, scheinen im direkten Verhältnis miteinander zu stehen.

Aus der Dermatologischen Klinik Warschau
(Direktor: Prof. Dr. S. JABŁOŃSKA)

# Sklerodermie und sklerodermähnliche Zustände und ihre Behandlung

Von

STEFANIA JABŁOŃSKA

Die Sklerodermie ist einerseits wegen der charakteristischen Verhärtung der Haut leicht erkennbar, andererseits jedoch ist sie in der Differentialdiagnose schwierig, weil ähnliche Hautverhärtungen auch als Folge verschiedener trophischer Störungen auftreten können. Die umschriebene Sklerodermie weist manchmal eine große Ähnlichkeit mit Lichen sclerosus et atrophicus, mit Verhärtungen in Dermatitis atrophicans Pick-Herxheimer, mit inflammatorischen Verhärtungen (Dermosklerosis) und Fibrositis auf, die Atrophien nach der zurücktretenden Sklerodermie dagegen mit Atrophoderma Pasini-Pierini, Hemiatrophia faciei und anderen idiopathischen Atrophien.

Diffuse Sklerodermie ist manchmal schwer zu unterscheiden von trophischen Störungen bei der langandauernden Raynaudschen Krankheit, von trophischen Störungen bei neurologischen Krankheiten (sog. "glossy skin"), von Verhärtungen bei Polyarthritis chronica evolutiva, bei der chronischen Dermatomyositis, beim Wernerschen Syndrom und anderen Genodermatosen, die ödematöse Sklerodermie wiederum von Scleroedema.

Vor allem müssen wir uns die Frage stellen, ob die Differenzierung der Sklerodermie mit sklerodermähnlichen Zuständen von praktischer Bedeutung ist, wenn die Ätiologie sowohl der Sklerodermie wie auch fast aller aufgezählten Krankheiten unbekannt ist und die Behandlung deshalb oft nur empirisch sein kann. Diese Frage muß mit Ja beantwortet werden, da Verlauf und Prognose unterschiedlich sind. So z. B. sind Lichen sclerosus und atrophicus und Dermatitis atrophicans sclerodermiformis ausschließlich Hautkrankheiten, während die umschriebene Sklerodermie, obwohl sie die internen Organe niemals angreift, oft auf die tiefer liegenden Gewebe (Muskeln und Knochen) übergeht, was zu Atrophien und Deformationen führt.

Die Unterscheidung der sklerodermähnlichen Veränderungen bei der chronischen Dermatomyositis von der eigentlichen diffusen Sklerodermie ist wichtig, da die Corticosteroide, die bei Dermatomyositis am wirksamsten sind, unserer Meinung nach bei der Sklerodermie eher schaden können.

Ein anderes Problem ist, ob die Diagnose der Sklerodermie praktische Bedeutung hat, wenn umschriebene Sklerodermie auch spontan heilt, während diffuse unheilbar ist. Die umschriebene Sklerodermie kann ausgedehnte Atrophien und Deformationen hervorrufen, sich sehr rasch verbreiten und in seltenen Fällen sogar fast generalisiert werden. Wir wissen allerdings nicht, welche Behandlung tatsächlich wirksam ist, jedoch können rasch sich ausbreitende und langandauernde Fälle in ihrer Progression aufgehalten oder sogar geheilt werden.

Sogar die diffuse Sklerodermie kann aufgehalten werden bzw. zurücktreten; die Kenntnis der verschiedenen klinischen Formen ermöglicht es daher, den Verlauf vorauszusehen, was von großer praktischer Bedeutung ist.

Was die diffuse Sklerodermie anbelangt, herrscht eine große Begriffsverwirrung, weil die mit dem Raynaudschen Symptom einhergehende Varietät als eine nosologische Entität, die sog. Akrosklerose, aus der Gruppe der eigentlichen Sklerodermie ausgesondert wurde (SELLEI 1934, 1936; O'LEARY u. Mitarb., INGRAM).

In unseren Untersuchungen (JABŁOŃSKA u. Mitarb. 1958, 1961) haben wir an 70 Fällen aufgezeigt, daß die Akrosklerose eine Abart der Sklerodermie ist und nicht eine nosologische Einheit. Das Raynaudsche Symptom tritt in der Mehrzahl der Sklerodermiefälle auf. Es kann den Verhärtungen vorausgehen, gleichzeitig mit ihnen oder später auftreten. Die Hautveränderungen, die sich zuerst nur auf Hände und Gesicht beschränken, können sich später generalisieren, und die Atrophien treten zusammen mit den Verhärtungen oder als deren Folge ein. Die Veränderungen der inneren Organe sind in der Varietät mit dem Raynaudschen Symptom dieselben wie dort, wo dieses Symptom nie auftrat. Der Verlauf der Varietät mit dem Raynaudschen Symptom ist verschiedenartig, manchmal langandauernd und verhältnismäßig gutartig (die Übergangsformen zwischen der Raynaudschen Krankheit und der Sklerodermie), manchmal aber wegen der visceralen Veränderungen schwierig und oft tödlich ausgehend.

Im letzten Bericht der Mayo Clinic (FARMER, GIFFORD, HINES 1960) wurde sogar der Begriff der Akrosklerose als falsch abgelehnt. Das ist um so wichtiger, als diese Arbeit von der Mayo Clinic selbst stammt, die zur Verbreitung dieses Begriffes entscheidend beigetragen hat. Dabei stützt sich diese Arbeit doch auf dasselbe Material, das vorher von den Anhängern der Aussonderung der Akrosklerose aus der Sklerodermie bearbeitet wurde.

Tabelle 1

| | Sclerodermia diffusa (ohne Raynaudsches Symptom) | Acrosclerodermia |
|---|---|---|
| Raynaudsches Symptom vorübergehend | — | + |
| Beginn an den Händen und am Gesicht | + (am meisten) | + |
| Tendenz zur Generalisierung der Hautveränderungen | ++ | + |
| Muskelbefall | ++ | + |
| Knochenbefall | + | + |
| Befall der inneren Organe | + | + |
| Verlauf | verschiedenartig | eher chronisch |
| Hauthistologie typisch für Sklerodermie | + | + |
| Sensibilitätschronaxie der Haut | + | + |
| Capillaroskopie | typisch für Sklerodermie | typisch für Sklerodermie + Raynaudsches Symptom |

Aus der Tab. 1 ist ersichtlich, daß die Tendenz zu generalisierten Hautveränderungen bei der Varietät mit dem Raynaudschen Symptom, die wir Akrosklerodermie nennen, geringer ist, obwohl sie nicht selten vorkommt. Die Muskeln sind hier ebenfalls weniger betroffen, obwohl die Elektromyographie und die Histologie eine interstitielle Myositis fast in jedem Fall aufzeigen. Die visceralen Veränderungen sind — nach unseren Angaben — ebenso häufig in der Akrosklerodermie wie in der Varietät ohne das Raynaudsche Symptom. Sie kommen nur bei den Fällen nicht vor, wo der Verlauf besonders rasch ist und der Exitus wegen der vollkommenen Mumifikation eintritt, bevor sich noch die visceralen Veränderungen entwickeln können. Der einzige wesentliche Unterschied zwischen beiden Formen der diffusen Sklerodermie besteht nämlich im langsameren Verlauf der Akrosklerodermie. Das bedeutet jedoch nicht, daß der Verlauf der Akrosklerodermie mit Generalisierung der Hautveränderungen und ausgedehnten visceralen Veränderungen nicht sehr rasch sein kann.

Die Behandlung beider Varietäten der diffusen Sklerodermie ist grundsätzlich dieselbe, obwohl in der Akrosklerodermie verschiedene, auf die Gefäße wirkende Mittel zusätzlich anzuwenden sind.

Folgende Medikamente sind hierbei zu empfehlen:

*Penicillin.* Täglich 300000 E, Gesamtdosis 6000000 E pro Kur. Diese Kuren sind in Abständen von 4—6 Wochen mehrmals zu wiederholen. Der Mechanismus der Wirkung des Penicillins ist völlig ungeklärt. Möglicherweise wirkt es auf die Gefäße selbst oder beseitigt die hier vorhandene inflammatorische Komponente. Eine ausgesprochen günstige Wirkung ist jedoch selten.

*Vitamin E-Tokopherol.* Auch dessen Wirkung ist unbekannt; der regulierende Einfluß auf das Bindegewebe steht jedoch fest. Tägliche

Dosierung 300 mg, während 6—8 Wochen. Diese Kuren werden in Abständen von 6—8 Wochen mehrmals wiederholt. Überdosierung des Vitamins E kommt nicht vor, weshalb die Behandlung während längerer Zeit fortgesetzt werden kann. Die Resultate sind verhältnismäßig günstig, aber eine Heilung wird im allgemeinen nicht erreicht.

*Chelatbildner*, insbesondere *di-Natrium-Äthylen-Diamin-Tetraessigsäure* (Versenat), erweckten nach den ersten Berichten große Hoffnungen.

Eine günstige Wirkung wird nicht nur in Fällen mit Calcinosis (Thiebièrge-Weissenbachsches Syndrom) erzielt, sondern auch in Fällen ohne Störungen des Calciummetabolismus. Es ist schwer zu sagen, ob diese Wirkung mit den in der Sklerodermie vorhandenen und nicht erfaßbaren Störungen des Calciummetabolismus zusammenhängt. Die günstige Wirkung besonders in der Akrosklerodermie, in welcher Gefäßveränderungen immer vorkommen, was eine $p_H$-Verschiebung der Gewebe und damit zusammenhängende Kalkablagerung hervorruft, kann einen Beweis für die Richtigkeit dieser Hypothese darstellen.

Dosierung: 50 mg pro 1 kg Körpergewicht (durchschnittlich 3,0 g täglich), in langsamer intravenöser Infusion, jeden Tag im Laufe von 4—6 Tagen, mit 1—2 tägiger Pause, bis zur Gesamtdosis von 50,0 g.

Der Einfluß auf den Calciumblutspiegel bei dieser Dosierung ist unbedeutend. Sogar in den Fällen, wo er deutlich sinkt, treten keine Tetaniesymptome auf. Die häufigste Nebenwirkung ist eine Nierenreizung, weshalb während der Kur ständig Harnanalysen gemacht werden müssen. Die Nierenbeschwerden treten nach Unterbrechung der Kur zurück. Besonders empfehlenswert ist diese Behandlung bei der Sklerodermie mit vasculären Symptomen, im allgemeinen also bei Akrosklerodermie. Da diese Form meistens einen ausgesprochen chronischen Verlauf hat und die Verhärtungen der Haut dabei nicht bedeutend sind, ist das Resultat der Behandlung schwer zu beurteilen. Im allgemeinen aber ist eine subjektive und auch objektive Besserung zu bemerken, die Raynaud-Anfälle werden seltener oder hören ganz auf.

Die Behandlung mit Chelatbildnern ist nicht spezifisch. Obwohl das kein besonders gutes Heilmittel ist, scheint es von allen zur Verfügung stehenden das beste zu sein.

*Relaxin* scheint die Hoffnungen nicht erfüllt zu haben. Es ist ein Polypeptid-Hormon, das aus den Ovarien, der Placenta und dem Blut verschiedener gravider Tiere erhalten wird. Es ruft physiologisch eine Lockerung der Becken-Ligamente während der Gravidität hervor und setzt die Verhärtungen in den Hautdystrophien herab. Dosierung anfänglich 2,5 bis 80 mg ansteigend, intravenös, in 5%iger Dextran- und Kochsalzlösung, während 3—7 Tagen, dann intramuskulär in Einzeldosen 30—50 mg täglich oder 2—3 mal wöchentlich bzw. in Suppositorien à 40 mg. Diese Behandlung ist kostspielig und muß mehrere Monate lang durchgeführt werden. Nach der Unterbrechung tritt im allgemeinen eine Verschlechterung ein, die manchmal nach neuerlicher Anwendung zurückgeht.

*Corticosteroide* und *ACTH* sind, unserer Meinung nach, bei Behandlung der Sklerodermie nicht zu empfehlen. Sie beeinflussen nicht die Verhärtungen selbst, die infolge der Proliferation des Kollagens, also des Proteins, das gegenüber der Wirkung der Corticosteroide sich resistent verhält, entstehen.

Die Corticosteroide könnten eine gewisse Rolle nur im ödematösen Frühstadium spielen, da sie die Mucopolysaccharide in der Haut vermindern, die in diesem Stadium zahlreich vorhanden sind. Die Corticosteroide setzen jedoch auch den Spiegel des Hyaluronidase-Inhibitors herab, wodurch die Hyaluronsäure, wenn auch in geringerer Menge vorhanden, mehr polymerisiert wird. Sie beeinflussen weder die die Ablagerung der Mucopolysaccharide verursachenden Faktoren noch den Prozeß der acellulären Bildung von Praekolagen und Kollagen. Sie hemmen also nicht den eigentlichen morbiden Prozeß, sondern üben einen vorübergehenden Einfluß auf eines der Symptome aus.

Bei Akrosklerodermie mit ihren atrophischen Veränderungen sind die Corticosteroide nicht empfehlenswert, weil sie die Atrophien beschleunigen. Das Wesen der Akrosklerodermie besteht nämlich nicht in der erhöhten Durchlässigkeit der Capillaren, auf welche die Corticosteroide einen gewissen Einfluß haben könnten. Die Gefäßlumina werden hier enger bei gleichzeitiger Erweiterung des venösen Teils mit Blutstauung und damit verbundenen trophischen Störungen.

Die Corticosteroide vermindern die Gelenkschmerzen, die Gelenke werden beweglicher, jedoch nur vorübergehend.

Corticosteroide sollen nur dann verabreicht werden, wenn alle anderen Behandlungsmethoden versagt haben und der Verlauf ständig progressiv ist. Diese Behandlung soll praktisch die ganze Zeit über in kleinen Dosen durchgeführt werden, da eine Unterbrechung Rezidive hervorruft. Die ständige Anwendung ist jedoch gefährlich, um so mehr als hier oft Herz- und Gefäßstörungen vorhanden sind.

Die *Sympathektomie*, die in ungefähr 50% der Fälle von Raynaudscher Krankheit günstige Resultate bringt, ist — nach unseren Erfahrungen — bei der Sklerodermie, sogar im Frühstadium der Akrosklerodermie mit deutlichen Gefäßstörungen nicht angezeigt. Nach dem Eingriff tritt zwar eine mehrere Monate (oder Wochen) dauernde Besserung ein, die Anfälle werden seltener und schwächer, der Zustand verschlechtert sich jedoch bald wieder, und die Verhärtungen breiten sich vielleicht noch schneller als vor dem Eingriff aus.

*Ganglioplegische Mittel* — Hexamethonium, Tetraäthylammonium und andere — werden wegen ihrer Nebenwirkungen seltener verabreicht. Pendiomid (50 mg täglich, intramuskulär) ist wenig wirksam.

*Resochin* wirkt — unseren Erfahrungen nach — sehr schwach. Behandlungsmethode wie bei Lupus erythematosus.

Die *Physiotherapie* (elektrische Vibrationsmassagen, Langwellen-Diathermie) und *Paraffinbäder* bleiben auch weiter eine wichtige zusätzliche Heilmethode.

Die Frage, ob die *umschriebene Sklerodermie* eine nosologische Einheit oder eine Abart der diffusen Sklerodermie ist, wird heute zugunsten des engen pathogenetischen Zusammenhangs mit der diffusen Sklerodermie entschieden. Ein Beweis dafür ist der gleiche Charakter der indurativen und atrophischen Hautveränderungen, der gleiche histologische Befund, dieselben elektromyographischen und histologischen Muskelveränderungen, der Zusammenhang beider mit dem Nervensystem, besonders mit dem vegetativen, sowie die Verlängerung der Sensibilitätschronaxie im Bereich der ganzen scheinbar unveränderten Haut, was für die Sklerodermie pathognomonisch ist und bei keiner anderen neurologischen und dermatologischen Krankheit vorkommt. Ein prinzipieller Unterschied ist, daß die umschriebene Sklerodermie niemals die internen Organe angreift und einen verhältnismäßig gutartigen Verlauf hat, der oft mit Spontanheilung endet. Sie kann jedoch bedeutende Muskel- und Knochenatrophien — besonders bei Kindern — zurücklassen. Die umschriebene Sklerodermie ist bei Kindern häufiger als die diffuse, welche vor der Pubertät sehr selten ist und sehr atypisch verläuft. Die umschriebene Sklerodermie hemmt bei Kindern die Knochenentwicklung, was bei Gesichtslokalisation Hemiatrophia faciei und bei der Lokalisation an den Extremitäten lineare Atrophien hervorruft.

Besonders ungünstige Folgen kann die Sympathektomie bei Kindern haben. Das beobachteten wir bei einem 8 jährigen Jungen, bei dem wegen ausgebreiteter linearer Sklerodermie der unteren Extremitäten eine beiderseitige Sympathektomie durchgeführt wurde. Nach diesen Eingriffen wurden die Extremitäten so atrophisch, daß der Kranke, heute 27 Jahre alt, Vollinvalide ist.

Die Frage, ob die bei der umschriebenen Sklerodermie in der Wirbelsäule oft feststellbaren Veränderungen, manchmal sogar in den Wirbeln, die den betroffenen Hautsegmenten entsprechen, von pathogenetischer Bedeutung sind, ist heute noch ungeklärt. Die genauen Kontrolluntersuchungen zeigen sehr ähnliche Veränderungen der Wirbelsäule bei Gesunden; bei jüngeren Menschen sind es angeborene Anomalien, bei älteren degenerative Alterserscheinungen. Es unterliegt keinem Zweifel, daß das Nervensystem, insbesondere die paravertebralen Ganglien, bei der Sklerodermie von gewisser pathogenetischer Bedeutung ist. Dagegen scheinen aber die Wirbelsäuleveränderungen für die Störungen des Nervensystems nur minimale Bedeutung zu haben.

Die Behandlung der umschriebenen Sklerodermie ist im Grunde dieselbe wie die der diffusen, d. h. Penicillin, Vitamin E, Resochin, eventuell Chelatbildner. Chelatbildner sollen nur in den schwersten Fällen mit der Tendenz zur Generalisierung (Morphaea generalisata) angewendet werden.

Die Resultate sind im allgemeinen gut. In den progressiven Formen kann man — als refugium ultimum — Corticosteroide anwenden, die gewöhnlich die Entwicklung der Krankheit hemmen mit Abnahme bzw. Beseitigung des lividen Randwalls (lilac ring), welcher ein Zeichen der Aktivität des Krankheitsprozesses ist. Sobald die Ausbreitung zurückgehalten ist, sind andere Behandlungsmethoden anzuwenden.

Unter den *Pseudosklerodermien*, die von der Sklerodermie unterschieden werden müssen, haben die Verhärtungen im Bereich der Dermatitis atrophicans praktische Bedeutung (s. Tab. 2). Die Differentialdiagnose, insbesondere zwischen der Sklerodermie mit ausgedehntem lividem Randwall und der einseitigen Dermatitis atrophicans mit sekundären Verhärtungen, ist manchmal schwierig. Französische Autoren sind der Ansicht, daß es sich hier um die Koexistenz von zwei Krankheiten handelt. Das bestätigen aber weder die histologischen und physiologischen Untersuchungen noch der Krankheitsverlauf. In der Histologie der Dermatitis atrophicans sclerodermiformis sind die inflammatorischen Infiltrate mehr ausgedehnt als bei der Sklerodermie, die Gefäßveränderungen sind geringer, die elastischen Fasern zerstört, fragmentiert und teilweise verklumpt. Die Sensibilitätschronaxie ist in diesen Fällen normal nicht nur in der unveränderten Haut, sondern oft auch in den Verhärtungen, was gegen die Beteiligung des Nervensystems an dem krankhaften Zustand spricht.

Tabelle 2

|  | Sclerodermia circumscripta | Dermatitis atrophicans sclerodermiformis |
|---|---|---|
| Hautveränderungen | Verhärtung mit nicht ausgedehntem lividen Hof (lilac ring) | Erythematöse und atrophische Herde + Verhärtung |
| Befall der tieferen Gewebe | Auf Subcutis und Muskeln übergehend | — |
| Primäre Hauterscheinungen | Verhärtungen sind primär. Lilac ring bei aktiver Verbreitung der Krankheitsherde | Erythematöse und livide Herde sind primär. In ihrem Bereich weniger ausgedehnte porzellanartige Verhärtung |
| Histologie | Abhängig von Krankheitsperiode — mucoides Ödem oder Kollagensklerose; Gefäßveränderungen. Elastische Fasern unverändert | Mehr inflammatorische Infiltrate, keine Gefäßveränderungen, Bindegewebssklerose nicht so bedeutend. Elastische Fasern teilweise zerstört, fragmentiert und verklumpt |
| Sensibilitätschronaxie der Haut | Verlängert in der ganzen scheinbar unveränderten Haut | Normal in der ganzen Haut, im allgemeinen verkürzt in den Krankheitsherden |
| Elektromyographie | Oft Muskelveränderungen vom Polymyositis-Typus im Bereich des Herdes | Normal (manchmal unbedeutende Abweichungen) |
| Prognose | Oft Atrophie und Deformationen nach dem Zurücktreten | Ruft keine Atrophien und Deformationen hervor |
| Behandlung | Penicillin, Vitamin E, Resochin, Chelatbildner | Penicillin — rasche Heilung |

Die Unterscheidung dieser Veränderungen von der Sklerodermie ist von praktischer Bedeutung, da die Verhärtungen niemals auf tiefere Gewebe übergehen, keine Deformationen hervorrufen, sich außerhalb der Herde der Dermatitis atrophicans nicht ausbreiten und nach der Penicillinbehandlung sehr rasch zurücktreten. Die Differenzierung ist jedoch auf

Grund des klinischen Bildes schwierig. Besonders groß sind die Schwierigkeiten, wenn der histologische Befund Sklerose des Corium-Bindegewebes aufweist. Eine Hilfe stellen dabei die Sensibilitätschronaxiemessungen und manchmal auch die Elektromyographie dar (die letztere ist in der Dermatitis atrophicans normal, in der Sklerodermie dagegen weist sie oft Polymyositis auf).

Tabelle 3

|  | Lichen sclerosus et atrophicus | Sclerodermia guttata |
| --- | --- | --- |
| Hautveränderungen | Porzellanartige weißliche hyperkeratotische und atrophische Papeln mit beibehaltenen Konturen der einzelnen Elemente. Blasen können vorkommen | Kleine tropfenartige weiße Flecke ohne Hyperkeratose. Im allgemeinen von typischen Sklerodermieherden begleitet. Bullöse Efflorescenzen sind sehr selten |
| Lokalisation und Anordnung der Hautveränderungen | Rumpf. Oft die Genitalgegend | Rumpf und Extremitäten. Manchmal lineare oder segmentale Anordnung |
| Befall der Schleimhäute | Sehr selten Mundschleimhäute, oft die Haut und Schleimhäute von Penis, Vulva und Perineum | — |
| Histologie | Typisches Lymphödem unter der atrophischen Epidermis. Keine Bindegewebssklerose. Keine Gefäßveränderungen. Elastische Fasern zerstört in der Lymphödemzone | Wie bei der typischen Sklerodermie mit nicht so bedeutender Sklerose des Coriumbindegewebes |
| Sensibilitätschronaxie der Haut | Normal in der scheinbar unveränderten Haut und in den Krankheitsherden | Verlängert in der ganzen Haut |
| Prognose | Außer den Atrophien der Schleimhäute gut | Abhängig von der Ausdehnung und der Koexistenz der anderen Sklerodermieabarten |
| Behandlung | Unwirksam. Dieselben Medikamente wie bei der Sklerodermie werden versucht | Penicillin, Vitamin E, Resochin |

Die Zugehörigkeit von *Lichen sclerosus* und *atrophicus* (s. Tab. 3) zu der Sklerodermie ist weiterhin strittig, um so mehr als diese Entität selbst noch Diskussionen hervorruft. Die alte morphologische Benennung Weißfleckenkrankheit umfaßte sowohl die kleintropfige Sklerodermie (S. guttata) wie auch den eigentlichen Lichen sclerosus. Es gibt Formen der Sklerodermie, die dem Lichen sclerosus sehr ähnlich sind, wie z. B. die kartenblattähnliche Sklerodermie, und das ist vielleicht die Ursache der ganzen Begriffsverwirrung. Wir sind der Ansicht, daß Lichen sclerosus et atrophicus eine nosologische Entität ist, die sich sowohl von der eigentlichen Sklerodermie als auch vom atrophischen Lichen planus unterscheidet.

Der Hauptunterschied zwischen Lichen sclerosus und der Sklerodermie besteht darin, daß sich bei Lichen sclerosus der Prozeß nur auf die Haut beschränkt, superfizielle, subepidermale histologische Veränderungen aufweist, nie auf die tieferliegenden Gewebe übergeht und mit Ausnahme der Schleimhäute der Genitalgegend keine Atrophien hervorruft. Die Hautveränderungen hängen mit dem Nervensystem nicht zusammen und weisen keine segmentale Anordnung auf. Die Sensibilitätschronaxie ist normal. Der histologische Befund ist charakteristisch: deutliches Lymphödem gleich unter der Epidermis, die Atrophie und follikuläre Hyperkeratose aufweist. Frühstadien von Lichen sclerosus ohne ausgeprägtes Lymphödem können die histologische Diagnose erschweren. Sowohl unsere physiologischen Untersuchungen wie auch die histologischen Untersuchungen von THIES und ORMEA haben keine primären Störungen des Nervensystems bewiesen.

Von praktischer Bedeutung ist das jetzt breit diskutierte Problem des Zusammenhangs von Lichen sclerosus mit Balanitis xerotica obliterans und Kraurosis vulvae, für den die histologischen Untersuchungen der Amerikaner zu sprechen scheinen.

Die Behandlung von Lichen sclerosus ist ausschließlich empirisch. Wirksame Mittel kennen wir nicht. Man versucht es mit denselben Medikamenten wie bei der Sklerodermie — also mit Penicillin, Vitamin E und Resochin. Corticosteroide werden nur in der bullösen Varietät angewendet.

In letzter Zeit trennte man, besonders in der angelsächsischen Literatur, die idiopatische Atrophie der Haut unter dem Namen der *Atrophodermie von Pasini-Pierini* ab (s. Tab. 4). Das sind bläulich-braune oder hellbraune, leicht atrophische Herde, manchmal mit unbedeutenden sekundären Verhärtungen.

Diese Veränderungen kommen meistens bei jungen Menschen vor, sind am Rumpf, seltener an den Extremitäten lokalisiert, haben manchmal progressiven Verlauf, rufen aber keinerlei subjektive Beschwerden hervor. Von der Sklerodermie unterscheiden sie sich durch ihren völlig oberflächlichen Charakter und durch das Fehlen von Sklerose in der Histologie. Auf Grund der Beobachtung von 8 Fällen in unserer Klinik sind wir der Meinung, daß das keine nosologische Entität ist, sondern ein Krankheitssyndrom, in der Mehrzahl der Fälle eine abortive Sklerodermie ohne Verhärtungen.

Wir hatten Fälle von zweifelloser Sklerodermie, in denen während der Behandlung neue Herde vom Typus der Atrophodermie Pasini-Pierini auftraten. Auch die inaktive Sklerodermie, die unter Zurücklassung von unbedeutenden Atrophien zurücktritt, besitzt histologische und klinische Merkmale der Atrophodermie von PASINI. Die Sensibilitätschronaxie ist in der Atrophodermie von PASINI in der scheinbar unveränderten Haut normal und in den Krankheitsherden sogar kürzer, was gegen die Beteiligung des Nervensystems, besonders des vegetativen, zeugt. Deshalb ist die Prognose günstig.

Die Atrophodermie von PASINI war früher unter verschiedenen Namen bekannt, wie sclerodérmie lilacée, non indurée usw. Sie wurde von franzö-

Tabelle 4

| | Atrophodermie Pasini-Pierini | Sklerodermie | Atrophie nach der zurücktretenden Sklerodermie |
|---|---|---|---|
| Hautveränderungen | Ausschließlich atrophisch. Leicht bräunlich oder violettbräunlich atrophische Herde ohne lividen Randsaum. Manchmal minimale sekundäre Verhärtung im Zentrum des Herdes | Verhärtungen. Im Regressionsstadium Atrophien. Bei aktivem Krankheitsprozeß livider Randsaum | Leicht-braun, braun oder violett-braun atrophische Herde ohne lividen Randsaum |
| Lokalisation | Rumpf, evtl. Extremitäten | Rumpf, Gesicht, Extremitäten | Rumpf, Gesicht, Extremitäten |
| Verlauf und Rückgang | Jahrelang dauernde superfizielle Atrophien | Läßt oft bedeutende Atrophien zuzurück | Superfizielle Atrophien als Folge der Sklerodermie mehrere Jahre dauernd |
| Histologie | Keine Coriumbindegewebssklerose (Kollagen mehr kompakt und homogenisiert in den tieferen Coriumschichten). Elastische Fasern nicht zerstört | Sklerose des Bindegewebes. Elastische Fasern nicht zerstört | Keine Bindegewebssklerose (Kollagen mehr kompakt und homogenisiert in den tieferen Coriumschichten). Elastische Fasern nicht zerstört |
| Sensibilitätschronaxie | Normal | Verlängert in der ganzen Haut | Normal |
| Prognose | Günstig | Gut — mit Ausnahme evtl. Deformationen und tieferen Atrophien | Gut |
| Behandlung | Nicht nötig, evtl. Penicillin oder Vitamin E | Penicillin, Vitamin E, Resochin | Nicht nötig |

sischen Autoren, wohl mit Recht, als eine atypische, abortive, primär atrophische Sklerodermie betrachtet. Mit der Benennung Atrophodermie Pasini bezeichnet man heute auch idiopatische Atrophien unbekannter Herkunft, die sich unter die bekannten nosologischen Einheiten, wie z. B. Anetodermien von JADASSOHN, von PELLIZZARI usw., nicht einreihen lassen. RONCHESE geht sogar so weit, daß er die Pseudopelade für eine Atrophodermie von PASINI auf der behaarten Kopfhaut hält. Die Kenntnis der Atrophodermie Pasini ist praktisch wichtig, um den Verlauf und die Prognose dieser abortiven Sklerodermie richtig beurteilen zu können.

Die Unterscheidung der idiopathischen Hemiatrophia faciei (s. Tab. 5) von der zurücktretenden Sklerodermie mit sekundärer Gesichtsatrophie ist ohne praktische Bedeutung, da der Krankheitsprozeß in beiden Fällen inaktiv ist. Dagegen ist die Unterscheidung der aktiven Sklerodermie am Gesicht bei Kindern von der *Hemiatrophia faciei* wichtig. Während die idiopatische Hemiatrophie im allgemeinen die mediale Linie des Gesichts

Tabelle 5

| | Hemiatrophia idiopathica faciei (ROMBERG) | Hemiatrophia secundaria faciei post sclerodermiam | Sclerodermia faciei |
|---|---|---|---|
| Hautveränderungen | Atrophisch | Atrophische, oft hyperpigmentierte Haut mit den tieferen Geweben verbunden | Verhärtungen, dann Atrophien, nicht regelmäßig auf der ganzen Gesichtshälfte |
| Befall der tieferen Gewebe | Atrophie der Subcutis, Muskeln und Knochen | Atrophie der Subcutis, Muskeln und Knochen. Haut ist im allgemeinen unverschiebbar | Befall der Haut und teilweise der Subcutis und der Muskeln |
| Primäre Erscheinungen | Primäre Atrophie | Sekundäre Atrophie nach den zurücktretenden Verhärtungen | Verhärtungen mit gleichzeitiger oder nachfolgender Atrophie |
| Histologie | Mäßige infammatorische Infiltrate. Subcutis- und Coriumatrophie ohne Bindegewebssklerose. Zahl der elastischen Fasern vermindert | Coriumatrophie mit mäßiger Kollagensklerose | Kollagensklerose, verschiedenartige inflammatorische Infiltrate. Elastische Fasern nicht zerstört |
| Hautsensibilitätschronaxie | Normal | Normal | Verlängert in der ganzen Haut |
| Elektromyographie | o. B. oder unbedeutende Potentialverminderung | o. B. (wenn der Krankheitsprozeß inaktiv ist) | Vom Polymyositis-Typus |
| Prognose | Die Krankheit hört spontan auf | Prozeß ist nicht progressiv | Ruft bei Kindern tiefe Atrophien und Deformationen hervor |
| Behandlung | Unwirksam | Nicht nötig | Penicillin, Vitamin E, Resochin, evtl. Chelatbildner |

nicht überschreitet, breitet sich die Sklerodermie sowohl in die Tiefe wie auch peripher aus, oft auf den Hals, wobei Herde in anderer Lokalisation nicht selten sind. Der Hauptunterschied besteht darin, daß die Atrophie bei der Hemiatrophia faciei hauptsächlich die Subcutis und tiefere Gewebe betrifft, während die Haut sekundäre, nämlich nur atrophische Veränderungen aufweist. Primär in der Sklerodermie ist die Verhärtung der Haut, die sich mit den tieferen Geweben eng verbindet, die Muskel- und Knochenatrophien sind dagegen sekundär.

Außerdem gibt es mehrere Hautatrophien, die der Hemiatrophia faciei ähnlich sind. Für diese haben wir keine entsprechende Benennung. Wir haben Fälle von progressiver einseitiger Atrophie der Extremitäten beobachtet, wo die Veränderungen — ähnlich wie bei der Hemiatrophia faciei — hauptsächlich die Subcutis und sekundär die Muskeln betrafen, während die Haut nur leicht atrophisch war. Diese Veränderungen hatten zwar keinerlei morphologische Merkmale der Sklerodermie, aber die

Atrophien konnten an lineare sekundäre Atrophie nach Zurücktreten der Sklerodermie erinnern. Der Hauptprozeß spielte sich hier im Gegensatz zur Sklerodermie in der Subcutis ab.

Andere sklerodermähnliche Veränderungen sind *postinflammatorische Verhärtungen* in der Umgebung von Thrombo- und Periphlebitis an den unteren Extremitäten. Der chronisch verlaufende und nicht stark ausgeprägte inflammatorische Zustand führt zu kompensatorischer Fibrose und Vernarbung des Bindegewebes.

Bei verhältnismäßig scharf umschriebenem Herd ist die Ähnlichkeit mit der Sklerodermie ziemlich groß. Der Hauptunterschied ist, daß die Veränderungen hier tiefer sind, die Haut nur sekundär betroffen ist und Schwellungen der Füße sowie Schmerzen infolge des inflammatorischen Zustands auftreten.

Tabelle 6

| | M. Raynaud chronicus | Acrosclerodermia incipiens |
|---|---|---|
| Hautveränderungen | Hauptsächlich vasculäre Symptome. Verhärtetes Ödem der Finger | Verhärtung der Hände mit Fingerkontrakturen. Atrophische Veränderungen am Gesicht |
| Lokalisation | Hände | Hände, Gesicht, evtl. generalisierte Veränderungen |
| Histologie | Ohne praktische Bedeutung | |
| | Inflammatorische Gefäßveränderungen | Sklerose des Coriumbindegewebes |
| Hautsensibilitätschronaxie | Normal | Verlängert (mäßig) in der ganzen Haut |
| Capillaroskopie | Typische, im zentralen Teil verbreitete Ansen mit Ausbuchtungen u. Blutstase | Außer typischen Raynaudschen Angien dünne deformierte Capillaren |
| Elektromyographie | Normal | Oft Veränderungen vom Myositis-Typus |
| Röntgenbefund der Hände | Manchmal trophische Veränderungen der Fingerspitzen | Typische Zerstörung der distalen Teile der Finger |
| Prognose | Oft nach vielen Jahren Übergang in Sklerodermie | Verschiedenartig. Verlauf ist manchmal ausgesprochen chronisch, manchmal sogar rasch |
| Behandlung | Vasculäre Mittel (Padutin, Vasculat, Priscol), Novocainblockade der Ganglien, Sympathektomie | Sympathektomie nicht angezeigt. Behandlung wie andere Formen der Sklerodermie, insbesondere mit Chelatbildnern |

In der Histologie (die Biopsien müssen, um die Venen nicht zu beschädigen, sehr vorsichtig durchgeführt werden) ist die Vernarbung des Bindegewebes bei gleichzeitigem verschiedenartigen inflammatorischen Zustand feststellbar. Während die Sklerose in der Sklerodermie acellulär entsteht, ist die Fibrose hier mit der Proliferation der Fibroblasten verbunden. Die elastischen Fasern werden hier zerstört. Die Sensibilitätschronaxie ist in der ganzen Haut normal. Die Behandlung ist hier antiinflammatorisch und antithrombotisch.

Die der diffusen Sklerodermie ähnlichen Zustände sind noch zahlreicher. Ihre Kenntnis ist mit Rücksicht auf die von der Sklerodermie unterschiedliche Behandlung wichtig.

Die größte praktische Bedeutung hat die Unterscheidung der langandauernden *Raynaudschen Krankheit* mit sekundären trophischen Verhärtungen der Finger von der beginnenden Sklerodermie (s. Tab. 6). Nach unseren Angaben ist die Sympathektomie, die in vielen Fällen der Raynaudschen Krankheit nützlich ist, sogar in der beginnenden Sklerodermie nicht angezeigt. Für die beginnende Sklerodermie ist charakteristisch: Zerstörung der Fingerspitzen (klinisch oder nur röntgenologisch feststellbar), Übergreifen der Verhärtungen auch außerhalb der Hände, Veränderungen am Gesicht (Atrophie der Nase und der Lippenröte sowie radiäre Faltung um die Mundhöhle) und im Oesophagus. Die Sensibilitätschronaxie ist in der Raynaudschen Krankheit normal, in der Sklerodermie dagegen immer verlängert. Die Capillaroskopie weist in der Sklerodermie neben den typischen Raynaudschen Angien auch sehr dünne, deformierte Capillaren auf.

Die kinematographischen Untersuchungen der Verdauungsorgane erleichtern die Feststellung der Frühstadien der Sklerodermie. Die histologische Untersuchung ist in der Differentialdiagnose von geringem Nutzen, da einerseits die Biopsiestellen schlecht heilen und andrerseits der histologische Befund infolge des eventuellen Fehlens von Sklerose in den Frühstadien der Sklerodermie oft nicht diagnostizierbar ist.

Von praktischer Bedeutung ist die Unterscheidung der Sklerodermie von den sklerodermähnlichen Veränderungen in der *Dermatomyositis (Dm) chronica* (s. Tab. 7).

Während akute Dm. eine große Ähnlichkeit mit Lupus erythematosus aufweist, ist die chronische Form der Sklerodermie ähnlich. Die Differentialdiagnose ist manchmal, besonders bei Kindern, schwierig. Der Unterschied besteht darin, daß die Veränderungen bei der Sk. an den distalen Teilen der Extremitäten, bei der Dm. an den proximalen anfangen. Charakteristisch im Gesicht für die Dm. ist im Frühstadium das Ödem der Augengegend, später die Muskelatrophie, für die Sk. die Atrophie der Nase und der Lippenröte.

Bei der Sk. kommen Veränderungen der inneren Organe, besonders des Oesophagus, vor, in der Dm. sind oft die glatten Muskeln und der Herzmuskel betroffen.

Die Elektromyographie ist in der Differentialdiagnose von geringem Nutzen, da in der Sk. die Muskelveränderungen von demselben Polymyositis-Typus sind. Dasselbe betrifft die chemischen Untersuchungen von Kreatin und Kreatinin, da sie nur den Grad der Muskelbeschädigung, nicht aber ihr Wesen widerspiegeln. Wichtig in der Differentialdiagnose ist die Bestimmung von Transaminase (besonders von Serum-Glutamin-Oxalessigsäure-Transaminase), die bei Dm. immer stark vermehrt, bei der Sk. dagegen normal oder nur mäßig vermehrt ist.

Die Histologie der Muskeln ist bei der Sk. und der Dm. ähnlich, bei der letzteren jedoch treten die degenerativen Veränderungen der Muskelfasern stärker zutage, mit gleichzeitigem inflammatorischem Zustand des

Tabelle 7

| | Dermatomyositis chronicus sclerodermiformis | Sclerodermia diffusa (+ Scleromyositis) |
|---|---|---|
| Hautveränderungen | Verhärtungen und Atrophien | Atrophie der Nase und Lippenröte. Sklerodaktylie |
| Lokalisation | Hauptsächlich an den proximalen Teilen der Extremitäten und am Gesicht | Hauptsächlich an den distalen Teilen der Extremitäten, am Gesicht. Oft Generalisierung |
| Muskel- und Gelenksveränderungen | Muskeln der Schulter- und Schenkelgegend angegriffen | Hauptsächlich Gelenksveränderungen mit Kontrakturen infolge der Proliferation des fibrösen Bindegewebes um die Gelenke |
| Viscerale Veränderungen | Glatte Muskulatur und Herzmuskel können betroffen sein | Oft Oesophagus, Herz, Lungen, Nieren |
| Chemische Untersuchungen (Kreatin, Kreatinin, Transaminase) | Kreatinuzie, Kreatinin — vermindert, Transaminase (besonders SGOT, weniger SGBT) stark vermehrt | Kreatin — manchmal erhöht, Kreatinin — normal, Transaminase normal oder mäßig vermehrt (SGOT) |
| Elektromyographie | Vom Polymyositis-Typus | Vom Polymyositis-Tyyus |
| Hautsensibilitätschronaxie | Normal | Verlängert in der ganzen Haut |
| Capillaroskopie | o. B. | Typisch für Sklerodermie, oft + Raynaudsches Symptom |
| Röntgenbefund der Knochen | Im allgemeinen o. B. | Typische Veränderungen |
| Histologie der Muskeln | Degenerative Veränderungen der Muskelfibern + inflammatorische Infiltrate im Interstitium | Hauptsächlich Proliferation des fibrösen Bindegewebes im Interstitium; sekundäre Atrophie und Degeneration der Muskelfibern |
| Histologie der Haut | Nicht diagnostisch | Sklerose des Bindegewebes. Elastische Fasern nicht zerstört |
| Prognose | Manchmal chronischer Verlauf. Oft jedoch (etwa 50%) maligne Tumoren vorhanden! | Verschiedenartig, manchmal ungünstig |
| Behandlung | Corticosteroide angezeigt | Corticosteroide nicht angezeigt |

Interstitium-Bindegewebes. In der Sk. geht der Prozeß von der Haut, durch das Bindegewebe der Subcutis, auf die Muskeln über. Deswegen kommen die Hauptveränderungen im Interstitium vor, und das sich hier proliferierende fibröse Bindegewebe führt zur sekundären Atrophie und Degeneration der Muskelfasern. Wichtig für die Diagnose ist also der Vergleich zwischen den inflammatorischen und fibrösen Veränderungen im Interstitium einerseits und dem Grad der Atrophie und der Degeneration der Muskelfasern andrerseits. Auch die Hauthistologie ist von Nutzen, da bei chronischer Dermatomyositis keine Sklerose des Coriumbindegewebes auftritt und die elastischen Fasern teilweise zerstört werden.

Die Sensibilitätschronaxie ist bei der Dermatomyositis normal, was die Differenzierung mit der Sklerodermie erleichtert. Die Unterscheidung der Dermatomyositis von der Sklerodermie ist sehr wichtig, weil in der letzteren die Corticosteroide, die bei Dermatomyositis günstig wirken, nicht zu empfehlen sind.

Die Differenzierung ist jedoch, besonders bei Kindern, manchmal sehr schwierig.

Tabelle 8

| | Hautporphyrie | Sklerodermie |
|---|---|---|
| Hautveränderungen | Nicht einheitlich: Verhärtungen, Atrophien, Narben nach den zurücktretenden Blasen | Verhärtungen und Atrophien |
| Lokalisation | An den unbedeckten und Traumen ausgesetzten Teilen | Hauptsächlich an den oberen Extremitäten, am Gesicht und Rumpf |
| Befall der tieferen Gewebe | — | Subcutis und Muskeln |
| Viscerale Veränderungen | Hauptsächlich Leberschädigung, manchmal neurologische Veränderungen | Oft Oesophagus, Herz, Lungen, Nieren |
| Hautsensibilitätschronaxie | Normal (verlängert bei gleichzeitiger Tabes dorsalis) | Verlängert in der ganzen Haut |
| Capillaroskopie | o. B. | Typisch für Sklerodermie |
| Histologie der Haut | Manchmal Homogenisierung und Sklerosierung des Bindegewebes des Corium | Typische Kollagensklerose. Elastische Fasern nicht zerstört |
| Prognose | Abhängig vom Grad der Leberschädigung | Verschiedenartig |
| Behandlung | Leberbehandlung (Ripason, Vitamin B 12, B 6, PP) und Calcium-Chelatbildner | Penicillin, Vitamin E, Sodium-Chelatbildner |

Die *Hautporphyrie* mit sklerodermähnlichen Verhärtungen (s. Tab. 8) ist manchmal auch von der Sklerodermie schwer zu unterscheiden. In der Porphyrie sind die Veränderungen nicht einheitlich: Neben den Verhärtungen kommen auch Erytheme, Atrophien und Narben nach zurücktretenden Blasen vor. Sie sind an unbekleideten und Traumen ausgesetzten Stellen lokalisiert. Sehr selten sind sie generalisiert. In der Histologie kommt oft Homogenisierung und Sklerose des Coriumbindegewebes vor, was die Differenzierung mit der Sklerodermie erschwert.

Bei der Porphyrie kommt es nie zu Veränderungen in den tiefer liegenden Geweben, zur Sklerodaktylie und anderen Knochendeformationen.

Entscheidend für die Diagnose ist das Vorhandensein von Porphyrinen im Harn und einer Leberschädigung.

Die Leberbehandlung und Verbot von Alkoholgenuß sind hier von größter Bedeutung und führen zum Zurücktreten der Verhärtungen.

Die Sensibilitätschronaxie kann auch hier verlängert sein, falls gleichzeitig Tabes dorsalis vorhanden ist (diese Patienten haben oft eine syphilitische Infektion hinter sich), was die Differenzierung von der Sklerodermie erschwert.

Sklerodermähnliche Veränderungen können bei Ablagerung von Mucin im Coriumbindegewebe auftreten. Bei der Form *Mucinosis cutis Arndt-Gottron* sind die Verhärtungen der Haut stark ausgeprägt, und es kommt oft zur Sklerodaktylie. Die Differenzierung von der Sklerodermie ist verhältnismäßig leicht, da hier palpatorisch die nodulären Ablagerungen in der Haut fühlbar sind.

Mucin kommt auch als mucoides Ödem in der Haut bei *Sklerödem* vor. Die Differenzierung des Sklerödems von der Sklerodermie stützt sich auf das plötzliche Auftreten des Sklerödems, meistens nach irgendeiner Infektionskrankheit, die Lokalisation an Gesicht, Hals und den proximalen Teilen der oberen Extremitäten, auf den nur einige Monate dauernden Verlauf mit Spontanheilung. Bei den zuletzt beschriebenen Fällen von jahrelang dauerndem Sklerödem handelt es sich wahrscheinlich um eine ödematöse Form der eigentlichen Sklerodermie, die eine ähnliche Lokalisation aufweisen kann.

In jeder früheren Form der Sklerodermie treten saure Mucopolysaccharide im Bindegewebe auf, die meisten in der ödematösen Varietät. Möglicherweise sind sie identisch oder sehr ähnlich den Mucopolysacchariden im Sklerödem, was für einen Zusammenhang zwischen diesen beiden in ihrem Verlauf so verschiedenen nosologischen Einheiten zeugen würde.

Die Sensibilitätschronaxie ist im Sklerödem immer normal; das spricht gegen die Beteiligung des Nervensystems.

Die Rolle der Mucopolysaccharide im Prozeß der Hautsklerose bei der eigentlichen Sklerodermie und bei den Mucinosen bleibt ungeklärt.

Die mit Störungen des zentralen oder peripheren Nervensystems oder auch mit der Unterernährung der Gewebe infolge Immobilisation der Extremitäten, z. B. bei Polyarthritis, verbundenen *Dystrophien* können gewisse differentialdiagnostische Schwierigkeiten bereiten. Sklerodermähnliche Veränderungen können bei der Verletzung der peripheren Nerven, in den immobilisierten Extremitäten bei Hemi- und Tetraplegie, bei Rückenmarkverletzungen usw. auftreten.

Die Haut ist glatt, gespannt, glänzend ("glossy skin"), ihre Temperatur ist niedrig, und die Sensibilität ist herabgesetzt oder aufgehoben. Die richtige Diagnose kann jedoch ohne Schwierigkeiten auf Grund des Hauptleidens gestellt werden.

Komplizierter ist das Problem bei *Polyarthritis chronica evolutiva* (s. Tab. 9), die oft mit der mit Gelenkschmerzen beginnenden Sklerodermie verwechselt wird. Die Sklerodermie wird also oft, bevor nicht deutliche Veränderungen der Haut eintreten, als Polyarthritis chronica diagnostiziert und behandelt. Das ist besonders oft bei Kindern der Fall, bei denen die Sklerodermie einen atypischen Verlauf aufweisen kann.

Tabelle 9

| | Polyarthritis chronica evolutiva | Sclerodermia diffusa |
|---|---|---|
| Hautveränderungen | Haut dünn, feucht, delikat. Sehr selten Verhärtungen an den Händen | Verhärtungen und Atrophien |
| Gelenks- und Knochenveränderungen | Typische Deformationen der Hände mit ulnarer Abweichung | Sklerodaktylie. Gelenkskontrakturen |
| Röntgenbefund der Knochen | Für PChE typische Gelenksveränderungen | Für Sklerodermie typische Fingerspitzenveränderungen und sekundäre Verengung der Gelenkspalten infolge Fibrosierung der Weichteile |
| Lokalisation | Haut verändert hauptsächlich über den beschädigten Gelenken | An den distalen Teilen der Extremitäten, am Gesicht, evtl. generalisierte Hautveränderungen |
| Viscerale Veränderungen | Hauptsächlich das Herz | Oesophagus, Verdauungswege, Herzmuskel, Lungen, Nieren |
| Hautsensibilitätschronaxie | Normal | Verlängert in der ganzen Haut |
| Capillaroskopie | Nicht diagnostisch | Typisch |
| Hauthistologie | Atrophie + inflammatorische Infiltrate + Zerstörung der elastischen Fasern | Bindegewebssklerose. Elastische Fasern nicht zerstört |
| Prognose | Progressiver Charakter der Gelenksveränderungen. Die Haut-Veränderungen sind stationär | Progressiver Charakter der Hautverhärtungen und Atrophien. Innere Organe angegriffen |
| Behandlung | Unter anderem Corticosteroide | Corticosteroide nicht angezeigt |

Wichtig für die Diagnose der Sklerodermie ist die Feststellung von Verhärtungen an den Händen auch außerhalb der Gelenke, Veränderungen am Gesicht und in den inneren Organen, insbesondere im Oesophagus, sowie die Verlängerung der Sensibilitätschronaxie. Diese Differenzierung ist besonders wichtig, da die bei Polyarthritis empfehlenswerte Behandlung mit Corticosteroiden bei der Sklerodermie nicht angezeigt ist.

Die Sklerodermie kann auch mit Polyarthritis chronica evolutiva (PChE) zusammen bestehen. Die Häufigkeit ist jedoch schwer festzustellen, da die diagnostischen Kriterien der Polyarthritis oft sehr ungenau sind. In 6 Fällen von ganz typischer Sklerodermie haben wir die für den II. und III. Grad des PChE charakteristischen Gelenksveränderungen und gleichzeitig typische sklerodermische Verhärtungen an den Fingerspitzen festgestellt.

Außer der Koexistenz mit der Sklerodermie kann PChE mit ausgeprägten trophischen Hautveränderungen an den Händen der Sklerodaktylie sehr ähnlich sein. Im allgemeinen ist die Haut der Hände bei PChE dünn, delikat, leicht gerötet und feucht, und es ist eine Kontraktur der Finger mit ulnarer Abweichung (ulnar deviation) festzustellen, wobei auf den Fingerspitzen keine Geschwüre vorkommen. Bei gleichzeitigem Auftreten von neurologischen Störungen, die infolge sekundärer Verletzung des Rückenmarks durch deformierte Wirbel oder durch Polyarthritisinfektion selbst entstehen, können sklerodermähnliche Verhärtungen vorkommen, aber immer mit der typischen Lage der Finger und ohne Geschwüre an den Fingerspitzen. Entscheidend sind die röntgenologisch feststellbaren, für PChE typischen Gelenksveränderungen. Die Sensibilitätschronaxie ist in diesen Fällen normal, und die Capillaroskopie, die verschiedene nicht charakteristische Abweichungen aufzeigt, ist für die Sklerodermie nicht typisch.

Sklerodermähnliche Veränderungen können außerdem in verschiedenen *Genodermatosen* vorkommen, wie z. B. im Wernerschen Syndrom. Diese sind jedoch selten und ohne größere praktische Bedeutung, und deshalb werden wir hier nicht näher auf sie eingehen. Ich möchte nur erwähnen, daß das Wernersche Syndrom ein oculocutanes Syndrom ist, in dem neben sklero-atrophischen Hautveränderungen, insbesondere an den distalen Teilen der Extremitäten, juvenile Katarakte und verschiedene hormonale Störungen vorkommen. Bei der eigentlichen Sklerodermie kann auch — obwohl sehr selten — Katarakt vorkommen. In diesen Fällen stützt sich die Differenzierung auf das ganze Krankheitsbild. Für das Wernersche Syndrom sind charakteristisch: grazile distale Teile der Extremitäten, Deformationen der Hände und Füße mit verrukösen Proliferationen und Geschwürbildung an den Traumen ausgesetzten Stellen, niedriger Wuchs, seniles Aussehen, eine charakteristische heisere und hohe Stimme, vorzeitige Alterserscheinungen usw. Der Katarakt tritt gewöhnlich im zweiten Jahrzehnt auf. Die Hautveränderungen sind atrophisch und nicht vom Typus der eigentlichen Sklerodermie.

Aus dieser unvollständigen Übersicht der pseudosklerodermischen Zustände geht klar hervor, daß es bei vielen Krankheiten von verschiedener Ätiologie zu sklerodermähnlichen Veränderungen der Haut kommt. Das zeugt für den verschiedenartigen Mechanismus ihrer Entstehung und ihres Wesens. Auf Grund der histomorphologischen Forschungen von John, Ormea, Coronini u. Mitarb., Thies u. a. sowie unserer physiologischen Untersuchungen geht hervor, daß bei der Sklerodermie die Störungen des Nervensystems, besonders des vegetativen, primär sind. Bei den sklerodermähnlichen Veränderungen können die Verhärtungen durch Mucinablagerung (Mucinosis cutis), inflammatorische Zustände (Dermosclerosis post thrombophlebitidem), beschädigten Metabolismus der Pyrole (Porphyrie) oder durch Infektion (Sklerödem, eventuell auch Polyarthritis chronica primaria) verursacht werden.

Der Mechanismus der Pseudosklerodermie muß noch untersucht werden. Jetzt geht es in der praktischen Medizin um ihre Differenzierung von der eigentlichen Sklerodermie zwecks richtiger Behandlung.

Aus der Univ.-Hautklinik Hamburg-Eppendorf
(Direktor: Prof. Dr. Dr. J. KIMMIG)

# Neuzeitliche Entwicklung der Chemotherapie in der Dermatologie

Von

JOSEF KIMMIG

Mit 13 Abbildungen

Die Entwicklung der Chemotherapie in der Dermatologie hat in den letzten 15 Jahren im Vergleich mit den Antibiotica keine so stürmische Entfaltung mitgemacht, trotzdem sind auf dem Gebiet der bakteriellen Erkrankungen, der chronisch rezidivierenden hyperergischen Krankheiten (Erythematodes) und auf dem beachtenswerten, aber vernachläßigtem Gebiet der Trichomonas-Erkrankungen neue erfolgversprechende Verbindungen entdeckt worden.

## Neue Derivate des Paraaminobenzosulfonamids (Sulfanilamide)

Die Entwicklung der Chemotherapie mit Sulfanilamiden wurde durch die Entdeckung der Antibiotica, insbesondere des Penicillins, unterbrochen. Die wirksamste Verbindung aus der Reihe der Sulfanilamide, die klinisch noch gut untersucht war, war das Sulfanilamidometadiazin, kurz Sulfametadiazin genannt. Diese Verbindung entfaltet im Tierexperiment bei der Aronsonsepsis der weißen Maus die höchste Wirksamkeit und ist unter diesen Bedingungen nur noch dem Diaminodiphenylsulfon vergleichbar, das aber wegen seiner Nebenwirkungen in unveränderter Form beim Menschen unter normalen Bedingungen nicht angewendet werden kann. Das Sulfadiazin soll in der folgenden Aufstellung als Vergleichssubstanz herangezogen werden, um wenigstens im Tierexperiment unter reproduzierbaren Bedingungen eine einigermaßen objektive Bewertung der inzwischen neu dargestellten Verbindungen durchführen zu können. Das Sulfametadiazin ist schwer löslich und bildet gut lösliche Natriumsalze erst bei einem $p_H$ von 10—12, eine Eigenschaft, die es mit vielen im Pyrimidinring substituierten Verbindungen teilt. Man kombinierte deshalb die Sulfametadiazine mit leichter löslichen Sulfanilamiden.

Solche Kombinationspräparate liegen vor im

Protocid = Sulfamethylmetadiazin + Sulfaäthylthiodiazol  
Pluriseptal = Sulfamethylmetadiazin + Sulfadimethylmetadiazin

Diese Kombinationspräparate sind besser verträglich, garantieren hohe Blut- und Gewebsspiegel und neigen auch in den acetylierten Formen weniger zum Auskristallisieren in den Tubuli contorti. Die Tagesdosis, die verabreicht werden muß, um eine gute Wirkung zu garantieren, liegt zwischen 3—6 g.

Um das Jahr 1955 wurden Verbindungen bekannt, bei denen man trotz niedriger Dosierung (1 g/Tag) hohe Blut- und Gewebespiegel nachweisen kann. Die wichtigsten Verbindungen aus der sog. (long acting) Langzeitsulfonamidreihe sind:

I. 3-(Sulfanilamido)-6-methoxypyridazin = } LEDERKYN KYNEX DAVOSIN

II. 3-(Sulfanilamido)-2-phenylpyrazol = ORISUL

III. 4-(Sulfanilamido)-2,6-dimethoxydiazin = MADRIBON

Formeln:

I. 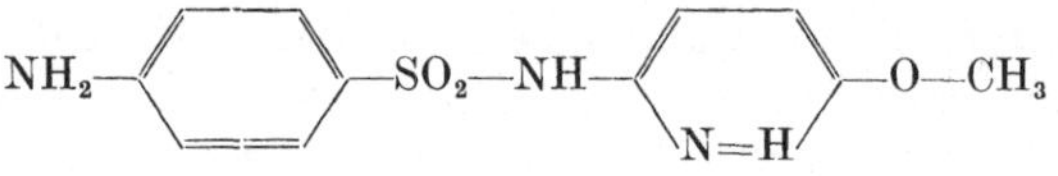 $NH_2$—⟨ ⟩—$SO_2$—NH—⟨ N=H ⟩—O—$CH_3$

II. 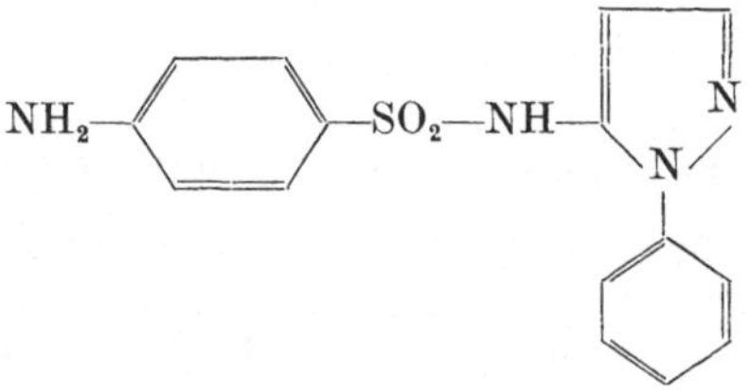 $NH_2$—⟨ ⟩—$SO_2$—NH—⟨ N—N / Phenyl ⟩

III. 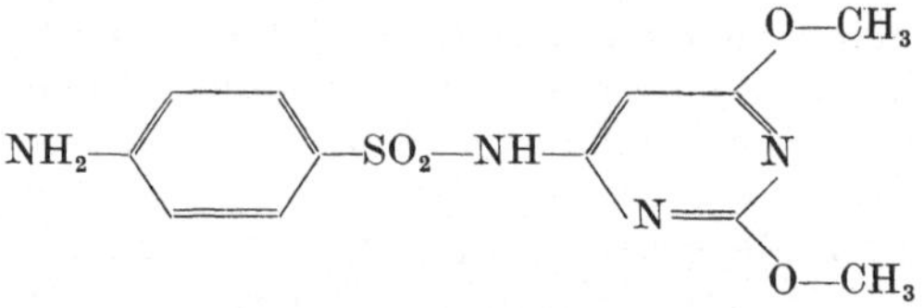 $NH_2$—⟨ ⟩—$SO_2$—NH—⟨ O—$CH_3$ / N / N / O—$CH_3$ ⟩

In den folgenden Tabellen ist ein gleichzeitig unter gleichen Bedingungen durchgeführter Versuch zur Prüfung der chemotherapeutischen Wirksamkeit an der Aronsonsepsis der weißen Maus zusammengestellt.

Zweifellos sind diese neuen Verbindungen in vitro relativ gut wirksam, aber nicht wirksamer als das Sulfadiazin. In vivo, insbesondere bei der Aronsonsepsis der weißen Maus, wird die Wirksamkeit des Sulfadiazins nicht erreicht. Ein Tierversuch mit einem anderen Streptokokkenstamm (B. 38) bei einer Infektionsdosis von $10^{-4}$ zeigt zwar wesentlich bessere Resultate, aber wie die Kontrolle zeigt, ist die Virulenz dieses Stammes viel zu gering, um eine objektive Prüfung der Wirksamkeit zu ermöglichen. Von 10 Kontrolltieren, die mit $10^{-4}$ B 38 infiziert wurden, leben am 10. Tag noch 4.

Es lag deshalb nahe, nach neuen Verbindungen zu suchen, die bei einer besseren Verträglichkeit und höheren Wirksamkeit sich bezüglich der Blut- und Gewebsspiegel ähnlich verhielten.

Tabelle 1. *Aronson* $10^{-6}$ 24 h, 0,1 ml; *16 Std post infekt.; per oral*

| Lfd. Nr. | Präparat | Dosierung mg pro 20 g Maus | | | | Zahl der Tiere | Es leben nach der Infektion am Tage: | | | | | | | | | | Bakt. Befund |
|---|---|---|---|---|---|---|---|---|---|---|---|---|---|---|---|---|---|
| | | 1. Tag | 2. Tag | 3. Tag | Gesamtdosis | | 1. | 2. | 3. | 4. | 5. | 6. | 7. | 8. | 9. | 10. | |
| | Kynex . . . . . . . . . | 1 | 1 | 1 | 3 | 10 | 10 | 6 | 4 | 4 | 4 | 0 | 0 | 0 | 0 | 0 | Herzblut Strept. Aronson |
| | | 0,5 | 0,5 | 0,5 | 1,5 | 10 | 9 | 4 | 3 | 2 | 2 | 1 | 0 | 0 | 0 | 0 | |
| | Orisul. . . . . . . . . | 1 | 1 | 1 | 3 | 10 | 10 | 4 | 0 | 0 | 0 | 0 | 0 | 0 | 0 | 0 | |
| | | 0,5 | 0,5 | 0,5 | 1,5 | 10 | 10 | 2 | 1 | 1 | 1 | 0 | 0 | 0 | 0 | 0 | |
| | Madribon . . . . . . . | 1 | 1 | 1 | 3 | 10 | 10 | 5 | 2 | 2 | 2 | 0 | 0 | 0 | 0 | 0 | |
| | | 0,5 | 0,5 | 0,5 | 1,5 | 10 | 10 | 5 | 3 | 2 | 2 | 1 | 0 | 0 | 0 | 0 | |
| | Sulfadiazin . . . . . . | 2 | 2 | 2 | 6 | 10 | 10 | 10 | 7 | 6 | 6 | 4 | 3 | 2 | 1 | 1 | |
| | Kontrolle . . . . . . . | | | | | 10 | 10 | 0 | 0 | 0 | 0 | 0 | 0 | 0 | 0 | 0 | |

Tabelle 2. *Stamm B 38* $10^{-6}$, 24 h; 0,1 ml; *2 Std post infekt.; per oral*

| Lfd. Nr. | Präparat | Dosierung mg pro 20 g Maus | | | | Zahl der Tiere | Es leben nach der Infektion am Tage: | | | | | | | | | | Bakt. Befund |
|---|---|---|---|---|---|---|---|---|---|---|---|---|---|---|---|---|---|
| | | 1. Tag | 2. Tag | 3. Tag | Gesamtdosis | | 1. | 2. | 3. | 4. | 5. | 6. | 7. | 8. | 9. | 10. | |
| | Kynex . . . . . . . . . | 1 | 1 | 1 | 3 | 10 | 10 | 10 | 10 | 10 | 10 | 10 | 10 | 10 | 10 | 10 | |
| | | 0,5 | 0,5 | 0,5 | 1,5 | 10 | 10 | 10 | 10 | 9 | 9 | 9 | 9 | 9 | 9 | 9 | |
| | Orisul. . . . . . . . . | 1 | 1 | 1 | 3 | 10 | 10 | 10 | 10 | 10 | 10 | 10 | 10 | 10 | 10 | 10 | |
| | | 0,5 | 0,5 | 0,5 | 1,5 | 10 | 10 | 10 | 10 | 10 | 10 | 10 | 9 | 9 | 9 | 9 | |
| | Madribon . . . . . . . | 1 | 1 | 1 | 3 | 10 | 10 | 10 | 10 | 10 | 7 | 7 | 7 | 7 | 6 | 6 | |
| | | 0,5 | 0,5 | 0,5 | 1,5 | 10 | 10 | 10 | 9 | 8 | 4 | 4 | 4 | 4 | 4 | 4 | |
| | Kontrollen . . . . . . . | | | | | 10 | 10 | 8 | 4 | 4 | 4 | 4 | 4 | 4 | 4 | 4 | |

Tabelle 3: *Strept. Aronson* $10^{-6}$, 0,2 ml

| Lfd. Nr. | Präparat | Dosierung mg pro 20 g Maus 2 Std post infekt. | | | | Zahl der Tiere | Es leben nach der Infektion am Tage: | | | | | | | | | | Bakt. Befund |
|---|---|---|---|---|---|---|---|---|---|---|---|---|---|---|---|---|---|
| | | 1. Tag | 2. Tag | 3. Tag | Gesamtdosis | | 1. | 2. | 3. | 4. | 5. | 6. | 7. | 8. | 9. | 10. | |
| | *5-Methylsulfadiazin* p.o. | 3 | 3 | 3 | 9 | 10 | 10 | 10 | 10 | 10 | 10 | 8 | 5 | 5 | 4 | 4 | |
| | *5-Isopropylsulfadiazin* p.o. | 3 | 3 | 3 | 9 | 10 | 10 | 9 | 9 | 9 | 8 | 6 | 5 | 5 | 1 | 0 | |
| | *5-Methoxysulfadiazin* p.o. | 3 | 3 | 3 | 9 | 10 | 10 | 10 | 10 | 10 | 10 | 7 | 4 | 3 | 2 | 1 | |
| | *Sulfadiazin* p. o. | 3 | 3 | 3 | 9 | 10 | 10 | 10 | 10 | 9 | 6 | 4 | 3 | 3 | 3 | 3 | |
| | *Kontrollen:* Strept. Aronson | | | | | 10 | 10 | 0 | 0 | 0 | 0 | 0 | 0 | 0 | 0 | 0 | |

Tabelle 4. *Therapieversuch mit L 102* (Sulfuno)

| Lfd. Nr. | Präparat | Dosierung mg pro 20 g Maus | | | | Zahl der Tiere | Es leben nach der Infektion am Tage: | | | | | | | | | | Bakt. Befund |
|---|---|---|---|---|---|---|---|---|---|---|---|---|---|---|---|---|---|
| | | 1. Tag | 2. Tag | 3. Tag | Gesamtdosis | | 1. | 2. | 3. | 4. | 5. | 6. | 7. | 8. | 9. | 10. | |
| | *L 102* p. o. | 1 | 1 | 1 | 3 | 10 | 10 | 10 | 8 | 8 | 7 | 4 | 4 | 4 | 4 | 4 | |
| | | 2 | 2 | 2 | 6 | 10 | 10 | 10 | 10 | 10 | 9 | 9 | 9 | 7 | 7 | 7 | |
| | | 3 | 3 | 3 | 9 | 10 | 10 | 10 | 10 | 10 | 10 | 9 | 9 | 9 | 9 | 9 | |
| | | 4 | 4 | 4 | 12 | 10 | 10 | 10 | 10 | 10 | 10 | 8 | 8 | 6 | 6 | 6 | |
| | | 5 | 5 | 5 | 15 | 10 | 10 | 10 | 9 | 9 | 8 | 7 | 7 | 7 | 7 | 7 | |
| | Kontrolle: Stamm B 38 $10^{-4}$, 0,1 ml | | | | | 10 | 10 | 5 | 2 | 1 | 1 | 1 | 1 | 1 | 1 | 1 | |

Unter den Derivaten des Sulfametadiazins waren bisher die an der Ringstellung 5 des Metadiazinringes substituierten unbekannt. Von der BASF, der Schering A.G. Berlin und BAYER wurden in den letzten Jahren die folgenden Verbindungen hergestellt.

I. 2-(Sulfanilamido)-5-methyl-sulfametadiazin

II. 2-(Sulfanilamido)-5-isopropyl-sulfametadiazin

III. 2-(Sulfanilamido)-5-methoxysulfametadiazin.

Von diesen drei Verbindungen konnten wir eine ausgezeichnete Wirkung bei der Aronsonsepsis der weißen Maus feststellen.

Diese neuen Derivate des Sulfametadiazins zeigen bei niedriger Dosierung (1 g/die) hohe Blut- und Gewebsspiegel und sind auch bei hoher Dosierung (2—3 g täglich) wesentlich verträglicher als das Methoxypyridazin.

Zum Abschluß sei noch eine Verbindung, die von den Chemikern der Nordmarkwerke dargestellt wurde und die von uns unter den oben besprochenen Bedingungen geprüft wurde, beschrieben. Es handelt sich um das sog. Sulfuno, ein Sulfadimethyloxazol (Tab. 4). Es verhält sich bezüglich Resorption und Ausscheidung ähnlich wie ein Langzeitsulfanilamid, ist aber im Tierversuch bei der Aronsonsepsis der weißen Maus wesentlich schwächer wirksam als 2-Sulfanilamido-5-methoxysulfatmetadiazin.

Eine Deutung der Ursachen für die hohen Blut- und Gewebsspiegel der besprochenen Sulfanilamidderivate ist noch nicht möglich. Zweifellos sind es die physikalisch-chemischen Eigenschaften der Verbindungen, die dieses Verhalten bedingen. Man hat das Phänomen mit der Bindung an die Bluteiweißkörper in Zusammenhang gebracht und geglaubt, eine hohe Bindung an die Albumine wäre die Ursache für die hohen Blutspiegel. In bezug auf die Wirksamkeit wäre eine derartige Bindung nicht gerade von Vorteil, da nur das freie Sulfanilamidderivat wirklich bakteriostatisch wirksam ist. Wir selbst haben nach der Dialysemethode (Dr. WEHRMANN) die folgenden Bindungsverhältnisse festgestellt. Nach der Ultrafiltrationsmethode sind aber ganz andere Werte festgestellt worden,

so daß eine Diskussion der wirklichen Verhältnisse noch nicht möglich
erscheint. Außerdem wissen wir nicht, welcher Art die Bindungen an die

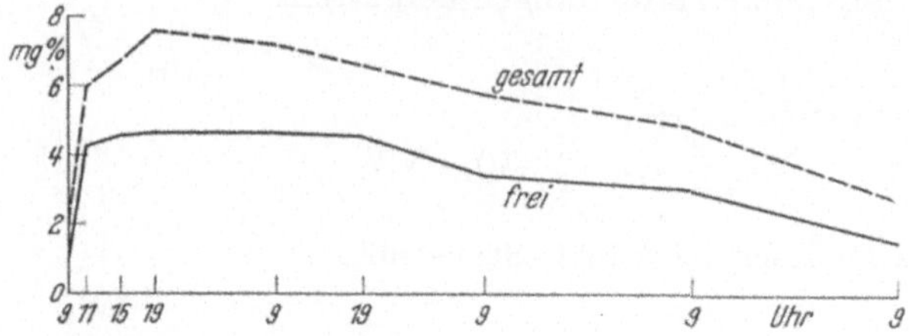

Abb. 1. Sulfonamidblutspiegel mit 5-Isopropylsulfadiazin. Pat. Ku. erhielt 1 g Subst. einmalig p. o.

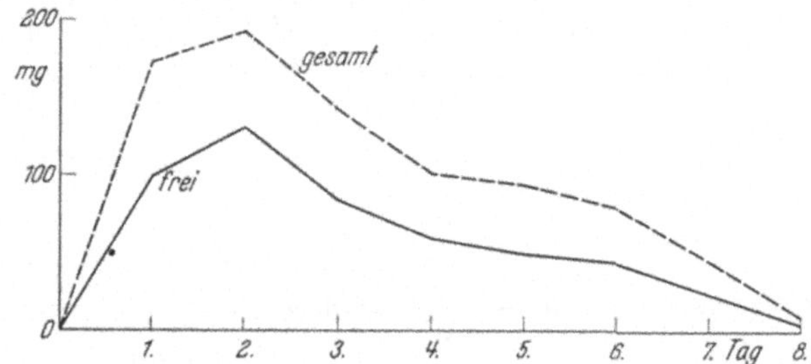

Abb. 2. Sulfonamidausscheidung im Urin: 5-Isopropylsulfadiazin. Pat. Ku. erhielt 1 g Subst. einmalig

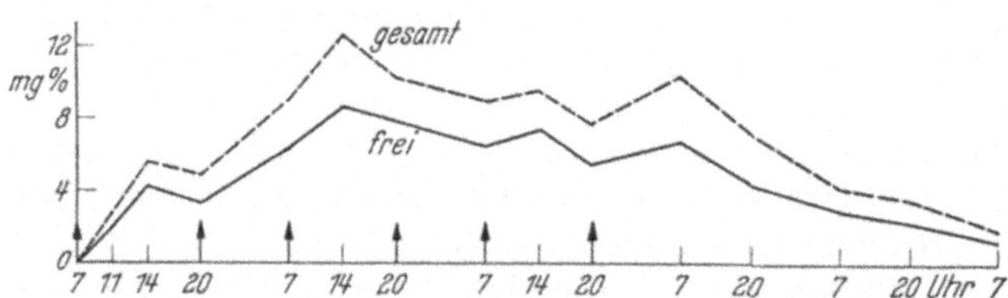

Abb. 3. Sulfonamidblutspiegel mit 5-Methylsulfadiazin. Pat. Hö.; zweimal 1 g am 1. Tag, zweimal
0,5 g am 2. und 3. Tag

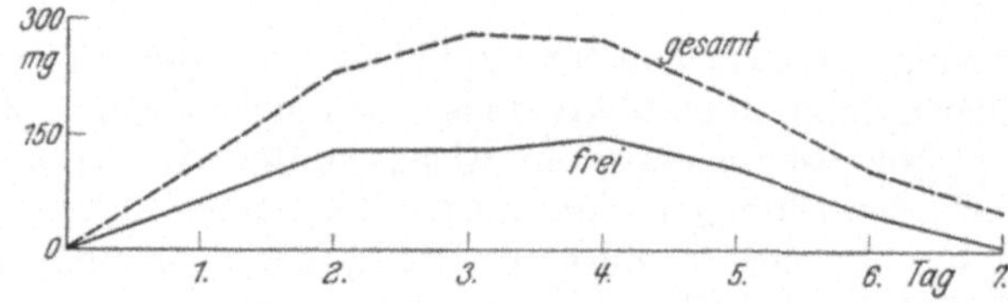

Abb. 4. Sulfonamidausscheidung im Urin: 5-Methylsulfadiazin. Pat. Hö.; zweimal 1 g am 1. Tag,
zweimal 0,5 g am 2. und 3. Tag

Bluteiweißkörper sind, wie sich diese Bindungen verhalten an den Zell-
und Bakteriengrenzflächen (Vergl. Tab. 5 auf S. 129).

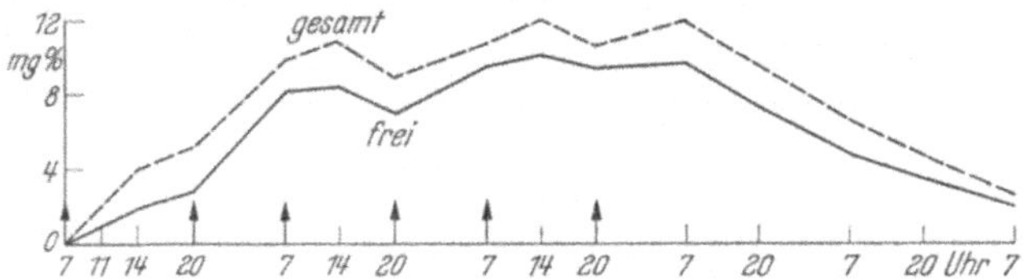

Abb. 5. Sulfonamidblutspiegel mit 5-Methylsulfadiazin. Pat. Me.; zweimal 1 g/Tag, 3 Tage lang

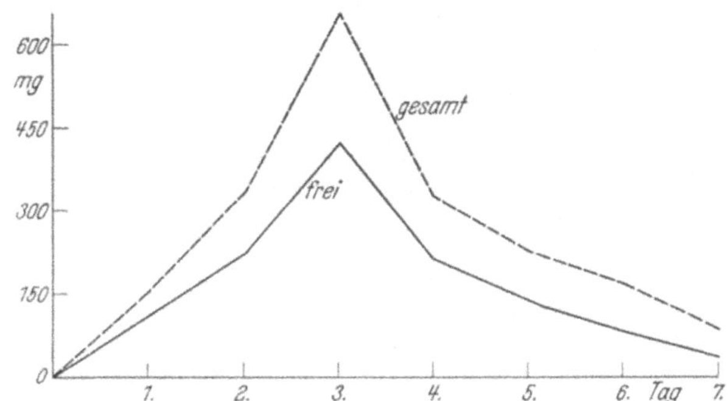

Abb. 6. Sulfonamidausscheidung im Urin: 5-Methylsulfadiazin. Pat. Me.; zweimal 1 g/Tag, 3 Tage lang

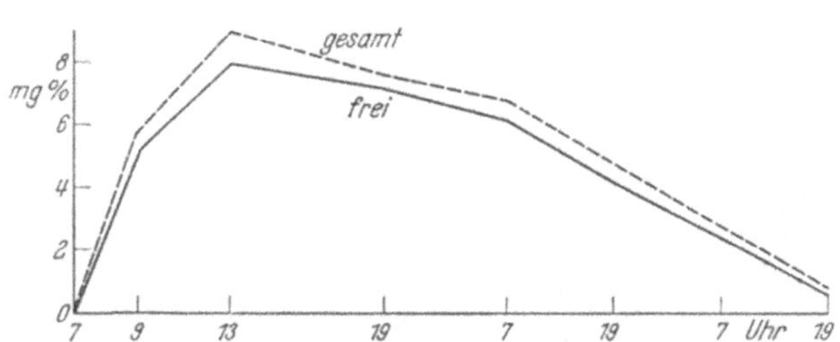

Abb. 7. Sulfonamidblutspiegel mit SH 613 (5-Methoxypyrimal). Pat. Ko. erhielt 4 Tabl. = 2 g SH 613 einmalig

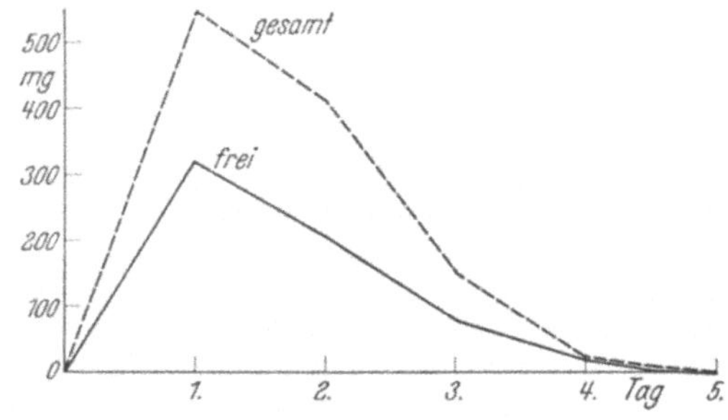

Abb. 8. Sulfonamidausscheidung im Urin: SH 613 (5-Methoxypyrimal). Pat. Ko. erhielt 4 Tabl. = 2 g SH 613 einmalig

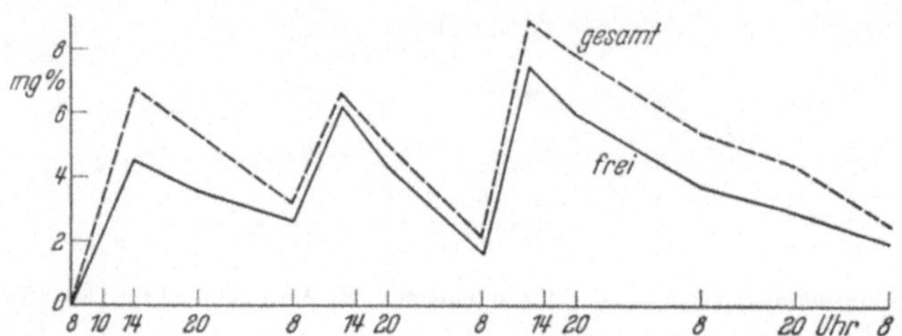



Abb. 9. Sulfonamidblutspiegel mit SH 613 (5-Methoxypyrimal). Pat. He. erhielt 2 Tabl. = 1 g am
1. Tag, je 1 Tabl. = 0,5 g am 2. und 3. Tag

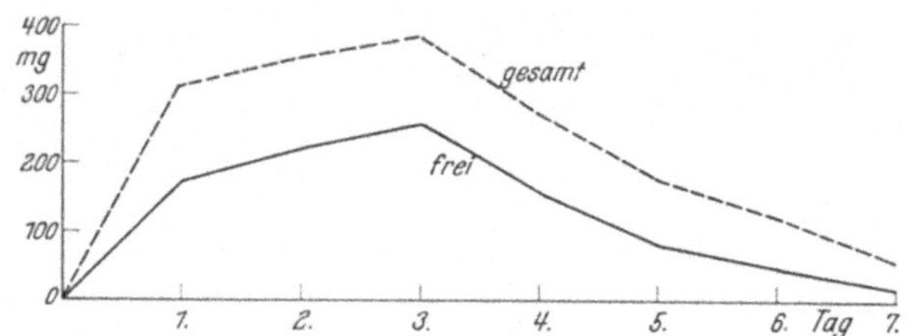



Abb. 10. Sulfonamidausscheidung im Urin: SH 613 (5-Methoxypyrimal). Pat. He. erhielt 2 Tabl. = 1 g
am 1. Tag, je 1 Tabl. = 0,5 g am 2. und 3. Tag

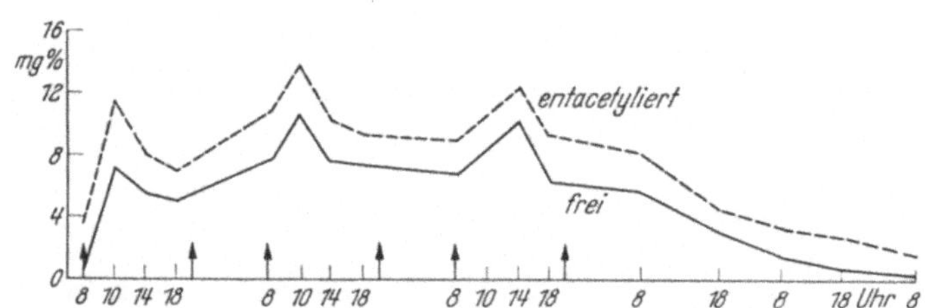



Abb. 11. Sulfonamidblutspiegel mit Ornal. Pat. Ei. erhielt am 1. Tag 2 × 2 g, am 2. und 3. Tag je
2 × 1,5 g

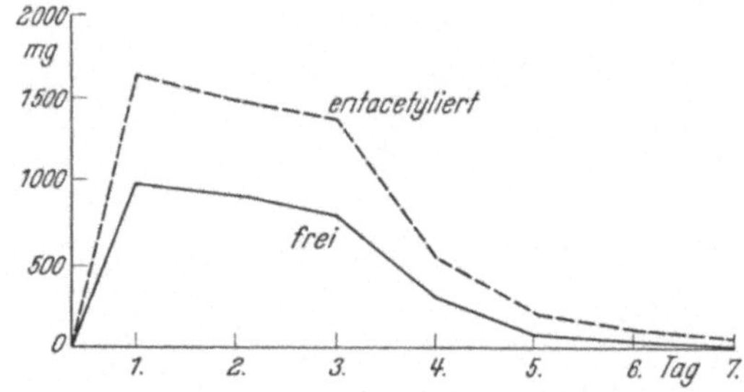



Abb. 12. Sulfonamidausscheidung im Urin: Ornal. Pat. Ei. erhielt am 1. Tag 2 × 2 g, am 2. und 3. Tag
2 × 1,5 g

Tabelle 5. *Serum-Eiweißbindungen verschiedener Sulfanilamide*

| Präparat | Sulfonamid- konz. im Serum mg-% | Dialysat mg-% | Eiweißbindung in % |
|---|---|---|---|
| 2-Sulfadimethyloxazol 2 g per os . . . . . . . | 10,0 | 7,56 | 24,4 |
| 3-Sulfa-2-phenyl-pyrazol 2 g per os . . . . . . . | 5,7 | 2,47 | 56,7 |
| 3-Sulfa-6-methoxy-pyridazin 2 g per os . . . . . . . | 10,16 | 7,0 | 31,1 |
| 5-Methyl-2-sulfadiazin 2 g per os . . . . . . . | 4,5 | 2,66 | 24,0 |
| 5-Methoxy-2-sulfadiazin 2 g per os . . . . . . . | 8,38 | 5,9 | 29,7 |
| 2,4-Dimethoxy-6-sulfapyrimidin 2 g per os . . . . . . . | 8,4 | 5,52 | 34,4 |
| 2-Sulfadiazin 2 g per os . . . . . . . | 3,1 | 2,4 | 22,6 |

## Hemmung der Penicillinase durch Sulfanilamide

Die Mehrzahl der hauptpathogenen Staphylokokkenstämme ist Penicillin-resistent, die wichtigste Ursache für diese Resistenz ist die Eigenschaft, Penicillinase zu bilden. Durch dieses Ferment wird Penicillin zu unwirksamen Bruchstücken abgebaut. Wir haben zusammen mit MEYER-ROHN schon 1955 Versuche durchgeführt, mit denen die Hemmwirkung der Penicillinase im Tierexperiment bewiesen werden kann.

Aus den in der Tabelle zusammengestellten Versuchen ist deutlich ersichtlich, wie ausgeprägt mit relativ niedrigen Sulfadiazindosen die Penicillinase gehemmt werden kann. Das gleiche gilt für das Penicillin. Dagegen scheint das Sulfamethoxypyridazin nur schwach oder gar nicht wirksam zu sein. Unter diesem Gesichtspunkt wäre die gleichzeitige Gabe von hochwirksamen Sulfanilamiden, die die Penicillinase hemmen, mit Penicillin auch klinisch sinnvoll.

Fragen wir nach den klinischen Möglichkeiten, um eine neue Verbindung aus der Sulfanilamidreihe wirklich objektiv beurteilen zu können, so sind die Verhältnisse heute wesentlich anders als zu Beginn der Sulfanilamidära. Damals konnte bei der Pneumonie, der Meningokokken-Meningitis, der Gonorrhoe an einem großen Krankengut recht sicher die Wirksamkeit überprüft werden. Vergleicht man die damaligen Arbeiten mit den heutigen, so kann man sagen, daß alle Arbeiten, die bisher von klinischer Seite zu den neuen Verbindungen veröffentlicht wurden, sich auf ein zahlenmäßig viel zu kleines Krankengut stützen; das hängt einfach damit zusammen, daß heute niemand mehr in relativ kurzer Zeit Hunderte von Pneumonien oder M.-Meningitiden zu Verfügung hat, da ja der verantwortungsvolle Arzt mit den viel wirksameren Antibiotica behandelt. Es bleibt uns damit nur eine sehr gewissenhafte Überprüfung im Tierexperiment, und zwar möglichst unter den schwierigsten Bedingungen.

Die Krankheiten, die man heute noch auf dem Gebiet der Dermatologie und Venerologie mit Sulfanilamiden mit Erfolg behandeln kann, sind:

1. Erysipel, Impetigo, wirksamer sind aber die Tetracycline.
2. Die Aktinomykose. Die meisten Fälle von Strahlenpilzerkrankungen müssen über sehr lange Zeit einer wirksamen Chemotherapie unterzogen werden, oft über viele Monate. Das ist nun bei den Tetracyclinen infolge der dabei auftretenden intestinalen Nebenwirkungen nicht möglich; hier bewähren sich die neuen Sulfanilamidderivate ausgezeichnet.
3. Die Blastomykose: (Gesamtdosen bis zu 1500 g).
4. Das Lymphogranuloma inguinale.
5. Das Ulcus molle.
6. Die durch Bakterien bedingten — insbesondere Coli — Erkrankungen der Blase.
7. Die unspezifische Urethritis in Kombination mit 5 mg Fortecortin täglich.
8. Erythematodes.
9. Intestinale Erkrankungen im Kindesalter.

## Sulfonamidderivate mit Wirkung auf den Blutzuckerspiegel und ihre Wirkung bei der Acne vulgaris

Im Jahre 1943 hat Loubatieres in Paris die Entdeckung gemacht, daß gewisse Derivate des Sulfanilamids, insbesondere die Sulfanilamido-isopropyl-thiodiazole, den Blutzuckerspiegel senken. Diese Arbeiten hatten die Entwicklung von

NADISAN (Carbutamid)

$$\text{Formel:}\quad NH_2-\!\!\left\langle\!\bigcirc\!\right\rangle\!-SO_2-NH-\underset{\underset{O}{\|}}{C}-NH-C_4H_9$$

und

RASTINON

$$\text{Formel:}\quad CH_3-\!\!\left\langle\!\bigcirc\!\right\rangle\!-SO_2-NH-\underset{\underset{O}{\|}}{C}-NH-C_4H_9$$

zur Folge.

Vor etwa zwei Jahren wurde von diesen Verbindungen behauptet, daß sie eine Wirkung bei der Psoriasis hätten. Nun konnte inzwischen in umfangreichen englischen Untersuchungen gezeigt werden, daß beide Präparate bei der Psoriasis völlig wirkungslos sind. Ernst zu nehmen sind Veröffentlichungen aus Kanada, nach denen die Substanzen bei der Acne vulgaris und conglobata eine gewisse Wirksamkeit entfalten. Da bei der schweren Acne häufig sich unter dem Krankengut immer wieder Fälle mit einem latenten Diabetes befinden, sollten diese Beobachtungen nachgeprüft werden. Wir selbst konnten einen solchen Patienten beobachten, bei dem eine Acne vulgaris bei gleichzeitig vorhandenem Diabetes vorlag, der nach Rastinonbehandlung zur Abheilung kam.

Tabelle 6. *Inhibierung der Penicillinase durch Sulfonamide*

| Lfd. Nr. | Präparat | Dosierung in E bzw. mg pro 20 g Maus | | | | Zahl der Tiere | Es leben nach der Infektion am Tage: | | | | | | | | | | Bakt. Befund |
|---|---|---|---|---|---|---|---|---|---|---|---|---|---|---|---|---|---|
| | | 1. Tag | 2. Tag | 3. Tag | Gesamtdosis | | 1. | 2. | 3. | 4. | 5. | 6. | 7. | 8. | 9. | 10. | |
| 1. | Penicillin . . . . . . . . | 1000 E | 1000 E | 1000 E | 3000 E | 10 | 10 | 10 | 10 | 10 | 10 | 10 | 9 | 9 | 9 | 9 | |
| 2. | Penicillin | 1000 E | 1000 E | 1000 E | 3000 E | 10 | 10 | 9 | 6 | 6 | 1 | 1 | 1 | 1 | 1 | 1 | |
| | Penicillinase | 25 E | 25 E | 25 E | 75 E | | | | | | | | | | | | |
| 3. | Kynex . . . . . . . . | 1 | 1 | 1 | 3 mg | 10 | 10 | 2 | 1 | 1 | 1 | 0 | 0 | 0 | 0 | 0 | |
| 4. | Kynex | 1 | 1 | 1 | 3 mg | | | | | | | | | | | | |
| | Penicillin | 1000 E | 1000 E | 1000 E | 3000 E | 10 | 10 | 1 | 0 | 0 | 0 | 0 | 0 | 0 | 0 | 0 | |
| | Penicillinase | 25 E | 25 E | 25 E | 75 E | | | | | | | | | | | | |
| 5. | Pallidin . . . . . . . . | 1 | 1 | 1 | 3 mg | 10 | 10 | 8 | 7 | 5 | 3 | 3 | 0 | 0 | 0 | 0 | |
| 6. | Pallidin | 1 | 1 | 1 | 3 mg | | | | | | | | | | | | |
| | Penicillin | 1000 E | 1000 E | 1000 E | 3000 E | 10 | 10 | 10 | 10 | 9 | 9 | 9 | 7 | 7 | 7 | 7 | |
| | Penicillinase | 25 E | 25 E | 25 E | 75 E | | | | | | | | | | | | |
| 7. | Sulfadiazin . . . . . . | 1 | 1 | 1 | 3 mg | 10 | 10 | 10 | 9 | 6 | 4 | 2 | 1 | 0 | 0 | 0 | |
| 8. | Sulfadiazin | 1 | 1 | 1 | 3 mg | | | | | | | | | | | | |
| | Penicillin | 1000 E | 1000 E | 1000 E | 3000 E | 10 | 10 | 10 | 10 | 10 | 10 | 9 | 9 | 8 | 7 | 7 | |
| | Penicillinase | 25 E | 25 E | 25 E | 75 E | | | | | | | | | | | | |
| 9. | Aronsonkontrolle $10^{-6}$ . . | | | | | 10 | 10 | 4 | 0 | 0 | 0 | 0 | 0 | 0 | 0 | 0 | |

Tabelle 7. *Strept. Aronson* $10^{-6}$, 24 h, 0,1 ml i. p.; 2 h, 4 h, 6 h post infekt.

| Lfd. Nr. | Präparat | I. E. Dosierung pro 20 g Maus | | | | Zahl der Tiere | Es leben nach der Infektion am Tage: | | | | | | | | | | Bakt. Befund |
|---|---|---|---|---|---|---|---|---|---|---|---|---|---|---|---|---|---|
| | | 2 h | 4 h | 6 h | Gesamtdosis | | 1. | 2. | 3. | 4. | 5. | 6. | 7. | 8. | 9. | 10. | |
| | Celbenin . . . . . . . . | 250 | 250 | 250 | 750 | 10 | 10 | 10 | 9 | 8 | 8 | 8 | 7 | 7 | 7 | 7 | Herz- |
| | | 200 | 200 | 200 | 600 | 10 | 10 | 9 | 9 | 8 | 8 | 8 | 8 | 8 | 8 | 8 | blut: |
| | | 150 | 150 | 150 | 450 | 10 | 10 | 8 | 7 | 6 | 6 | 6 | 6 | 6 | 6 | 6 | Strept. |
| | | 100 | 100 | 100 | 300 | 10 | 10 | 5 | 4 | 4 | 4 | 4 | 4 | 4 | 4 | 4 | Aronson |
| | | 75 | 75 | 75 | 225 | 10 | 10 | 6 | 2 | 1 | 1 | 1 | 1 | 1 | 1 | 1 | |
| | | 50 | 50 | 50 | 150 | 10 | 10 | 7 | 2 | 0 | 0 | 0 | 0 | 0 | 0 | 0 | |
| | Kontrollen . . . . . . | — | — | — | — | 10 | 9 | 1 | 0 | 0 | 0 | 0 | 0 | 0 | 0 | 0 | |

9*

## Die Therapie der Dermatitis herpetiformis Duhring

Das Therapeuticum der Wahl zur Behandlung der Dermatitis herpetiformis Duhring war bisher das Sulfapyridin. Im allgemeinen genügte eine Tagesdosis von 1—3 g. Unter den neuen Sulfanilamiden ist am besten wirksam das 3-Sulfanilamido-6-methoxypyridazin (Kynex, Lederkyn, Davosin). Von diesem Präparat genügt bereits eine Dosierung von 0,5 bis 1 g pro die. Die Therapie muß, genau wie beim Sulfapyridin, oft über viele Wochen und Monate durchgeführt werden. Die Wirksamkeit muß bei den Sulfanilamiden auf eine bisher ungeklärte Weise mit dem basischen Pyridinring oder einem diesem Ringsystem in seinen chemischen Eigenschaften nahestehenden Ringsystem zusammenhängen. Mit der chemotherapeutischen Wirkung geht die Wirkung beim Duhring nicht parallel. Wir konnten zeigen, daß das Pyridid der para-Aminobenzoesäure bei der Dermatitis herpetiformis Duhrung fast so wirksam ist wie das Sulfapyridin (Eubasin).

Seit der Entdeckung des fluorierten Dexamethasons führen wir eine kombinierte Behandlung des Duhring durch, und zwar so, daß wir 0,5 bis 1 mg dieses Präparates mit 0,1—1 g Sulfapyridin geben. Diese Therapie hat sich bisher recht gut bewährt; sie wird von den Patienten gut vertragen und kann ohne Nebenwirkungen, wenn nötig, über viele Monate gegeben werden.

Das Diaminodiphenylsulfon wirkt bei der Dermatitis herpetiformis Duhring bereits bei einer Tagesdosis von $3 \times 0,2$ g. Trotzdem möchten wir von dieser Verbindung abraten, da sie, über längere Zeit gegeben, zur Methämoglobinurie führt. Die para-ständigen Aminogruppen werden im Organismus zu N-O-Gruppen oxydiert, die das zweiwertige Eisen im Hämoglobin zum dreiwertigen Eisen oxydieren. Auch die Bildung von Verdohämochromogenen ist beobachtet worden. Die Derivate des Diaminodiphenylsulfons, die durch Zuckerester an den Aminogruppen entgiftet sind, sind beim Duhring nicht wirksam.

## Partiell synthetisch dargestellte Derivate des Penicillins und die Chemotherapie penicillinresistenter Staphylokokkeninfektionen

Wir haben im Zusammenhang mit der penicillinasehemmenden Wirkung gewisser Sulfanilamide das Problem der Penicillinresistenz der meisten hautpathogenen Staphylokokkenstämme besprochen und festgestellt, daß es sich in den meisten Fällen um Penicillinasebildner handelt. Die Therapie solcher penicillinresistenter Staphylokokkeninfektionen ist nun auf einem ganz neuen Weg möglich geworden. Den englischen Forschern BATCHLER u. Mitarb. ist es gelungen, die 6-Aminopenicillansäure auf fermentchemischem Wege darzustellen. Mit der Isolierung dieses Teilstückes der biologischen Penicillinsynthese war es nun möglich, neue „Penicilline" mit Änderungen in der Seitenkette zu synthetisieren.

Das Broxil entspricht in seiner Wirkung größenordnungsmäßig dem Penicillin, auf grampositive Kokken scheint es sogar noch etwas wirksamer zu sein. Das Celbenin wird durch Penicillinase nicht abgebaut und

ist auch noch auf penicillinresistente Staphylokokken wirksam. Die neuen
Derivate haben mit Penicillin die allergischen Reaktionen gemeinsam, da
die Allergie auf den 6-Aminopenicillansäurerest zurückzuführen ist.

I. Broxil-Oralopen

$$-O{-}CH{-}CO{-}R$$
$$\quad\quad\;\; |$$
$$\quad\quad\; CH_3$$

II. Celbenin

$$O{-}CH_3$$

$$C{-}R$$
$$\|$$
$$O$$

$$O{-}CH_3$$

R = 6-Aminopenicillansäure

$$KOOC{-}CH{-}N{-}C{=}O$$
$$\begin{matrix} CH_3 \\ CH_3 \end{matrix}\!\!>\!\!C \qquad CH{-}CH{-}NH{-}$$
$$\qquad \diagdown S \diagup$$

Die vorläufig letzte Entwicklung auf diesem Gebiet ist das Penbritin,
von dem z. Z. viel Reklame gemacht wird.

$$-CH{-}CO{-}NH{-}CH{-}CH \quad C\!\!<\!\!\begin{matrix} CH_3 \\ CH_3 \end{matrix}$$
$$\;\; | \qquad\qquad\qquad\; | \qquad | \qquad\quad |$$
$$NH_2 \qquad\qquad\quad CO{-}N{-}CH{-}COOH$$

*Penbritin*

6-[D-(—)-α-Aminophenyl-acetamido]-penicillansäure

Über ein besonders interessantes Derivat der Aminopenicillansäure
berichten im British Medical Journal Juli 1961 G. N. ROLINSON und
SH. STEVENS; D. M. BROWN und P.
ACRED; E. T. KNUDSEN, G. N. ROLIN-
SON und SH. STEVENS; G. T. STE-
WART, H. M. T. COLES, H. H. NIXON
und R. J. HOLT. Es handelt sich um
die Aminophenylacetamido-Penicillan-
säure. Anstelle des Phenylestersäure-
restes ist hier der Rest des Phenyl-
glykokols eingeführt. Mit dieser Verbindung ist es zum ersten Mal gelungen,
das Wirkungsspektrum eines Penicillin-
derivates wesentlich zu heben.

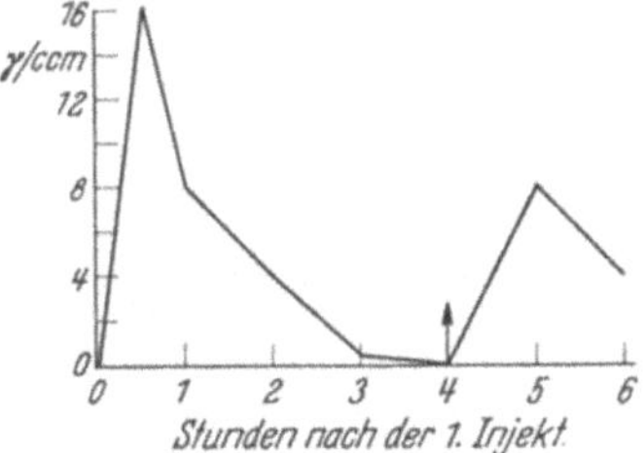


Abb. 13. Celbenin-Blutspiegel. Pat. erhielt
2 × 1 g i. m.

Das Wirkungsspektrum des Penbritins ist nahezu identisch mit demjenigen der Tetracycline, so daß mit dieser neuen Verbindung auch Coli-
infektionen, Ruhr und Typhus behandelt werden können. Die Verträglichkeit ist sehr gut und entspricht dem des Penicillins G. Die Säure-
festigkeit ist so ausgeprägt, daß es durch die Magensalzsäure nicht in-

aktiviert wird, wodurch die perorale Anwendung möglich ist. Das Penbritin wird durch die Penicillinase fermentativ abgebaut, so daß Staphylokokkeninfektionen, die durch penicillinasebildende Staphylokokken bedingt sind, nicht mit Penbritin behandelt werden können. Das Serumeiweiß führt nur zu einer sehr geringfügigen Inaktivierung. Die verschiedensten Bakterien können gegen Penbritin resistent werden, aber die Resistenzentwicklung liegt in der Größenordnung des Penicillins.

Im Tierexperiment an der Maus ist es ausgezeichnet wirksam gegen intraperitoneal gesetzte Infektionen ($200\,\gamma$/20 g Maus) mit Staphylococcus aureus Smith, Streptococcus pyogenes Gruppe A, Salmonella typhi murium, Klebsiella pneumoniae Friedländer usw. Die Resorption aus dem Intestinaltrakt beim Menschen ist besser als diejenige des Penicillins V; die Ausscheidung erfolgt langsamer als die der meisten Penicilline. Nach 6—8 Std finden sich 30% der peroral verabreichten Menge im Urin. Die Tagesdosis beträgt 50—100 mg peroral. Bisher liegen sehr günstige klinische Beobachtungen vor bei Coli- und Streptokokkeninfektionen. Dauerausscheider von Salmonellen ließen sich dagegen nicht sanieren.

### Kritische Bemerkungen zur Therapie des Erythematodes

Die Anwendung von Chemotherapeutica, die bei der Malaria wirksam sind, beim chronischen Erythematodes wurde durch die Beobachtung einer gewissen Wirksamkeit des Atebrins durch A. S. A. PROKOPTSCHOUK eröffnet. Die Gelbfärbung der Patienten unter Atebrin führte dann sehr schnell dazu, daß man zum Resochin überging. Hierbei soll nicht verschwiegen werden, daß das Chinin beim Erythematodes schon vor 40 Jahren angewendet wurde. Eine Weiterentwicklung des Resochins erfolgte im Quensyl, eine Verbindung, bei der in der Seitenkette des Resochins eine Methylgruppe durch $CH_2OH$ ersetzt ist.

Formel für Resochin:

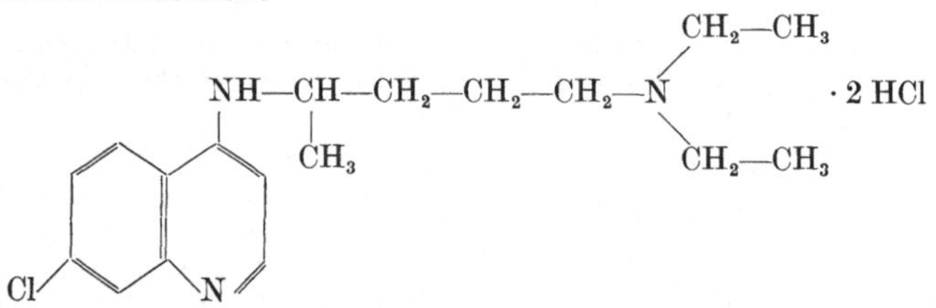

$$NH-CH-CH_2-CH_2-CH_2-N\begin{cases} CH_2-CH_3 \\ CH_2-CH_3 \end{cases} \cdot 2\,HCl$$

Formel für Quensyl:

$$-N\begin{cases} CH_2-CH_2-OH \\ CH_2-CH_3 \end{cases}$$

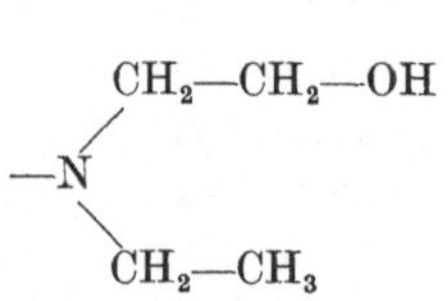

Unsere Ergebnisse beim Resochin, Plaquenil bzw. Quensyl und BAYER 4309 sind in der Tabelle (S. 135) zusammengefaßt.

Beurteilung der Ergebnisse:

*1. Resochin*

*Dosierung:* Anfangs 0,5, später 0,25 g/die. Kuren zu 30,0—50,0 in mehrmonatigen Abständen.

*Verträglichkeit:* 31 von 188 behandelten Patienten, d. i. 16%, hatten Unverträglichkeitserscheinungen, hauptsächlich Oberbauchbeschwerden (28 mal), seltener Herz-Kreislaufbeschwerden (2 mal) oder Urticaria (1 mal).

*Wirksamkeit:* Resochin wurde in 45% der Fälle als sicher, in 35% als fraglich wirksam und in 15% als unwirksam befunden (s. Tabelle).

Frische Krankheitsherde sprachen besser an als ältere, d. h. länger als 5 Jahre bestehende. Mit zunehmender Zahl der verabfolgten Kuren nimmt deren Wirksamkeit ab (vgl. Tabelle im Vortrag Prof. K., Fortschr. d. prakt. Dermat. u. Venerol. *3*, 88—98 (1960)].

*2. Plaquenil (Quensyl)*

*Dosierung:* Anfangs 0,6, später 0,4 g/die. Kuren á 80—100 g.

*Verträglichkeit:* Unter 23 behandelten Fällen wurden 2 mal Unverträglichkeiten beobachtet, und zwar einmal Polyurie, sowie einmal ein Exanthem (ulticariell) mit Kopfschmerzen und Erbrechen.

*Wirksamkeit:* Quensyl wurde in 60% als sicher, in 9% als fraglich wirksam und in 26% als unwirksam befunden (s. Tabelle). Unter den Fällen, die angesprochen haben, sind eine ganze Reihe, deren Hauterscheinungen mehr als 10 Jahre bestehen; die Zahl der Fälle ist jedoch zu klein, um das zahlenmäßig auswerten zu können.

Rezidive wurden 9 mal beobachtet, in 2 Fällen sprachen auch diese auf Quensyl an.

*3. Bayer 4309*

*Dosierung:* 150 mg/die, Kuren zu 20—30 g.

*Verträglichkeit:* Bei 20 behandelten Patienten wurde je einmal über Oberbauchbeschwerden, Obstipation mit Meteorismus und Kreislaufstörungen im Sinne von Überkeit, Schwindel, Schwäche geklagt.

*Wirksamkeit:* 4309 wurde in je 35% als sicher, bzw. zweifelhaft wirksam und in 30% als unwirksam befunden.

Unter den Fällen, die angesprochen haben, sind einige, deren Erythematodes länger als 10 Jahre besteht. Rezidive wurden 10 mal beobachtet, ein Ansprechen des Rezidivs wurde einmal beobachtet.

Tabelle 8

| Präparat | Pat.-Zahl | wirksam | | fraglich | | unwirksam | |
|---|---|---|---|---|---|---|---|
| | | abs. | % | abs. | % | abs. | % |
| RESOCHIN . . . . | 188 | 84 | 45 | 67 | 35 | 30 | 15 |
| QUENSYL . . . . | 23 | 15 | 60 | 2 | 9 | 6 | 26 |
| BAYER 4309 . . . | 20 | 7 | 35 | 7 | 35 | 6 | 30 |

Die Spontanheilungstendenz unseres Krankengutes bis Ende 1958 (691 Patienten) beträgt 14,5%.

Unter Berücksichtigung der Tatsache, daß die Spontanheilungstendenz beim Erythematodes 14,5% beträgt, ist das Ergebnis nicht gerade überwältigend. Weitere Untersuchungen auf dem Gebiet der Therapie des chronischen Erythematodes sind deshalb dringend notwendig. In ganz anderer Weise muß der akute Erythematodes behandelt werden.

Hier sahen wir die besten Ergebnisse bei der gleichzeitigen Anwendung von NNR-Steroiden und Antibiotica der Tetrazyklinreihe.

## Neuere Entwicklungen auf dem Gebiet der Chemotherapie der Hauttuberkulose

Das Isonicotinsäureanhydrazid ist nach wie vor das Chemotherapeuticum der Wahl für die Behandlung der verschiedensten Formen der Hauttuberkulose. Alle Derivate, die sich als Hydrazone vom INH ableiten, haben keine Wirkungssteigerung gebracht; wohl aber konnte die Verträglichkeit, insbesondere bei den Glucosaminderivaten, wesentlich gesteigert werden. So haben wir in der Klinik das Glucosaminderivat dargestellt und klinisch und experimentell überprüft. Es ist beachtenswert, daß von dieser Substanz 1 g/die intravenös gegeben werden kann, ohne daß Unverträglichkeitserscheinungen auftreten. Ähnliche Ergebnisse scheinen beim Glucuronacid vorzuliegen. Das Problem der INH-Resistenz spielt zwar bei der Hauttuberkulose keine so entscheidende Rolle, ist aber für die Tuberkulose der inneren Organe, der Lungentuberkulose und der Tuberkulose des Uro-Genital-Traktes von entscheidender Bedeutung. Nach den wichtigen Beobachtungen von BÖNICKE lassen sich bei INH-resistenten Tuberkelbakterien keine Peroxydasen mehr nachweisen; eine Beobachtung, die übrigens für alle INH-resistenten Mykobakterien gilt. Für die Wirksamkeit des INH sind aber die Peroxydasen im Mykobacterium von entscheidender Bedeutung, da durch sie die Hydrazinkomponente aboxydiert wird und das dabei entstehende INH-Radikal anstelle von Nicotinsäureamid in das Codehydrase-I-System eingebaut wird. Es ist bisher kein Derivat des INH aufgefunden worden, mit dem es möglich gewesen wäre, diese Resistenz zu durchbrechen; das gilt auch für das Pyrazinamid. LIEBERMANN, RIST und GRUMBACH konnten ein Derivat der Thioisonicotinsäure, nämlich das $\alpha$-Äthyl-thio-isonicotinsäureamid, darstellen, mit dem es möglich ist, auch INH-resistente Stämme noch in Konzentrationen von 1:10 000 000 zu hemmen (Iridacin).

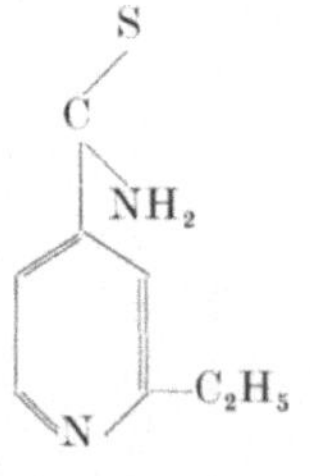

*Iridacin*

Wir haben diese Verbindung in klinischer Prüfung, können aber jetzt schon sagen, daß die Verträglichkeit sehr zu wünschen übrig läßt. Während es unter den INH-Behandlung zu einer Steigerung des Appetits kommt, werden die Patienten mit der neuen Verbindung appetitlos und verlieren an Körpergewicht. Immerhin ist mit dieser Entdeckung ein Weg gewiesen, auf dem es vielleicht einmal möglich sein wird, auch die INH-resistente Tuberkulose chemotherapeutisch zu behandeln. Das Cycloserin hat sich bei der Hauttuberkulose nicht bewährt.

Aus der Universitäts-Hautklinik Freiburg i. Br.
(Direktor: Prof. Dr. K. W. Kalkoff)

# Die Candidamykose

## (Erreger, Pathogenese, Diagnose, Klinik, Therapie)

Von

### Karl Wilhelm Kalkoff

Bisher hatte die Kenntnis von den verschiedenen Gattungen pathogener Pilze keine unmittelbare Bedeutung für die ärztliche Praxis. Mit dem Griseofulvin, diesem Antibioticum, das verschiedene Fadenpilze — und nur diese — in ihrem Wachstum hemmt, und mit dem Nystatin (Moronal), das spezifisch das Wachstum bestimmter Hefepilzarten unterdrückt, ist hierin ein grundlegender Wandel eingetreten. Nicht nur der Nachweis eines Pilzes, sondern darüber hinaus auch seine Gattungsdiagnose sind, als Voraussetzung für eine gezielte Therapie, für die Praxis bedeutungsvoll geworden. Wohin die weitere Entwicklung führt, ob zu fungistatischen Mitteln mit größerer Breite oder mit größerer Spezifität, läßt sich noch nicht übersehen. Beim gegenwärtigen Stand unseres Wissens ist es deshalb für den praktischen Dermatologen wichtiger denn je, Fadenpilze von Hefen unterscheiden zu können.

Aus diesem Grund möchte ich zunächst auf die kardinalen *Unterschiede von Fadenpilzen und Hefen* bzw. hefeartigen Organismen der Gattung Candida eingehen.

Die für ein Ordnungsprinzip notwendigen mikromorphologischen Kriterien werden auf Grund des Wachstums von Pilzen auf künstlichen Nährböden gewonnen. Auf ihnen sind die Pilze keinen wachstumsbeschränkenden und mikromorphologisch gleichmachenden Einflüssen des Makroorganismus ausgesetzt. Wir studieren bei „Nährbodenpilzen" nicht die parasitäre, sondern die saprophytäre Phase des Pilzes. Diese entwickelt sich, wenn der Pilz von totem, organischem Material leben muß. In ihr bilden sich Frucht- und Wuchsformen, gegebenenfalls durch Nährbodenmodifikationen in bestimmte Richtungen gelenkt, wesentlich deutlicher aus als in der parasitären Phase des im Gewebe befindlichen Pilzes. Bei der Entwicklung des Fadenpilzmycels wachsen Keimschläuche aus Sporen zu Fäden aus, die meist eine Septierung erkennen lassen. Das so entstehende Geflecht (Mycel) stellt eine „Pflanze" ohne Differenzierung in Wurzel, Stamm, Zweig und Blätter sowie ohne Chlorophyll dar. Eine noch primitivere Pflanzenform sind einzellige Hefen, bei denen die rundliche oder ovale Einzelzelle den pflanzlichen Organismus bildet, beispielsweise bei den hefeartigen Pilzen der Gattung Candida die Blastospore. Aus ihr entstehen durch Sprossung — einem charakteristischen Merkmal von Hefen — Tochterzellen, die entweder von der Mutterzelle abbrechen und als Einzelzelle leben, oder aber unter Verbleiben im Verband Kolonien einzelliger pflanzlicher Organismen bilden. Auf diese Weise können vor allem dann, wenn sich im Verband liegende Blastosporen strecken, mycelähnliche Bilder (Pseudomycel) entstehen. Morphologisch unterscheidet sich dieses Pseudomycel von einem Mycel dadurch, daß die Durchmesser der Blastosporen an den Nahtstellen, d. h. im Bereich der Zellgrenzen, verschmälert sind, wodurch die Blastosporenkette wie eingeschnürt erscheint. Auf Nährböden bilden Candidapilze Kolonien von teigartiger Konsistenz mit meist glänzender und glatter Oberfläche. Dieses „hefeähnliche" Aussehen der Kolonien macht die Unterscheidung von Fadenpilzkolonien mit ihrem oft watte- oder samtartigen Aussehen leicht. Es gibt allerdings auch Pilze, wie beispielsweise das Sporotrichon *Schenckii*, deren Kolonien und mikromorphologische Merkmale je nach Lebensbedingungen entweder mehr das Aussehen von Hefen (Hefephase) oder von Fadenpilzen (Mycelphase) aufweisen.

Sowohl für Fadenpilze als auch für Hefen ist das Fehlen oder Vorhandensein von Fruktifikationsorganen und der Nachweis einer sexuellen bzw. einer asexuellen Vermehrung ein wichtiges Ordnungsprinzip. Die sexuelle Vermehrung, die an bestimmte Fruktifikationsorgane, beispielsweise an sackförmige Gebilde, sog. Asci, gebunden ist, geht mit einer Reduktionsteilung nach Verschmelzen zweier Chromosomenpaare einher. Das Fehlen sexueller Fruktifikationsorgane — und damit die asexuelle Vermehrung — wird mit der Bezeichnung „imperfekt" im Gegensatz zu „perfekt" und mit anaskosporogen im Gegensatz zu askosporogen ausgedrückt.

Candidapilze sind Sproßpilze, die keine Asci bilden, also imperfekt bzw. anaskosporogen sind und ein Pseudomycel entwickeln können. Auf Grund dieser mikromorphologischen Merkmale lassen sie sich von anderen Hefepilzgattungen abgrenzen.

Die *Differenzierung der* etwa 30 verschiedenen *Candidaarten* (C. albicans, tropicalis, pseudotropicalis, parapsilosis, *Krusei* usw.) untereinander erfolgt, wenn von dem Vorkommen bzw. Fehlen bestimmter Dauerformen, den Chlamydosporen (Mantelsporen) abgesehen wird, auf Grund biochemischer Eigenschaften (Vergärung und Assimilation verschiedener Zucker, wie Dextrose, Galaktose, Saccharose, Maltose, Lactose, sowie Assimilation von Stickstoff). Auf eine didaktisch ausgezeichnete, von Rieth stammende Darstellung der auf die holländischen Autoren Diddens, Lodder, Kreger van Rij u. a. zurückgehenden, auf den genannten Eigenschaften aufgebauten „Methode der Differenzierung von Candidaarten" sei verwiesen.

Besonderes Interesse für die Praxis kommt der Frage zu, inwieweit sich im *Nativpräparat* Candida- und Fadenpilze unterscheiden lassen. Leider läßt sich im Nativpräparat ein Pseudomycel nicht immer von einem echten Mycel mit Sicherheit abgrenzen; Blastosporen können mit Fettkügelchen und ähnlichen Kunstprodukten verwechselt werden. Oft ist es aber auch möglich, auf Grund von Blastosporenhaufen und von Pseudomycelien die Diagnose Candidapilze zu stellen.

Der *Nachweis von Candidapilzen* beweist leider nicht, daß sie die Krankheitserscheinungen, aus denen sie nachgewiesen wurden, auch hervorgerufen haben. Die vermutete Kausalität wird um so wahrscheinlicher, je zahlreicher Candidapilze im Nativpräparat sind. Ein solcher Schluß ist auch dann berechtigt, wenn Reinkulturen von Candidapilzen in mehreren Röhrchen wachsen. Vereinzelte Candidakolonien in einer Mischflora haben dagegen für die ursächliche Bedeutung des Pilzes nur wenig Gewicht. In ihrer Eigenschaft, auf gesunder und kranker Schleimhaut saprophytieren zu können, liegt es jedoch begründet, daß selbst bei optimalen mikroskopischen und kulturellen Befunden keine zweifelsfreie Aussage über die krankheitsverursachende Bedeutung der gezüchteten Candidapilze möglich ist. Die mikroskopischen und kulturellen Befunde können deshalb nur unter Berücksichtigung klinischer Daten gewertet werden. Diese Schwierigkeiten lassen erkennen, wie wünschenswert es auch für die Praxis ist, über eine serologische Methode zu verfügen, mit der sich etwaige Serumreagine gegen Pilzantigene nachweisen lassen.

Von den klassischen *serologischen Methoden* ist auch nach unserem Eindruck die Komplementbindung der Agglutination und Präcipitation zum Nachweis von Candidareaginen überlegen. In dem Sinne sprechen kürzlich auf Grund sehr ausgedehnter Untersuchungen von den französischen Autoren RIMBEAUD, RIUX und BASTIDE publizierte Ergebnisse. Es sind mit diesen Methoden aber kaum solche Fortschritte zu erwarten, daß sie für die Praxis praktische Bedeutung bekommen.

Wir sind an meiner Klinik methodisch einen anderen Weg gegangen und haben versucht, einen das Pilzwachstum hemmenden Effekt des Serums für diagnostische Zwecke zu verwerten („Serumfungistase").

Mit einer von JANKE verschiedentlich modifizierten Methode wurden gegenüber Normalserum deutlich verstärkte Hemmeffekte des Serums von Patienten mit Fadenpilz- und Hefepilzinfektionen beobachtet. Bei Candidamykosen innerer Organe konnten Befunde erhoben werden, die mit dem Verlauf der Krankheit gut korrespondieren und denen deshalb vielleicht mehr als nur der Wert einer diagnostischen Aussage zukommt. Die Ergebnisse bei Candidamykosen unseres Fachgebietes waren dagegen bisher nicht befriedigend. Ob der mit der Serumfungistase nach JANKE beschrittene Weg, dessen Anfang, wie aus Billigkeitsgründen vermerkt sei, bei MARTENSTEIN liegt, zu der so bitter benötigten serodiagnostischen Methode für die mykologische Praxis führt, dürfte davon abhängen, ob die von Geburt an vorhandene fungistatische Wirkung (ROTH u. Mitarb. u. a.) frischen menschlichen Serums sich unter dem Einfluß einer späteren Pilzinfektion in spezifischer Weise regelmäßig und ausreichend verstärkt. HEITE hat die Methode von JANKE neuerdings insofern abgeändert, als die Candidapilze nicht im Anschluß an die Einwirkung im Serum auf Kulturen gebracht, sondern im Serum belassen werden. Die Wachstumsrate der Pilze wird durch Trübwertmessungen im Serum bestimmt. Die bisherigen Ergebnisse entsprechen im Prinzip den mit der Originalmethode von JANKE erzielten, vielleicht ist die Modifikation aber empfindlicher. Bisher ist leider die Trefferzahl auch der besten serologischen Methode zum Nachweis „klassischer" Antikörper bzw. von wachstumshemmenden Serumfaktoren so gering, daß der mykologischen Serodiagnostik bisher nur eine eng begrenzte Bedeutung für die Praxis zukommt.

Diese Unsicherheitsfaktoren haben zu einer Kardinalfrage des Candidaproblems geführt, nämlich zu der der *Pathogenität* von Candidapilzen überhaupt. Es müssen in dem Zusammenhang verschiedene Fragen beantwortet werden.

1. Sind die von klinisch nicht erkennbar veränderter Haut bzw. Schleimhaut stammenden Candidapilze zur normalen Hautflora gehörende „saprophytäre" Keime ?

2. Sind aus krankhaft veränderter Haut bzw. einem anderen Organ gezüchtete Candidapilze

a) die Erreger dieser Veränderungen (primäre Candidamykose) oder stellen sie

b) nur eine Sekundärbesiedlung dar, bei welcher die Keime entweder nur saprophytär sind oder aber Erreger einer der Grundkrankheiten aufgepfropften Zweitkrankheit (sekundäre Candidamykose).

*Zu 1.:* Zweifellos können Candidapilze auf nicht erkennbar veränderter Haut oder auch auf Schleimhäuten saprophytär vorkommen. Eine solche saprophytäre Besiedlung ist aber doch offenbar viel seltener als ursprünglich angenommen wurde, besonders wenn das Untersuchungsmaterial nicht von Prädilektionsstellen der Candidamykose stammt.

GÖTZ, STURDE und GRUBER fanden an der Oberschenkelinnenseite von 50 Hautgesunden nur in einem Fall Candidapilze. Entsprechend niedrige Zahlen erhoben CREMER, DROUHET und VIEU, GRANITS, HÜBSCHMANN u. Mitarb., KOZINN u. Mitarb. (vgl. R. MEYER). Wird von intertriginösen Stellen entnommen und werden ausgesuchte Kollektive, beispielsweise stationäre Patienten einer Hautklinik, untersucht, so ergeben sich andere Zahlen (MEYER 6,55%). Die entsprechenden Zahlen betragen für die Mundhöhle 5—75%, für Sputum 14,9—70%, für den Darm (Stuhl) 8—50%, für die Vagina 9,1—50%, für die Blase—Harnröhre (Urin) 0—13,6% (vgl. R. MEYER). HEYMER und DOEPFMER fanden bei Untersuchungen der Mundschleimhaut von 230 Patienten ohne Zeichen einer Candidamykose bei 34% aller Untersuchten Candida albicans und zusätzlich noch in 15% andere Candidaarten. Aus diesen Ergebnissen geht nicht nur das nach Organ und Lokalisation unterschiedliche saprophytäre Vorkommen von Candidapilzen hervor, sondern auch, daß Candidapilze durchaus nicht etwa obligat beim Menschen vorkommende Keime sind. Die menschliche Haut hat offenbar ein Selbstreinigungsvermögen gegenüber Candidapilzen. In einem Selbstversuch nach Art einer Epicutantestprobe mit Candida parapsilosis, bei dem Kulturmaterial auf den re. Oberarm aufgestrichen wurde — es kam nach 24 Std zu einer heftigen papulo-pustulösen, innerhalb von 3 Tagen abklingenden Reaktion —, waren die vorher regelmäßig mikroskopisch oder kulturell auffindbaren Pilze vom 12. Tag an ohne Behandlung nicht mehr nachweisbar. Im Bereich von Hautfalten sind die Lebensbedingungen für die Pilze allerdings so günstig, daß hier das Selbstreinigungsvermögen nicht mehr ausreicht.

*Zu 2.:* Das Problem der zweiten Frage wird an folgendem Beispiel vielleicht am besten verständlich. Wird bei einem diagnostisch unklaren, möglicherweise tuberkulösen, allerdings röntgenologisch hierfür atypischen Lungenprozeß aus Sputum und Bronchusabstrich (Bronchuslavage) Candida albicans massenhaft in Reinkulturen gezüchtet, so bestehen folgende Möglichkeiten:

a) Als alleinige Krankheit liegt eine Candidamykose der Lunge vor.

b) Eine Lungentuberkulose wird sekundär durch eine Candidamykose überlagert.

c) Es handelt sich um eine Lungentuberkulose mit saprophytärer Candidabesiedlung.

Werden in der Absicht, diesen Fragenkomplex experimentell zu lösen, Zellen von Candida albicans — und das trifft auch auf andere Candidaarten zu — in genügender Zahl auf die menschliche Haut gebracht, so bedarf es nur geringfügiger Hilfsmaßnahmen, um fast obligat entzündliche Erscheinungen auszulösen.

Diese Erkenntnis verdanken wir vor allem Selbstversuchen, wie sie als erster wohl QUINQUAUD durchführte, und wie sie 1955 bzw. 1956 KÄRCHER sowie SCHIRREN und RIETH mit histologischen Befunden publizierten. Es kommt vor Ablauf von 24 Std zu entzündlichen Veränderungen, und zwar zu papulösen oder papulo-vesiculösen Efflorescenzen im Bereich der aufgetragenen Pilze, ausnahmsweise auch darüber hinaus. In den zitierten Selbstversuchen führte Candida parapsilosis, und zwar ein wohl saprophytärer Stamm aus Hauterscheinungen einer hämatogenen disseminierten Hautsporotrichose, aber bemerkenswerterweise nicht ein gleichzeitig aufgelegter Stamm von Candida albicans zu einer heftigen Reaktion. Der bei mir negative Albicansstamm war aus einer eigenen, in der Zwischenzeit abgeheilten Candidamykose gezüchtet worden und führte bei einer Mitarbeiterin zu einer typischen Reaktion. Es ist also durchaus nicht so, daß von den Candidaarten Candida albicans obligat am stärksten entzündungserregend ist.

Als Hilfsmaßnahme, um die Entwicklung entzündlicher Erscheinungen zu erleichtern, genügt eine feuchte Kammer wie bei den üblichen Hauttestproben. Die bisweilen sehr heftig juckende Reaktion klingt nach wenigen Tagen ab. Es kommt somit nicht zu einer Candidamykose im klinischen Sinn, also von längerer Dauer, mit peripherem Wachstum usw.

Die histologischen und makromorphologischen Veränderungen entsprechen aber durchaus denen einer in ihrem Ablauf stark gerafften Candidamykose. Am Beginn steht eine heftige leukocytäre Reaktion, die zu Mikroabscessen in der spongiotisch werdenden Epidermis führt. Auffallenderweise überschreiten die Candidapilze die Hornschicht zur Tiefe hin kaum. Es genügt also offenbar der von den in der Hornschicht liegenden Candidapilzen ausgeübte leukotaktische Reize, um aus den Papillencapillaren und dem subpapillären Gefäßnetz die dort angesammelten Leukocyten austreten und in die Epidermis wandern zu lassen. In den Selbstversuchen mit Candida parapsilosis waren nach 24 Std keine Leukocyten mehr auf dem Weg zwischen den erweiterten und mit mäßig stark ausgeprägten lymphohistiocytären Mänteln umscheideten Gefäßen und der Epidermis auffindbar. Die Gefäße waren aber mit zahlreichen Leukocyten vollgestopft, die an den Gefäßwandungen klebten ("sticking"), ohne daß zu diesem Zeitpunkt der leukotaktische Reiz noch für ein Durchwandern der Gefäße stark genug war.

Im weiteren Verlauf bildet sich die leukocytäre Reaktion in der Epidermis zurück, während die lymphohistiocytären Infiltrate eher zunehmen, um sich aber dann ebenfalls langsam zurückzubilden. Es erfolgt also nur eine vorübergehende Reaktion und keine eigentliche Krankheit. Selbst nach Abklingen der Reaktion sind die Pilze für einige Tage im Bereich des unbehandelten Herdes kulturell nachweisbar. Bei einem Vergleich mit spontanen Infektionen ist allerdings zu berücksichtigen, daß die experimentelle Herdsetzung nicht an Prädilektionsstellen der Candidamykose erfolgt. Möglicherweise würde sich in Hautfalten eine regelrechte Candidamykose entwickeln.

Wie KÄRCHER zeigte, ist die epicutane Herdsetzung mit Hefezellen vielleicht mehr ein Indicator der proteolytischen Fähigkeit (KÄRCHER) als der Pathogenität. Die proteolytische Fähigkeit dürfte jedoch Voraussetzung für das Ingangkommen der Infektion und damit für die pathogene Potenz des Pilzes sein.

Zusammenfassend sprechen diese Versuche am Menschen trotz möglicher Einwendungen mehr in dem Sinne, daß verschiedene Candidaarten für den Menschen primär pathogen sind. Voraussetzung hierfür ist aber, wie es SCHIRREN, RIETH und KOCH ausgedrückt haben, daß eine bestimmte, von einer Reihe von Faktoren abhängende Toleranzgrenze überschritten wird.

Auch tierexperimentell ist, allerdings im wesentlichen mit negativem Ergebnis, viel Mühe darauf verwendet worden, zu klären, ob mit Hilfe des Tierversuchs auf die Pathogenität des betreffenden Stammes für den Menschen geschlossen werden kann.

Aus der Münchner Klinik stammen die schönen Untersuchungen von GÖTZ und NASEMANN sowie von GÖTZ, NASEMANN und STURDE an Hühnerembryonen, die mit verschiedensten Hefereinkulturen infiziert wurden. Auf Grund dieser und eigener Ergebnisse kommen SCHIRREN, RIETH und KOCH in einer umfassenden Arbeit zu dem Ergebnis, daß der Nachweis der primären Pathogenität bestimmter Hefearten beim Tier zwar einwandfrei geführt werden kann; die Ergebnisse differieren aber von Tierart zu Tierart und lassen sich nur mit größter Kritik und nur in allgemeiner Form auf den Menschen übertragen. Insbesondere läßt sich die pathogene Bedeutung einer vom Menschen isolierten Hefe im Laboratorium allein nicht klären. Es bedarf dazu des ärztlichen Denkens unter Berücksichtigung des klinischen Befundes.

Eine Vertiefung unserer Kenntnisse etwa im Hinblick auf Unterschiede im Pathogenitätsgrad verschiedener Candidaarten und Stämme für den Menschen, von denen Candida albicans am häufigsten der Erreger der menschlichen Candidamykose ist, dürfte sich am ehesten durch weitere Untersuchungen am Menschen gewinnen lassen.

Wenn somit zwar von der *primären Pathogenität* verschiedener Arten der Gattung Candida gesprochen werden kann, so bedarf das der Einschränkung, daß für die Infektion, d. h. zum Überschreiten einer bestimmten Toleranzgrenze, verschiedene *Hilfsursachen* notwendig sind. Es sind dies meist im Makroorganismus verankerte Faktoren entweder der Haut oder zusätzlich bzw. auch allein innere Einflüsse. Durch diese Hilfsursachen vermag der potentiell parasitäre Saprophyt pathogen zu werden.

Für äußere und innere Hilfsursachen gibt es in der Wasserbettmykose und dem Mundschleimhautsoor der Säuglinge klassische Beispiele. Es ist altes ärztliches Erfahrungsgut, daß der Soor des Säuglings an eine Reduktion des Allgemeinzustandes gebunden ist. Die Candidamykose stellt sich bei Menschen, die in Wasserbettabteilungen im Dauerbad behandelt werden, regelmäßig ein, wobei nicht etwa eine Macerationsdermatose vorliegt, auf der Candidakeime lediglich saprophytieren. Das konnten wir mit JANKE in der Wasserbettabteilung des Allgemeinen Krankenhauses St. Georg Hamburg beobachten. Wurde nämlich der Keim durch entsprechende Desinfektion der Wannen bekämpft und dem Wasser ein Fungistaticum zugesetzt, so kam es trotz der Maceration im Dauerbad nicht zu den klinischen Erscheinungen der Wasserbettmykose.

Wenn auch eine Candidamykose bei *lokalen* günstigen *Bedingungen*, wie Fettleibigkeit, Hängebrüsten, stärkerer Schweißsekretion, keine zusätzliche „Schrittmacherkrankheit" als conditio sine qua non braucht, so bilden doch *Grundkrankheiten* häufig den Boden für die Entwicklung einer Candidamykose. Infolgedessen sollte die Diagnose Candidamykose immer Anlaß für ein sorgfältiges Fahnden nach Grundkrankheiten sein wie Leukämie, Diabetes, Lymphogranulomatose, Sarkoidose, Tuberkulose, Glomerulonephritis, Carcinomen, Sideropenie, Eisenmangelanämien.

Die Grundkrankheit kann, wie beispielsweise die Sideropenie, noch larviert sein, wenn die Candidamykose schon manifest ist.

Von großer praktischer Bedeutung ist es, ob *Antibiotica* und *Corticosteroide* der Entwicklung einer Candidamykose Vorschub leisten.

Die Exacerbation von Dermatomykosen und das Auftreten von Mykiden bei Patienten mit Fadenpilzkrankheiten während oder nach der Penicillinbehandlung bakterieller Infektionen wurden 1944 zuerst von amerikanischen Autoren und später auch in Deutschland beobachtet (JANKE 1950, KALKOFF 1950, WILDE 1951, GÖTZ 1951, MARCHIONINI 1951). Die Entwicklung von Candidamykosen als Folge der Behandlung mit Antibiotica wurde dagegen erst 1951 beschrieben. Unabhängig von diesen nordamerikanischen Arbeiten hat 1952 mein Mitarbeiter JANKE erstmals im deutschen Schrifttum über die *Exacerbation* von Candidamykosen und das Auftreten von Candididen sowie über die Entwicklung einer Prostatitis und Epididymitis candidamycetica *durch Penicillin* berichtet.

Da es sich um eine lebensbedrohende Komplikation handeln kann, sind die durch Antibiotica provozierten Candidamykosen innerer Organe von besonderer Bedeutung. Als Ursache der Korrelation von Candidamykose und antibiotischer Behandlung ist an folgende Möglichkeiten zu denken:

1. Direkte Stimulation des Wachstums von Candida albicans durch Antibiotica.

2. Resistenzminderung des Organismus infolge von Vitaminmangel nach Beseitigung der vitaminbildenden Flora.

3. Unterdrückung der sich mit Candida albicans in einem ökologischen Gleichgewicht befindlichen Keime und dadurch Überwuchern hefeartiger Organismen.

*Zu 1.:* Die Frage einer etwaigen direkten Stimulation des Pilzwachstums durch Antibiotica ist als besonderes Interessengebiet unserer Klinik 1952 von JANKE experimentell bei Fadenpilzen unter Penicillinwirkung positiv beantwortet worden. Nachdem CARPENTER 1955 mit einer allerdings angreifbaren Methode auch die Stimulation des Wachstums von Candida albicans unter Penicillin zeigen konnte, haben JANKE (1957) sowie MEYER-ROHN und LANGE-BROCK (1957) mit unterschiedlicher Methodik eine Stimulation von Candida albicans durch Penicillin experimentell bestätigt. Wir haben allerdings Bedenken, die Exacerbation von Mykosen nach Antibioticaanwendung in Analogie zu den in vitro-Untersuchungen mit direkter Stimulation zu erklären, da die für eine Stimulation in vitro notwendige Konzentration des Antibioticums im Organismus bei weitem nicht erreicht wird.

*Zu 2.:* Durch die Zerstörung der Vitamin B- und Vitamin K-bildenden bakteriellen Flora im Darm wird die Biosynthese verschiedener Vitamine (B-Komplex, $B_{12}$, Folsäure, Biotin, Lactoflavin, Nicotinsäure, Pantothensäure, Paraaminobenzoesäure, Vitamin $K_2$) gehemmt. Es kann infolgedessen zu einer Resistenzminderung des Makroorganismus durch Vitaminmangel beispielsweise über eine postantibiotische Anämie kommen.

*Zu 3.:* Das Auftreten von Candidamykosen ist Folge der Beseitigung der Standortflora durch Antibiotica in der Mundhöhle, im Darm, in den Harnwegen, auf der Hautoberfläche usw., wodurch die Voraussetzung für das Überwuchern von Candida albicans geschaffen wird. „Zivilisationssteppe" nach VONKENNEL. Dieser Mechanismus hat die größte Wahrscheinlichkeit für sich.

Die *Corticosteroide* werden wesentlich seltener für die Entwicklung von Candidamykosen verantwortlich gemacht als Antibiotica. Uns ist bei der Zusammenarbeit mit der Medizinischen Universitätsklinik Marburg (Prof. BOCK) die Häufung von Candidamykosen im Bereich der Mundhöhle bei mit Corticosteroiden behandelten Leukämikern aufgefallen. Vielleicht spielt aber hierfür die lebensverlängernde, die Krankheit aber nicht heilende Wirkung der Corticosteroide eine Rolle. Verschiedene Autoren, denen jedoch von anderer Seite widersprochen wird (SCHERR), geben an, daß experimentelle Candidainfektionen von Mäusen unter Corticosteroidgaben schwerer verlaufen. Systematische in vitro-Untersuchungen entsprechend den mit Antibiotica durchgeführten sind offenbar aus technischen Gründen (schlechte Löslichkeit der Corticosteroide, fungistatischer Effekt der Lösungsvermittler) nicht erfolgt.

## Symptomatologie

Die häufigste und am besten bekannte Lokalisation der Candidamykose, nämlich die in den *großen Falten* (axillar, genitocrural, interglutäal, inter- und submammär, umbilical), möchte ich nur kurz besprechen und etwas eingehender auf einige dem Praktiker vielleicht nicht so geläufige Manifestationen eingehen. Die intertriginösen, in der Tiefe der Falten oft rhagadiformen, flächenhaft erosiven Herde werden von einem polycyclischen Saum nach innen fluktuierender Schuppenfransen begrenzt und lösen sich nach auswärts in bis linsengroße licht- oder auch dichtstehende Knötchen, Papulopusteln sowie erodierte, randständig schuppende Flecken und Knötchen auf. Ähnliche Veränderungen, modifiziert durch die Lokalisation in *kleinen Falten*, finden wir bei der Erosio interdigitalis candidamycetica und dem Angulus infectiosus candidamyceticus. Der Angulus infectiosus hat verschiedene Ursachen. Im Erwachsenenalter wird er häufig durch Candidapilze hervorgerufen, wobei Zahnprothesen, Gebißanomalien, stärkere Faltenbildungen in den Mundwinkeln, wie sie anlage- oder altersbedingt entstehen, sowie erhöhter Speichelfluß das Angehen der Infektion begünstigen.

Von intertriginösen Prozessen ausgehend, kann es vor allem bei entsprechenden Grundkrankheiten zu großflächigem Befall der Haut, zu diffuser Ausbreitung und sogar zu Erythrodermien kommen. Auf die bisweilen schon im frühen Säuglingsalter beginnenden, sich oft über viele Jahre hinziehenden generalisierten Candidamykosen werde ich an Hand einer eigenen Beobachtung noch eingehen.

Es wird oft eine *Candidamykose der Nägel* diagnostiziert, worunter offenbar auch Nagelveränderungen bei *Paronychia candidamycetica* verstanden werden. Das erscheint mir nicht korrekt, denn nur eine Candidainfektion der Nagelplatte bzw. des Nagelbettes, die zu Veränderungen des Nagels durch die aktive Wirkung der Pilze im Nagel führt, kann — entsprechend der Onychomycosis trichophytica — als Onychomycosis candidamycetica bezeichnet werden, aber nicht eine Wachstumsstörung infolge der Paronychie. Eine solche Nagelinfektion ist aber selten, denn im Gegensatz zu verschiedenen Fadenpilzarten haben Pilze der Gattung Candida nur eine geringe Neigung, in das Keratin von Nägeln und Haaren einzudringen.

Dieser Tatsache steht weder das gelegentliche Vorkommen einer *Follikulitis candidamycetica* (SYLVEST, RIETH) mit dem angeblichen Nachweis von Candidapilzen im Haar entgegen — RIETH fand die Candidapilze nur peripilär und nicht im Haar! —, noch die Tatsache, daß es unter besonderen experimentellen Bedingungen (WOLFRAM und ZACH) möglich ist, Candidapilze im Nagelkeratin zum Wachsen zu bringen (Tiernägel, EHRMANN und WIEDMANN).

Wir haben bei einem 58jährigen Mann eine seit Jahren bestehende Candidamykose der Zungen- und Wangenschleimhaut beobachtet, die sich auf atrophische, mit Faltenbildungen ähnlich der Abb. 178 bei SCHUERMANN einhergehende Zungenveränderungen eines Melkersson-Rosenthal-Syndroms aufgepflanzt hatte. Wohl infolge der kontinuierlichen, sich über Jahre hinziehenden massiven Überschwemmungen mit Candidapilzen war es im Bereich der Oberlippe zu einer ekzematisierten Candidamykose mit Follikulitiden gekommen. Die locker in Follikeltrichter sitzenden, teils abgebrochenen Haare wiesen eine periphere Scheide von Sproßmycel und Rundzellen auf. Intrapilär waren Pilze jedoch nicht nachweisbar!

Während das Haarkeratin nur ganz ausnahmsweise — wenn überhaupt — von Candidapilzen befallen wird, kommt das beim Nagelkeratin allerdings, aber auch nur selten und dann in erster Linie bei generalisierten Candidamykosen, vor. Dann entsteht eine pathogenetisch und im Aussehen der Onychomycosis trichophytica entsprechende Onychomycosis candidamycetica, die am deutlichsten ausgeprägt ist, wenn nicht gleichzeitig eine Wachstumsstörung durch eine Paronychia candidamycetica vorliegt. In der Regel bleibt aber der Pilz, wie das den Lebensgewohnheiten dieses Keimes entspricht, auf die Nageltasche beschränkt. Hier kommt es zu Schwellung des meist glatt gespannten, durchaus nicht

immer geröteten, bisweilen leicht abschilfernden, auf Druck leicht
schmerzhaften Nagelwalles, zu zeitweiser Absonderung von eitrigem,
meist etwas dickflüssigem oder brökligem Sekret aus der Nageltasche
und zu sekundären Wachstumsstörungen des Nagels. Bei einer sezernierenden Nageltaschenmykose besagt der Pilznachweis aus Nagelfeilspänen
natürlich nichts für die Frage, ob eine gleichzeitige Nagelmykose besteht
oder nicht. Hierfür ist das Aussehen der Nagelveränderungen schwerwiegender. Für Wachstumsstörungen (Beginn an der Matrix!) bei Paronychia candidamycetica sind bei bisweilen erhaltenem Glanz der unregelmäßig verdickten und aufgesplitterten Nagelplatten transversale Rillen
und Furchen typisch, die nicht selten schräg verlaufen. Zu Schrägstellung
der Querfalten kommt es offenbar dadurch, daß die Stelle der intensivsten
Nagelwachstumsstörung mit dem Ort der stärksten Entzündung im Nagelwall korrespondiert. Da dieser häufig lateral lokalisiert ist, ist seitlich die
Nagelplatte meist am stärksten verändert unter Entwicklung eines unregelmäßigen Oberflächenreliefs und — offenbar als Folge der sekundären
Besiedlung mit anderen Pilzen bzw. Bakterien — einer schwärzlichen
bzw. grünlich-schwärzlichen Verfärbung.

Bei fehlendem Nagelhäutchen kommt es zur nach außen offenen
Taschenbildung. Ich habe früher angenommen, daß am Beginn der
Tascheninfektion die Entfernung des Nagelhäutchens durch kosmetische
Maßnahmen steht. Gezielte Fragen haben mich aber überzeugt, daß das
nicht der Fall sein muß, sondern die Zerstörung des Nagelhäutchens auch
andere, nicht übersehbare Ursachen haben kann. Oft sind bei deutlicher
Paronychia candidamycetica einiger Finger auch die Nagelhäutchen von
zumindest klinisch nicht erkennbar befallenen Fingern — als Zeichen und
Folge abortiver Candidainfektionen? — zerstört.

Eine Temperaturanpassungsstörung im Bereich der Finger als
Hilfsursache für die Entwicklung einer Paronychia candidamycetica
findet sich häufig. Weitere Hilfsursachen sind Feuchtigkeit, kosmetische
Manipulationen und Arbeitsbedingungen, wie sie in hohem Grade der
Konditorberuf mit sich bringt. Frauen werden wesentlich häufiger be-
fallen als Männer.

Zunächst Behandlung für 4—5 Tage mit einem gut verträglichen Breitbandantibioticum, etwa Chloramphenicol. Beginn mit 500 mg, dann alle 6—8 Std 250 mg.
Insgesamt 15 Einzelgaben. Anschließend Moronal-Dragees, evtl. auch Trichomycin
(vgl. später). Lokalbehandlung: Moronalsalbe im Wechsel mit Fungichthosonsalbe
(evtl. auch Sol. Castellani) mehrmals am Tage in die Nageltasche einstreichen.
Eventuelles Baden der Fingerkuppe in Moronalsuspension. Nachts Verband mit
resorptionsfördernden Salben.

Ein Antibioticum mag unter Berücksichtigung der Ausführungen über die Stimulierung der Hefepilze durch die Antibiotica als nicht indiziert erscheinen. Schon
früher beobachteten wir jedoch Besserungen durch Terramycin. Offenbar kann bei
diesen chronischen Prozessen eine bakterielle Sekundärinfektion zusätzlich eine
Rolle spielen. Ein generelles — auch kaum durchführbares — Waschverbot erscheint
unnötig, wenn vor und nach dem Waschen die Nageltasche mit Moronalsalbe versorgt wird. Bei einem solchen Vorgehen sind sogar Wechselbäder bei acrocyanotischen
Zuständen durchführbar. Eine zusätzliche Röntgentherapie kann nützlich sein.

Während akute, mit hochgradig entzündlichen Veränderungen, bisweilen sogar mit gestörtem Allgemeinbefinden (Temperatur, Lymph-
knotenschwellung) einhergehende Zustände der *Vulvitis candidamycetica*

uncharakteristisch aussehen, weisen die häufigeren subakut verlaufenden Verlaufsformen mit erosiven oder auch rhagadiformen Erscheinungen in den Falten, mit einem schuppenden Randsaum und verstreut liegenden Efflorescenzen auswärts vom eigentlichen Herd die charakteristischen Merkmale der Candidamykose auf. Aphtöse Erscheinungen der kleinen Labien, aber auch der umgebenden Haut, wie sie vor allem bei der akuten Verlaufsform auftreten, können in recht schmerzhafte, größere, schmierig belegte Ulcerationen mit gerötetem Randsaum übergehen. In anderen Fällen stehen Veränderungen nach Art eines lichenifizierten Ekzems mit erosiven und verkrusteten Kratzeffekten im Vordergrund. Die meist stark juckende Vulvitis kann sich mit Verschlechterungen besonders vor und nach den Menses über Jahre hinziehen. Es gibt auch klinisch weniger auffällige abortive Verlaufsformen mit nur gelegentlichem Jucken und Brennen im Genitalbereich. Wenn eine Vulvitis candidamycetica auch von einer intertriginösen genitocruralen Candidamykose ausgehen kann, so sollte routinemäßig nach einer Vaginitis candidamycetica als möglicher Ursache der Vulvitis gesucht werden.

Die *Vaginitis candidamycetica* wurde durch Inoculation von Candida albicans auf gesunde Scheidenschleimhaut schon im vorigen Jahrhundert durch HAUSMANN experimentell erzeugt. Sie führt zu eitrigem Fluor oder aber, besonders bei stärker ausgeprägten, flächenhaften weißlichen, die hochrote Scheidenwand verdeckenden Belägen, zu einer Absonderung von salbenartiger Konsistenz. Bei gezielten Untersuchungen stellten RÜTHER, RIETH und KOCH eine geringere Beteiligung des oberen Scheidendrittels fest. Die Portio kann befallen werden. Ein Übergreifen auf den Cervicalkanal wurde von den genannten Autoren nicht beobachtet. Wenn auch eine Vulvitis candidamycetica z. B. bei Diabetikern ebenso wie eine Vaginitis candidamycetica isoliert vorkommen kann, so ist die Kombination im Sinne einer Vulvovaginitis die Regel. Um eine allerdings seltene Komplikation handelt es sich beim Harnröhren- und Blasenbefall *(Urethritis- und Cystitis candidamycetica)*.

Zur Besiedlung der Vagina mit Candida albicans kann es durch candidahaltigen Stuhl kommen (Mundhöhlen- und/oder Darmbefall!) oder auch bei der Kohabitation, wenn von einer Candidamykose bzw. einer Candidabesiedlung des Partners aus oder unter Umständen aus der Mundhöhle der Frau über den Partner Keime inoculiert werden. Schwangere neigen offenbar stärker zur Besiedlung der Schleimhäute mit Hefepilzen. Unter der Geburt sind Infektionen der Kinder möglich, können aber auch später von der Mundhöhle der Mutter aus erfolgen. Eine prophylaktische Behandlung von Candidamykosen oder auch nur von Candidabesiedlungen der Mutter ist deshalb angezeigt.

Die *perianale Candidamykose* mit und ohne Ekzematisation, meist mit lästigem Juckreiz einhergehend, kann mit einer genitocruralen Candidamykose kombiniert vorkommen oder die Folge einer Candidamykose des Darms sein, sie kommt aber auch als alleinige Manifestation vor. Auslösende Ursache ist oft ein Breitbandantibioticum (Aureomycin).

*Therapie.* Antiparasitäre Farblösungen, darüber zum Eindämmen der Entzündung corticosteroidhaltige Salben und darüber — um zusätzlich „physikalisch"

entzündungs- und juckreizhemmend zu behandeln — Zinköl oder Fissanöl. Licheni-
fizierte Prozesse der Vulva müssen nach den Regeln der Therapie lichenifizierter
Ekzeme (Teer, etwa in Form von Tumenolzinkpaste) behandelt werden. Alternativ
kommt statt einer Farblösung Moronalsalbe im Wechsel mit Fungichthosonsalbe
in Frage, falls der Grad der Entzündung das zuläßt. Für die Behandlung der
Vaginitis verfügen wir in den Moronal-Ovula über ein Mittel, das gegenüber der
früher bevorzugt angewendeten recht wirkungsvollen Pinselung mit Pyoktaninlösung im Gebrauch angenehmer ist. Es soll 5 Tage lang morgens und abends und
später nur abends je ein Ovulum, am besten in Rückenlage, tief in die Vagina eingeführt werden. Untersuchungen des Stuhls auf Candidapilze sind zweckmäßig. In
positiven Fällen Verabfolgung von Moronal-Dragees (3 mal 1 Dragee täglich) für
mindestens 14 Tage.

Die *Balanitis candidamycetica*, die oft auf das innere Vorhautblatt
übergreift *(Balanoposthitis)*, beginnt mit kaum stecknadelkopfgroßen,
umschriebenen, gespannten, besser fühl- als sichtbaren, braunroten
Knötchen der Glans, die später zentral eine Schuppung und dann einen
Schuppensaum erkennen lassen. Bei stärkerer Entzündungsintensität
entwickeln sich größere Papeln oder auch Papulopusteln und Erosionen.
Mit weiterer Zunahme der Entzündung bei diffuser Ausdehnung wird das
Bild uncharakteristisch. Partnerinfektionen kommen vor. Diabetes sowie
ein enges oder auch ein langes Präputium disponieren zur Entwicklung
einer Balanoposthitis candidamycetica. Entzündliche Phimosen, manchmal erheblichen Ausmaßes, können Folge einer Balanitis candidamycetica
sein. Ebenso wie bei der Frau kann auch beim Mann gleichzeitig aber
auch isoliert der Urethraltrakt als *Urethritis* und *Cystitis candidamycetica*
befallen sein. An die Möglichkeit des Vorliegens einer *Prostatitis candidamycetica* (Erregernachweis) muß gedacht werden.

*Therapie.* Pinselung mit $^1/_2$—1%iger wäßriger Pyoktaninlösung. Sol. Castellani
ist wegen der stärker austrocknenden Wirkung zwar wirksamer, aber bei erosiven
Prozessen schmerzhaft und sollte dann erst im Anschluß an die Pyoktaninbehand-
lung angewendet werden. Moronalpuder, 5% Dermatolpuder, 5% Xeroformschüttel-
mixtur sind weitere brauchbare Behandlungsmittel. Bei stärkerer Maceration ist
die Moronalsalbe wie jede Salbenanwendung unzweckmäßig, in anderen Stadien
der Entzündung aber gut zu verwenden. Untersuchung und evtl. Behandlung der
Partnerin! Bei einem meiner Patienten konnte eine hartnäckige, über Jahre sich
hinziehende, immer wieder rezidivierende Balanitis candidamycetica erst nach Vor-
hautverkürzung ausgeheilt werden.

Einzelheiten über das klinische Bild der *Candidamykose der Mundschleimhaut* kann ich übergehen. Wichtig ist, daß die Infektion auf den
Pharynx, Larynx und auf die Schleimhaut von Speiseröhre und Bronchien
übergreifen kann. Bei Erwachsenen wird die Mundschleimhaut seltener
befallen. Es müssen schon besondere Faktoren allgemeiner oder lokaler
Art vorliegen, die die Entstehung begünstigen. Oft ist gerade bei Erwachsenen die Candidamykose der Mundschleimhaut einem Pemphigus
vulgaris, chronisch rezidivierenden Aphten, einem erosiven Lichen ruber,
einem Melkersson-Rosenthal-Syndrom u. a. aufgelagert. Es ist wichtig,
sich auch beim Nachweis von Candidapilzen nicht mit der Diagnose
Candidamykose zu begnügen, selbst wenn das klinische Bild durchaus
typisch für eine Candidamykose der Mundschleimhaut ist. Es wird sonst
zu leicht eine andere Krankheit übersehen. Andererseits kann bei richtig
diagnostizierter Schleimhautaffektion eine überlagernde Candidamykose
übersehen werden. Die Mundschleimhauterscheinungen heilen unter

diesen Umständen — ein Ansprechen des Pemphigus vulgaris beispielsweise auf Corticosteroide vorausgesetzt — erst dann ab, wenn zusätzlich die Candidamykose mit Moronalsuspension behandelt wird.

Unter generalisierten Candidamykosen verbergen sich 3 pathogenetisch verschiedene Formen:

1. Solche, bei denen sich beispielsweise bei einem Diabetiker aus einer genitocruralen, etwa durch unzweckmäßige Maßnahmen, eine universelle, meist auf die Therapie gut ansprechende, sich nicht etwa über Jahre hinziehende Candidamykose entwickelt.

2. Hämatogene Streuungen im Sinne einer Septicämie, wie sie ante finem, ja sogar bei bis dahin Gesunden nach Zahnextraktionen beobachtet worden sind (BEUTHE; SKOBEL, JORKA und SCHABINSKI).

3. Schon im frühen Säuglingsalter beobachtete, sich über viele Jahre hinziehende, *generalisierte Candidamykosen*, bei denen eine Grundkrankheit nicht vorliegt, die Generalisation und Chronizität dieser Candidamykosen der Haut und der „inneren Oberflächen" verständlich macht. Bisweilen stehen bei den chronisch verlaufenden generalisierten Fällen Knotenbildungen im Vordergrund des klinischen Bildes, wie in dem eindrucksvollen, verschiedentlich demonstrierten Fall der Klinik GANS (RUPPERT). Es kann sogar zu Hyperkeratosen auf diesen Knoten mit regelrechten Hauthörnern kommen (CAJKOVAC und PURETIC). Es ist üblich, dann von *Granuloma candidamyceticum (Monilial Granuloma)* zu sprechen. Da die Fälle mit Knotenbildungen sich aber im Prinzip von denen mit flächenhaften Hauterscheinungen weder im Verlauf noch im geweblichen Befund voneinander unterscheiden, werden die Fälle mit Knotenbildungen wohl besser nur als eine Variante der generalisierten, meist nicht nur auf die Haut beschränkten, ohne erkennbare Ursache außerordentlich chronisch verlaufenden Candidamykose betrachtet. Eine solche generalisierte, nicht mit Knotenbildungen einhergehende Candidamykose wird an Hand von Diapositiven demonstriert.

Mit 4 Wochen trat bei dem jetzt $4^{1}/_{2}$ jährigen Jungen eine bisher noch nicht ausgeheilte Bronchitis auf, die im Rahmen des Gesamtbefundes als candidabedingt angesprochen werden muß. Keine eindeutige Beteiligung des Lungenparenchyms. Im 6. Lebensmonat entwickelte sich, ausgehend von einer Windeldermatitis, die seitdem ununterbrochen bestehende Candidamykose der Haut. Auf dem Höhepunkt der zeitweise mit erhöhten Temperaturen einhergehenden Krankheit waren Kopf, Hals, obere Körperpartie, Ober- und Unterarme fast diffus unter hochgradiger Schwellung, Rötung, Nässen, Krustenbildung befallen. Die abhängigen Körperpartien waren mit den für die Candidamykose typischen Einzelefflorescenzen, darunter auch mit Papulopusteln, übersät. In der Genitocruralregion mit Übergang auf die Innenseiten der Oberschenkel war der Prozeß diffus ausgeprägt, um sich im Bereich der unteren Extremität mehr in Einzelherde aufzulösen. Typische Candidamykose der Zungen- und Mundschleimhaut. Paronychien an Händen und Füßen. Exzessive subunguale Hyperkeratosen mit Nagelveränderungen, die an eine Onychogryphosis erinnerten. Periphere Lymphknotenschwellungen. Milz o. B. Leber perkutorisch deutlich vergrößert. Serum-Transaminasen im Bereich der Norm. Serum-Labilitätsproben pathologisch verändert (offenbar Folge der Infektion und kein Zeichen für eine Beteiligung der Leber am Krankheitsprozeß). Hypochrome Anämie. Hb $= 9,2 = 58\%$. F. I. $= 0,8$. Leukocytose von 16000. Serumeisen $= 45\ \gamma\text{-}\%$; Cu $= 191\ \gamma\text{-}\%$. Es besteht bei einem an der Grenze des Normalen liegenden Gesamteiweiß im Serum von 8 g-% eine Hypalbuminämie von 45,5% und eine ungewöhnlich hohe $\gamma$-Hyperglobulinämie (33,5%). Von Haut und Schleimhaut, aus Nägeln und Sputum, aus

Stuhl und Urin konnte regelmäßig Candida albicans nachgewiesen werden. Die Serumhemmethode nach JANKE wahr mehrfach negativ. Komplementbindung für Candidin mehrmals mit 1:80 positiv. Es handelt sich also um eine Candidamykose mit Erscheinungen an der Haut, der Mundschleimhaut, den Bronchien, des paronychialen Gewebes und der Nägel (in diesem Fall bestand offenbar eine echte Onychomycosis candidamycetica zusätzlich zu Nagelwachstumsstörungen auf Grund der Paronychia candidamycetica).

Auch hier zeigte es sich, daß derartige Candidamykosen mit unseren derzeitigen Behandlungsmöglichkeiten zwar weitgehend gebessert, aber nicht ausgeheilt werden können. Sehr bewährte sich eine Mehrschichtbehandlung unter Übereinanderlegen verschiedener Medikamente bzw. Vehikel. Farblösungen, Moronalsalbe, hydrocortisonhaltige Salben, antibiotisch wirkende Salben und Zinköl bzw. Fissanöl, feuchte Umschläge wurden übereinander aufgetragen, nachdem deren Verträglichkeit jeweils gesondert geprüft worden war. Die Nägel wurden verschiedentlich extrahiert und es gelang auf diese Weise, mit der Zeit sowohl die Paronychien völlig auszuheilen als auch einige Nägel zu sanieren. Andere weisen auch jetzt noch subunguale Hyperkeratosen auf, aus denen Pilze nachweisbar sind. Auch die Mundschleimhautveränderungen wurden durch regelmäßige Behandlung mit Moronalsuspension nur gebessert. Im Stuhl verschwanden die Candidapilze unter Moronalgaben. Während wir von $\gamma$-Globulingaben (24 cm³ innerhalb von 4 Wochen) keinen Effekt sahen, beeindruckte uns die Wirkung von Bluttransfusionen (10 Transfusionen zu 80—100 cm³ Vollblut), da jedesmal eine deutliche Besserung erfolgte (günstiger Einfluß auf den niedrigen Eisenspiegel?).

Es sei aber betont, daß auch jetzt, nach fast 2 jähriger stationärer Behandlung eine Heilung noch nicht erreicht worden ist, wenn das Kind auch an der Haut mit Ausnahme von Fingern und Füßen fast erscheinungsfrei ist.

Meines Wissens ist nicht bekannt, was das weitere Schicksal dieser bisweilen tödlich verlaufenden Krankheit ist. Offenbar kommt es aber im Laufe der Jahre (mit der Pubertät?) zu Ausheilungen. In dem Frankfurter Fall (RUPPERT) war mit dem sexualhormonartig wirkenden Cyren eine gute Besserung („fast geheilt") der Hauterscheinungen erzielt worden, Mundschleimhaut und Lunge waren allerdings nach dieser Therapie nur gebessert. Die Altersverteilung dieser Fälle kann dadurch bedingt sein, daß der Erwachsene eine bessere Abwehrkraft gegen die Candidainfektion besitzt. Ob hierfür Fettsäuren ähnlich wie bei der Mikrosporie eine Rolle spielen, sei dahingestellt. Wir beobachteten wie ENGEL [A. M. A. Arch. of Derm. 84, 192 (1961)] deutlich erhöhte $\gamma$-Globulinwerte (über 30%) und einen auffallend niedrigen Serumeisenspiegel von 56 $\gamma$-% bei einem CuWert von 220 $\gamma$-%. Die Tatsache, daß Candidapilze auch bei schwersten Infektionen nur in der Hornschicht nachweisbar sind, verleitet geradezu zu der Spekulation, daß unterhalb der Hornschicht fungistatische bzw. fungicide Einflüsse wirksam sind. Die Beobachtung, daß frisches Serum (unspezifisch?) das Wachstum von Candida albicans hemmt, ist in diesem Zusammenhang von Interesse. Es ist bei der histologischen Verlaufskontrolle von Candidamykosen beeindruckend, daß die nur in der Hornschicht nachweisbaren Candidapilze derartig tiefgreifende, sich weit in die Cutis erstreckende Veränderungen auslösen können.

Im einzelnen wird eine Leukocytenansammlung in der Epidermis in Form von subcornealen Pusteln erzeugt, weiterhin ein lymphohistiocytäres Infiltrat vorwiegend um die erweiterten Blutgefäße der oberen Cutis und eine Spongiose an den Stellen der Epidermis, an denen das lymphohistiocytäre Infiltrat die Basalmembran zum Teil überschreitet. Es ist nun auffallend, daß bei der experimentellen Reaktion auf Candidapilze (vgl. S. 141), bei der typischen oberflächlichen Candidamykose, bei der generalisierten Candidamykose ohne Knoten, wie bei uns und auch bei den

Fällen mit Knotenbildungen, wie in dem Frankfurter Fall, im Prinzip die gleichen histologischen Veränderungen erkennbar sind. Die Unterschiede sind gradueller Natur. Bei den sog. Candidagranulomen tritt die leukocytäre Infiltration zurück, und das lymphohistiocytäre Infiltrat füllt die gesamte Cutis aus und greift sogar auf das subcutane Gewebe über. Die Mitbeteiligung der Epidermis unter Bildung eines inter- und intraepithelialen Ödems unter stellenweiser Verdünnung und unter Bildung einer parakeratotischen Schuppenkruste ist graduell stärker ausgeprägt als im Experiment und bei oberflächlichen Prozessen.

*Candidamykosen* im Bereich *des Intestinaltraktes*, besonders im Magen, und hier auf dem Boden von Ulcera, sind schwer zu objektivieren. Im allgemeinen werden Magen, Oesophagus und Duodenum weniger häufig befallen als der übrige Darm. Bei der *bronchopulmonalen Candidamykose* ist zwischen einer genuinen Candidamykose der Bronchien und Lungen zu unterscheiden, und einer solchen, die lediglich die Komplikation einer anderen Lungenkrankheit, beispielsweise einer Lungentuberkulose, einer chronischen Bronchitis, von Bronchiektasien usw. darstellt. Bemerkenswert sind in diesem Zusammenhang die Ergebnisse von GRANITS-THURNER, wonach Mycobacterium tuberculosis das Wachstum von Candida stimuliert. Das Vorkommen von *Endokarditis, Myokarditis, Encephalitis, Meningitis* und *Pyelonephritis*, verursacht durch Candida albicans, sei der Vollständigkeit halber erwähnt. Der Befall einiger dieser Organe, wie des Herzens, erfolgt wohl nur im Rahmen einer subfinalen Candidasepsis (vgl. S. 148).

Derartige Abläufe müssen deutlich von den *Candidamykiden* unterschieden werden. Während in dem ersten Fall durch die hämatogene Absiedlung von Candidapilzen echte Organmetastasen entstehen, werden bei Candidamykiden Pilze oder auch nur deren Leibessubstanzen auf dem Blutweg gestreut. Es kommt aber in der Haut nicht zu Herdsetzungen im Sinne der Entwicklung neuer Candidamykosen, sondern es entwickelt sich eine spontan wieder abklingende hyperergisch-allergische Reaktion und nicht etwa ein neuer Candidamykoseherd. Candidamykide setzen also eine Candidamykose als Quelle der hämatogenen Streuung und eine — offenbar auf die Haut beschränkte — Allergisierung gegen Candidapilze voraus. Vielleicht genügt als Streuquelle sogar der saprophytäre Befall eines Organs (Darm, Vagina, Bronchien usw.). Die Candidamykide treten bevorzugt an Händen und Füßen unter Bildung von Bläschen auf. Es werden aber auch maculopapulöse und vesiculöse, disseminierte Aussaaten beobachtet. Ekzematisationen dieser Mykide sind nicht ungewöhnlich. Möglicherweise stellen weniger typische Fälle von Pityriasis rosea Candidamykide dar.

Einzelheiten über die *Therapie* wurden bei den verschiedenen Manifestationen dieser Krankheit schon angeführt. Nach der Diagnose ist es notwendig, sich über die Bedingungen klar zu werden, die in dem betreffenden Fall zum Angehen der Candidainfektion geführt haben. Das können behandlungsbedürftige Grundkrankheiten sein, es kann sich aber auch um lokale pathologische Zustände handeln (Faltenbildungen bei Fettleibigkeit usw.), die den Boden für die Entstehung der Krankheit abgeben. Wir haben bei Hämosideropenien Beeinflussungen von Candidamykosen durch intravenöse Zufuhr von Eisen gesehen, wobei Überdosierungen zu vermeiden sind, da im Überschuß (unter Umgehen der Resorption vom Darm) zugeführtes Eisen nicht ausgeschieden, sondern gespeichert wird. Zur Lokalbehandlung verfügen wir außer den bewährten älteren Mitteln, wie Sol. Castellani, Pyoktanin usw., und den zahlreichen pharmazeutischen, meist verschiedene Fungistatica enthaltenden Spezialitäten, von denen wir Fungichthol bzw. Fungichtoson bevorzugen, im Nystatin (Moronal) seit wenigen Jahren über eines der wirksamsten Specifica gegen Candidainfektionen. Während die gute lokale Wirkung des Moronals außer Zweifel steht, ist der Wert peroraler Gaben noch umstritten. Es besteht hier eine Divergenz zwischen experimentellen Befunden, nach denen Moronal so gut wie nicht resorbiert wird, und klinischen Eindrücken, nach denen Paronychien sich bessern. Nach neueren Untersuchungen meines Mitarbeiters HEITE, die beim Menschen unter Zufuhr größerer Dosen von Nystatin (6 Mill. Einh. = 12 Drag. des Handelspräparates Moronal) durchgeführt wurden, läßt sich während der Moronalverabfolgung im Serum des Probanden ein Wachstumshemmprinzip gegen Candida albicans nachweisen. Die Wachstumshemmung ist hierbei keine totale; vielmehr wird das Wachstum im Vergleich mit Kontrollen nur verlangsamt. Die Nystatinresorption unterliegt jedoch offenbar individuellen Schwankungen.

Das von japanischen Autoren (HOSOYA u. Mitarb., 1953) aus einer Streptomycesart isolierte, in Laboruntersuchungen sehr günstig beurteilte Trichomycin, hat sich in der klinischen Anwendung bisher nicht entsprechend bewährt. Beim Tier lassen sich unter Trichomycinzufuhr experimentelle Candidamykosen unterdrücken, und Trichomycin kann im Blut von Kaninchen nach oraler Gabe nachgewiesen werden. Ob nach oraler Verabfolgung beim Menschen Trichomycin im Blut nachweisbar ist bzw. ob hierdurch im Serum ein fungistatischer Effekt eintritt, ist meines Wissens bisher nicht bekannt. Eigene, den Moronaluntersuchungen analoge Versuche sind in Vorbereitung. Die perorale Verträglichkeit des Trichomycins ist gut. Auch beim Trichomycin geben verschiedene Autoren eindrucksmäßig Besserungen von Candidamykosen, beispielsweise von Paronychien, an.

Einen sehr guten Hemmeffekt auf Candida albicans nicht nur in vitro, sondern auch bei der tierexperimentellen Candidamykose hat das aus einer Streptomycesart isolierte Amphotericin-B (Fungizone Squibb, chemische Fabrik von Heyden). Dieses Antimykoticum, das vor allem durch intravenöse Injektion oder Infusion zugeführt wird, hat sich verschiedenen Autoren bei generalisierten Candidamykosen bewährt.

Die Gefahr toxischer Schädigungen ist aber nicht unerheblich, und deswegen sollte das Amphotericin-B der Klinik vorbehalten bleiben. Wir selber haben in zwei Fällen die mit diesem Mittel begonnene Behandlung wegen toxischer Wirkungen abbrechen müssen.

Aus der Hautklinik der Städtischen Krankenanstalten Essen
(Chefarzt Prof. Dr. H. Götz)

# Indikation und Gegenindikation der Griseofulvin-Therapie

Von

Hans Götz

Durch die Einführung des Griseofulvins in die Therapie der Dermatomykosen gelangte erstmalig ein wirklich erfolgreiches enterales Verfahren zur Anwendung. Auf die historische Entwicklung möchte ich hier im einzelnen nicht eingehen, da seit 1958 im Anschluß an die revolutionierende Publikation von Gentles zahlreiche weitere Mitteilungen erschienen sind, die sich damit beschäftigten. Nur so viel sei hervorgehoben, daß die wirksame Substanz ein Antibioticum darstellt, das 1939 von Oxford, Raistrick und Simonart als Stoffwechselprodukt aus dem Schimmelpilz Penicillium griseofulvum isoliert wurde. Schon damals gaben diese Forscher der gewonnenen Substanz den Namen „Griseofulvin". Die zukünftige eminente Bedeutung des Mittels sollte den Entdeckern allerdings noch verschlossen bleiben.

Hinsichtlich der geschichtlichen Entwicklung vielleicht weniger bekannt sind aber einige erwähnenswerte Vorarbeiten, welche in gewisser Weise die gelegentlich auch einmal sichtbar werdende tragische Seite wissenschaftlicher Forschung erkennen läßt. Manchmal liegt ja ein Erfolg zum Greifen nahe. Dann aber wird das Ziel aus irgendeinem Grunde nicht weiter verfolgt, bis ein anderer Untersucher kommt, der den Weg zu Ende geht. Das sollte auch hier zutreffen.

Brian u. Mitarb. isolierten nach dem Kriege 1946 das gleiche Antibioticum erneut, allerdings aus einem anderen Schimmelpilz. Von diesem Autor wurde nun — wie bekannt — schon 1951 die Beobachtung gemacht, daß Griseofulvin von den Wurzeln bestimmter Pflanzen aufgenommen und im Säftestrom bis zu den Blättern transportiert wird. Auf diese Weise vermochte Griseofulvin eine Schutzwirkung gegen pflanzenpathogene Ascomyceten auszuüben. Brian und seine Mitarbeiter wiesen aber darüber hinaus schon damals eine in vitro-Wirksamkeit des Griseofulvins gegen Dermatophyten nach. Da die Forscher für die Imperial Chemical Industries (England), die bekanntlich das Griseofulvin auf den Markt gebracht haben, arbeiteten, empfahlen sie daher folgerichtig die Verwendung dieses Mittels als Lokaltherapeuticum gegen Pilzkrankheiten. So kam es, daß bereits vor einer Reihe von Jahren einige englische Dermatologen Griseofulvin-Versuchsmuster zur Lokaltherapie in die Hand bekamen, doch wirkte das neue Mittel nicht besser als die bereits auf dem Markt befindlichen Antimykotica.

Etwa zur gleichen Zeit erwog Martin, der ebenfalls zum Stabe der Imperial Chemical Industries gehörte, die Möglichkeit, Dermatomykosen mit Griseofulvin über den Blutweg zu behandeln, also in Parallele zum Transport des Griseofulvins im Säftestrom der Pflanzen. Aus diesem Grunde führte er bereits im April 1956 Meerschweinchenversuche durch, deren Ergebnisse aber leider nicht veröffentlicht wurden, weil die Firma den schon damals erkannten colchicinartigen Effekt des Mittels in Form einer Mitosehemmung fürchtete. Man nahm also 1956 noch an, Griseofulvin wäre für den Menschen zu toxisch. Heute wissen wir, daß diese Wirkung nur bei sehr hohen Dosen auftritt. Erst zwei Jahre später wiederholte dann Gentles 1958, unabhängig von Martin, die Tierversuche, führte sie zu einem erfolgreichen Abschluß und öffnete so den Weg zur oralen Therapie der Dermatomykosen. Gentles gebührt daher das Verdienst, den Bann bei der Bekämpfung bestimmter Dermatomykosen mit Griseofulvin gebrochen zu haben.

Griseofulvin ist eine nur gering wasserlösliche Substanz, deren chemische Struktur seit langem bekannt ist. Im Jahre 1960 gelang BROSSI u. Mitarb. die Totalsynthese. Interessant ist, daß das synthetische racemische Epi-Griseofulvin keine antimykotische Aktivität besitzt, während das synthetische racemische Griseofulvin gleich stark wirkt. Das natürliche Griseofulvin ist nur rechtsdrehend.

Bringt man Griseofulvin in einen Pilznährboden und versucht, darauf ein Dermatophyton zu züchten, so kann das Wachstum ganz ausbleiben, oder aber die Pilzfäden entwickeln sich nur zögernd, wobei sie Aufblähungen der Segmente und Kräuselungen erkennen lassen. Dabei zeigen die verschiedenen Pilzarten eine durchaus wechselnde Empfindlichkeit, wie wir nach Testung sämtlicher Dermatophyten fanden. Das Mikrosporum audouinii erwies sich beispielsweise als sehr empfindlich (Hemmung bei 0,3 $\gamma$/cm³ Nährboden), das Trichophyton equinum andererseits nur gering. Die Candida albicans, der Erreger des Soors, ist überhaupt unempfindlich. Wichtig ist, im Kalilaugenpräparat nicht etwa das Pseudomycel dieser Hefe mit echten Pilzfäden zu verwechseln. Im allgemeinen kann man aber mit hoher Wahrscheinlichkeit aus dem mikroskopischen Präparat folgern, ob eine Candida albicans oder ein Dermatophyt vorliegt. Bei der Hefe finden wir nämlich, sofern das Präparat nicht disloziert wurde, im Bereich des Pseudomycels kleine Häufchen von runden Zellen, d. h. Hefezellen, die durch traubenartige Anordnung imponieren. Warnen müssen wir ferner vor einer Verwechslung mit den sog. Mosaikfungi. Hierbei handelt es sich um oxydierte Lipide der Hornschicht, die wir auch bei Gesunden vor allem an den Fußsohlen und in den Handinnenflächen finden können. Sie stellen also nicht etwa „degeneriertes Pilzmycel" dar. Im Zweifelsfall erhitzt man das Kalilaugenpräparat leicht, was zum Schmelzen der „Mosaikfungipartikeln" führt. Echte Pilzhyphen bleiben von diesen Maßnahmen unberührt.

Interessant ist nun, daß auch *innerhalb der gleichen Pilzart, je nach Provenienz der Stämme, wechselnde Empfindlichkeiten* auftreten. So sehen Sie in der nächsten Tabelle 10 Trichophyton rubrum-Stämme, die teils stark, teils schwach auf Griseofulvin ansprachen. Vergleichen wir ferner 10 Trichophyton rubrum-Stämme mit 10 Trichophyton mentagrophytes-Stämmen, dann erwiesen sich letztere als durchschnittlich resistenter.

Im Verlaufe unserer Untersuchungen interessierte auch die Frage, ob Eiweiß (beispielsweise Blutserum auf dem Nagelbett nach Extraktion der Fingernägel) einen ungünstigen Einfluß auf das antimycetische Antibioticum ausübt. Allgemein ist ja bekannt, daß fast alle Antimykotica durch Eiweiß in ihrer Wirksamkeit geschwächt werden. Ich möchte hier zusammenfassend betonen, daß Blutserum keinen hemmenden Effekt zeigte. Im Gegenteil ließ sich im Verlauf der Versuche in einem Fall feststellen, daß im Blut dieses Menschen stark wirksame fungistatische Stoffe vorkamen, die überhaupt nur bei schwacher Griseofulvinkonzentration deutlich sichtbar wurden. Wir fanden bei dieser Versuchsperson einen auffallend hohen Properdinspiegel, so daß möglicherweise dieser Faktor eine zusätzliche Rolle spielte.

Die nicht bei allen Dermatomykosefällen gleiche Wirksamkeit des Griseofulvins erklärt sich aber nicht nur durch wechselnde Empfindlichkeit der Pilze, sondern auch durch unterschiedliche Resorption des Medikamentes aus dem Darmkanal. So konnte McNALL nachweisen, daß starke individuelle Schwankungen des Blutspiegels vorliegen. Auch läßt sich letzterer nicht beliebig erhöhen. Wenn beispielsweise eine einmalige orale Dosis von 250 mg im Tierversuch um das 10fache bis 100fache gesteigert wird, resultiert aus diesem Umstand keinesfalls ein entsprechender Anstieg des Griseofulvinblutspiegels. Wahrscheinlich verhindert die geringe Wasserlöslichkeit des Medikamentes im Darm eine vermehrte Resorption. Auf diese Weise sind aber Vergiftungen mit Griseofulvin über den Magen-Darm-Kanal zumindest sehr erschwert.

Die ursprünglichen Befürchtungen, die bei hohen Griseofulvingaben im Tierexperiment nachgewiesene mitosehemmende Wirkung verhindere eine Anwendung des Mittels beim Menschen, erfüllten sich glücklicherweise nicht. Zahlreiche Kontrollen des Knochenmarks, des Blutbildes, der Spermiogenese haben uns inzwischen gezeigt, daß bei der üblichen therapeutischen Dosierung von 1000 mg Griseofulvin pro Tag (im Abstand von 6 Std zu je 250 mg appliziert) Schädigungen nicht zu erwarten sind. Wir pflegen schon bei Kindern vom 4. Lebensjahr ab die gleiche Dosis zu geben, bei Jüngeren rechnen wir 25—30 mg pro kg Körpergewicht pro Tag, aufgeteilt auf vier Einzelgaben. Im Einzelfall applizierten wir ausnahmsweise auch bei einem 19 Monate alten Kleinkind 4mal 250 mg, ohne irgendwelche Nachteile zu beobachten. Regelmäßige Kontrollen der Leber- und Nierenfunktion erbrachten keine pathologischen Befunde. Wie wir heute wissen, wird Griseofulvin zum überwiegenden Teil in der Leber abgebaut und nur zu etwa 1% im Urin ausgeschieden.

Wenn wir inzwischen auch Abstand genommen haben, während einer Griseofulvinkur regelmäßige Blutbild- bzw. Leukocytenzahlkontrollen durchzuführen, empfehlen wir doch Zurückhaltung in all jenen Fällen, bei denen ernstere Grundkrankheiten vorliegen, die das Knochenmark oder die Leber- und Nierenfunktionen betreffen. Auf jeden Fall sollen dann gelegentliche Funktionsproben durchgeführt werden. Auch bei bereits mangelhafter Spermiogenese sowie in der Schwangerschaft sehen wir zumindest von einer vielmonatigen Griseofulvintherapie ab. Bei relativ kurzfristigen Gaben (bis zu 2 Monaten) haben wir keine Schädigungen in der Schwangerschaft beobachten können.

Wie Sie bereits wissen, beruht die Wirkung oraler Griseofulvingaben in der Ablagerung dieser Substanz an allen keratogenen Stellen des Organismus, also in der Haarwurzel, in der Nagelmatrix und im Stratum germinativum der Epidermis. Das neugebildete Keratin wird daher während der Dauer der Griseofulvinapplikation kontinuierlich durch das Antibioticum imprägniert und somit mehr oder weniger unangreifbar gegen proximalwärts vordringende Pilzhyphen gemacht. Wir müssen in diesem Zusammenhang betonen, daß Griseofulvin keinesfalls fungizid, also pilztötend wirkt, sondern nur fungistatisch, d. h. pilzhemmend. Solange sich also Pilzelemente mikroskopisch im Haar, in der Schuppe oder in Nagelspänen nachweisen lassen, werden sie durch das dort abgelagerte Antibioticum in ihrer Vitalität höchstens gehemmt, bleiben aber in der Kultur züchtbar.

Unterziehen wir nunmehr die verschiedenen Dermatomykosen einer kurzen Betrachtung, inwieweit sie auf Griseofulvin gut ansprechen oder für eine solche Therapie weniger geeignet sind.

## Favus

Ohne Zweifel gehört der so hartnäckige Favus zu den Mykosen, die auf Griseofulvin besonders gut reagieren. Unsere eigenen Beobachtungen, die wir an fünf Kindern zwischen 19 Monaten und 8 Jahren aus derselben Familie sammeln konnten, bestätigen die bereits anderenorts gemachten Erfahrungen. Die applizierten Gesamtdosen lagen zwischen 28 g und 56 g. Schon nach 5—6 Tagen ließen sich Haare nachweisen, die distal von der keratogenen Zone bereits ein 1—2 mm breites pilzfreies Keratinband aufwiesen. Mit zunehmender Dauer der Applikation verbreiterte sich die pilzfreie Zone des Haarschaftes mehr und mehr; gleichzeitig gingen die entzündlichen Symptome wie Rötung und Schuppung zurück. Die Zeitdauer der Griseofulvinapplikation schwankt allerdings (3 Wochen bis zu mehreren Monaten). Daher sind mikroskopische Kontrollen während der gesamten Dauer der Therapie erforderlich. Das sollte im übrigen für jede Griseofulvintherapie gelten, um nicht unnötige Kosten zu verursachen. Die nächste Abbildung zeigt eine kleine Favuspatientin nach 28 g Griseofulvin mit einer narbigen Alopecie, die jetzt deutlich hervortritt. *Bei allen Kopfhaarinfektionen* sollten möglichst stets die Haare kurz geschoren werden, um auf diese Weise die vitalen Pilzelemente in der distalen Haarschaftpartie mechanisch zu beseitigen. Zusätzlich waschen wir die Kopfhaut einmal wöchentlich und applizieren täglich ein lokales Antimykoticum, um verstreut liegende lebensfähige Arthrosporen möglichst zu vernichten.

## Mikrosporie

Auch die Mikrosporie gehört zu den Kopfhaarpilzkrankheiten, die ihren Schrecken verloren haben. Nach eigenen Erfahrungen gelang schon nach 14—18 g Griseofulvin in 14 bzw. 18 Tagen die Abheilung ohne Rezidiv. Die Mehrzahl der Kinder benötigt aber nach der Literatur eine Therapie zwischen 4 und 6 Wochen (28—42 g Griseofulvin). Eine Dosis von täglich 4 mal 250 mg Griseofulvin ist jedoch nicht in jedem Falle erforderlich, wie auch PETTKER und RIETH in ihren Fällen sogar mit Tagesdosen von 2 mal 125 mg Griseofulvin auskamen und in 18—40 Tagen Heilung erzielten. Auch hartnäckige Fälle sind indessen bekannt geworden, die über 13 Wochen lang behandelt werden mußten (TELLER und SCHÖNKNECHT). Wichtig ist zu beachten, daß besonders bei der Mikrosporie lebensfähige Sporen noch lange auf der Kopfhaut oder im Follikel liegen bleiben können, die dann gelegentlich zum Rezidiv führen. Jedenfalls lassen sich bei der Mikrosporie Rückfälle häufiger finden als beim Favus. Laufende Woodlichtkontrollen (mindestens noch 3 Wochen lang nach dem ersten negativen Befund) sind daher bei der Nachbehandlung unerläßlich.

## Trychophytie

Nach den bisherigen Erfahrungen ist jede Form einer Trichophytie der Kopfhaut oder des Bartes zur Abheilung zu bringen. Dabei zeigen die profunden Trichophytien meist besonders dramatische Heilungsverläufe. Man sollte aber mindestens 4 Wochen lang behandeln, weil sonst Rückfälle nicht ausbleiben, wie wir selbst beobachtet haben. Durch den prompten Stillstand der Pilzkrankheit kommt es bei frühzeitiger Behandlung nicht mehr zur immunbiologischen Umstimmung, was wiederum einer Neuinfektion förderlich ist. Mehr als bisher muß daher zukünftig in der Umgebung des Kranken nach der Infektionsquelle gesucht werden. Aus diesem Grunde ist auch die Desinfektion der persönlichen Bedarfsartikel und Bekleidungsstücke des Patienten mehr denn je erforderlich. Trichophytien der lanugobehaarten Körperhaut pflegen im allgemeinen gleichfalls gut anzusprechen. Im nächsten Bild sehen Sie eine Trichophytia superficialis des Gesichtes, die nach 7 Tagen = 7 g Griseofulvin schon merklich abgeblaßt, nach 21 Tagen = 21 g Griseofulvin aber geheilt war. Eine zusätzliche antimykotische Lokaltherapie bleibt erforderlich.

## Tinea jeglicher Lokalisation, ausgenommen der Nägel

Wohl als die häufigste Dermatomykose in fast allen Ländern gilt die Tinea (früher Epidermophytie genannt). Ihr Prädilektionsort ist unzweifelhaft der Fuß, gefolgt von der Lokalisation an der Hand, dann an intertriginösen Stellen des Körpers. Während aber die Tinea der lanugobehaarten Körperhaut im allgemeinen eine sehr gute Chance zur Abheilung unter Griseofulvin besitzt, trifft dies leider für die Lokalisation an den Händen und Füßen nicht in diesem Grade zu. Die Tinea pedis oder manus bessert sich klinisch bei täglichen Gaben von 1 g Griseofulvin in 1—2 Monaten. Handelt es sich um eine vesiculöse Form, so ist nach unseren Erfahrungen die Heilungschance etwas besser als bei intertriginösen oder gar squamös-hyperkeratotischen Läsionen. Wenn auch die Sanierungsphase der Haut von der Dicke des Stratum corneum und von der Regenerationsgeschwindigkeit der kranken Epidermis abhängt, so müssen doch noch andere, bisher unbekannte Faktoren hinzutreten, um zu erklären, warum besonders die stark hyperkeratotische Form der Tinea eine nur geringe Tendenz zur Abheilung unter Griseofulvin zeigt. Unter allen Umständen muß daher die enterale Therapie durch lokale antimykotische, besonders hornaufweichende und schälende Maßnahmen unterstützt werden.

Sehr interessant waren unsere Beobachtungen, die wir bei der lokalen Applikation einer 2%igen Griseofulvin-Emulsion sammeln konnten. Sowohl bei Tineaformen der lanugobehaarten Körperhaut als auch bei squamös-hyperkeratotischen Formen gelang es, eine auffallende klinische Besserung zu erzielen. Die entzündliche Rötung klang ab, Schuppung und Hyperkeratosen der Haut und Fußsohlen traten zurück. Die Patienten bemerkten eine zunehmende Geschmeidigkeit der Haut bei schwindendem Juckreiz. Untersuchte man aber mikroskopisch nach 3, 6 oder 8 Wochen und länger die täglich nur mit Griseofulvin-Emulsion behandelten Herde, dann ließen sich noch immer Pilzhyphen nachweisen. Der offensichtlich nur flüchtige Erfolg erklärt sich aus einer vorübergehenden Hemmung der Vitalität der Pilzfäden. Das geht aus Hyphen hervor, die gewunden, aufgebläht und offenbar in gleicher Weise geschädigt waren, wie wir das bei einem Kontakt der Pilzfäden mit Griseofulvin im Nährboden kennengelernt hatten. Nachweislich erwies sich der Pilz nach 8 wöchiger Lokaltherapie auch als deutlich resistenter gegen Griseofulvin. So kommt es, daß bei anhaltender Berührung der Pilzelemente in der Hornschicht mit Griseofulvin Anpassung erfolgt. Daher gelangten wir in 9 von 10 Fällen einer lokalen Griseofulvintherapie nicht über ein gewisses Heilungszwischenstadium hinaus.

## Tinea unguium

Sofern wirtschaftliche Überlegungen keine Rolle spielen, kann der Versuch einer rein oralen Griseofulvintherapie bei der Nagelmykose befürwortet werden. Eine gewisse Chance hat jeder Patient, nach vielmonatiger Tablettenmedikation (4 mal täglich 250 mg) ein allmähliches Nachwachsen des gesunden Nagels erwarten zu können. Warum aber im großen und ganzen gesehen die alleinige orale Behandlung unbefriedigend bleibt, wissen wir noch nicht. Aus diesem Grunde ist es allgemein üblich geworden, vor Einleitung der Antibioticumgaben zunächst einmal die kranken Nägel zu entfernen und die Nagelbetten zu reinigen. Eine nachfolgende Griseofulvinapplikation von 2—3 Monaten Dauer führt dann fast hundertprozentig zum Erfolg. Da es andererseits schwer ist, in allen Fällen den Pilz aus der Haut der Nagelumgebung zu entfernen, wird verständlich, warum es später doch wieder zu Neuerkrankungen — zumindest einzelner Nägel — kommen kann.

Aus diesem Grunde muß der gleichzeitigen Bekämpfung der Tinea der Handflächen und Fußsohlen größte Aufmerksamkeit geschenkt werden, um diese kontinuierlich wirksamen Infektionsquellen zu beseitigen. Wie schon erwähnt, kennen wir die Ursachen für das Versagen der reinen Griseofulvinbehandlung bei der Onychomykose nicht. GRIMMER fand eine Erklärung in dem sog. Hohlraumeffekt, d. h. das umgebende Polstergewebe und die Nagelplatte sollen teilweise den Kontakt mit dem Saftstrom verloren haben und somit nicht mehr genügend Griseofulvin über den Blutweg erhalten. Auch wir haben uns mit dieser Frage beschäftigt. Zunächst gaben wir einer Patientin mit einer Tinea unguium aller Zehennägel 8 Wochen lang Griseofulvin. Nach unblutiger Entfernung eines total pilzdurchsetzen Nagels (mit anhängendem subungualem Polstergewebe), der schon weitgehend Onycholysis aufwies, zerschnitten wir diesen und säten die Partikeln auf einen Pilznährboden aus. Dieser war zuvor mit einer Mikrosporum audouinii-Suspension übergossen worden. Es zeigte sich nun, daß offenbar das gesamte subunguale Polstergewebe Griseofulvin enthielt, wie aus den entstandenen Hemmzonen zu folgern war und weil auch der ursächliche Erreger nicht auskeimte. Andererseits wuchs aus einem über der Matrix gelegenen Nagelwurzelstück das ursächliche Trichophyton mentagrophytes deutlich aus, obwohl das umgebende, sehr griseofulvinempfindliche Mikrosporum audouinii gehemmt wurde. Wir müssen aus diesen Befunden folgern, daß die Ablagerung des Griseofulvins in der Nagelmatrix bzw. in der Wurzel der Nagelplatte nicht immer gleichmäßig erfolgt, was möglicherweise auf unterschiedliche, in der Peripherie wirksame Durchblutungsfaktoren zurückzuführen ist. Ein solcher Umstand ermöglicht daher das Persisitieren des Pilzes in der Nagelplatte.

Wichtig ist festzuhalten, daß nach 4wöchiger Aufbewahrungszeit von extrahierten Nagelpartikeln in einer trockenen Petrischale das im Nagel abgelagerte Griseofulvin noch wirksam blieb, wie im Versuch aus der Mikrosporum audouinii-Hemmzone abgelesen werden konnte.

### Erythrasma, Pityriasis versicolor

Nach unseren Erfahrungen, die sich mit denen anderer Autoren decken, sprechen das Erythrasma und die Pityriasis versicolor nicht auf orale Griseofulvingaben an. Die lokale Therapie mehrerer solcher Fälle mit Griseofulvinemulsion führte beim Erythrasma teilweise zum Verlust der üblicherweise unter dem Woodlicht auftretenden roten Fluorescenz. Die Herde blaßten auch klinisch ab, doch blieb der Pilz nachweisbar. Das gleiche gilt für die normalerweise unter dem Woodlicht goldgelb fluorescierende Pityriasis versicolor. Der scheinbare Besserungseffekt war offenbar nur durch die tägliche Massage der Herde mit der Griseofulvinemulsion bedingt. Das geht auch aus den mikroskopischen Befunden hervor. Das nächste Bild zeigt die typischen kurzen Mycelfragmente und Sporenhaufen des Erregers Malassezia furfur in den oberflächlichen Schichten des Stratum corneum, das folgende Diapositiv aber nur noch ein Mycelgeflecht, wie man es in der Tiefe der Hornschicht bei jeder Pityriasis versicolor finden kann. Durch die täglichen Einreibungen der Herde mit der Griseofulvinemulsion waren also nur die oberflächlichen Hornlagen hinweggerieben worden, doch blieb der Pilz erhalten.

### Mykosen anderer Genese

Ursprüngliche Hoffnungen, mit Griseofulvin etwa auch die Sporotrichose und das Mycetom (und zwar jene Formen, die durch echte Pilze, nicht aber durch aktinomyceseartige Erreger bedingt sind) günstig beeinflussen zu können, haben sich nicht erfüllt. Die durch hefeartige Erreger hervorgerufenen Blastomykosen kamen ja von vornherein für eine solche Behandlung nicht in Frage. Entsprechende praktische Versuche sind daher erwartungsgemäß fehlgeschlagen.

Bemerkenswert sind Befunde von Fegeler. Sie betrafen Besserungen von Alopecia areata-, Acrodermatitis atrophicans chronica Herxheimerund Sklerodermia progressiva-Fällen. Griseofulvin soll hier eine pharmakodynamische Wirkung besitzen, die zur Verbesserung der peripheren Durchblutung beiträgt. Weitere Ergebnisse müssen aber abgewartet werden.

Zum Schluß noch ein Hinweis auf *mögliche Nebenerscheinungen*. Die Verträglichkeit ist im allgemeinen als gut zu bezeichnen. Subjektive Klagen wie Kopfschmerzen, Übelkeit, Appetitlosigkeit, Durchfälle, Magendruck, Schlaflosigkeit sind fast immer nur vorübergehender Art. Selbst maculo-papulöse, urticarielle und scarlatiniforme Exantheme sind flüchtig und zwingen höchstens zur kurzfristigen Unterbrechung, nicht aber zum Abbruch der Therapie. In den USA wurde nach Griseofulvin ferner eine Sensibilisierung gegen Licht beobachtet. Ernstere, bedrohliche Erkrankungen in Form eines allergischen Schocks (Reichenberger), eines angioneurotischen Symptomenkomplexes oder eines Glottisödems sind andererseits schon bekannt geworden, so daß man auch an diese Möglichkeiten denken und entsprechend vorbereitet sein sollte.

Aus der Hautklinik der Westfälischen Wilhelms-Universität Münster
(Direktor: Prof. Dr. P. Jordan)

# Formen der Sterilität des Mannes und ihre Behandlung

## unter besonderer Berücksichtigung des Klinefelter-Syndroms und des Kryptorchismus*

Von

**Paul Jordan** und **Hans Niermann**

1954, beim II. Fortbildungskurs, war über „Nachweismethoden und Formen der Zeugungsfähigkeit" berichtet worden. Damals konnten die Sterilitäts*formen* verhältnismäßig kurz abgehandelt werden. In den 6 Jahren sind seitdem in der Andrologie auf diesem Gebiet z. T. ganz neuartige Erkenntnisse erarbeitet worden. Bei einer gewissen Auswahl und unter besonderer Berücksichtigung eigener Erfahrungen wird im folgenden über diejenigen Ergebnisse berichtet, welche für die Praxis von Wichtigkeit sind.

Zahlenmäßig nimmt man heute an, daß in der Bundesrepublik Deutschland etwa 15—20% der Ehen ungewollt kinderlos sind, und daß die Ursache für die Kinderlosigkeit in 30—50% dieser Ehen beim Mann zu suchen ist. Um Beispiele der Häufigkeit des Vorkommens von männlichen Fertilitätsstörungen in klinischem Krankengut zu geben, sei angeführt, daß z. B. in der Univ.-Hautpoliklinik Hamburg nach C. Schirren 1951—1959 insgesamt 2158 Männer untersucht wurden, pro Jahr im Durchschnitt 240. In Münster seit 1938 über 3000, seit 1954 bis 30. 6. 61 nach vereinheitlichten und erweiterten Gesichtspunkten insgesamt 1768, im Jahr durchschnittlich 236. 1959 betrug in Münster die Zahl der Neuzugänge von Patienten mit Fertilitätsstörungen 295 von 4990, d. h. 6%.

## I. Chromosomal bedingte Fertilitätsstörungen

Neuartige andrologische Erkenntnisse haben insbesondere zur Erforschung der *Ursachen* der männlichen Fertilitätsstörungen beigetragen. Zu ihrem Verständnis muß auf die Kerngeschlechtsbestimmung — die es vor einiger Zeit noch gar nicht gab (!) — eingegangen werden.

---

* Das Thema des Vortrags war: „Neuere Erkenntnisse zur Ursache und Behandlung von Fertilitätsstörungen des Mannes."

### *Kerngeschlecht und Geschlechtschromosomen*

Die Bestimmung des *Kerngeschlechts* wurde 1949 von den Anatomen BARR und BERTRAM in Kanada entwickelt. Sie beobachteten zufällig, daß bei Körperzellen weiblicher Katzen mehr randständige Chromatinablagerungen vorkamen als bei männlichen Tieren. Heute weiß man, daß beim Menschen Chromatinablagerungen bei weiblichen Personen in allen Gewebszellen vermehrt, bei männlichen Individuen dagegen vermindert oder nicht vorhanden sind. Diese Chromatinablagerungen hat man auch Kerngeschlechtskörper genannt. Ob sie — wie zuerst vermutet — tatsächlich die weiblichen XX-Geschlechtschromosomen sind, ist nicht geklärt. Vermehrter Nachweis von Chromatinablagerung (Kerngeschlechtskörpern) wird als „*chromatinpositiver Befund*" bei einem Untersuchten bezeichnet. Das heißt, er wird als charakteristischer Hinweis auf das weibliche, ein chromatinnegativer für das männliche Geschlecht gedeutet. Für diese Kerngeschlechtsbestimmung haben sich Mundepithelien und Leukocyten als besonders geeignet erwiesen, grundsätzlich kann aber jedes Gewebe verwendet werden. Nach KOSENOW ist für weibliche Individuen das Vorliegen von Chromatinablagerungen in mindestens 13,7% der Kerne des Mundepithels bzw. 14,6 auf 500 der Leukocyten charakteristisch.

Für die Fertilitätsstörungen des Mannes wurde die Kerngeschlechtsbestimmung interessant, als in fünf Arbeiten von Autoren aus vier Ländern etwa gleichzeitig (1956) festgestellt wurde, daß Patienten mit einem Klinefelter-Syndrom einen chromatinpositiven Kerngeschlechtsbefund hatten und daß somit bei ihnen eine Diskrepanz im Geschlecht zwischen der männlichen Keimdrüse (den Hoden) und dem Kerngeschlecht, das weiblich war, bestand.

Unter Chromosomen versteht man bekanntlich in Zellkernen vorhandene und durch besondere Farbstoffe, z. B. Orcein und Unnablau zur Darstellung kommende Kernfäden, welche die nach dem Mendelschen Gesetz sich vererbenden Erbeinheiten (Gene) enthalten. Während man bis 1958 annahm, daß die normale diploide Chromosomenzahl beim Menschen 48 wäre, ergaben die nunmehr durch die obigen Befunde beim Klinefelter-Syndrom angeregten neuen Untersuchungen von FORD u. Mitarb. und TIJO u. PUCK, daß der menschliche Chromosomensatz nur 46 beträgt. Seitdem konnte bei einer Reihe von angeborenen Krankheiten eine abnorme Chromosomenzahl festgestellt werden, so beim K.-S. eine XXY-Anordnung der Geschlechtschromosomen.

Das **Klinefelter-Syndrom** ist für den andrologisch interessierten Dermatologen von bestimmter Bedeutung: a) Es ist ein nicht seltenes, oft verkanntes Krankheitsbild. Verschiedene Autoren haben im Verhältnis zur männlichen Gesamtbevölkerung eine Häufigkeit von 1:1000 bzw. von 1:3000 angenommen. Unter Patienten mit männlichem Hypogonadismus wurden 7%, 14%, 20% und 10% mit Klinefelter-Syndrom (K.-S.) gefunden. b) Unter den 1768 seit 1954 auf Zeugungsfähigkeit untersuchten Männern in Münster fanden sich 42 mit einem K.-S. (2,4%) bzw. unter 355 Patienten mit Aspermie oder Azoospermie 42 (12%). Patienten mit einem K.-S. bilden einen nicht unerheblichen Anteil unter denen mit Aspermie bzw. Azoospermie. Bei diesen Samenbefunden sollte daher das Vorliegen eines K.-S. differentialdiagnostisch stets in Erwägung gezogen werden.

Als das K.-S. 1942 beschrieben worden war, wurde es als eine gelegentliche, mehr theoretisch als praktisch interessierende Form einer primären hypergonadotropen Hodenschädigung angesehen. Durch die erwähnten Kerngeschlechts- und Chromosomenbefunde ist das Interesse daran beträchtlich gewachsen. Die Darstellung der **Klinik** des Klinefelter-Syndroms stützt sich hier in der Hauptsache auf die 42 eigenen Fälle:

Das *Durchschnittsalter* lag bei 28 Jahren, der älteste Patient war 50, der jüngste 15. 12 Untersuchte waren nicht, 30 1—23 Jahre kinderlos verheiratet. 13 hatten eine hypoplastischen *Penis*, alle auffallend kleine, überwiegend derbe *Hoden*. Bei 7 Patienten bestand eine einseitige *Retentio testis* inguinalis s. abdominalis. Die *Prostata* war in 27 Fällen auffallend klein bzw. 18 mal derb.

Die *Gynäkomastie* war seinerzeit von KLINEFELTER u. Mitarb. als entscheidendes Leitsymptom angesehen worden, NELSON und HELLER hatten jedoch bereits 1945 darauf hingewiesen, daß es nicht regelmäßig ist. Bei den eigenen Patienten fand sie sich nur bei 16 von 42 mehr oder weniger ausgeprägt. Eine Störung der *Behaarung*, wie z. B. fehlende oder spärliche Haare im Bartgebiet, in den Achselhöhlen, an Brust und Schamberg — hier vor allem mit der mehr für Frauen typischen horizontalen Begrenzung — zeigte die Hälfte der Untersuchten. 6 Patienten hatten eine auffallend hohe, knabenhafte *Stimme*.

Ein besonderer *Intelligenztest* wurde nicht durchgeführt, es fiel aber auf, daß 18 (von den 42) in der Volksschule z. T. mehrfach nicht versetzt worden waren bzw. die Hilfsschule besuchten.

Das **Ejaculat** konnte bei 9 Patienten wegen jugendlichen Alters nicht untersucht werden, die übrigen 33 hatten (bei z. T. mehrfachen Untersuchungen) eine Azoospermie bzw. Aspermie. Bisher beobachteten nur wenige Autoren wie FERGUSON-SMITH bzw. HARRER bei K.-S.-Fällen vereinzelte Samenfäden im Ejaculat. Das Volumen war bei 11 Patienten mit höchstens 2 cm³ besonders niedrig. Bei 4 war der $p_H$-Wert pathologisch verändert. Bestimmungen der *Gonadotropine* im Urin bei 36 Patienten ergaben stets beträchtlich erhöhte Werte (über 105,6 M.E./24 Std). Die *17-Ketosteroide* im Urin waren bei 4 Patienten auffallend niedrig (unter 10,0 mg/ 24 Std). Eine *Hodenbiopsie* konnte bei 34 Patienten durchgeführt werden, die histologische Untersuchung zeigte stets ein für das K.-S. charakteristisches Bild mit exzessiver Leydigzellen-Hyperplasie (z. T. in tumorförmiger und nestartiger Anordnung der Zellen) und eine hochgradige Atrophie der Samenkanälchen. Histologisch kann manchmal die Abgrenzung der germinalen Zellaplasie und der hochgradigen Tubulusatrophie mit peritubulärer Fibrose gewisse Schwierigkeiten bereiten.

Die Bestimmung des *Kerngeschlechts* mit Barrschen Chromatinkörpern an Mundepithelien und Leukocyten wurde ohne Kenntnis der Diagnose der Hautklinik in der Münsterschen Kinderklinik (Dir.: Prof. Dr. Dr. MAI) von KOSENOW durchgeführt: Sie war bei sämtlichen Patienten positiv. Da ein chromatinpositiver Befund unbedingt zur Diagnose eines K.-S. gehört, war damit die Diagnose in allen Fällen gesichert. Mit den Chromatinbefunden an Leukocyten und Mundepithelien stimmten die bei 34 der eigenen Untersuchten an den Leydigzellen durchgeführten Chromatinbestimmungen regelmäßig überein.

Ähnlich wie bei anderen Autoren fanden sich im eigenen Krankengut *folgende Symptome konstant:* Kleine Hoden, Aspermie, Hypergonadotropinurie, typisches histologisches Hodenbild und chromatinpositiver Kernbefund.

30 von 42 Patienten boten *Habitusanomalien* wie eunuchoiden, akromegaloiden, femininen oder dysplastischen Körperwuchs. Diese Patienten zeigten überwiegend häufig mangelhafte Schulleistungen, Gynäkomastie, beträchtliche Behaarungsanomalien, hohe Stimme, hypoplastischen Penis, derbe Hoden, Retentio testis, Prostataatrophie, Veränderung des Volumens und des $p_H$-Wertes des Samens und niedrige 17-Ketosteroid-Werte. Diese Gruppe kann daher von einer anderen ohne wesentliche Konstitutionsanomalien (mit nur geringgradigen Zeichen des Androgenmangels, wie etwas spärlichere männliche Sekundärbehaarung, nur gering atrophische Prostata u. a. m.) getrennt werden.

Bei Erwachsenen mit den angegebenen Konstitutionsanomalien sollte man stets das Vorhandensein eines K.-S. in Erwägung ziehen und Untersuchung des Ejaculats, der Gonadotropine, Hodenbiopsie und Kerngeschlechtsbestimmung veranlassen. Das gleiche gilt für Patienten mit normalem Körperbau, jedoch auffallend kleinen Hoden. Bei Kindern wird empfohlen, an das K.-S. bei jedem debilen Knaben, bei Knaben mit verzögertem Pubertätseintritt und eunuchoiden Proportionen sowie bei Knaben mit zu kleinen Hoden im Vergleich zu den sekundären Geschlechtsmerkmalen zu denken. Wie bereits erläutert, läßt sich aus dem klinischen Bild allein die Diagnose des K.-S. nicht stellen.

Mehrere Autoren haben über ein *familiär gehäuftes Auftreten* des K.-S. berichtet. Bei 20 eigenen Fällen konnten Familienuntersuchungen durchgeführt werden. Sie ergaben keinen ausreichenden Anhalt für eine vererbbare Krankheit: Zumindest bei Geschwistern auch verschiedener Generationen konnten keine Familienmitglieder mit K.-S. aufgefunden werden.

Zur Erklärung der abweichenden Befunde muß bei den Klinefelter-Fällen mit ihrer XXY-Geschlechtschromosomen-Konstitution zunächst angenommen werden, daß entweder beim Vater eine sog. *Non-disjunction* der XY- oder bei der Mutter eine der XX-Chromosomen auftritt und die Chromosomen in dieser Form auf den Klinefelter-Patienten übergehen. Es muß daher interessieren, ob diese Nichttrennung bei der Spermiogenese oder bei der Ovogenese auftritt. Für das letztere spricht bis zu einem gewissen Grade das *vorgerückte Lebensalter der Mutter* bei der Geburt des Kindes. In den eigenen Untersuchungen waren 5 von 25 Müttern dabei über 40 Jahre; mit Verwertung der Literaturangaben von Lenz waren 14 von 89 Müttern über 40 Jahre.

Auch an Geschlechtschromosomen gebundene Merkmale wie z. B. die *Farbsehtüchtigkeit* können einen Anhalt dafür geben, ob die Non-disjunction bei Vater oder Mutter auftrat. Bei 26 der eigenen Patienten war die Farbsehtüchtigkeit mittels Stilling-Hertelscher Farbsehtafeln überprüft worden, bzw. es wurde in der hiesigen Augenklinik (Dir.: Prof. Dr. Riehm) die Farbsehtüchtigkeit am Anomaloskop überprüft. Bei 1 Patienten konnte das Ausbleiben der Chromosomentrennung beim Vater und bei einem weiteren bei der Mutter angenommen werden.

Interessanterweise waren gegen 4 Patienten mit K.-S. *Unterhaltsprozesse* zur Klärung der Vaterschaft unehelich geborener Kinder anhängig. Der Gutachter bei Unterhaltsverfahren steht bekanntlich bisweilen der Schwierigkeit gegenüber, nachträglich entscheiden zu müssen, ob der von der Mutter genannte Erzeuger des Kindes während eines bestimmten, oftmals um Jahre zurückliegenden Zeitraumes zeugungsunfähig war. Bei eindeutiger Sicherung der Diagnose K.-S. pflegt es klar zu sein, daß es „offenbar unmöglich ist, daß der Patient mit einem K.-S. Vater des unehelich geborenen Kindes ist".

**Therapeutisch** ist das K.-S. nicht beeinflußbar. Eine frühzeitige Substitutionstherapie mit Testosteron-Depotpräparaten wird erforderlich bei Impotentia coeundi und bei Jugendlichen wegen der Gefahr einer *Osteoporose* mit Auftreten von Kyphose und evtl. dadurch bedingter frühzeitiger

Invalidität. Die Potentia coeundi läßt nach Angaben der Kranken vorzeitig nach. Die *Fertilitätsprognose* ist infaust.

Bevor bekannt war, daß Patienten mit einem K.-S. einen chromatinpositiven Kerngeschlechtsbefund haben, wurden oftmals klinisch und histologisch dem K.-S. ähnelnde Befunde als Symptome für einen K.-S. angesehen. Meist handelt es sich bei diesen Patienten zwar ebenfalls um einen hypergonadotropen Hypogonadismus, die Histologie zeigte aber eine peritubuläre Fibrose bei Tubulusatrophie 4. Grades und ließ sich meist von dem Gewebsbild eines K.-S. gut unterscheiden. Die Unterscheidung eines echten von einem „falschen" K.-S. ist überholt.

**Differentialdiagnose.** Klinisch können oftmals Patienten mit einem **idiopathischen Eunuchoidismus** nicht ohne weiteres von einem Patienten mit K.-S. getrennt werden. Der auffallend niedrige oder völlig fehlende Gonadotropinanteil im Urin (hypogonadotroper Hypogonadismus) und der histologische Befund (mit Fehlen reifer Leydigzellen und die fehlende Ausreifung der Spermien bei vorhandenen Tubuli) erlaubt demgegenüber eine rasche und sichere Trennung. Unter den eigenen 1768 Untersuchten befanden sich 18 Patienten mit einem idiopathischen Eunuchoidismus (1%). Für die *Behandlung* des idiopathischen Eunuchoidismus kommt Zufuhr von Choriongonadotropinen in Betracht. Nach NOWAKOWSKI ist zu beachten, daß dieses Hormon zum großen Teil wieder im Urin ausgeschieden wird, so daß für eine erfolgreiche Therapie eine hohe Dosierung erforderlich ist.

HELLER und NELSON gaben 6000—15000 iE wöchentlich, NOWAKOWSKI injizierte wenigstens 12000 iE in der Woche. TÖLK und THALER behandelten einen Patienten mit kompletter Azoospermie über einen Zeitraum von 3 Jahren mit hohen Choriongonadotropinmengen (2mal wöchentlich je 5000—10000). Nach 2 Jahren war das äußere Genitale normal entwickelt, der Samenbefund wurde völlig normal, und es wurden später 3 gesunde Kinder in der Ehe gezeugt. Auch RABOCH hat über einen Patienten mit idiopathischem Eunuchoidismus berichtet, der nach einer über 3 Jahre sich hinziehenden Behandlung mit insgesamt 420000 iE Choriongonadotropin eine normale Spermiogenese zeigte, seine Frau gebar einen gesunden Sohn.

Ein weiteres Krankheitsbild, in der andrologischen Sprechstunde öfters gesehen, vom K.-S. zu trennen, ist die **Pubertätsfettsucht** (hypogonadotroper Hypogonadismus mit Stammfettsucht im Pubertätsalter), die häufig für eine *Dystrophia adiposo-genitalis* gehalten wird.

Der österreichische Neurologe FRÖHLICH berichtete 1901 über einen Patienten mit Hypophysentumor ohne Akromegalie, der u. a. starke Fettanhäufungen am Rumpf und im Genitalbereich hatte. Der sonst voll entwickelte Penis war von Fettmassen derartig umlagert, daß der Eindruck einer Annäherung an den weiblichen Typ entstand, die Hoden waren aber deutlich fühlbar. Erst später wurde von BARTELMANN 1906 die Bezeichnung „Dystrophia adiposo-genitalis" vorgeschlagen, die dann immer mehr auf klinisch vielleicht ähnliche, pathogenetisch aber völlig verschiedene Krankheitsbilder wie z. B. die Pubertätsfettsucht mit Hypogenitalismus ausgedehnt wurde. Später wollte man diese Krankheitsbilder dadurch besonders kennzeichnen, daß man vom Fröhlich- und Pseudo-Fröhlich-Syndrom sprach.

Die echte Fröhlichsche Krankheit ist selten. Dabei findet man u. a. Tumoren oder Cysten im Bereich der Hypophyse oder des Hypothalamus, Minderwuchs, Hypogenitalismus, Fettsucht und neurologische Ausfallserscheinungen. Die Pubertätsfettsucht mit Hypogenitalismus ist dagegen recht häufig, die Prognose ist günstig, im Vordergrund der *Therapie* stehen diätetische Maßnahmen (Fett nur in Spuren, wenig Kohlenhydrate, reichlich Eiweiß und Obst), eine Hormontherapie gilt im allgemeinen als kontraindiziert. Wegen des jugendlichen Alters dieser Patienten wird man in der Regel keine Samenuntersuchung durchführen können; die überwiegend normalen oder doch nur gering erniedrigten Gonadotropinwerte und auch das charakteristische histologische präpuberale Bild ermöglichen eine klare Diagnose, die Fertilitätsprognose ist günstig.

**Sonstige chromosomal bedingte Fertilitätsstörungen.** Es wurden bisher im wesentlichen bei folgenden mit gestörter Zeugungsfähigkeit einhergehenden Krankheiten eine abnorme Chromosomenzahl (numerische Chromosomenaberration) festgestellt: beim Mongolismus, Ullrich-Turner-Syndrom und bei den hier nicht zu erörternden sog. „Superfemales" (Triplo-X-Frauen).

Dem Dermatologen begegnen diese Krankheitsbilder nur selten. Beim *Mongolismus* liegt eine Trisomie des Autosoms Nr. 21 vor[1], die Gesamtzahl der Chromosomen beträgt 47. Mongoloide Patienten zeichnen sich gewöhnlich durch hochgradigen Schwachsinn aus und kommen nicht zur Fortpflanzung („zumindest ist bisher kein Kind bekanntgeworden, daß von einem mongoloiden Mann gezeugt wurde"). Samenuntersuchungen bei Patienten mit Mongolismus liegen offenbar nicht vor.

Bei der *Gonadendysgenesie* (dem *Ullrich-Turner-Syndrom*, das wiederholt auf Tagungen dermatologischer Gesellschaften vorgestellt wurde) handelt es sich um Individuen, die nur ein X-Geschlechtschromosom haben, es fehlt ihnen das für die Frau charakteristische zweite X- bzw. das für den Mann charakteristische Y-Chromosom.

Man bezeichnet diese Kranken genetisch meist als X0-Individuen, es gibt aber auch eine XX- bzw. XY-Gonadendysgenesie. Den Patienten fehlen in den Gonaden die Keimzellen bzw. es sind von den Gonaden überhaupt nur Reste nachweisbar: Tube, Uterus, Vagina sind hypoplastisch infantil.

Fakulativ sind Kleinwuchs und Mißbildungen wie Cubitus valgus, tiefer Nackenhaaransatz, Falten- oder Breithals, auch Pterygium colli genannt (das in der Regel die Vorstellung auf den dermatologischen Tagungen veranlaßte), Aortenisthmusstenose; obligat Amenorrhoe und Sterilität. Man rechnet mit einer Häufigkeit von annähernd 1 : 1000 der weiblichen Gesamtbevölkerung (Hauser u. Mitarb.).

Eine besondere Rarität unter diesen Anomalien ist ein Patient mit Mongolismus und Klinefelter-Syndrom, der ein Autosom Nr. 21 und ein X-Geschlechtschromosom zuviel und somit insgesamt 48 Chromosomen aufwies. Bei 2 Männern fand man sogar XXXY-Geschlechtschromosomen (eine Variante des Klinefelter-Syndroms ?). Ein 7 jähriger Junge, der an kongenitalem Herzleiden und Nierenmißbildung litt, hatte sogar 49 Chromosomen (eine Trisomie bei Nr. 8 und 11 und XXY-Geschlechtschromosomen).

## II. Inkretorisch bedingte Fertilitätsstörungen

Patienten mit einem *Hermaphroditismus verus* [vgl. hierzu auch Pirner, F., u. S. Borelli: Arch. Derm. Syph. (Berl.) **196**, 329 (1953)] haben sowohl ovarielles als auch testikuläres Gewebe. Eierstock- und Hodengewebe können getrennt oder in einem „Ovotestis" vereint liegen, die Diagnose ist nur durch dessen histologische Untersuchung möglich. Das Kerngeschlecht ist demgegenüber, in gewissem Widerspruch zum anzunehmenden Zwittertum, im gesamten Körper chromatinpositiv oder

---

[1] Als Autosome bezeichnet man die Nicht-Geschlechtschromosomen.

-negativ. Seit 1900 wurden 146 Fälle eines Hermaphroditismus verus beschrieben, von denen 87 standesamtlich als „männlich" gelten. Bei 11 von den letzteren konnten im Ejaculat Spermien nachgewiesen werden. Samenfäden und sichere Menstruation hatten 8 Patienten. Es handelt sich aber immer um schwere Oligospermien, Fortpflanzungsfähigkeit war in keinem Fall erwiesen.

Beim *Pseudohermaphroditismus* masculinus unterscheidet man eine Form mit vorwiegend weiblichem und eine Form mit vorwiegend männlichem äußeren Genitale, dazwischen gibt es Übergänge. Derartige Patienten haben stets Hoden, während Patientinnen mit Pseudohermaphroditismus femininus stets Eierstöcke aufweisen. Das Kerngeschlecht entspricht dem Gonadenbefund. Der männliche Pseudohermaphrodit soll unter den sog. „Intersexen" nicht so selten sein, im eigenen Krankengut wurde 1 Patient beobachtet.

Unter der sog. *testiculären Feminisierung* versteht man eine Intersexform mit rein weiblichem äußeren Genitale, ohne Gebärmutter (die Vagina endet stets blind), mit weiblicher Brustentwicklung und mit chromosomal und gonadal männlichem Geschlecht. Fakultativ trifft man auf Fehlen der Sexualbehaarung ("hairless women"), Inguinalhernien und familiäres Vorkommen. Trotz der Hoden ist die Sexualität weiblich einschließlich der Möglichkeit normalen Sexuallebens als Frau mit Orgasmus. Die Libido ist normal bis verstärkt, unauffälliges weibliches Verhalten liegt vor. Im Gegensatz zu den meisten sonstigen Intersexformen wird großteils überdurchschnittliche Intelligenz gefunden. Die Hoden sind nie voll ausgebildet, daher wird die testiculäre Feminisierung als obligate Folge einer früher intrauterinen Testesinsuffizienz mit Störungseintritt, unmittelbar nach der Differenzierung der primären Geschlechtsmerkmale, angesehen. Die testiculäre Feminisierung stellt die unauffälligste aller Intersexformen dar, sie geht mit Amenorrhoe und Sterilität einher, die Patientinnen suchen natürlich Gynäkologen und nicht Andrologen auf.

Beim *adrenogenitalen Syndrom* liegt eine Androgenüberproduktion in der Nebenniere vor, wobei das Genitale und der Gesamthabitus in männlicher Richtung verändert werden. Je nach Geschlecht des Kranken und nach Zeitpunkt des erstmaligen Auftretens der Krankheit können klinisch unterschiedliche Formen (alle Intersexualitätsformen bis zum echten Hermaphroditismus) festgestellt werden. Das adrenogenitale Syndrom ist nach dem K.-S. die häufigste Form der Intersexualität. Bei jugendlichen männlichen Individuen liegt klinisch häufig eine Pubertas praecox vor, beim Mann besteht ein superviriler Gesamthabitus mit übermäßiger Ausprägung der sekundären Geschlechtsmerkmale. Die Hoden sind aber hypoplastisch; wegen des gleichzeitig vorhandenen hypogonadotropen Hypogonadismus besteht Infertilität mit Störung der Spermiogenese und der Leydigzellfunktion. Pathogenetisch liegen Störungen in der Bildung bestimmter Enzyme der Nebenniere vor, wodurch es zunächst zu einem pathologisch erniedrigten Cortisolspiegel und dann zu vermehrter ACTH-Bildung kommt[1]. Trotz Vermehrung bestimmter Corticosteroide mit androgenen Eigenschaften besteht insgesamt eine

---

[1] Als Cortisol bezeichnet man eine Vorstufe des Cortisons.

Nebenniereninsuffizienz. Das Krankheitsbild läßt sich durch Cortison-Depotpräparate gut beeinflussen.

Die erwähnten Krankheitsbilder mit Veränderungen der Chromosomenzahl und die intersexuellen Formen sind zwar insgesamt nicht selten, werden aber — außer dem K.-S. — dem Dermatologen bei andrologischen Beratungen nicht sehr häufig begegnen. Diese Krankheiten stellten auch in dem eigenen Krankengut nur einen kleinen Anteil dar: 4,2%, immerhin waren es 75 Patienten: 42 mit K.-S., 18 mit hypogonadotropem Hypogonadismus bzw. idiopathischem Eunuchoidismus, 14 mit Pubertätsfettsucht und 1 mit Pseudohermaphroditismus masculinus. Der andrologisch tätige Dermatologe ist gezwungen, sich nicht nur mit der sekretorischen Störung der Hodenfunktion zu beschäftigen, sondern muß auch inkretorisch und chromosomal bedingte Hypogonadismus-Formen kennen.

### III. Sekretorisch bedingte Fertilitätsstörungen

Die gewöhnlichen *Oligospermien*, die häufigste Gruppe, umfassen Patienten ohne erkennbare klinische Erscheinungen; Gonadotropin- und 17-Ketosteroidwerte sind im allgemeinen normal. Als „sekretorisch" werden sie bezeichnet, weil ihnen, wie Hodenbiopsien zeigen, Störungen in der Funktion der Hodenkanälchen zugrunde liegen.

Man pflegt in solchen Fällen den Wunsch zu haben, das Spermiogramm zu verbessern und versucht es meist mit Hormonen oder auch Vitaminen. Bestimmte Erfolge kommen vor, die Beurteilung eines solchen ist jedoch nicht so einfach, insbesondere da die Samenfadenzahl stärkeren physiologischen Schwankungen unterliegt. Nicht mit Unrecht ist schon immer gesagt worden, daß die besten therapeutischen „Erfolge" bei Männern erzielt wurden, bei denen die Fertilitätsuntersuchung unvollkommen gewesen sein könnte.

Im folgenden wird eine kurze Übersicht über neuere Veröffentlichungen und eigene Erfahrungen zur Therapie gegeben. Man hat bisweilen den Eindruck, daß bei den medikamentösen Behandlungsversuchen die Rolle der Hygiene des Geschlechtslebens der beiden Ehepartner oft nicht ausreichend gewürdigt wurde: Nicht nur die optimalen Empfängniszeiten der Frau nach dem Menstruationskalender sind zu berücksichtigen! Diese dauern nach der vorherrschenden Meinung 5—7 Tage: Ein einziger Verkehr in dieser Zeit dürfte zwar, andrologisch gesehen, weniger zu empfehlen sein als ein wiederholter. Mehrfacher Verkehr in kurzem Abstand kann aber leicht zur Herabsetzung der Samenfadenzahl führen; vor der optimalen Empfängniszeit ist eine mehrtägige Karenz naheliegend. Vorteilhaft für die Konzeption ist ferner möglichst synchrones Eintreten von Orgasmus bei Mann und Frau, über dessen Zweckmäßigkeit sehr oft unklare Vorstellungen bestehen.

**Zur Hormonbehandlung.** Die Verwendung gonadotroper Hypophysenvorderlappen- und männlicher Keimdrüsenpräparate sollte nicht ohne genaue Klärung der Diagnose vorgenommen werden. Bei den *HVL-Präparaten* unterscheidet man ein *chorion*gonadotropes Gonadotropin, das bevorzugt auf die Leydigzellen einwirkt und somit vor allem bei sekundärem hypogonadotropen Hypogonadismus angezeigt ist. Vom *serum*gonadotropen Anteil des HVL nimmt man Einfluß auf die Spermiogenese an. Kontraindiziert ist eine Substitutionstherapie mit Gonadotropinen bei sekundären Hodenschäden durch Hypophysenerkrankungen, bei unphysiologisch hoher Androgenbildung und bei Allgemeinerkrankungen.

In Anlehnung an KIMMIG (Biochemie menschl. Spermas. In: I. Endokrinol. Symp. Berlin: Springer 1955) und C. SCHIRREN u. G. GITTERMANN [Klin. Wschr. **37**, 80 (1959)] wurde beim eigenen Krankengut kombiniert behandelt: mit einem serumgonadotropen HVL-Präparat (Anteron 2 mal wöchtl. je 1000 iE bis zu einer Gesamtdosis von 12000) und anschließend mit einem Hodenpräparat (2 mal wchtl. 10 mg Testosteronpropionat, bis insgesamt 60—120 mg).

C. SCHIRREN sah bei 74 Patienten unabhängig von den Spermatozoenausgangswerten in jedem Fall einen Anstieg der Spermienzahl, auch die Motilität besserte sich. Von eigenen 81 derartig behandelten Patienten konnten 55 nachbeobachtet werden. Bei 19 Patienten mit Aspermien, Azoospermien und hochgradigen Oligo-Asthenospermien wurde nach dieser kombinierten Hormonkur nie eine wesentliche Besserung des Samenbefundes gesehen. Von 36 Patienten mit Oligospermien II. Grades (10—30 Mill./cm$^3$) zeigten 18 eine über die physiologische Schwankungsbreite z. T. beträchtlich hinausgehende Erhöhung der Zahl und der Motilität der Samenfäden, während bei den 18 weiteren Patienten zwar auch eine Zunahme an Zahl und Motilität der Spermien vorlag, aber über eine 50%ige Steigerung der Ausgangszahl nicht hinausging.

Häufig wurde bisher mit männlichem *Keimdrüsenhormon* allein behandelt. Dies ist vor allem auf längere Dauer nicht empfehlenswert, da die Gefahr des Nachlassens der körpereigenen Keimdrüsenhormonbildung besteht. Der therapeutische Wert des sog. *Rebound-Phänomens* ist heute umstritten. Bei der Behandlung von Oligospermien wurde allein Testosteron gegeben: Alle 8—14 Tage etwa 250 mg Depotpräparat bis zum Auftreten einer Azoospermie im Sinne einer sog. „Bremstherapie", worauf man eine erhoffte spätere spontane Aktivierung der Spermiogenese abwartete, die etwa 3—6 Monate nach Abschluß der Therapie als Rückpralleffekt auftreten sollte.

HEINKE und TONUTTI (Dtsch. med. Wschr. **1956**, 566) behandelten 1951—1956 23 Patienten mit Oligospermien von 1—60 Mill. in 1 cm$^3$. HEINKE [Arch. klin. exp. Derm. **206**, 700 (1957)] berichtete später über 40 derartig behandelte Männer. Bei 38 Ehepaaren kam es 15 mal zur Konzeption. C. SCHIRREN (vgl. oben, S. 81/82) hält andererseits diese Behandlungsform bei Oligospermien nicht mehr für vertretbar, da er bei 6 Patienten den Rückfall, d. h. eine Erhöhung der Samenfadenzahl niemals beobachtete. JOEL [Gynaecologia (Basel) **150**, 149 (1960)] sah bei 13,7% von insgesamt 58 nachbeobachteten Männern eine Normalisierung der Samenbefunde, bei 10,3% teilweise Besserung, während bei 67,2% die Behandlung erfolglos blieb und bei 8,8% eine Verschlechterung eintrat. Von anderer Seite wurden Bedenken gegen eine solche Therapie mit hohen Testosterondosen geäußert, vor allem, da sie bei Patienten durchgeführt werden sollte, die mehr als 20 Mill. Samenfäden/cm³ haben (bei dieser Spermienzahl bestünde auch ohne Behandlung eine reelle Konzeptionschance). Bei 10 eigenen Patienten fand sich keine Verbesserung der Spermienzahl, bei 4 Patienten war die Samenfädenzahl bei Nachuntersuchungen sogar niedriger als zuvor.

Mehrfach wurden *Schilddrüsenpräparate* auch zur Fertilitätsbehandlung beim Mann empfohlen. Eine Indikation besteht aber nur bei Schilddrüsenunterfunktion, die durch Grundumsatzbestimmung gesichert sein muß. HEINKE konnte bei Behandlung von 8 Patienten einmal eine Besserung der Samenqualität feststellen. Eine *Cortisonbehandlung* scheint nach bisherigen Berichten ohne günstigen Einfluß auf die Spermiogenese zu sein. Der Wirkungseffekt einer sog. *Cellulartherapie* bei Fertilitätsstörungen mit implantierten Organen, wie Hypothalamus, Hypophyse, Hoden und Placenta, gilt als bisher noch nicht ausreichend gesichert. Bei 13 Patienten der hiesigen Klinik waren Kalbshypophysenimplantationen durchgeführt worden: Bei 4 von ihnen wurde Erhöhung der Zahl und bei 4 weiteren Zunahme der Motilität beobachtet.

**Zur Vitaminbehandlung.** Vor allem NIKOLOWSKI (Medizinische **1958**, 1471) hat auf die stimulierende Wirkung des *Vitamins E* vor Einleitung einer Hormonbehandlung hingewiesen. Außerdem empfahl er Vitamin E nach einer Hormonkur, um die evtl. wieder nachlassende Spermiogenese auf der erreichten Höhe zu halten. Ähnlich wie bei der Behandlung mit dem männlichen Keimdrüsenhormon wird von den Autoren teils eine Therapie mit hohen, teils mit niedrigen Dosen empfohlen. NIKOLOWSKI hält eine individuelle Behandlung je nach Ausgangszahl für angebracht — bei niedriger Samenfadenzahl niedrige Vitamin E-Dosierung. Die eigenen Erfahrungen beziehen sich auf 31 mit hohen Dosen (2mal wöchentl. je 100 mg, insgesamt 3200 mg) behandelte Patienten. Bei 11 trat eine Besserung der Samenmotilität, nur bei 3 eine Erhöhung der Samenfadenzahl ein. Vor allem bei hochgradigen Oligospermien verminderte sich sogar die Samenfadenzahl, so daß hier in Übereinstimmung mit NIKOLOWSKI von hoher Vitamin E-Dosierung abzuraten wäre. Bei 22 anderen Patienten wurde eine der Samenfadenzahl adäquate Behandlung durchgeführt, d.h. die mg-Dosis des Vitamins wurde entsprechend der Samenfadenzahl festgelegt, bei 10 Mill. Spermien/cm³ 10 mg Vitamin E. Bei 5 konnte eine Besserung der Motilität, bei 4 eine Vermehrung der Samenfadenzahl festgestellt werden, bei 12 trat keine Änderung ein.

Vom *Vitamin A* nimmt man an, daß es auf das Keimepithel einwirkt. 27 eigene Patienten erhielten es zusammen mit Vitamin E (täglich 1 Dragée Rovigon mit 30000 iE Vitamin A und 70 mg Vitamin E). Bei 12 wurde eine Besserung der Motilität und bei 10 eine Erhöhung der Samenfadenzahl beobachtet. Andererseits nahm bei 3 Patienten mit hochgradigen Oligospermien die Motilität und Zahl der Samenfäden ab. Der Vitamin E-Anteil von 70 mg war offenbar zu hoch.

Auch *Vitamin T*-Komplex soll einen Einfluß auf die Spermiogenese haben. Beobachtet wurde vor allem auch ein Anstieg der Fructose. 7 eigene Patienten erhielten Vitamin T — Goetsch (8 Wochen 3mal täglich 20 Tropfen). Bei 4 Patienten kam es zu einer Vermehrung der Zahl und bei 3 zu einer Zunahme der Motilität der Samenfäden.

Andere Autoren berichteten, daß der *Vitamin B*-Komplex eine Besserung der Motilität zeigen soll. Unter Vitamin B-Mangel wurde bei Laboratoriumstieren Spermiogenesehemmung bei Tubulusatrophie gesehen.
Über den Einfluß des *Vitamin C* auf die Samenreifung bestehen unterschiedliche Ansichten, teils wird diesem Vitamin keine Bedeutung für die Fertilität beigemessen, andere sahen Tubulusschädigungen nach Vitamin C-Mangel. Auch über die Reaktion zwischen *Vitamin D* und Spermiogenese besteht keine einheitliche Auffassung. Eigene Erfahrungen über die Behandlung von Fertilitätsstörungen mit Vitamin B, C oder D sind zu gering. In der Literatur besteht weitgehende Einigkeit, daß Mangel an diesen Vitaminen keinen wesentlichen Einfluß auf die Spermiogenese hätte.

**Zur Prophylaxe der Fertilitätsstörungen:** Von allen Infektionskrankkrankheiten kommt heute, nachdem gonorrhoische Epididymitiden selten geworden sind, dem *Mumps* dort, wo er häufiger auftritt, die größte ursächliche Bedeutung für die Infertilität zu. Von verschiedenen Autoren wurde Infertilität nach angegebener Mumpsorchitis in 15—21 % der Fälle festgestellt. Unter 267 eigenen Patienten, die wegen Kinderlosigkeit in der Ehe zur Untersuchung kamen und nach Angabe Mumps mit und ohne klinisch faßbare Orchitis durchgemacht hatten, fanden sich 73 (27,3 %) mit Aspermie oder Azoospermie. Die Behandlungsergebnisse zur Verhütung einer Mumpsorchitis werden auch heute noch unterschiedlich beurteilt, sicher läßt sich eine Mumpsorchitis auch bei rechtzeitiger Therapie nicht immer verhindern. Man gibt bei Mumps Breitspectrum-Antibiotica und Cortisonpräparate (z. B. Erycin und Urbason).

Längst nicht allgemein bekannt ist die Bedeutung des *Kryptorchismus* für die Infertilität. Unter den 1768 auf Fertilität untersuchten Männern des eigenen Krankengutes hatten 98 entweder früher oder jetzt noch eine ein- oder beidseitige Hodenretention (5,5 %). Der *Behandlungserfolg* des Kryptorchismus darf keinesfalls nur nach Veränderung der Lage, Größe oder Konsistenz der Hoden beurteilt werden, wie es in der Literatur besonders früher, aber auch heute viel zu oft geschieht. So gab HANSEN 1949 an, nur eine Arbeit gefunden zu haben, die über Spermauntersuchungen nach Kryptorchismus-Therapie berichtete! Wesentlich ist, daß die sekretorische Hodenfunktion der Spermiogenese ungestört ist! Dies kann beim Erwachsenen nur durch den Samenbefund und beim Jugendlichen allenfalls durch die histologische Untersuchung eines Gewebsteilchens überprüft werden. Der nicht seltene *Spontandescensus* läßt oft bis zum Pubertätsalter von besonderen Behandlungsmaßnahmen Abstand nehmen. Auch die alten Angaben von STIEVE (1929), DICK (1952), ROMINGER (1954) u. a., daß der Hoden des Knaben bis zum 13. Lebensjahr ein noch ruhendes Organ wäre, ließen bis etwa zum 13. Lebensjahr abwarten. Erst ROBINSON u. ENGLE führten 1954 nach insgesamt 150mal vorgenommener Orchidopexie histologische Untersuchungen der Hoden durch. Sie fanden nur dann ein normales histologisches Testesbild, wenn die Hodenretention nicht länger als bis zum 5. Lebensjahr bestanden hatte. Von zahlreichen, vor allem ausländischen Autoren ist dieser Befund bestätigt worden. Deshalb wird heute eine Beseitigung des Kryptorchismus schon im 5.—6. Lebensjahr empfohlen. In diesem Lebensalter soll nicht nur eine

Verlagerung des Hodens in das Scrotum, sondern vor allem auch eine normale Spermiogenese erzielt werden!

Die histologische Überprüfung der Kryptorchismus-Therapie hat bei einseitiger Hodenretention auch den seit Geburt normal im Scrotum gelagerten Hoden histologisch untersuchen lassen: Auch in diesen, seit Geburt normal gelagerten Hoden kann die Spermiogenese erheblich gestört sein. Es wurde für solche Fälle eine konstitutionelle *Hodenfehlbildung* angenommen, die bei beiden Hoden zur Tubulusatrophie und bei dem einen zusätzlich zum Ausbleiben des Descensus führen könnte.

Aus dem klinischen Befund allein kann man nicht immer ohne weiteres entscheiden, ob die Hodenretention durch eine mechanische Verlegung, durch hormonale Mangelerscheinungen oder durch anlagemäßige Fehlbildung verursacht wird. Vor allem diejenigen Autoren, die Hoden von Kindern vor und nach einer Kryptorchismus-Therapie histologisch untersucht haben, empfehlen zunächst Behandlung mit einem choriongonadotropen Hypophysenvorderlappenhormon im 5.—6. Lebensjahr (die je Kur vorgeschlagene Gesamtmenge schwankt zwischen 3000 bis zu 40000; im Durchschnitt liegt sie bei annähernd 10000—12000 iE). Bei dem eigenen Krankengut wurde eine Dosierung von 12000 iE gewählt (2mal wöchentl. je 1000 iE Primogonyl). Über die Ergebnisse zu berichten, wäre verfrüht. Es ist jedoch darauf hinzuweisen, daß vor allem von Pädiatern vor einer hormonalen Therapie in so frühem Kindesalter wegen der Gefahr einer Pubertas praecox, Knochenwachstumsstörungen oder allgemeinen Störungen im Hormonhaushalt gewarnt wird!

Ektopien oder mechanisch bedingte Retentionen der Hoden werden operativ behandelt. Eine operative Behandlung ist auch dann angezeigt, wenn nach 2—3 Hormonkuren kein Descensus eingetreten ist. Besonders aus Nordamerika wurde vorgeschlagen, den Behandlungserfolg schon bei Kindern durch Hodenbiopsien und im Erwachsenenalter durch Samenuntersuchungen zu überprüfen.

---

Aus der Dermatologischen Klinik und Poliklinik der Universität München
(Direktor: Prof. Dr. A. MARCHIONINI)

# Die Bedeutung der Virusarten für die Ätiologie der Tumoren

Von

**THEODOR NASEMANN**, München

Das Thema der folgenden Betrachtungen heißt absichtlich nicht: „Bedeutung der Viren für die Carcinogenese". Bisher sind mehr virusbedingte Tumoren mit gutartigem als mit bösartigem Charakter bekannt geworden. Die meisten durch Virusarten verursachten Blastome zeichnen sich außerdem durch verschiedene Eigenschaften aus, die den häufigsten Malignomen fehlen. Andererseits kann jedoch die „Virushypothese" für sich in Anspruch nehmen, „ihren Wert als Arbeitshypothese gerade in den letzten Jahren durch die Entdeckung neuer Tumorvirusarten unter Beweis gestellt zu haben" (F. Schmidt 1960). Heute sterben mehr Menschen an Krebs als an Tuberkulose und allen anderen Infektionskrankheiten zusammen. Diese Tatsache beleuchtet hinreichend die Aktualität des Krebsproblems. Obwohl die Zahl sicherer Virustumoren bedeutend ist, darf dies noch nicht zur Anerkennung der Virustheorie für alle Krebsformen verleiten. Im folgenden sollen uns sowohl benigne als auch maligne Virustumoren interessieren, da die Forschungsarbeiten wechselnd auf diesem oder jenem Sektor neue Erkenntnisse beibrachten und diese sämtlich miteinander in gewisser Beziehung stehen. Das Wissen über die Tumorviren ist in den letzten Jahren sehr umfangreich geworden. Es kann hier unmöglich ein vollständiger Überblick gegeben werden, und es ist daher eine subjektive Auswahl des Stoffes notwendig. Diese aber wird vom Standpunkt des Dermatologen aus erfolgen.

Wie gezeigt werden soll, hat unser Fach besonders zahlreiche Berührungspunkte mit dem Problemfeld der „Tumor-Virologie".

Vielleicht wird die Frage gestellt werden: „Haben diese Ausführungen für die Belange der Praxis überhaupt einen Kurswert?" — Darauf soll mit den Sätzen J. Vonkennels aus dem Geleitwort zur Monographie über die Pilzkrankheiten von Polemann geantwortet werden: „Man kann es uns zwar zutrauen, doch man sollte es uns nicht zumuten, unsere Vorträge und Publikationen ausschließlich auf die Bedürfnisse der Praxis zu beschränken, denn es gibt viele Praktiker, die das Bedürfnis haben, die bedrückende Routine der Praxis durch die Erweiterung ihres Wissens auszugleichen und das nicht zuletzt auch, um im Bewußtsein ihres akademischen Grades und ihrer Zugehörigkeit zur Universität zu bleiben."

Schon um die Jahrhundertwende betonte Borrel, daß die Mannigfaltigkeit der Carcinome nicht durch die Wirkung eines einzigen ätiologischen Agens erklärt werden kann. Er vermutete, daß es verschiedene „Krebsmikroben" geben müßte und glaubte weiter, daß auch Tumoren ohne mikrobielle Ätiologie existieren. Damit kennzeichnete Borrel — wie Thomsen (1939) meinte — „intuitiv eine Situation, die in der Folge tatsächlich eintrat".

Hier können die verschiedenen Auffassungen seitens der pathologischen Anatomie zu diesen Fragen nicht dargelegt werden, sondern die Carcinogenese soll allein von der Basis experimenteller biologischer, evtl. auch mikromorphologischer Untersuchungen aus betrachtet werden. Letztere können bei zwei verschiedenen Tumorarten durchgeführt werden: a) bei Tumoren, die durch chemische oder physikalische Mittel hervorgerufen werden können, bei den sog. „induzierten Neoplasmen" also — und b) bei den spontan auftretenden Tumoren.

Wie Mühlbock (1957) ausgeführt hat, ist man sich über einen Punkt in der Deutung der Carcinogenese einig: „Die Tumorbildung ist ein lokaler Prozeß, der Krebs ist somit ein celluläres Problem. Die Krebserzeugung ist in allen Geweben möglich; die Fähigkeit, sich in eine Krebszelle zu verwandeln, ist jeder Zelle eigen." Wie sieht nun die Krebszelle aus? Gibt es für sie bestimmte mikromorphologische Kriterien? — Die Erforschung der Tumoren erhielt einen beachtlichen Impuls durch die moderne Cytomorphologie. Die Elektronenmikroskopie in Verbindung mit dem Herstellen durchstrahlbarer, sehr dünner Schnitte (z. B. mit einer Dicke von 0,05 $\mu$) erlaubt seit etwa 1952, seit also die Technik der

Ultramikrotomie vervollkommnet wurde, eine genaue Beschreibung der
Feinstrukturen der Zelle bis zur Dimension des großen Moleküls. Die
Krebszelle hat die harmonische Entwicklung verloren, welche die normale
Zelle kennzeichnet. Sie gehorcht nur unvollkommen den Gesetzen des
Organismus: Sie differenziert sich nicht mehr, vermehrt sich aber unauf-
hörlich. Nach BERNHARD (1957) gibt es bereits gewisse Regeln, die zwar
noch keine absolut sicheren Zeichen sind — aber die eine Identifizierung
maligner Zellen unabhängig von der Natur des Tumors bis zu einem ge-
wissen Grade im Verlauf einer elektronenoptischen Analyse ermöglichen.
Es sind dies folgende:

1. Ist die Mitochondrienzahl überwiegend vermindert. Gelegentlich
kann letztere auch vermehrt sein. Die Mitochondriengröße variiert viel
stärker als bei normalen Zellen. Es kommen viel kleinere, aber auch viel
größere Formen vor. Oft ist der Mitochondrienkörper geschwollen, aufgebläht. Die Mitochondrien von normalen ausdifferenzierten Zellen besitzen in der Regel viele Cristae, ihre Kammern sind meistens mit der
Grundsubstanz (Mitochondrienfermente) vollständig angefüllt. Die Mitochondrien von Tumorzellen besitzen meist relativ wenige und unvollständig ausgebildete Cristae und enthalten häufig keine oder nur wenig
tubuläre Grundsubstanz (WEISSENFELS 1957). Diese wird nämlich von
den Mitochondrien durch Öffnungen in der Hüllmembran an das Plasma
abgegeben. Die Entleerung der Mitochondrien hat wahrscheinlich eine
funktionelle Bedeutung. Man sieht sie in diesem Ausmaße nicht nur bei
Tumorzellen, sondern auch bei anderen Zellen, die sich in rascher Folge
teilen. Wahrscheinlich besteht die Mitochondrien-Grundsubstanz, so fol-
gert WEISSENFELS, aus geformten Enzymen, die für den Stoffwechsel im
Cytoplasma benötigt werden. Auch nach SEELICH (1956) dürfte die Veränderung der Mitochondrien, wie sie oben beschrieben wurde, eine allmähliche Entdifferenzierung der Zelle nach sich ziehen, und zwar durch
Verschiebung des enzymatischen Gleichgewichts. Abnorme Stoffwechsel-
reaktionen resultieren, und es kommt zu einem ungehemmten, autonomen
Wachstum. Nach STIGLER soll der Defekt der Differenzierungsanlage eine
Enthemmung der Teilungsanlage bedingen. Die primitiven Funktionen,
etwa die Glykolyse, überwiegen nach und nach. Die Glykolyse wiederum
scheint mit der vermehrten Zellteilung ursächlich verknüpft zu sein. Die
Krebszellen vermehren sich zügellos so lange, bis sie durch ihr schranken-
loses Wachstum den sie tragenden Organismus und damit sich selbst zerstört haben. Man hat diesen Vorgang mit dem Satz formuliert: „Krebs ist
Leben gegen sich selbst." Es ist eine ungeheure Proliferationsintensität
vorhanden, die nicht mehr der den Organismus erhaltenden Ordnung
dient (GRUNDMANN 1961).

2. Das Ergastoplasma kann entweder normal beschaffen sein oder die
lamellären Strukturen nicht mehr aufweisen.

3. Der Golgi-Apparat kann normal oder hypertrophiert sein, jedoch
auch völlig fehlen.

4. In manchen Krebszellen des Menschen, z. B. beim Myelom (BESSIS
1960), werden im Cytoplasma Partikel beobachtet, die der Form und Anordnung nach Ähnlichkeit mit Viruselementarkörpern in den Zellen

sicherer Virustumoren aufweisen. Bis jetzt fehlt aber noch der Beweis, daß zwischen diesen Granula und den betreffenden Malignomen ein ätiologischer Zusammenhang besteht. Doch wird diesen Beobachtungen zusammen mit den beschriebenen Veränderungen der Zellorganellen künftig sicherlich noch Bedeutung im Hinblick darauf zukommen, Teile des Geheimnisses der Krebszelle zu enthüllen.

5. Der Nucleus zeigt Anomalien der äußeren Form. Die Kernmembran scheint aber über die normalen Poren zu verfügen. Der Nucleolus besitzt zwar normale Ultrastruktur, ist jedoch überwiegend hypertrophiert. Über die Chromosomen kann noch nichts Definitives ausgesagt werden. Es scheint aber, als ob die Dedifferenzierung der Krebszelle sich bis in die makromolekularen Gebilde hinein erstrecken würde (BERNHARD 1957).

Die Diskussionen über die mögliche Virusätiologie zumindest eines Teils der bösartigen Tumoren sind gegenwärtig sehr lebhaft. Man hofft, wie SCHWARTZ und SCHOOLMAN (1960) es ausgedrückt haben, „daß die Aufstellung der Theorie der Virusätiologie von Malignomen die Anstrengungen der Forscher ausrichtet." Die elektronenoptischen Untersuchungen an Krebszellen bildeten die Grundlage für die mikromorphologische Analyse der Virustumoren. Es ist heute möglich, selbst sehr kleine Virusarten innerhalb der Wirtszellen mit Hilfe von Dünnschnitten im Elektronenmikroskop zu beobachten. Solche Untersuchungen wurden vor allem bei den Tumoren von Tieren ausgeführt, die sicher durch Virusarten hervorgerufen werden und daher zellfrei übertragbar sind. Tab. 1 gibt einen Überblick über die durch Viren bedingten Tumoren bei Warmblütern.

Tabelle 1. *Die durch virusartige Agentien hervorgerufenen Tumoren bei Tieren (Warmblüter)*

| Tierart | Tumorart |
| --- | --- |
| Huhn . . . | Roussches Sarkom und verschiedene verwandte Sarkome, Murray-Beggsches Endothelio-Sarkom, Erythroblasten-Leukämie, Myeloblastose, Lymphomatose |
| Maus . . . | Mammacarcinom (Bittner-Faktor), lymphatische Leukämie, bilaterale Speicheldrüsentumoren, (Polyoma-Virus von STEWART und EDDY) |
| Kaninchen . | Papillom (SHOPE), Fibrom (SHOPE), Myxomatose |
| Rind . . . | Lymphadenose |

Feinschnittstudien an Tiertumoren sind bisher vor allem am SHOPEschen Kaninchenfibrom (BERNHARD 1957), am Rousschen Hühnersarkom (BERNHARD, OBERLING und VIGIER 1956), am Murray-Beggschen Endothelio-Sarkom, an der Erythromyeloblasten-Leukämie der Hühner (BENEDETTI, BERNHARD und OBERLING 1956), an der Mäuseleukämie (GRAFFI 1957) und an dem durch den Bittnerschen Milchfaktor ausgelösten Mammacarcinom der Maus durchgeführt worden (PORTER und THOMPSON 1948, BRETSCHNEIDER 1950 sowie BERNHARD, GUÉRIN und OBERLING 1956).

Es kann hier unmöglich die Fülle von Untersuchungsresultaten solcher Ultraschnittanalysen dargestellt werden. Nur zwei Ergebnisse seien hervorgehoben: 1. gelang es bei mehreren Tumorviren Entwicklungsstadien aufzufinden, die z. T. als Vorstufe des fertigen „reifen" Virus charakterisiert werden konnten, z. B. beim Shopeschen Fibromvirus und bei den Virusarten des Mammacarcinoms der Maus und des Rousschen Hühnersarkoms. Die Untersuchungen am Mammacarcinom der Maus sind von besonderer Bedeutung, da es sich hier um einen epithelialen Tumor handelt, der am ehesten dem menschlichen Krebs vergleichbar ist. — 2. scheinen zumindest einige Elementarkörper bestimmter Tumorviren eine Beziehung zu den Mitochondrien zu besitzen. So sind z. B. in Schnittbildern von Tumorzellen der Erythromyeloblasten-Leukämie der Hühner Viren im Inneren der Mitochondrien erkennbar (Bernhard 1957). Graffi (1957) hat darauf hingewiesen, daß das Vorkommen onkogener Virusarten in Mitochondrien eine Parallele in der Speicherung cancerogener Kohlenwasserstoffe in diesen Zellorganellen besitzt. — Die Virustumoren der Tiere sind im Sinne von Oberling (1954) „Modellkrebse". Bernhard (1957) vertrat die Meinung, daß wir dann, wenn es gelänge, „den genauen Ort der Virusaktion innerhalb der Wirtszelle und die Art dieser Läsion morphologisch zu bestimmen, vielleicht wichtige allgemeingültige Anhaltspunkte für die Umwandlung einer normalen in eine Krebszelle gewinnen könnten". Weiter wäre viel erreicht, „wenn wir Viren morphologisch auch dort nachweisen könnten, wo sie infolge Abwesenheit von Infektiosität biologisch mit anderen Mitteln nicht nachgewiesen werden können".

Betrachten wir nun die Virustheorie der Krebsentstehung näher! Letzterer steht die Theorie der somatischen Mutation gegenüber. Beide aber fußen auf der Annahme, daß sich eine Fehlsteuerung des Zellstoffwechsels vollzieht, die eine schrankenlose Zellvermehrung bedingt. Die Mutationstheorie nimmt sprunghafte erbliche Änderungen in den Somazellen an. Nach Gönnert (1954) spricht manches dafür, daß es sich weniger um eine Genmutation als um eine „Mutation" anderer Zellreduplikanten handelt, die im Cytoplasma liegen. Schramm (1954) meint, daß es der weiteren Forschung überlassen bleiben muß, um festzustellen, inwieweit solche abgewandelten Duplikanten bereits als „Viren" bezeichnet werden dürfen. Auffallend ist, daß bei diesen abgewandelten Einheiten serologisch kein neues Antigen nachweisbar ist, während die Virusarten stets zellfremde viruseigene Antigene enthalten. Der Virustheorie, die besagt, daß die maligne Entartung durch einen Erreger ausgelöst wird, der den Zellstoffwechsel grundlegend, spezifisch und irreversibel umzusteuern vermag, gaben in den letzten Jahren folgende 5 Resultate der experimentellen Forschung starke Impulse:

1. Wie oben schon dargelegt, wurde die Virusätiologie mehrerer bösartiger Tumoren von Tieren eindeutig bewiesen.

2. Seit langem sind benigne, durch Viren hervorgerufene Tumoren auch beim Menschen bekannt. Die Mikrobiologie und die Mikromorphologie dieser Erregergruppe machte in den letzten Jahren große Fortschritte. Tab. 2 gibt eine Übersicht über die benignen Geschwülste des Menschen mit Virusätiologie.

Sehen wir uns nur einige neue Daten aus diesem Forschungsgebiet an. Erst kürzlich gelang es MENDELSON und KLIGMAN (1961), das Warzenvirus in Zellkulturen von Affennierenepithel zu züchten. Reinfektionen von Versuchspersonen mit dem Kulturmaterial gingen an. Morphologische Details der Elementarkörper des Warzenvirus sind aus den Dünnschnittuntersuchungen von WILLIAMS u. Mitarb. (1961) ersichtlich. Vieles spricht dafür, daß Warzen und spitze Kondylome durch identische oder eng miteinander verwandte Stämme einer Virusart hervorgerufen werden. Eine maligne Entartung von Warzen oder spitzen Kondylomen kommt äußerst selten vor. Es müssen sekundäre Faktoren, z. B. chronische Reizzustände bei sehr langem Bestand, hinzutreten, um eine carcinomatöse Umwandlung herbeiführen zu können. Die Mehrzahl der in der Literatur mitgeteilten Fälle von maligner Entartung litt jahrelang an einer meist angeborenen, seltener an einer erworbenen Phimose, die einen Dauerreiz für das unter dem Präputium wuchernde Kondylomgewebe bildete. Der Druck der zu engen Vorhaut zwingt dann die Wucherungen in die Tiefe zu dringen und das Gewebe zu infiltrieren. Der fortwährende entzündliche Reiz, der so entsteht, fördert die Proliferation der Feigwarzen, so daß nach entsprechend langer Latenzzeit schließlich aus dem ursprünglich gutartigen kondylomatösen Gebilde nach und nach Tumoren resultieren, die malignen Charakter annehmen. Noch vor einer carcinomatösen Umwandlung können stark wuchernde Kondylome bei Vorliegen einer Phimose die Vorhaut nach außen durchbrechen (Destruierender Typus der Condylomata acuminata von BUSCHKE und LÖWENSTEIN).

Bei Tieren gibt es ähnliche infektiöse Akanthome wie beim Menschen, z. B. die Rinderwarzen, das Fibropapillom der Glans penis bei Bullen oder die Maulschleimhautpapillomatose bei Hunden. Sichere Übertragungen vom Tier auf den Menschen sind bisher allerdings nicht beobachtet worden. Umgekehrt ist es hingegen mehrfach möglich gewesen, menschliche Warzen Versuchstieren zu inokulieren, z. B. vulgäre Warzen auf die Vorhaut von Affen zu übertragen. — Eine Sonderstellung nimmt das venerische Sarkom der Hunde (der sog. Sticker-Tumor) ein. Die Virusätiologie dieser Genitalsarkome ist noch nicht exakt bewiesen. Andererseits sind sie durch den Geschlechtsakt leicht zu übertragen. Auch experimentelle Passagen von Tier zu Tier gelingen unschwer. Es ist noch nicht entschieden, ob die Sticker-Sarkome ihre Stammzelle im lymphatischen Gewebe oder im reticuloendothelialen System haben. Beiden Gewebearten scheint eine besondere Affinität Tumorvirusarten gegenüber eigentümlich zu sein (F. SCHMIDT 1960).

Das Larynxpapillom interessiert den Dermatologen nur vergleichendpathologisch und virologisch. Bei sehr langem Bestande kann dieses Papillom evtl. carcinomatös entarten (BALO und KORPASSY 1936). Inter-

Tabelle 2. *Benigne Haut-(Schleimhaut-)tumoren des Menschen mit Virusätiologie*

1. Warzen
2. Spitze Condylome
3. Larynxpapillom
4. Molluscum contagiosum
5. Melkerknoten

(Erreger-bedingte reaktive geschwulstartige Bildungen)

essant ist, daß von Meessen und Schulz (1957) und von Timmel (1961) in Ultraschnitten dieses Tumors Viruselementarkörper mit einer Länge von 240—245 mμ und einer Breite von 150—160 mμ gefunden wurden, die demnach in die Gruppe der quaderförmigen Virusarten einzuordnen wären. Dieser Gruppe gehören neben den Pocken- und Vaccineviren auch das Molluscum contagiosum- und das Melkerknoten-Virus an.

Beim Molluscum contagiosum und dem Melkerknoten des Menschen gibt es gleichfalls Beziehungen zu ähnlich beschaffenen Tiertumoren. Besonders auffällig ist die Ähnlichkeit im histologischen Aufbau des Molluscum contagiosum mit dem der Geflügelpocke. Dennoch gibt es noch keine sicheren Beweise für enge mikrobiologische Beziehungen zwischen den Erregern dieser beiden Krankheiten.

Der Melkerknoten sensu strictiori des Menschen wird durch Übertragung der Euterpocken des Rindes erworben, die ihrerseits durch Infektion mit dem Paravaccinevirus (v. Pirquet) entstehen. Grüneberg und Heinig (1957) sahen die Bildung eines Melkerknotens nach Infektion mit dem Virus der Stomatitis papulosa. Dieses Virus wurde morphologisch sehr eingehend von Reczko (1957) untersucht. Die Stomatitis papulosa ist für junge Tiere stark infektiös. Es ist nicht ausgeschlossen, daß die paravaccinalen Euterpocken die Infektionsquelle sowohl für den Melkerknoten des Menschen als auch für die Stomatitis papulosa junger Rinder darstellen. Die Jungtiere infizieren sich beim Saugakt an den Euterpocken der Muttertiere und erkranken dann unter dem Bilde der Stomatitis papulosa. Vieles spricht für diese Hypothese, die noch experimenteller Stützen bedarf. Werden sie zureichend beigebracht, dann wäre die Infektionskette des Paravaccinevirus geschlossen: Euterpocken — Melkerknoten — Stomatitis papulosa.

3. Doch kehren wir zu den Impulsen, die die Virustheorie der Tumoren belebt haben, zurück. Den dritten Impuls untersuchten wir schon: Es war möglich geworden, mit Hilfe elektronenoptischer Dünnschnittanalysen mehrere onkogene Virusarten darzustellen.

4. Die Phagenforschung klärte das Problem der Latenz bei Virusinfektionen auf. Es ließ sich zeigen, daß latente Viren durch verschiedene Reizeinwirkungen, z. B. auch durch cancerogene Noxen wie etwa ionisierende Strahlen oder bestimmte Kohlenwasserstoffe, in einen aktiven, pathogenen Zustand umgewandelt werden können.

5. Für bestimmte Viren konnten „Transformationen" aufgezeigt werden. So gelang es beispielsweise durch simultane Verimpfung des relativ gutartigen Fibromvirus des Kaninchens zusammen mit einer Suspension des hitzeinaktivierten Kaninchenmyxomvirus das primär harmlose Fibromvirus in das aktive Myxomvirus umzuwandeln. Auch bei anderen Viren sind solche „Rekombinationen" durchaus möglich.

An diese Resultate schließen sich weitere Ergebnisse der Virusforschung an. Es zeigte sich, daß aus dem bisher nicht zu erbringenden Beweis dafür, daß der menschliche Krebs „infektiös" ist, nicht geschlossen werden darf, daß Viren keine ätiologische Bedeutung für den menschlichen Krebs besitzen können. Die Infektiosität eines Tumors ist eine relative Größe. Die Summe der im Tumorgewebe vorhandenen Viren ist vom Alter des Wirtes und dem Alter des Tumors abhängig. Je mehr Viren im Tumorgewebe produziert werden, desto infektiöser ist die Geschwulst. Es gilt weiter als sicher, daß sich auch pathogene Virusarten sehr lange, evtl. lebenslang, z. B. in latenter Form im Wirtsorganismus aufhalten können. Dabei müssen sie nicht zwangsläufig Krankheitserscheinungen hervorrufen, einige von ihnen z. B. nur nach besonderen Provokationen wie etwa das Herpes simplex-Virus. So können latente Bakteriophagen-infektionen beispielsweise nach Einwirken ultravioletter Strahlen oder anderer Faktoren die Lyse der befallenen Bakterien bewerkstelligen. Der Prophage darf nach STANLEY (1957) als ein „temporärer Teil des genetischen Apparates der Bakterienzelle angesehen werden". Solche latente Phageninfektion kann durch Generationen erhalten bleiben. Agentien, die eine Lyse herbeiführen können (außer UV-Licht vor allem Röntgenstrahlen, Senfgas, reduzierende Stoffe, Eisen) werden in der amerikanischen Literatur "Inducers" genannt. Unter letzteren finden sich auch cancerogene Stoffe. GÖNNERT (1954) und STANLEY (1957) meinen, es sei durchaus denkbar, daß durch verschiedene carcinogene Agentien subinfektiöse oder latente Erreger nicht nur in Bakterienzellen, sondern auch im Organismus höherer Lebewesen aktiviert werden können. So scheint besonders leicht das Kaninchenpapillomvirus auf carcinogene Chemikalien zu reagieren.

Allgemein wird heute aus den Tatsachen, daß schon jetzt viele verschiedene Tumorviren bekannt geworden sind und Tumoren aus zahlreichen unterschiedlichen Zellarten entstehen können, gefolgert, daß nicht eine einzige Virusart alle möglichen Tumoren verursacht. Trotzdem ist es im Hinblick auf die beträchtliche Variabilität der Virusarten nicht unumgänglich, für jeden Tumortyp einen eigenen Viruserreger zu postulieren (GÖNNERT 1954). Wir wissen ferner, daß im menschlichen Organismus Dutzende von Viren entdeckt worden sind, deren Wirkungen z. T. völlig ungeklärt sind. Diese blinden Passagiere hat man zunächst Waisen- bzw. Orphanviren genannt. Es wäre allerdings reine Spekulation, sie bereits jetzt — ohne experimentelle Grundlagen — mit der Onkogenese in Beziehung setzen zu wollen.

Da Carcinome nicht epidemisch auftreten, darf man schließen, daß Tumorviren unter natürlichen Bedingungen nicht kontagiös sein dürfen. Wie oben schon erwähnt wurde, können sich Viren fremdes genetisches Material aneignen und die damit gewonnenen Eigenschaften weitervererben (z. B. Umwandlung von Fibrom- in Myxomvirus). — Auch Krebszellen vererben ihre Merkmale weiter. Die „Malignisierung" der Zelle setzt somit eine Änderung des genetischen Systems voraus, z. B. auch durch Aufnahme fremden genetischen Materials. Bei letzterem könnte es sich im Spezialfall um viruseigene Nucleinsäuren handeln. Die durch die Virus-Nucleinsäure bewirkte Änderung des genetischen Apparates der Zelle würde auf die Tochterzellen vererbt werden, doch ließe sich in diesen das Virus selbst mit den heute vorhandenen Methoden nicht mehr nachweisen, z. B. in zellfreien Tumorfiltraten und Passageversuchen mit letzteren. Sicher ist nicht jeder Krebs virusbedingt. Möglich ist es aber, daß noch für eine Reihe maligner Tumoren die Induktion durch Viren nachgewiesen wird. Die Mutationstheorie und die Virustheorie der

Krebsentstehung haben eine Reihe von Berührungspunkten. In einem Falle wird der maligne Prozeß durch die Mutation zelleigener Bestandteile ausgelöst, im anderen Fall durch einen fremden Genkomplex, der jedoch mit dem genetischen Apparat der Zelle so eng gekoppelt ist, daß er wie zelleigen erscheint (Gönnert 1954). Butenandt hat die Viren einmal als vagabundierende Gene bezeichnet. Sehr wahrscheinlich sind Gene, Viren und Krebs, letzlich alle von der Struktur der Nucleinsäuren abhängig, durch enge Beziehungen miteinander verknüpft, deren besondere Natur von Fall zu Fall aufzuklären noch verpflichtende Aufgabe von Virologie und Onkologie sein wird. Ohne Zweifel nähern sich Virologie und Genetik einander.

Daß es außer der postulierten Induktion durch Virusnucleinsäure auch infektiöse, zellfrei übertragbare, gut darstellbare und auch in den Tochterzellen stets nachweisbare Tumorviren gibt, sahen wir am Beispiel einiger bösartiger Geschwülste bei Tieren, aus denen bestimmte, auch morphologisch genau untersuchte Virusarten isoliert werden konnten. Die bisher beim Menschen sicher festgestellten Virustumoren sind sämtlich benigne. Ihnen steht eine große Zahl benigner und maligner Geschwülste gegenüber, für die noch keine gewichtigen Hinweise auf eine Virusätiologie gefunden wurden. Die Diskussionen auf diesem Gebiet sind jedoch lebhaft. Tab. 3 zeigt, bei welchen bösartigen Neubildungen und Pseudocancerosen der Haut gegenwärtig an eine Virusätiologie gedacht wird.

Tabelle 3. *Maligne Granulomatosen des Menschen und Leukämien mit Hautveränderungen sowie Pseudocancerosen der Haut, bei denen eine Virusätiologie diskutiert wurde*

1. Lymphogranulomatose Paltauf-Sternberg (Morbus Hodgkin)
2. Mycosis fungoides
3. Lymphatische Leukämie
4. Keratoakanthom

Von einigen Autoren gelegentlich diskutiert:

5. Morbus Bowen
6. Morbus Paget
7. Morbus Boeck

Vor allem bei Reticulosen wird eine Virusätiologie für möglich gehalten. Die bisher vorliegenden Untersuchungsresultate tragen jedoch noch sämtlich provisorischen Charakter. Die elektronenoptischen Resultate von Reagan u. Mitarb. (1954) anhand von präparierten Erythrocyten aus dem Blut von Patienten mit Hodgkinscher Krankheit sind genauso wenig beweiskräftig wie die von anderen Autoren mitgeteilten morphologischen oder experimentellen Ergebnisse bei der Mycosis fungoides, der lymphatischen Leukämie oder dem Keratoakanthom. Die Kochschen Postulate wurden bisher bei keiner der genannten Krankheiten erfüllt. So ertragreich die virologische Forschung auf dem Gesamtgebiet der Tumorpathologie bereits gewesen ist und so bedeutsam die weitere Arbeit hier werden mag, unmöglich aber wird es bleiben, von den Angriffspunkten der Virologie her alle Phänomene der Onkogenese zu erfassen. Doch ist die Richtung für künftige Arbeiten gewiesen. Es steht zu hoffen, daß ihnen mehr Erfolg beschieden sein wird, als den hier skizzierten Anfängen. Notwendig ist dabei das enge Zusammenwirken verschiedener Fachdisziplinen, da am ehesten durch die Synthese von klinischer Forschung, Morphologie, Biochemie und Zellphysiologie die Suche nach dem Wesen der malignen Entartung erfolgreich gestaltet werden könnte.

Ausführliche Literatur bei Th. Nasemann: „Die Viruskrankheiten der Haut und die Hautsymptome bei Rickettsiosen und Bartonellosen" im Handbuch der Haut- und Geschlechtskrankheiten von J. Jadassohn, Ergänzungswerk Band IV, Teil 2, Berlin, Göttingen, Heidelberg: Springer-Verlag, 1961 — und bei F. Schmidt: „Krebs, Virus und Induktor", Berlin: Akademie-Verlag 1961 sowie im Band 1 der "Progress in Experimental Tumor Research", herausgegeben von F. Homburger. Basel, New York: S. Karger 1960.

Aus der Univ.-Hautklinik Freiburg i. Br.
(Direktor: Prof. Dr. K. W. Kalkoff)

# Hämorrhagien der Haut und ihre Bedeutung für die Differentialdiagnose von Blutungskrankheiten

Von

Karl Wilhelm Kalkoff

Die Einteilung durch Erythrocytenaustritte charakterisierter Krankheitserscheinungen in nosologische Einheiten erfolgt im wesentlichen auf Grund der allerdings bisweilen mehr hypothetischen als gesicherten Pathogenese der Blutungen. Die Benennung dieser Blutungskrankheiten geschieht durch Hinzufügen eines Adjektivs zu der Krankheitsgruppenbezeichnung Purpura. Zu den hier besonders interessierenden Erythrocytenaustritten in die Haut, die je nach Größe als Petechien (punktförmig bzw. kleinfleckig), Sugillationen (münzengroß) oder Ekchymosen (sehr ausgedehnt) gegenüber den tiefer liegenden Hämatomen abgegrenzt werden, kann es bei Vorliegen folgender prinzipiell verschiedenartiger Bedingungen kommen.

1. Bei hämorrhagischer Diathese, d. h. bei *allgemeiner* bzw. systematisierter Bereitschaft zu Erythrocytenaustritten aus den Gefäßen, darunter u. a. auch aus denen der Haut.

2. Als Folge *lokaler* Krankheitszustände der Haut.

Es ist durchaus zu diskutieren, ob die Bezeichnung Purpura auf diejenigen Blutungskrankheiten beschränkt werden sollte, denen eine systematisierte Blutungsbereitschaft, also eine hämorrhagische Diathese zugrunde liegt. Dann könnten die lokalen durch Krankheitszustände im Hautorgan bedingten Hämorrhagien der Haut als hämorrhagische Dermatosen auch durch die Namensgebung eindeutig als im Wesen anders gekennzeichnet werden. Da erfahrungsgemäß Vorschläge zur Änderung einer eingewurzelten Nomenklatur bestenfalls neue Bezeichnungen neben den bisher üblichen schaffen, wird hier, entsprechend dem bisherigen Sprachgebrauch, an der Bezeichnung Purpura festgehalten.

12*

Bei den *Blutungskrankheiten systematisierter Art* betrifft die den Erythrocytenaustritt verursachende Störung entweder

A. das Blutplasma
B. die cellulären Bestandteile des Blutes
C. die Gefäßwand.

Zu A. Bei den das Plasma betreffenden ursächlichen Faktoren kann es sich u. a. um Prothrombinmangel (Vitamin K-Defizit) handeln oder um einen Mangel an antihämophilem Globulin (Bluterkrankheit) oder aber um Dysproteinämien (Makroglobuline, Kryoglobuline).

Zu B. Störungen der Blutzellen betreffen die Thrombocyten als Thrombasthenie, als Thrombopenie (Morbus maculosus Werlhof) u. a.

Zu C. Ein in diese Gruppe gehörendes eindeutiges Beispiel für Gefäßwandstörungen systematisierter Art ohne Blutveränderungen ist die C-Hypovitaminose (Skorbut bzw. Möller-Barlow = Säuglingsskorbut). Ein weiteres ist die anaphylaktoide Purpura.

Die Zuteilung der anaphylaktoiden Purpura in die durch systematisierte Gefäßwandschäden charakterisierte Gruppe erscheint zunächst vielleicht gezwungen. Es müssen nämlich in diese Blutungskrankheit folgende klinisch zu unterscheidenden Verlaufsformen einbezogen werden: die Purpura simplex (lediglich Hauterscheinungen), die Purpura rheumatica Schönlein (Haut *und* Gelenkerscheinungen), die Purpura abdominalis Henoch (Hauterscheinungen mit gastrointestinaler, nicht aber die Gelenke betreffender Beteiligung). Dieser Blutungskrankheit liegt aber auch bei Beschränktsein der Krankheitserscheinungen auf die Haut ein allgemeines pathogenetisches Prinzip zugrunde, so daß es berechtigt erscheint, die anaphylaktoide Purpura hier einzuordnen.

Zu den *auf die Haut beschränkten*, aus lokalen Ursachen entstehenden *Blutungskrankheiten* gehören die Purpura pigmentosa progressiva mit ihren verschiedenen klinischen Ausdrucksformen: Purpura anularis teleangiektodes Majocchi, die Dermatite lichénoide purpurique et pigmentée (Gougerot und Blum) sowie die Schambergsche Krankheit. Außerdem zählen hierzu die Purpura senilis und die Purpura orthostatica.

Die mit Veränderungen des Blutplasmas und der Blutzellen einhergehenden Blutungskrankheiten sind Domäne der inneren Medizin bzw. der Pädiatrie. Es ist außer der Kenntnis schwieriger Labormethoden ein immer wieder am Krankenbett zu schulendes Spezialwissen notwendig, um dieses über den Aufgabenbereich der Dermatologie weit herausreichende Arbeitsgebiet zu beherrschen. Wenn aber, wie das Gans als erstrebenswert formuliert hat, der Dermatologe ein guter Arzt mit besonderen Kenntnissen krankhafter Veränderungen der Haut sein soll, so muß er sich bemühen, das Gebiet der Purpurakrankheiten in seiner Gesamtheit zu übersehen. Andernfalls wird er von vornherein Patienten mit Hämorrhagien der Haut an Ärzte anderer Fachrichtungen abgeben müssen.

Es ist aus dermatologischer Sicht deshalb so reizvoll, sich mit den Blutungskrankheiten zu beschäftigen, weil sich allein aus den Hauterscheinungen trotz uniformer Züge Anhaltspunkte für die Diagnose gewinnen lassen. Das ist möglich, weil die Hauterscheinungen durch die unterschiedliche Kombination einiger Merkmale geprägt werden und bestimmte Kombinationen für die jeweilige Blutungskrankheit charakteristisch sind. Es handelt sich im einzelnen um folgende Merkmale:

1. die Quantität der Erythrocytenaustritte

2. die Lokalisation der Erythrocytenaustritte (welche Gefäße, welche Tiefe ?)

3. das etwaige Austreten auch anderer Blutbestandteile

4. die mesenchymale Reaktion.

Diese sich im feingeweblichen Bereich abspielenden Veränderungen projektieren sich auf die Haut, wobei den feingeweblichen Merkmalen und ihrer Kombination makroskopisch ablesbare zur Unterscheidung der verschiedenen Blutungskrankheiten verwertbare Kriterien entsprechen.

Der klinischen Symptomatik seien einige Vorbemerkungen über die *Gefäßarchitektonik* der Haut, über die *capillarmikroskopischen Beobachtungsmöglichkeiten* petechialer Blutungen sowie über die *Gefäßdurchlässigkeit* vorausgeschickt.

*Die Angioarchitektonik der Haut* ist durch einen Stufenbau sämtlicher Abschnitte gekennzeichnet. Er beginnt an der Cutis-Subcutisgrenze mit dem horizontal gelegenen cutanen Arteriennetz (SPALTEHOLZ), welches von Arterien gebildet wird, die aus dem subfascialen Muskelnetz hochsteigen. Von dem cutanen Arteriennetz gehen senkrecht aufsteigende, sog. Kandelaberarterien ab, die unterhalb des Papillarkörpers mit auf die Epidermis gerichteten Bögen anastomosieren und von denen Endaufzweigungen als Endarteriolen jeweils eine Reihe von Papillencapillaren versorgen. Da es vor allem Venolen aber auch Capillaren sind, aus denen die Erythrocyten austreten, während die Leukocyten die Blutbahn im wesentlichen nur durch die Venolen und Venen verlassen, spielen sich die durch den Austritt von Erythrocyten und Leukocyten charakterisierten Kreislaufvorgänge vorwiegend am subpapillaren venösen Gefäßnetz ab, in das die postcapillären Venolen einmünden. Trotz der erheblichen Gefäßweite dieses Gefäßnetzes weisen die Gefäßwände hier noch reinen Capillarcharakter auf, d. h. sie sind lediglich aus den 3 Bauelementen Endothel, Grundhäutchen und Pericyten aufgebaut, wohingegen glatte Muskelzellen oder eine regelrechte Adventitia fehlen. Der weitere venöse Rückfluß geschieht unter Wahrung des bisherigen Stufenbaues, wobei auf das subpapilläre Netz tiefer gelegene, allerdings nicht regelmäßig vorhandene Netze folgen. In gleicher Höhe mit dem cutanen Arteriennetz liegt als letzte Rückflußstufe der Haut das cutane Venennetz. Das subpapilläre Venennetz bezieht seine Blutzuflüsse nur über die Papillencapillaren, nicht dagegen aus den Capillarnetzen der Anhangsgebilde. Lediglich in den äußersten Extremitätenenden kann durch Öffnung arteriovenöser Anastomosen ein direkter Zufluß arteriellen Blutes aus dem subpapillären Arteriennetz in das subpapilläre Venennetz erfolgen, unter Umgehung der Papillencapillaren.

Aus einer von meinen Mitarbeitern ILLIG und MACHER entworfenen, hier leicht modifizierten, schematischen Darstellung (Demonstration) geht hervor, wie weit in die Haut mit dem Capillarmikroskop einzusehen ist, und wo die Grenzen dieser Methode für die Differenzierung von Hautblutungen liegen.

*Capillarmikroskopisch* (vgl. ILLIG) lassen sich capillare und venöse Blutungen gut unterscheiden. Die capillare an das Schaltstück oder an den Capillarschenkel oder an beide gebundene Blutung erscheint infolge der seitlichen Begrenzung durch die Papillen von oben gesehen kreisförmig begrenzt, während die tiefer liegenden, aus den subpapillären Venen, bzw. den schräg in die Tiefe ziehenden Sammelvenen entstammenden Blutungen unschärfer begrenzt, im allgemeinen größer sind und tintenklecksartig oder manschettenförmig aussehen. Venöse, venoläre und capillare Blutaustritte können kombiniert vorkommen.

Die Frage, was unter erhöhter oder verminderter *Gefäßdurchlässigkeit für Erythrocyten* zu verstehen ist, bzw. welches morphologische Substrat sich hierfür ergibt, d. h. wie und wo die Erythrocyten durch die Gefäßwand austreten, wirft überraschend viele noch ungelöste Probleme auf.

Im Gegensatz zu dem langsamen, aktiven Durchwandern von jeweils einem Leukocyten durch die Gefäßwand erfolgt der Austritt von Erythrocyten ins Gewebe plötzlich und im Schwall. Die Erythrocyten werden oft so heftig aus der Blutbahn herausgeschleudert, daß die Blutung bei der tierexperimentellen Lebendbeobachtung einer Rauchfahne gleicht (ILLIG).

Wie tierexperimentelle Untersuchungen am Kaninchen- und Rattenmesenterium sowie capillarmikroskopische Untersuchungen beim Menschen (ILLIG u. a.) zeigen, erfolgt der Erythrocytenaustritt hauptsächlich aus den Venolen und kleinsten Venen aber auch — im Gegensatz zur Leukocytenauswanderung — aus den Capillaren selbst (EHRING), seltener aus den Arteriolen.

EHRING stellte bei fast der Hälfte der untersuchten und z. T. über Jahre immer wieder nachkontrollierten Menschen, die nicht etwa eine hämorrhagische Diathese aufwiesen, am Nagelwall der Finger feine Blutungen fest. Sie sind nach EHRING fast immer in Schaltstücknähe zu beobachten und da jeweils nur höchstens Sekunden. Das Blut tritt auch hier plötzlich und im Schwall aus. Es scheint sich danach eine Phase verminderter Durchlässigkeit anzuschließen, die diese Blutung abstoppt. EHRING beobachtete aus derselben Capillare nie mehr als eine Blutung am Tage. Bei längerer Beobachtung ergab sich, daß Zeiträume, in denen das Gefäß alle 1—3 Tage blutet, mit solchen abwechseln, in denen das Gefäß dicht bleibt. Diese Blutungen, die bei Frauen häufiger als bei Männern, meist mit Beginn im 3. und 4. Lebensjahrzehnt und dann offenbar immer wieder auftreten, stellen zweifellos eine nicht zu verallgemeinernde Sonderform von Capillarblutungen dar. Das gilt auch für die so erheblichen Permeabilitätsstörungen (EHRING), bei denen einer Stase eine Nekrose der ganzen Capillare folgte (EHRING). Solche Capillaren werden wie die Extravasate transepidermal nach außen abgeschoben.

Über das vorstehend Zitierte hinaus sind meines Wissens Einzelheiten über den Erythrocytenaustritt nicht bekannt, da der Lebendbeobachtung ebenso wie der lichtmikroskopischen histologischen Untersuchung methodische Grenzen gesetzt sind und diesbezügliche elektronenoptische Untersuchungen bisher offenbar nicht vorliegen.

*Elektronenoptische Untersuchungen der Gefäßwand* (Demonstration elektronenoptischer Aufnahmen von Hautcapillaren aus einer Arbeit meiner Mitarbeiter MACHER und VOGELL) lassen den Grundaufbau der Capillare aus Endothelzellen, Grundhäutchen und Pericyten sehr schön erkennen und ebenso, wie das Grundhäutchen die Pericyten gleichsam einscheidet. Auch die sog. Desmosomen, die einen Übergang von Protoplasma zu Protoplasma vortäuschenden Berührungsflächen der Endothelzellen, werden deutlich. Die Endothelzelle ist nach innen mit Ausstülpungen, den sog. Mikrovilli, besetzt. Es liegt also nicht etwa, wie bisher vermutet, eine völlig glatte Innenfläche vor. Der von CHAMBERS und ZWEIFACH vermutete Eiweißfilm der inneren Gefäßwand hat sich ebensowenig wie das Vorhandensein einer Kittsubstanz zwischen den Endothelzellen bestätigen lassen. Besonders interessant sind die in den letzten Jahren entdeckten bläschenartigen Gebilde in der Zellgrundsubstanz. In diesen durch die Zelle von Zellgrenze zu Zellgrenze wandernden Bläschen können offenbar Stoffe gleichsam extracellulär durch die Zelle geschleust werden. Mit der Entdeckung dieser transcellulären Transportmöglichkeit, die wohl nur ganz speziellen Aufgaben dient und mit dem Nachweis von Spalten von 100 bis 120 Å zwischen den Endothelzellen ist der Stoffverkehr durch die Gefäßwand morphologisch faßbarer geworden. Im Gegensatz zu diesen Fortschritten über Möglichkeiten des Transportes von Teilchen einer viel geringeren Größenordnung durch die Gefäßwand, hat die elektronenmikroskopische Untersuchungsmethode für den Erythrocytendurchtritt noch keine neuen Aufschlüsse erbracht.

Vermutlich verlassen die Erythrocyten ebenso wie die Leukocyten die Gefäße durch die intercellulären Spalträume, die aber nach außen noch durch das Grundhäutchen begrenzt werden. Während die amöboid beweglichen Leukocyten das Grundhäutchen offenbar nach fermentativer Auflösung durchwandern, können die Erythrocyten wahrscheinlich erst nach Einreißen dieser Membran und dann eben im Schwall austreten. Danach gibt es keinen prinzipiellen Unterschied zwischen einer sog. Rhexisblutung und einer Diapedeseblutung. Nach Austritt durch die Einrißstelle schließt sich offenbar die Lücke im Grundhäutchen sofort.

Allein aus der *Analyse der Hauterscheinungen* lassen sich Blutungskrankheiten bei hämorrhagischer Diathese untereinander und von örtlich bedingten, auf die Haut beschränkten Blutungskrankheiten abgrenzen. Handelt es sich bei Fehlen sonstiger Hauterscheinungen um Petechien bzw. Ekchymosen *und* (oder) auf unerhebliche Traumen entstandene Hämatome, so liegt wahrscheinlich eine Blutungskrankheit bei hämorrhagischer Diathese vor. Spontane Schleimhautblutungen aus Nase, Darm, den abführenden Harnwegen oder den weiblichen Genitalien engen die Differentialdiagnose weiter ein, da sie für eine celluläre (thrombocytogene) und gegen eine plasmatische Störung sprechen. Schwieriger ist die Differentialdiagnose bei ausschließlich petechialen Blutungen. Als Faustregel kann gelten: das Vorkommen von Petechien bei Fehlen anderer Efflorescenzen wie Quaddeln oder Knötchen spricht für eine thrombocytogene Blutungskrankheit. Blutflüsse, flächenhafte Blutungen und Hämatome verstärken diesen Verdacht bis zur Gewißheit. Typisch dagegen für die verschiedenen Formen der Hämophilie — Bluterkrankheit durch Defekt des für die Gerinnung notwendigen Thromboplastins im Blutplasma — sind bei fehlenden Petechien ausgedehnte Hämatome, Blutungen in die Gelenke (!), aus der Mundschleimhaut und der Nase und vor allem Nachblutungen im Anschluß an Verletzungen und Operationen.

Zur Analyse thrombocytogener Blutungskrankheiten bedarf es sehr spezieller hämatologischer Untersuchungen, da die Thrombopathie auch eine sekundäre sein kann, wobei verschiedene Grundkrankheiten über eine Schädigung des Knochenmarks zu einer quantitativen oder qualitativen Beeinträchtigung der Blutplättchen führen können. Die uns an der Haut augenfällig werdenden Symptome sind nicht unmittelbar durch die gestörte Gerinnung, sondern durch eine erhöhte Gefäßdurchlässigkeit bedingt, die offenbar mit der Thrombocytenschädigung gekoppelt ist.

Es soll in diesem Zusammenhang nicht die Klinik der Thrombopathien, darunter also der Purpura Werlhof, der Thrombasthenie (Glanzmann), der konstitutionellen Thrombopathie (v. Willebrand-Jürgens) usw. oder gar der Hämophilie besprochen werden, sondern ich möchte herausstellen, daß bestimmte Hauterscheinungen oder auch ihr Fehlen (keine Petechien bei Hämophilie!) für eine Blutungskrankheit bei hämorrhagischer Diathese mit Blutveränderungen sprechen. Diese Blickdiagnose muß Veranlassung sein, den betreffenden Patienten an einen hämatologisch versierten Arzt abzugeben.

Um den charakteristischen Unterschied zwischen den Hauterscheinungen der verschiedenen Blutungskrankheiten besser zu verstehen, ist es zweckmäßig, sich über die *Histologie* dieser Hauterscheinungen klar zu werden. Bei der thrombocytogenen Purpura handelt es sich um ähnliche Befunde wie beim Saugglockentest, nämlich um Erythrocytenaustritte bei Fehlen anderweitiger Zellelemente ohne erkennbare Veränderungen der Gefäße.

Gänzlich andere Befunde liegen bei der *anaphylaktoiden Purpura* vor (Purpura Schönlein-Henoch). Auch hier treten zwar Erythrocyten aus den Venen und Venolen sowie aus den Capillaren aus. Darüber hinaus finden sich aber als besonders charakteristisches Merkmal polymorphkernige Leukocyten und Kerntrümmer dieser Leukocyten (Leukoklasie) sowie Fibrin, das ebenso wie die Leukocyten bei den Thrombopathien und bei der Purpura pigmentosa progressiva fehlt. Die exsudative Komponente ist bei der anaphylaktoiden Purpura stark ausgeprägt, außerdem liegen Gefäßveränderungen mit Schwellung, Degeneration und später auch Proliferation der Endothelzellen vor. Bei dieser Blutungskrankheit ist also der Erythrocytenaustritt nur ein Symptom neben anderen, und die Erythrocytenaustritte können sogar gegenüber den anderen Erscheinungen stark zurücktreten (oder sogar fehlen?). Dementsprechend sind die Hauterscheinungen der anaphylaktoiden Purpura *polymorph*. Urticarielle, papulöse, manchmal sogar vesiculöse Efflorescenzen finden sich neben Petechien, Sugillationen und Ekchymosen. Sie gehen den Blutungen in mehr oder weniger starker Ausprägung voraus und es kommt sekundär — aber nicht obligat! — zu Hämorrhagien in diese Efflorescenzen (Gottron). Blutungen an den Schleimhäuten kommen vor. Blauschwärzliche Nekrosen im Zentrum der Herde werden beobachtet. Somit ist die Blutung bei dieser Krankheit nur ein fakultatives Symptom unter anderen, wenn es auch überspitzt erscheint, von einer anaphylaktoiden Purpura ohne Purpura zu sprechen.

Die häufige Verknüpfung der Blutfleckenbildung mit rheumatischen Erscheinungen (Purpura Schönlein im Gegensatz zur Purpura simplex) ist bemerkenswert. Das Auftreten der Hauterscheinungen verläuft meist in Schüben, die auch mit Fieber einhergehen können. Von Henoch wurde das Bild der Krankheit durch die „abdominelle Purpura" erweitert (Purpura Schönlein-Henoch), wobei es zu krampfartigen Schmerzen im Leib kommt, die sich bis zur Kolik steigern können. Eine Beteiligung der Niere (hämorrhagische Nephritis) sowie der Schleimhäute von Magen und Harnwegen kann das Krankheitsbild beherrschen.

Eine andere Grundform der histologischen Veränderungen liegt bei den aus lokalen Ursachen entstehenden auf die Haut beschränkten Blutungskrankheiten vor. Sie ist charakterisiert durch ein lymphohistiocytäres Infiltrat und eine intracelluläre Hämosiderinspeicherung. Die Erythrocytenaustritte erfolgen vorwiegend um die Schaltstücke, ein Befund, der bei capillarmikroskopischer Untersuchung besonders deutlich wird. Fibrinoide Degeneration und Leukocytenaustritte fehlen. Endothelschwellungen, Degeneration und Proliferation der Capillarendothelien stellen histologische Kriterien einer Gefäßwandschädigung dar. Die Gefäßanschnitte sind oft erheblich vermehrt.

Dieses histologische Substrat findet sich bei verschiedenen, vorwiegend auf Grund klinisch morphologischer Eigentümlichkeiten im Laufe von Jahrzehnten als nosologische Einheiten beschriebenen Dermatosen, und zwar beim Morbus Schamberg, bei der Purpura anularis teleangiektodes Majocchi sowie bei der Dermatitis lichenoides purpurea et pigmentosa Gougerot-Blum. Diese klinisch etwas unterschiedlich ausgeprägten, pathogenetisch einheitlichen und histologisch zum mindesten prinzipiell übereinstimmenden Krankheitszustände werden als Purpura pigmentosa progressiva bzw. als hämorrhagische pigmentäre Dermatose zusammengefaßt.

*Wie können Hauterscheinungen aussehen, denen histologische und capillarmikroskopische Befunde der geschilderten Art zugrunde liegen?* Die subepidermalen Schaltstückblutungen imponieren als feinkörnige bräunlichrote Verfärbungen. Ihr Kolorit kann bei geringer Blutungsintensität durch die gelbliche Farbe der Hornschicht bestimmt werden, so daß eine Ähnlichkeit mit der Pityriasis versicolor entsteht. Bei stärkeren und länger dauernden Blutungen wird der bräunliche Eigenton des Hämosiderins farbgebend. Die staubförmigen Blutungen sind entweder licht gestreut und stellen dann punktförmige Petechien dar, oder sie stehen dichter beieinander und bilden gelb- oder bräunlichrote fleckförmige Petechien. Es kommen auch etwas tiefer liegende Blutungen vor, die eine intensivere rote Farbe aufweisen. Die histologisch nachweisbaren Gefäßerweiterungen bzw. Gefäßneubildungen führen, je nach dem Grad ihrer Ausprägung, zu einer mehr oder weniger starken, gleichmäßigen, „entzündlichen" Rötung. Das lymphohistiocytäre subepidermale in der Tiefe scharf begrenzte Infiltrat bewirkt in Abhängigkeit von seiner Intensität und der Art seiner Anordnung mehr oder weniger ausgesprochene Knötchenbildungen. Diese Knötchen und die Pigmentation können eine gewisse Ähnlichkeit mit einem abheilenden Lichen ruber bedingen. Im Bereich dieser Knötchen ist bisweilen das helle Rot der (entzündlichen?) Gefäßerweiterungen von dem brauneren Rot der zentral in die Knötchen eingelagert erscheinenden staubförmigen Petechien unterscheidbar. Der bräunliche Farbton der Petechien als Folge der Hämosiderinspeicherung („pigmentosa") ist auch nach Abklingen eines Krankheitsschubes noch lange erkennbar. Es ist verständlich, daß bei einem Prozeß, der so nahe an die Epidermis reicht und bei dem es zu einem Eindringen von Erythrocyten und in geringem Maße auch von Lymphocyten in die Epidermis kommt, wohl als reaktiv aufzufassende, mit Acanthose und feiner Schuppenbildung einhergehende „ekzemähnliche" Erscheinungen auftreten können. Das Krankheitsbild wird außerdem geprägt durch eine nicht immer erkennbare Tendenz zur Rückbildung der Herde im Zentrum bei Fortschreiten der Krankheitserscheinungen in der Peripherie (anuläre Formen, progressiva). Eine zarte Atrophie wird vor allem in solchen Fällen beobachtet, bei denen häufig wiederholt Blutungsschübe in umschriebenen Bezirken auftreten. Prädilektionsstellen sind, bisweilen in auffallend symmetrischer exanthematischer Anordnung, die unteren Extremitäten, die Gesäßregion, weniger häufig die oberen Extremitäten. Herde am Rumpf kommen vor. Der Verlauf zieht sich über längere Zeit hin, weil es immer wieder zu neuen Blutungen in die befallenen Partien kommt. Akute Verlaufsformen sind ungewöhnlich.

Eine Hämosiderinspeicherung findet sich auch bei der Purpura senilis und der Purpura orthostatica.

Die *Purpura senilis* befällt in der Regel ältere Menschen an Unterschenkeln, Unterarmen und Handrücken. Die schwärzlichbraunen Hämorrhagien von etwa 1—4 cm Durchmesser sind scharf begrenzt und bisweilen am Rand etwas mehr gerötet. Sie finden sich in altersatrophischen Hautbezirken und sind auf geringfügige Traumen nur in diesen Bezirken auslösbar. Die *orthostatische Purpura* ist von der senilen Purpura zu unterscheiden. Da aber die orthostatische Purpura sich zwar nur im Bereich der abhängigen Partien, aber dort bevorzugt im Bereich altersveränderter Haut entwickelt, gibt es schwierig zu unterscheidende Fälle. Entzündliche Prozesse können ebenso wie durch venöse Insuffizienz bedingte Zustände den Schrittmacher der orthostatischen Purpura bilden.

Die *Hämosiderinspeicherung*, die das Aussehen der auf die Haut beschränkten Blutungskrankheiten so sehr beeinflußt, stellt ein interessantes Problem dar. Für eine Eisenspeicherung ist die Aktivierung des betreffenden Gewebes eine Voraussetzung. Bei experimenteller Eisenzufuhr wird Eisen nach den Untersuchungen von Heilmeyer u. Mitarb. im Entzündungsgebiet, und zwar in Form des Hämosiderins oder des Ferritins, also in organischer Struktur in Histiocyten, gespeichert. Hämosiderin und Ferritin sind Verbindungen von Eisen mit Eiweiß, wobei Hämosiderin einen höheren Eisenanteil als Ferritin besitzt. Während Hämosiderin histochemisch nachweisbar ist, entzieht sich Ferritin einem solchen Nachweis. Nach Heilmeyer und Weissbecker fällt das Depoteisen dann als Hämosiderin an, wenn nicht genügend Apoferritin zur Verfügung steht. Das kann der Fall sein bei einer Aufbaustörung des Apoferritins oder bei übermäßiger Anflutung von Eisen. Das Verhältnis in den Depotorganen verschiebt sich im höheren Alter zu Gunsten des Hämosiderins. Die Frage, welche Faktoren für die so ausgesprochene Hämosiderose bei den vorgenannten Blutungskrankheiten verantwortlich sind, ist bisher nicht zu beantworten. Das sich kontinuierlich über lange Zeit erstreckende Erythrocytenangebot dürfte u. a. eine Rolle spielen. Es ist naheliegend, in dem Vorhandensein aktivierter Histiocyten einen wesentlichen Faktor zu sehen. Ist aber das lymphohistiocytäre Infiltrat eine Folge der Krankheitsursache und damit den Erythrocytenaustritten koordiniert oder erst eine Folge der Erythrocytenaustritte? Da derartige Infiltrate bei anderen Formen von Erythrocytenaustritten nicht auftreten, müßten es schon Besonderheiten gerade dieser Erythrocytenaustritte sein, die die Entwicklung des lymphohistiocytären Infiltrates bedingen. Außerdem könnte es sich auch noch um ein biochemisches Problem handeln. So hat Stühmer in dem Sauerstoffmangel der befallenen Gebiete eine Ursache für die besondere Art der Pigmentierungen gesehen.

Am Anfang der *Behandlung* von Blutungskrankheiten muß der Versuch stehen, die Ursache zu ermitteln. Für die anaphylaktoide Purpura dürften sensibilisierende bakterielle oder chemische Reize die häufigste Ursache darstellen. Deshalb ist nach bakterienstreuenden Herden (Anti-streptolysin-Titer) und nach Arzneimittelallergien zu fahnden. Es ist weniger bekannt, daß auch die Purpura progressiva pigmentosa eine solche Ursache haben kann, obwohl gerade exanthematische Formen dieser Krankheit einen solchen Verdacht nahe legen. Wir haben Ausheilungen sowohl bei Patienten mit anaphylaktoider Purpura als auch mit Purpura pigmentosa progressiva nach Tonsillektomien, nach Weglassen ursächlich in Frage kommender Arzneimittel und nach Beseitigung von Kiefergranulomen beobachtet.

Die Erscheinungen bei der anaphylaktoiden Purpura sowie die Blutungen bei der Purpura pigmentosa progressiva können durch Corticosteroidgaben unterdrückt werden. Es genügen hierzu in der Regel relativ niedrige Dosen von etwa 10 mg Prednison oder auch von 0,5—1 mg Dexamethason täglich. Bei der anaphylaktoiden Purpura können zusätzlich Antibiotica indiziert sein. Der Wert von Vitamin C und von Vitamin K ist bei diesen Blutungskrankheiten zweifelhaft. Ein Versuch ist aber in Ermangelung einer besseren Behandlung angezeigt.

---

Aus dem New York University Medical Center, Department of Dermatologie

# Die Dermatologie im Wandel der Zeiten

## (Der letzten 30 Jahre)

### Von

### Marion B. Sulzberger, New York*

Ich will damit beginnen, meine Gedanken über dreißig Jahre in die Vergangenheit zurückgehen zu lassen, bis zu der Zeit, als ich im Jahre 1929 in New York City mit Dr. Fred Wise zu arbeiten begann.

Fred Wise war ein bedeutender Kliniker und hatte viele Hautkrankheiten genau beschrieben und klassifiziert. Überdies war er ein vornehmer, ehrbarer und außerordentlich gütiger Mann. Gleich zu Beginn sagte er zu mir: „Sulzberger, Sie vertreten den neuen Typ der Dermatologie. Was ich tat, war vielleicht richtig für den alten Typ, jedoch nicht für heutzutage und für die Zukunft.“

*Was er damit sagen wollte war, daß die Analysen und Eingliederungen der Lichen und Atrophien, die Diskussionen und Argumentationen bezüglich der histologischen Varianten, die bis in die kleinsten Einzelheiten gehenden Klassifizierungen der Erythrodermien und Keratodermien, der Anwendung von Hauttesten, der Immunologie und Allergie, wie sie beim Menschen und*

---

* Für die Unterstützung bei der Abfassung des Manuskriptes bin ich Herrn Privatdozent Dr. Dr. Siegfried Borelli zu verbindlichem Dank verpflichtet.

*seinen Krankheiten angewendet werden, gewichen sind. Überdies wurde die Mikrobiologie der Hautkrankheiten erweitert, wenn nicht sogar ersetzt durch das Studium der hormonalen, metabolischen und genetischen Faktoren.*

Heute, nach dreißig Jahren, kann ich Wises Ausspruch mir gegenüber fast jedem neuen Doktor X, der einen akademischen Rang in der Dermatologie einnimmt, wiederholen und sagen: „Doktor X, Sie vertreten die neue Dermatologie. Was wir älteren Leute in der praktischen Immunologie und Allergie und Hauttestung und in der Entwicklung von empirischen therapeutischen Maßnahmen und im direkten Studium der Biologie der menschlichen Hautoberfläche unternahmen, war vielleicht richtig in der Vergangenheit, ist aber nicht mehr der Weg der Zukunft. Das ist das neue dermatologische Arbeitsfeld von Euch, in der Anwendung des elektronischen Mikroskops, der Isotopen, der genetischen und biochemischen Immunochemie, Histochemie und Steroidchemie, Rechenschieber, I.B.M.-Karten und Kalkulationsmaschinen."

Was diese Umstellung und alle anderen Faktoren, die heute im Spiel sind, für unser Fach bedeuten und voraussagen, darüber möchte ich heute mit Ihnen diskutieren. Bei diesen Betrachtungen werde ich natürlich von meinen eigenen Beobachtungen und Erfahrungen beeinflußt sein, und ein großer Teil von dem, was ich sagen werde, wird sich auf die Vereinigten Staaten von Amerika beziehen oder sogar nur auf die Stadt New York und ist nicht ohne weiteres auf München, Deutschland oder andere Städte und Länder anwendbar.

### Veränderungen in den medizinischen Universitätsschulen

Die Einführung von neuen Apparaten und wissenschaftlichen Methoden hat es wünschenswert, wenn nicht sogar wesentlich gemacht, die neuen Forschungsarbeiten in — oder in enger Verbindung mit — großen, reich ausgestatteten Laboratorien durchzuführen. Dies bedeutete die Entwicklung von reichlich finanzierten Forschungsabteilungen, um ein Budget zur Verfügung zu haben, das gestattet, vollbeschäftigten Sachverständigen und Technikern höhere Gehälter zu zahlen, anstatt viel billigere Halbzeitkliniker anzustellen, und vollbeschäftigte Professoren zu haben, die imstande sind, Laboratoriumsarbeiten und deren Resultate anzuregen, zu leiten, zu korrigieren und zu veröffentlichen. Es wird heute nicht mehr als genügend angesehen, mit natürlichem Material und nur einigen wenigen Extrakten für Hautproben, einem Biopsieskalpel, Bohrer und ein paar Färbemitteln, einem Mikroskop und einigen Ideen ausgestattet zu sein. Man benötigt heute Phasen- und Elektronenmikroskope, Papier, Röhren, Gasstrom und andere Arten von Chromatographen, alle Arten von Spektographen, elektrische Zähler, biochemische Ausstattung aller Arten, mikroanalytische Apparate und Kalkulationsmaschinen für Biostatistiker.

Diese Wertumstellung bezüglich der Mannigfaltigkeit technischer Fachkunst und die Notwendigkeit, teuere und raumfordernde Laboratoriumsausstattungen zu haben, hat verschiedene andere Neuerungen mit sich gebracht. Wie ich schon gesagt habe, war es nötig, vollbeschäftigtes Personal zu haben, um viele dieser Maschinen zu betreiben (to keep the

flow chromatographs flowing and the scintillatior chambers scintillating).
Es erschien also als die beste Lösung, zuständige Chefs zur Verfügung zu
haben, die dem auf diesen neuen Methoden beruhenden Universitätsunter-
richt ihre volle Zeit widmen. Keiner — vielleicht nicht einmal ein Univer-
salgenie wie LEONARDO DA VINCI — dessen Privatpatienten und klinische
Verpflichtungen einen großen Teil seiner Zeit, seines Denkens und seiner
Energie in Anspruch nehmen, könnte genügend vertraut sein *mit* und
genügend kritisch *gegenüber* den neuen Methoden, Apparaten und deren
Resultaten. Infolgedessen haben die veränderten Methoden auch Veränderungen in vielen akademischen Abteilungen, deren Organisation,
Personal und Finanzierung mit sich gebracht.

### Veränderungen in der Praxis

So einschneidend auch diese Veränderungen im akademischen For-
schungs- und Unterrichtsbereich gewesen sein mögen, erscheint es mir
doch, daß die Veränderungen in der dermatologischen Praxis zumindest
von gleichem Umfange gewesen sind. Und als Praktiker müssen wir uns
alle für die Veränderungen in der Praxis unseres Faches interessieren.

Wieder muß ich betonen, daß das, was ich sage, voll anwendbar ist für
die Stadt New York und in vieler Hinsicht für eine Praxis irgendwo anders
nicht anwendbar sein mag. Aber ich kann nur von dem sprechen, was ich
kenne, und ich muß Sie bitten, mir meine Insularität zu verzeihen, da der
größte Teil meiner praktischen Erfahrungen auf die Insel Manhattan
beschränkt war.

### Veränderungen im klinischen Material

Viele Krankheiten, die vor 25 und 30 Jahren zur alltäglichen Praxis
der Dermatologen gehörten, sind in der dermatologischen Praxis von New
York heute überhaupt nicht mehr oder nur sehr selten vorhanden: z. B.
Syphilis in all ihren Stadien; Scabies; Impetigo; Pediculosis; Hauttuber-
kulose; Säuglingsekzem; Prurigo mitis; akuter Lupus erythematodes;
Sklerodermie und Dermatomyositis; Erysipel; Rotlauf. Manche von
diesen sieht man nicht, weil ihr augenblickliches Auftreten viel geringer
ist; andere werden nicht mehr beobachtet, weil unsere Kollegen anderer
Fächer sie besser erkennen und mehr Erfahrungen auf dem Gebiete ihrer
Diagnose und Behandlung gesammelt haben.

Überdies bin ich sicher, daß es jetzt einen größeren Prozentsatz von
Fällen infektiöser Dermatitis, atopischer Dermatitis, Ekzem-, Arzneimittelausschläge (BAER) Urticaria und sogar Pemphigus gibt, die nicht
mehr zum Dermatologen kommen, weil die Fähigkeit, sie zu erkennen,
verbreiteter ist und auch die Behandlungsmethoden einfacher geworden
sind und im Bereich von vielen unserer Kollegen, die nicht Dermatologen
sind, liegen.

Wenn diese letzte Behauptung richtig ist, dann ist es offensichtlich,
daß nicht nur die Zusammensetzung unseres klinischen Materials, sondern
auch die unseres diagnostischen und therapeutischen Arsenals gewaltige
Veränderungen erlitten hat. Über diese Änderungen möchte ich jetzt in
Einzelheiten sprechen.

### Veränderungen in der diagnostischen Technik

Vor dreißig Jahren war die Diagnostik in der Praxis der Dermatologie hauptsächlich auf folgenden Faktoren aufgebaut: klinische Anamnese und Verlauf, klinische und mikroskopische Morphologie, epicutan, intracutan und andere Hautproben, Pilzuntersuchungen und serologische Analysen bei Syphilis sowie auch Reaktionen auf therapeutische Versuche. Bei näherer Betrachtung dieser Liste geht daraus klar hervor, daß alle diese Schritte allerdings höchst nützlich gewesen sind, aber nur, wenn sie von einem Haut- und Syphilisspezialisten ausgeführt wurden, der der einzige war, der mit ihnen durch die laufende Praxis in ihrer täglichen Anwendung gänzlich vertraut war.

Heute sind alle diese Maßnahmen noch immer nützlich, doch sind viele ebenso nützliche hinzugekommen, von denen einige sogar die älteren Maßnahmen entwerten oder sogar verdrängen.

So ist die Diagnose des akuten Erythematodes und der Dermatomyositis mehr eine allgemein medizinische, zu der die elektrophoretische Probe und die Resultate der L.E.-Zellenteste hinzukommen. Die genaue Diagnose der serologischen Veränderungen bei Syphilis erfordert spezifischere serologische Teste mit Pallida oder Reiter-Antigene; die Diagnose der Dyslipidosis erfordert Fett- und Lipiduntersuchungen des Serums, Röntgenographie des kardiovasculären Systems und so weiter.

*Zusammenfassend* kann gesagt werden, daß die Klassifizierung und Diagnose einer auftretenden Hautveränderung heute viele Prozeduren erfordert, die in der allgemeinen Medizin angewendet werden; daher gibt es verhältnismäßig weniger Maßnahmen, die ausschließlich dem Fach der Dermatologie angehören.

### Veränderungen in dermatologischer Therapie

Dieser Wechsel ist sogar noch ausgesprochener, was die heutigen dermatologisch-therapeutischen Maßnahmen im Vergleich zu den vor 30 Jahren angewendeten betrifft.

Vor 30 oder sogar noch vor 25 Jahren oder noch weniger war die äußerliche örtliche Therapie bei Hautkrankheiten die Hauptstütze ihrer ganzen Behandlung.

Antipruritische Schüttelmixturen mit Menthol und Phenol, Quecksilber, Salicylsäure, Resorcin, Schwefel, Farbstoffen und Quinolin für pyodermische oder Pilzinfektionen; die richtigen Teerarten (vegetabilischer oder Kohlenteer, saurer oder alkalischer Teer) für ekzematöse Ausschläge; eine Anzahl feuchter Umschläge, heiß oder kalt, für akute Entzündungen und lokalisierte Infektionen — alle in der genau richtigen Konzentration, in genau ausgewählten, passenden Auflösemitteln, Vehikeln und Salbengrundlagen, alle mit peinlichster Sorgfalt angewendet, eingerieben, verbunden und entfernt — dies waren die Waffen des Dermatologen. Nur er allein beherrschte die Kunst ihrer Rezepte und ihres Gebrauchs.

Heute ist ein Großteil dieser örtlichen Kunstfertigkeit nur mehr von geringem Interesse, außer vom akademischen und historischen Gesichtspunkt aus. Denn die örtlich anwendbaren Steroide, allein und in Verbindungen, haben den Platz der meisten anderen lokalen Mittel gegen Ekzem, Entzündung und Pruritus eingenommen. Unerhört wirksam und eminent sicher und leicht anwendbar rufen Steroide weder Stechen, üblen Geruch noch Flecken[1] oder Überempfindlichkeit hervor, sie sind nicht toxisch und bedürfen daher keiner besonderen Kenntnis oder Geschicklichkeit für gefahrlose Anwendung. Sie sind somit eine allgemeine Waffe geworden, die vom Nichtdermatologen unbekümmert, ja sogar als Selbstbehandlung vom Patienten angewendet werden kann.

Oberflächliche Infektionen werden meist durch lokale Anwendung von Bacitracin, Neomycin und Polymycinen, nicht mit Quecksilber, Farben und Phenolsubstanzen behandelt, und diese Antibiotica liegen alle auch im vollen Bereich des Nichtdermatologen. So ist die externe Therapie so einfach geworden, daß vor allem das mit ihr verbundene Risiko und die zu ihrer Anwendung erforderliche Kenntnis und Genauigkeit tatsächlich verringert worden sind. Ein Großteil der modernen externen Lokaltherapie ist auch für den Nichtdermatologen sicher — ich hätte fast gesagt, sie ist Narren-sicher geworden! Überdies ist ihr Wirkungsfeld zu einem winzigen Teil ihres früheren großen Umfangs zusammengeschrumpft. Denn die Anzahl der wirksamen, allgemeinen internen Medikamente, die in der Behandlung von Dermatosen angewendet werden können, müssen tatsächlich angewendet werden, ist über die kühnsten Hoffnungen und Vorstellungen von vor 25 Jahren hinausgewachsen.

Vor einem Vierteljahrhundert mußte sogar primäre Syphilis durch eine zwei Jahre anhaltende, langweilige, oft schwierige und manchmal gefährliche Injektionskur mit Arsen und Wismut behandelt werden. Heute, wenn der seltene[2], primäre infektiöse Fall auftritt, kann er mit intramuskulärer Penicillininjektion oder mit Einnahme von Antibiotica während einiger Tage behandelt werden.

Vor einem Vierteljahrhundert besaßen wir nur eine Handvoll von spezifischen Medikamenten, viele von zweifelhafter Wirksamkeit und manche verhältnismäßig gefährlich, mit sehr geringem therapeutischen Index. Man hatte Gold für Erythematodes und einige Beruhigungs- und Schlafmittel gegen unerträgliches Jucken, die zusammen mit Arsen-Calciumsalzen so ziemlich die armselige Apotheke für die innerliche Behandlung einer Hautkrankheit ausmachten.

Heute haben wir eine lange Liste von wahrhaft wirksamen Spezialmitteln, Sulfonamide gegen Hautinfektionen und gegen Dermatitis herpetiformis Duhring: Antimalariamittel gegen Erythematodes chron. discoides; Antihistamine und anticholinergische Präparate gegen Jucken; Sulfone gegen Lepra und Duhringsche Erkrankung; antituberkulöse Mittel gegen Hauttuberkulosen; zahlreiche ältere Antibiotica gegen Pyodermien; neuere gegen oberflächliche Pilzinfektionen der Haut, Haare und Nägel; vor allem haben wir das System ACTH und Cortico-Steroide gegen Erythrodermien, Jucken, Entzündung, ekzematische oder oberflächliche Dermatitis, Pemphigus und eine Anzahl anderer Hautkrankheiten.

---

[1] "Neither sting, stink, nor stain."
[2] Selten in der Privatpraxis in New York City.

Diese absichtlich gekürzte Liste wird genügen, um zu zeigen, daß die starken spezifischen Drogen, die der Dermatovenerologe heute alltäglich anwendet, keineswegs ausschließlich in seinem eigenen Gebiet liegen (so wie Goldsalze und Arsenpräparate usw. allen praktischen Zwecken dienten), sondern gemeinsames Gut sind und seit ihrer ersten Verwendung bis heutzutage vom Internisten und allen anderen Nichtdermatologen so freizügig und häufig und ganz allgemein in der Behandlung von Krankheiten gebraucht werden wie vom Spezialisten. Als Folge hiervon sind die unerwünschten Wirkungen dieser allgemein angewandten Drogen (inklusive Arzneimittelausschläge) natürlich dem Nichtdermatologen ebenso bekannt wie dem Dermatologen.

*Was ist die weitere Notwendigkeit der Dermatologie als Spezialfach ?*

Ich habe früher schon erwähnt, daß in den akademischen Sphären, die Bedeutung von der klinischen Analyse und den einfachen und mikroskopischen direkten Methoden zur Untersuchung der Hautveränderungen selbst — Methoden, die dem Spezialfach der Dermatologie ganz eigen sind — übergegangen ist auf die wissenschaftlichen Methoden, an denen alle anderen Fächer der Medizin teilnehmen; — denn die Elektromiskroskopie und die Chronomatographie und die anderen fundamentalen wissenschaftlichen Techniken zum Studium von Hautveränderungen und Hautfunktionen sind im wesentlichen dieselben wie jene, die zum Studium der Gewebe und den Funktionen der Leber, Lungen, Milz oder Nieren oder irgendwelchen anderen Geweben oder Organen dienen. Und ich habe eben darauf hingewiesen, daß einige Methoden und Techniken zur Diagnose, und besonders die Pharmazie und Pharmakologie zur Behandlung von Hautkrankheiten zum großen Teil nicht mehr ausschließlich dermatologische sind, sondern von allen praktischen Ärzten, ob sie nun Spezialisten sind oder nicht, allgemein angewendet werden.

Und so mag es scheinen, als ob die Notwendigkeit für spezialisierten dermatologischen klinischen Scharfblick, dermatologisch klinische Differenzierung, ausschließlich dermatologische und klinische therapeutische Geschicklichkeit auf gewissen Gebieten rasch verschwinden werden oder auf einigen Gebieten bereits verschwunden sind. Und da kein Spezialfach existieren könnte oder sollte, wenn seine Fachleute nicht mehr über ihr eigenes Fach wüßten und in ihrem eigenen Fach besseres leisten würden, als irgendwelche andere, könnten wir uns wohl fragen, was die Zukunft der Dermatologie ist. Auf welche Weise wird es den Dermatologen der Zukunft gelingen, Besseres zu leisten als irgendein anderer Arzt oder Nichtdermatologe ? In der mir noch zur Verfügung stehenden Zeit will ich versuchen, einige Antworten auf diese besonders wichtigen Fragen zu geben.

*Wir müssen bessere Kliniker sein*

Meine erste Antwort ist die einleuchtendste. Wir, die Spezialisten der Dermatologie, müssen mehr über die Haut wissen und fähiger sein, als unsere Kollegen, in all den einzelnen klinischen Aspekten unseres Fachs.

Vor kurzem sah ich einen Patienten, der eine Todesangst hatte, weil sein Keratoakanthom als Stachelzellencarcinom diagnostiziert worden

war; eine junge Frau, die fast bis zum Selbstmord getrieben wurde, weil
man ihr gesagt hatte, daß ihr kleiner Fleck von Erythematodes chron.
discoides sich bestimmt zu einer unvermeidlich tödlichen Krankheit entwickeln werde; und einen Mann, mit einer ausgebreiteten Trichophyton
purpureum-Infektion, der mit Steroiden behandelt wurde, bis er geistes-
krank wurde und ein schweres Cushing-Syndrom hatte. Herr Kollege
JORDAN hat eben berichtet über das chirurgische Herausschneiden von
einem Kopfmykosen-Herd; und von einem Fall der langen lokalen, nicht
von Dermatologen behandelten syphilitischen Alopecie. Wir alle haben
schon solche Fehler immer wieder gesehen und wir alle wissen, daß solche
Fehler von keinem wohl vorgebildeten Dermatologen begangen werden
würden. Wir als Dermatologen, müssen weiterhin imstande sein, bessere
dermatologische Anamnesen aufzunehmen, mehr zu wissen über dermatologische Epidemiologie, über dermatologische Erblichkeit und Erblehre
und über dermatologische klinische und mikroskopische Morphologie, vor
allem über den natürlichen Verlauf von Hautkrankheiten und über jede
Einzelheit ihrer Prognose und Behandlung, als irgendwelche unserer nicht-
dermatologischen Kollegen, damit wir weiterhin den Kranken und Leiden-
den dort helfen können, wo alle Nichtdermatologen außerstande waren,
dies zu tun.

*Wir müssen mehr über die Literatur wissen und über die Auswahl und
Verwendung der älteren Kenntnisse, wenn es angezeigt ist*

Zweitens dürfen wir der menschlichen Neigung nicht nachgeben, zu
sagen, daß alles Alte mißachtet werden muß und angesichts der vielfachen und erstaunlichen Neuerungen nutzlos geworden ist. Auf diese
Weise können wir häufig diagnostische Ziele erreichen, durch unsere
Kenntnis altbestätigter klinischer Erfahrung, gepaart mit unserer persönlichen Erfahrung und unserem Flair, wenn sämtliche Laboratoriums-
maßnahmen fehlschlugen; und manchmal können wir therapeutische
Resultate mit älteren Mitteln erzielen, mit Mitteln, die dem Nichtdermatologen unbekannt sind, falls die neueren, allgemeinen Maßnahmen
erfolglos blieben.

Vielleicht noch wichtiger ist, daß wir durch eine gründliche Kenntnis
der Literatur und Geschichte unseres Fachs die jüngeren Ärzte und nicht-
dermatologischen Forscher davor bewahren können, ihre Zeit damit zu
vergeuden, etwas altbekanntes zu erforschen und vielleicht sogar etwas
als ein neues Resultat zu berichten, was schon zweifellos bewiesen oder
widerlegt wurde. Sie haben gerade von Herrn KALKOFF gehört, daß man
neulich von amerikanischer Seite die Capillarangiome irrtümlicherweise
als neue Entdeckung beschrieben hat. Solche Fehler werden nicht *nur*
von Amerikanern begangen. Wir von der Schule von New York University und Skin and Cancer haben immer versucht solche, auf dermatologischer Unkenntnis beruhende Fehler zu vermeiden und zu bekämpfen.
Bei meinem letzten dermatologischen Kongreß hörte ich einen jungen
Mann Beschreibungen der Prinzipien der Herstellung von Pilzextrakten
geben und sie als neu verkünden, obwohl sie schon vor mindestens
50 Jahren bestanden.

Kurz, als Dermatologen dürfen wir nicht nur die neuesten Einstellungen kennen und lehren, sondern müssen es auch verstehen, all das auszuwählen, zu bewahren und gegebenenfalls zu lehren und anzuwenden, was in der reichen Vorratskammer unserer angesammelten Kenntnisse und vergangener Erfahrungen wirklichen Wert besitzt. Wir dürfen das nicht nur aus Pietät und Respekt tun, nicht bloß aus Sentimentalität oder Stolz auf die Vergangenheit, sondern weil allein die gründliche Vertrautheit mit dem, was schon bekannt ist, zu einer genauen Erkenntnis der Grenzen des Unbekannten führen kann und zum Bestreben, das zu entdecken, was noch unbekannt ist; und nur der Spezialist, der in seinem Arsenal die erprobten und besten alten und auch neuen Methoden besitzt, wird die besondere Fähigkeit haben, für den höchsten Prozentsatz diagnostischer und therapeutischer Erfolge in seinem Gebiet.

*Wir müssen es verstehen, die menschliche Haut als Brücke zu gebrauchen von Laboratoriumsentdeckungen bis zu ihrem endgültigen Ziel, der Nützlichkeit am Menschen*

Die wichtigste der Antworten auf die Frage der Existenzberechtigung für weitere große Nützlichkeit und das notwendige Fortbestehen der Dermatologie habe ich für den Schluß aufbewahrt.

Unsere Geschichte zeigt sehr klar, daß die auf dem Studium der menschlichen Haut aufgebauten Entdeckungen durch alle Zeiten hindurch den Weg zu jener grundlegenden Kenntnis gewiesen haben, die als dauernde Grundlage für das Verständnis menschlicher Krankheiten dient, ja sogar für die gesamte medizinische Wissenschaft.

So war der erste lebende Organismus, der als Ursache einer menschlichen Krankheit erkannt wurde, die Scabiesmilbe [von Bonomo und Cesti (1681) und endgültig von Renucci 1834]. Ebenso war der erste, als Ursache menschlicher Krankheit erwiesene *Mikro*organismus der Favus-Erreger, das Schoenleinsche Achorion; und der zuerst entdeckte pathogene Bacillus war der von Hansen als Ursache der Lepra.

In der Immunologie lagen die epochemachenden Erfindungen im Bereich der Hautmedizin: die von Jenner bei Pocken, die von Koch mit Tuberkulin, die von Schick mit Diphtherietoxin und Antitoxin und die von Prausnitz und Kuestner mit passiven Übertragungsantikörpern bei Urticaria und Heuschnupfen. Ebenso beruhten die Phänomene des Ausstoßens homologer Transplantationen, die zum Nobelpreis führten — die preisgekrönten Werke von Medawar und Burnet über die Erkenntnis der „selbst und nicht-selbst"-Stoffe und über die Manifestationen immunologischer Toleranz hauptsächlich auf den Studien der Haut, kenntlich durch Haarfarbe und der Farbe von Federn.

Die erste Histochemie von Unna, die erste Histoenzymologie von Br. Bloch, die erste Beweise der Lichtschutz-Rolle der Hornschicht von Guido Miescher und später Szakall, die erste immunologische Auslegung der tuberkuloiden und sarkoiden Strukturen von J. Jadassohn und seinen Mitarbeitern — und die Antigen-Analysen der Pilze von Werner Jadassohn sind weitere Beispiele für die Verwendung der Haut als Wegweiser zur grundlegenden, wissenschaftlichen Kenntnis. Ich

könnte noch fortfahren und diese Liste fast ins unendliche verlängern und
Beispiele anführen aus dem Gebiet der chemischen Carcinogenese (beginnend mit POTT Schornsteinfeger Scrotumkrebs und HUTSCHINSONs
Arsenikhautkrebs) und aus dem Gebiet der Bestrahlung (mit BECQUERELs
Radiumverbrennung und JESSNERs und NAEGELIs Verwendung des
Thorium X, welches, glaube ich, die erste Anwendung eines radioaktiven
Isotops in der Medizin gewesen sein mag.) Ich will jedoch nicht weiter die
großen Entdeckungen und Entdecker der Dermatologie aufzählen, denn
ich möchte mit einigen Anregungen schließen, auf welche Weise Dermatologie und Dermatologen die große Führertradition in der wissenschaftlichen medizinischen Forschung fortsetzen können.

Vor allem möchte ich hervorheben, daß alle Erfahrung bis zum
heutigen Tage dazu diente, unsere Kenntnis davon zu untermauern und
zu stärken, daß die Resultate im Reagenzglas, in Meerschweinchen und
Hund, in Ratte, Hamster und Maus nicht stets auf den Menschen anwendbar sind. Diese Resultate können in der Tat völlig irreführend sein und
manchmal sogar diametral entgegengesetzt zu dem, was im Menschen vorgeht. Haut und Hautarzt können gerade dadurch eine immer nützlicher
werdende Rolle spielen, daß sie imstande sind, eine breite, sichere Brücke
zu schlagen vom Laboratorium zum entscheidenden Experiment., d h.
zum endgültigen Versuch und zur Anwendung am Menschen selbst. Das
Erproben therapeutischer Maßnahmen auf menschlichen Geweben und
auf die Reaktion von objektiv wahrnehmbaren, sichtbaren und fühlbaren
Läsionen bei menschlicher Hautkrankheit ist bloß eine Phase dieser Verwendung der Haut, um zu einer sicheren und fundamental nützlichen
Kenntnis zu gelangen. Wir müssen auch die vielfachen Experimente
erwähnen, wobei die menschliche Haut und deren spontane, provozierte
oder inokulierte Tumoren verwendet werden können, um die Pathogenese
und Immunologie des menschlichen Krebses zu studieren; ferner die
Verwendung der menschlichen Haut zum Studium der Entstehungsgeschichte genetischer Defekte, der Funktionen der menschlichen Eingeweide (wie z. B. bei Cystenfibrosis oder bei allgemeinen Gefäßreaktionen — so wie die von Sir HENRY LEWIS — oder bei Erkrankung der
Hypophyse, der Nebennieren oder der Niere, oder in Dyslipidosen oder in
den sog. „auto-immunen"[1] Erkrankungen, oder im Mechanismus von
Hitze- und Kälteanpassung usw.)

Zusätzlich zu diesen und noch vielen anderen Wegen, auf denen die
zukünftigen dermatologischen Studien fortfahren werden, die grundlegenden Phänomene zu erklären und Gesetze allgemeinen medizinischen
und wissenschaftlichen Wertes zu entdecken, gibt es noch große Gruppen
von metabolischen, neurologischen, endokrinologischen und sogar von
infektiösen Krankheiten, deren Studium durch die Forschungen in Hautveränderungen gefördert werden kann. Unter den ersteren sind Pigmentstörungen und jene der Haare und Nägel sowie die Amyloidosen, Mucinosen und Lipidosen — die Ernährungsstörungen, wie z. B. Kwashiorkor.
Unter den Infektionskrankheiten gibt es noch viele verwirrende (wie

---

[1] M. E. ein schlechter Ausdruck, sie sollten eher „Auto-Sensibilisierungs-Krankheiten" genannt sein.

Herr Marchionini soeben betonte) tropische und andere Infektionen und
ihre etwaigen Überträger und die Mittel die Träger und Insekten zu zer-
stören oder die menschliche Haut widerstandsfähig zu machen gegen ihre
Angriffe; und noch dazu auch die bedeutungsvollen rassischen oder genetischen, dietätischen, klimatischen und anderen ortsmäßigen Faktoren,
die den Widerstand oder die Empfindlichkeit gegenüber Krankheiten
beeinflussen können (bei Lepra oder bei Leishmaniasis verschiedener Ab-
arten, Rhinosclerom, bei Onchocercosis, bei Trypanosomiasis und bei den
tiefen Pilzinfektionen, um nur einige Beispiele zu nennen). Hier ist der
dermatologische Forscher noch in der Lage, ein reiches Arbeitsfeld zu
finden und unter den günstigsten Bedingungen Leitwege zu verfolgen, die
die menschliche Haut und deren Veränderungen bieten mögen und so
einen großen Beitrag zu leisten zum grundlegenden Verständnis der
menschlichen Pathologie und Physiologie, und prophylaktische und therapeutische Neuerungen allgemeinen Wertes zu entdecken.

Aus der Dermatologischen Universitätsklinik Zürich
(Direktor: Prof. Dr. H. Storck)

# Neue Aspekte erblicher Hautkrankheiten

Von

Urs Walter Schnyder

Kurz sollen vorerst die wesentlichen Etappen der experimentellen
Genetik in Erinnerung gerufen werden, die den Ärzten, welche an Erb-
lichkeitsfragen interessiert sind, als Wegweiser dienten. Im Jahre 1900
wurden die Mendelschen Gesetze von Carl Erich Correns, Hugo de
Vries und Erich von Tschermak wieder entdeckt. Morgan u. Mitarb.
gelang es 1912, an der Taufliege Drosophila melanogaster unter sinnvoller
Verwendung von Koppelung und Faktorenaustausch die Reihenfolge und
Entfernung der einzelnen Erbanlagen in den Chromosomen zu bestimmen und so Genkarten der Chromosomen aufzustellen. Etwa seit 1930
befaßte man sich zudem mit der Auslösung und Erforschung von Mutationen. 10 Jahre später studierten die experimentellen Genetiker bereits
die Natur der Gene, und bald darauf analysierte man auch die Wirkungsweise der Erbfaktoren, einer Arbeitsrichtung, die besonders von Hadorn
und seinen Schülern in Zürich zielbewußt verfolgt wird.

Naturgemäß konnte die Humangenetik zum mindesten in den ersten
50 Jahren mit der experimentellen Genetik nicht Schritt halten, unterscheidet sie sich doch nach Siemens von der experimentellen Erbfor-
schung dadurch, daß sie das Material nicht künstlich herstellen kann,
sondern darauf angewiesen ist, die Experimente nachträglich aufzu-
suchen und zu analysieren, welche die Natur und die Launen der Menschen gemacht haben!

Systematische Studien über die Erblichkeit und den Erbgang von Hautkrankheiten setzten nach dem 1. Weltkrieg ein und sind eng mit dem Namen von HERMANN SIEMENS verbunden. Wir verdanken ihm exakte familienpathologische Analysen über die Epidermolysis bullosa, ferner der Ichthyosis vulgaris, der Erythrodermie ichthyosiforme congénitale, der Folliculitis spinulosa decalvans, der Dyskeratosis Darier, dann aber auch der Monilethrix und der Xanthomatosis generalisata. Diese Arbeitsrichtung wurde in den letzten 20 Jahren vor allem von ALBERT TOURAINE weitergeführt. In jüngster Zeit wurde gezeigt, daß erbliche Faktoren offenbar auch beim Morbus Fox Fordyce, beim Lupus erythematodes, aber auch bei den multiplen Leiomyomen und der Vitiligo eine Rolle spielen.

Anfänglich ging es darum, für gewisse Krankheiten die Erblichkeit und den Erbgang zu bestimmen. Heute überarbeitet man vom Erbgang her wieder gewisse Krankheitsgruppen. So deutete man z. B. bei der Epidermolysis bullosa früher Unterschiede des klinischen Bildes und Verschiedenheiten der Schwere als Varianten ein und desselben Grundgeschehens, da dem Leitsymptom der Blasenbildung das Primat eingeräumt wurde. Unter Berücksichtigung der genetischen Verhältnisse müssen heute nach TOURAINE mindestens drei verschiedene Epidermolysiskrankheiten unterschieden werden, die unabhängig voneinander vererbt werden. Die Epidermolysis bullosa simplex Koebner und die Epidermolysis bullosa hyperplastica, zu welcher TOURAINE auch die albopapuloide Form von PASINI zählt, werden regelmäßig dominant vererbt. Da in allen bisher beobachteten Familien immer die gleiche klinische Form in Erscheinung tritt, muß es sich um zwei verschiedene autosomaldominante Krankheiten handeln. Die beiden dominanten Typen unterscheiden sich auch prognostisch und feingeweblich. Die recessiv vererbte Epidermolysis bullosa polydysplastica geht hingegen mit krankhaften Veränderungen an den inneren Organen einher. Allerdings stehen auch bei ihr die Hautsymptome im Vordergrund, doch geht sie nicht allzu selten mit Blasen an den Schleimhäuten der inneren Organe, Zahndefekten, Minderwuchs und Intelligenzdefekt einher. Da auch die Blasen der Schleimhäute unter Hinterlassung von Narben abheilen, kann es z. B. zur Stenose der Speiseröhre kommen, einer lebensbedrohlichen Komplikation, welche die Beiziehung von anderen Fachärzten erfordert. Der recessive Typ hat eine deutlich herabgesetzte Lebenserwartung, erreichen doch solche Kranke durchschnittlich nur ein Alter von 28 Jahren. Im homozygoten Zustand wirkt sich somit das recessive Epidermolysisgen wie ein Semiletalfaktor aus. Überlebende sind nach HADORN als „Durchbrenner" zu bezeichnen. In der Tat gibt es eine Reihe von Fällen, die bereits wenige Wochen bis Monate nach der Geburt sterben. Die Herausstellung der Epidermolysis bullosa letalis als weiteres selbständiges Krankheitsbild (sog. Herlitzsche Krankheit) bleibt deshalb so lange problematisch, als einzig die Letalität als Kriterium für die nosologische Selbständigkeit dieser Fälle geltend gemacht werden kann.

Komplizierter liegen die Verhältnisse bei den hereditären Palmo-Plantarkeratosen, die früher ebenfalls als eine einheitliche Krankheitsgruppe aufgefaßt wurden. Auf Grund klinisch-genetischer Untersuchungen von FRANCESCHETTI und SCHNYDER zerfällt diese Gruppe in mindestens 5 voneinander unabhängig vererbte autosomal-dominante Krankheitsbilder (1. Keratosis diffusa circumscripta Thost-Unna, 2. Keratosis palmo-plantaris striata linearis, 3. Keratosis palmoplantaris papulosa s. maculosa, 4. Keratosis extremitatum progrediens Greither, 5. Keratosis palmo-plantaris mutilans) und mindestens drei verschiedene autosomal-recessive Typen (1. Keratosis palmo-plantaris transgrediens „Meleda-krankheit", 2. Keratosis palmo-plantaris diffusa „Papillon-Lefèvre", 3. Keratosis palmo-plantaris circumscripta oder „Hanhart-Syndrom"). Als vierte Form wäre die Pachyonychia congenita Jadassohn-Lewan-dowski anzuführen. Wie bei den Blasenkrankheiten ist die Verhornungs-störung der Haut bei den recessiven Typen nur Symptom einer systema-tisierten Entwicklungsstörung, welche außerdem mit Haar-, Augen-, Zahn- und Knochenveränderungen sowie Intelligenzdefekt einhergehen kann (s. auch bei Greither).

Die „Erythrodermie ichthyosiforme congénitale" zerfällt u. E. eben-falls in eine autosomal-dominante und eine autosomal-recessive Form. Schon Brocq unterschied klinisch eine bullöse und eine nicht bullöse Form. Zusammen mit Heimendinger konnte ich kürzlich eine Erythro-dermie ichthyosiforme congénitale mit Blasenbildung bei Vater und zwei Kindern untersuchen. Bis jetzt hat man angenommen, daß dieser Typ recessiv vererbt wird. Würde unsere Beobachtung vereinzelt dastehen, so müßte man annehmen, daß in unserer Familie sowohl der Großvater als auch der kranke Vater eine Heterozygote geheiratet haben. Eine gründ-liche Überarbeitung der Literatur ergab, daß bereits eine ganze Reihe von bullösen ichthyosiformen Erythrodermien in zwei Generationen beob-achtet wurde (Bizard u. Langevin 1908, Touraine, Guinard u. Uhl 1945, Barker u. Sachs 1953, Ohela 1954, Lodin u. Gentele 1957, sowie Falkenberg 1959). Da der bullöse Typ außerordentlich selten ist (Bar-ker u. Sachs fanden bis 1953 in der Literatur 19 Fälle), ist es ganz un-wahrscheinlich, daß diese Form recessiv vererbt wird. Von Brocq, Lapière, Siemens u. van der Nuet sowie Šalamon u. Lazoviĉ u. a. m. wurden klinisch analoge Fälle beobachtet, die nicht familiär waren. Weder in den solitären noch in den familiären Fällen bestehen Anhaltspunkte für Konsanguinität. Der Erbgang der bullösen Erythrodermie ichthyosi-forme ist deshalb wahrscheinlich unregelmäßig dominant. Die bullöse Form geht selten mit assoziierten Symptomen einher, während die häufi-gere, nicht bullöse Form u. a. mit Minderwuchs, Intelligenzdefekt, spastischen Lähmungen und Hypogenitalismus vergesellschaftet ist. Die letztere wird nach Gahlen u. Siemens autosomal-recessiv vererbt. Man könnte sich fragen, ob der blasenbildende Typ als spezielle Variante der autosomal-dominanten Ichthyosis vulgaris aufzufassen ist. Wegen des kongenitalen Beginns, der inversen Lokalisation, der spezifischen histolo-gischen Veränderungen und des Fehlens von Beobachtungen mit beiden Typen in ein und derselben Familie glauben wir, diese Frage verneinen zu dürfen. Näher liegt die Annahme, daß die Gruppe der Erythrodermie ichthyosiforme congénitale genetisch in eine autosomal-dominante und eine autosomal-recessive Form zerfällt.

Die angeführten Beispiele zeigen, daß gleichartige Erbleiden sehr wohl durch verschiedene, sog. nicht allele Gene bedingt sein können, ein Phäno-men, das man als Heterogenie bezeichnet. Die dominanten Typen entsprechen in der Regel den leichteren Krankheitsbildern, und die Prognose quoad vitam ist gut oder doch nur wenig herabgesetzt, während bei den recessiven Krankheitsbildern die Hautveränderungen nur Symptom einer umfassenderen (neuro)ektodermalen Entwicklungsstörung darstellen. Die Lebenserwartung ist bei diesen Krankheiten vermindert.

Auch die folgende Beobachtung zeigt einmal mehr, daß verschiedene erbliche Defekte partiell zu klinisch kaum unterscheidbaren Veränderungen führen können. Vor einem Jahr demonstrierten STORCK, SCHNYDER und SCHWARZ einen Fall von Keratosis palmoplantaris striata s. linearis mit Kraushaaren. Da die echte Kraushaarigkeit in unserer Bevölkerung sehr selten ist, lag es nahe, die Ursache dieser Merkmalskombination abzuklären. Inzwischen hat WILLIAMCE an unserer Klinik alle drei in der Schweiz bekannten Familien mit striärer Palmo-Plantarkeratose untersucht und feststellen können, daß diese Keratoseform fast immer mit Kraushaarigkeit einhergeht. Eine Koppelung ist demnach unwahrscheinlich. Vielmehr liegt diesem Syndrom ein autosomal-dominantes Gen zugrunde, das einen pleiotropen Effekt hat und sowohl die striäre Keratose als auch die Kraushaarigkeit bedingt. Diese Beobachtung hat allgemeingenetische Bedeutung, da es sich um eine neue autosomal-dominante Kraushaarmutante handelt.

Nicht nur in der Dermatologie, sondern auf mannigfachen Gebieten in der Medizin hat die klinisch-genetische Analyse zu einer Neugruppierung von analog oder ähnlich aussehenden Krankheiten geführt. Der wissenschaftliche Fortschritt führt so zu einer immer weiteren Aufspaltung herkömmlicher Sammelgruppen in Unterarten von Krankheiten, die oft auch eine unterschiedliche Prognose haben. Leider wird gerade in der Dermatologie das Postulat der genetischen Klassifizierung vielerorts noch als kaum erfüllbare Zumutung aufgefaßt, obwohl wir bei klinisch weitgehend ähnlichen oder identischen Veränderungen (z. B. Lichen scrofulosorum und Lichen syphiliticus) auch das ätiologische und nicht das morphologische Moment in den Vordergrund stellen! Aus biologischen Gründen liegt es aber nahe, daß bei *allen erbbedingten Krankheiten* der Erbgang als natürliches Einteilungsprinzip über dem klinischen Bild steht.

Schon ein Jahrzehnt nach der Wiederentdeckung der Mendelschen Gesetze befaßte sich die experimentelle Genetik der Morgan-Schule mit Koppelungsstudien. Von Koppelung spricht man, wenn zwei Gene auf dem gleichen Chromosom liegen. Sitzen die Erbanlagen nicht allzunahe beieinander, so kann es bei der Zellteilung in der Meiose zum Austausch von homologen Chromosomensegmenten kommen (Crossing-over). Die Häufigkeit dieses Crossing-over-Phänomens ist zugleich ein Maß für die Enge der Koppelung. Man hat diese Beziehung dazu ausgenützt, um bei der Drosophila die Erbanlagen zu lokalisieren und Chromosomenkarten aufzustellen. Auch dem Humangenetiker schweben solche Chromosomenkarten seit Jahrzehnten als lockendes Ziel vor. Trotz einem immensen Arbeitsaufwand ist es aber bis heute nur gelungen, einige ganz wenige sichere Beispiele von autosomaler Genkoppelung aufzudecken. Ein autosomales Gen hat im Durchschnitt die Wahrscheinlichkeit 1:22, mit einem zweiten autosomalen Gen gekoppelt zu sein. Für die in den großen Chromosomen gelagerten Gene liegt diese Wahrscheinlichkeit höher, für die in den kleineren Chromosomen liegenden Erbanlagen ist sie geringer. Deshalb sind die meisten Versuche, eine Koppelung zwischen autosomalen Genen festzustellen, erfolglos geblieben. Die besten Markierer für Genloci sind die erblichen Blutgruppeneigenschaften, weil eine eindeutige Feststellung dieser erblichen Merkmale bei jedem Menschen mit einfachen Methoden möglich ist. Sichere autosomale Genkoppelung konnten CHALMERS und LAWLER erstmals 1953 für die Elliptocytose und die Rhesus-Allelenreihe nachweisen. Zwei Jahre später gelang es RENWICK und LAWLER auch Koppelung zwischen der AB0-Blutgruppen-Allelenreihe und dem Turner-Kieser-Syndrom aufzudecken, das mit Nagelstörungen einhergeht und deshalb uns Dermatologen speziell interessiert. Die Kranken ein und derselben Familie haben, wenn kein Crossing-over vorkommt, immer die gleiche Blutgruppe. Daraus kann man schließen, daß die Erbanlage für das Nagel-Patella-Syndrom und die AB0-Blutgruppen auf dem gleichen Chromosom, aber nicht allzu nahe beieinander liegen müssen, weil Crossing-over in etwa 10% beobachtet wird. Klar liegen heute die Verhältnisse bei den x-chromosomal vererbten Krankheiten, die mit Hauterscheinungen einhergehen. Es sind dies in chronologischer Reihenfolge die dominant vererbte Folliculitis decalvans spinulosa Siemens, eine intermediär geschlechtsgebunden vererbte Form der ektodermalen Dysplasie (FRANCESCHETTI 1953), das Angiokeratoma corporis diffusum Fabry und das Wiskott-Aldrich-Syndrom.

Unter beiläufig erbbiologisch interessierten Medizinern ist die Meinung noch weit verbreitet, daß Erbkrankheiten, von Mutationen und verheimlichter Illegitimität abgesehen, familiär sind. Die folgende zitierte Formulierung „das erblich nicht belastete Mädchen leidet seit dem 4. Lebensmonat an einer nicht bullösen Erythrodermie ichthyosiforme" belegt pars pro toto den weitverbreiteten Irrtum, daß erbkranke Menschen aus Familien mit weiteren erbkranken Menschen stammen sollten. Solche Angaben finden sich auch in der neuesten dermatologischen Literatur noch auf Schritt und Tritt. Im angeführten Fall sollte es z. B. heißen: „in der Familie des Mädchens mit Erythrodermie ichthyosiforme sind keine weiteren Fälle dieser Art bekannt". Eine solche deskriptive Beschreibung ist notwendig, weil dieses Mädchen die Erbanlage sowohl vom Vater als auch von der Mutter bekommen hat, obwohl keine weiteren Fälle dieser Art in den blutsverwandten Familien bekannt sind. Sekundärfälle kommen obligat nur bei autosomal-dominant und dominant-geschlechtsgebunden vererbten Krankheiten vor. Zur ersten Gruppe gehören die dominanten Palmo-Plantarkeratosen, zur zweiten Gruppe die Folliculitis spinulosa decalvans Siemens. Erkrankt jedoch nur ein Teil der autosomal-dominanten Genträger, findet man außer Fällen mit Merkmalsübertragung in direkter elterlicher Linie auch Fälle, bei welchen die Krankheit das belastete Elter überspringt, ferner Stammbäume mit erscheinungsfreier Aszendenz, jedoch erkrankten Geschwistern sowie Solitärfällen. In Abhängigkeit von der Penetranz, der Anzahl der untersuchten Generationen und der Personenzahl ergibt sich wahrscheinlichkeitsstatistisch eine bestimmte Verteilung dieser 4 Belastungstypen. Auf Grund dieser Wahrscheinlichkeiten verfügt man über eine Prüfmethode, mit welcher neuerdings die Erbgangshypothese der unregelmäßigen Dominanz statistisch analysiert werden kann. Bei Neurodermitis constitutionalis s. atopica, Asthma bronchiale und Rhinitis pollinosa stimmen die beobachteten und theoretischen Häufigkeiten der vier möglichen Belastungstypen überein. So darf man annehmen, daß die überwiegende Mehrzahl der nichtfamiliären Atopiefälle auch genetisch prädisponiert ist. Je schwerer ein Erbleiden, desto mehr ist in der Regel die Fortpflanzungswahrscheinlichkeit der Merkmalsträger herabgesetzt. Aus biologischen, aber auch psychologischen und sozialen Gründen ist z. B. die Fruchtbarkeit von Patienten mit tuberöser Hirnsklerose, Neurofibromatosis Recklinghausen und Dyskeratosis follicularis Darier reduziert. Die genannten drei Krankheiten werden unregelmäßig dominant vererbt. Beobachtet werden aber weit mehr Solitärfälle, als theoretisch zu erwarten wären. Diese Unstimmigkeit ist bedingt durch die verminderte Fortpflanzungsfähigkeit der Kranken, so daß sich die Zahl der Solitärfälle vermehrt auf Kosten der Fälle mit einem kranken Elter.

Auch bei autosomal-recessivem Erbgang sind theoretisch bei 1—4 Kinderehen mehr als 40% Solitärfälle zu erwarten. Erst bei größeren Geschwisterzahlen überwiegen theoretisch auch bei Recessivität die familiären Fälle. Praktisch dagegen verzichten viele Eltern nach der Geburt des ersten kranken Kindes auf weitere Nachkommen, so daß bei schweren recessiven Erbleiden (z. B. Xeroderma pigmentosum) nur selten familiäre Fälle beobachtet werden. Häufige Solitärfälle sind somit geradezu charakteristisch für den recessiven Erbgang. Bei recessiv x-chromosomalem Erbgang sind bei niederen Kinderzahlen $^{1}/_{3}$ bis $^{1}/_{10}$ Solitärfälle zu erwarten, wenn nur zwei Generationen untersucht werden. Der Rest verteilt sich auf Geschwisterfälle und solche mit einem kranken Geschwister mütterlicherseits.

Aus diesen Gründen darf man mit der bloßen Feststellung von Familiarität oder Nichtfamiliarität keine erbbiologisch erklärenden Deutungen verbinden. Erst von einer Erbgangshypothese her fällt Licht auf die Bedeutung von Familiarität und Nichtfamiliarität.

Gewaltige Fortschritte hat die Humangenetik in den letzten Jahren auf dem Gebiet der chromosomalen Störungen gemacht, die auch für den Dermatologen von Bedeutung sind. Erst seit 4 Jahren ist bekannt, daß der Mensch 46 Chromosomen hat (44 Autosomen +XX oder XY). Durch neue Methoden ist eine Isolierung der einzelnen Chromosomen und damit ihre exakte Zählung möglich geworden. Beim Klinefeltersyndrom fanden 1959 Jacobs und Strong sowie Ford u. Mitarb. 47 Chromosomen (44 Autosomen +XXY), während man beim Turnersyndrom nur 45 Chromosomen (44 Autosomen +X0) findet. Diese Befunde sind seither mehrmals bestätigt worden. Obwohl beim Klinefelter-Syndrom durch die beiden X-Chromosomen die Voraussetzung für die Entwicklung des weiblichen Geschlechts gegeben ist, determiniert das Y-Chromosom den vorwiegend männlichen Habitus bei intersexuellen Zügen (Sterilität infolge tubulärer Hodeninsuffizienz, Gynäkomastie und vermehrte Gonadotropinausscheidung). Beim Turner-Syndrom hingegen reicht das eine X-Chromosom nicht zur Entwicklung der sekundären Geschlechtsmerkmale aus. Diese Chromosomenaberrationen kommen durch eine Störung bei der Reduktionsteilung der Keimzellen zustande. Damit ist die Ätiologie dieser beiden Krankheiten geklärt. Bis jetzt wurden keine spezifisch-dermatologischen Affektionen bekannt, die auf einer Chromosomenaberration beruhen. Diesbezügliche Untersuchungen bei Adenoma sebaceum Pringle, Ichthyosis linearis circumflexa und Neurofibromatosis von Recklinghausen ergaben normale chromosomale Verhältnisse. Widersprechende Chromosomenidiogramme fand man in neuester Zeit beim Sturge-Weber-Syndrom. Chromosomale Störungen müssen in erster Linie bei Mißbildungen gesucht werden, die sich nicht nach den Mendelschen Gesetzen vererben.

Zum Schluß wollen wir uns noch mit der Frage beschäftigen, mit welchen Mitteln und auf welchem Weg es die Erbmasse, d. h. der Genotyp fertigbringt, die krankhaften Erscheinungen, d. h. den Phänotyp hervorzurufen. Diese Arbeitsrichtung wird als Phänogenetik bezeichnet. Bei einer Reihe erblicher Stoffwechselkrankheiten, vor allem des Kindes, ist es in den letzten Jahren gelungen, den erblichen Primärdefekt biochemisch zu fassen. Von diesen „Enzymopathien" interessiert uns die vom Japaner Takahara 1952 entdeckte Akatalasämie, welche klinisch mit nomaartigen Ulcera an den Gingivae einhergeht. Wie der Name besagt, fehlt bei den homozygoten Kranken die Blutkatalase vollständig, während die Heterozygoten einen verminderten Blutkatalasegehalt aufweisen, klinisch aber vollkommen gesund sind. Bei den klassischen Dermatosen weiß man hingegen über den Wirkungsmechanismus der Gene noch nichts. Die Biochemie hat sich allerdings um die Lösung dieser Fragen bis jetzt auch nicht bemüht. Von grundsätzlicher Bedeutung sind hingegen die folgenden erblich bedingten Überempfindlichkeitsreaktionen, die für uns Dermatologen allerdings nur Modellcharakter haben. Das erste Beispiel betrifft die Droge Succinylcholinchlorid, welche in der Narkosepraxis als zuverlässiges, kurzwirkendes Muskelrelaxans gebraucht wird. Es fiel bald auf, daß dieses Medikament bei einem von 5000 Patienten länger als gewöhnlich wirkt und zu lebensbedrohlichem Atemstillstand führen kann. Diese Überempfindlichkeit kommt familiär gehäuft vor und beruht nicht etwa auf einer Antigen-Antikörperreaktion, sondern auf einem erblich bedingten, niedrigen Blutspiegel des Enzyms Pseudocholinesterase (Kalow 1957). Das zweite Beispiel betrifft das Malariamittel Primaquine, ein Metoxychinolinderivat, welches bei etwa 10% aller amerikanischen Neger, aber auch bei einem von 1000 Weißen zu einer hämolytischen Reaktion führt. Diese beruht auf einem Defekt der roten Blutkörperchen und hängt vom Alter der Zellen ab. Carson u. Mitarb. fanden 1956 die Ursache dieser Überempfindlichkeit in einem spezifischen Enzymdefekt. Menschen, die auf dieses Medikament nach einmaliger Einnahme mit einer hämolytischen Reaktion reagieren, haben praktisch keine Glucose-6-Phosphat-Dehydrogenase. Browne erbrachte ein Jahr später den Beweis, daß auch dieser Enzymdefekt erblich bedingt ist. Solche erbliche hämolytische Reaktionen können auch nach Genuß von Nahrungsmitteln auftreten. Dies ist z. B. der Fall beim Favismus, einer auf Sardinien und Mallorca vorkommenden hämolytischen Reaktion nach Genuß frischer Saubohnen.

Die experimentelle Genetik konnte in den letzten Jahren zeigen, daß ein Gen auch ein ganzes Enzymsystem blockieren kann oder daß eine enzymatische Reaktion nur unter ganz bestimmten Temperaturbedingungen abläuft, aber auch, daß spezielle Enzyme nur dann gebildet werden, wenn auch das Substrat, auf welches das Gen wirken soll, vorhanden ist. Angesichts dieser Tatsachen ist die „Ein-Gen-ein-Enzym-Theorie" nur eine, allerdings fruchtbare Arbeitshypothese zur Auffindung neuer wissenschaftlicher Erkenntnisse. Wir stehen hier erst an der Schwelle einer neuen Forschungsrichtung, die Vogel treffend Pharmakogenetik genannt hat. Solche erblichen Enzymdefekte sind möglicherweise auch für eine Reihe von primären cutanen Arzneimittelüberempfindlichkeiten verantwortlich.

Gerade die Tatsache, daß klinisch ähnliche oder gar gleich aussehende Krankheiten und Anomalien durch verschiedene erbliche Primärdefekte bedingt sein können, wie aber auch die Erkenntnis, daß latente erbliche Enzymdefekte nach Verabreichung von Arzneimitteln zu krankhaften Störungen führen können, zeigen eindrücklich, daß der moderne Dermatologe sowohl in seinem diagnostischen Denken als auch therapeutischen Handeln immer mehr die erbliche Verschiedenheit beachten muß, genauso wie er erzogen wurde, die immunologische Spezifität zu beachten.

---

Aus der Hautklinik der Freien Universität Berlin im Rudolf Virchow-Krankenhaus
(Direktor: Prof. Dr. H. W. Spier)

# Melanomalignom-Probleme

Von

**H. W. Spier**

## I. Pigmentbildende Zellen und Naevuszellnaevi

### Terminologie

Mit Fitzpatrick läßt sich die Terminologie der pigmentbildenden Zellen wie folgt vereinfachen:

*Melanoblast:* Abkömmling der Crista neuralis, der seine endgültige Lage noch nicht erreicht hat („unreife" melaninbildende Zelle, besser vielleicht: Prä-Melanocyt).

*Melanocyt* (Mc.) = Melanodendrocyt: Pigmentbildende Zelle, orthologer Bestandteil der Basalzelltapete der Epidermis und der Schleimhäute (Haarmatrix; Leptomeninx, Uvealtrakt des Auges). Der Mc. gibt mittels normaliter nicht sichtbarer Dendriten (d. h. als „Klarzelle") Pigment an die Basalzelle ab. Tingierbarkeit je nach Alter des Individuums bzw. der Zelle usw.: Tyrosin < Dopa < Methylenblau $\lessgtr$ NH$_3$-Versilberung (< Toluidinblau). Auch heute noch wird Dioxyphenylalanin = Dopa-Positivität als Routinenachweis des Mc. angesehen (Szabó, H. Pinkus u. a.). N. B.:

Positive Tyrosinase-Reaktion mit Tyrosin = Monohydroxyphenylalanin als Substrat ist charakteristisch für benigne wie maligne *proliferierende* Mc., nicht etwa für M.m.-Zellen (Fitzpatrick 1960).

*Melanophag* = Chromatophor: Bindegewebsständiger Histiocyt, der freies Melanin aufgenommen hat und mehr oder weniger lange, aber meist nicht für immer in der Sphäre des freies Pigment abgebenden Zellprozesses liegen bleibt, es sei denn, er ist in einer straffen Fibrose eingemauert.

*Melanophor:* hier ohne Bedeutung. —

*Naevuszellnaevus* (NZN) = weicher Naevus (Gans und Steigleder). Mehr oder weniger pigmentiertes, *gutartiges*, d. h. in loco und zeitlich beschränktes Melanocytenproliferat. Übergang des Melanocyten in die Naevuszelle fließend, bzw. nicht klar definiert. Nimmt man Dopa-Positivität als Kriterium, so liegt im allgemeinen spätestens in den oberen Schichten der Cutis im Rahmen der „Abtropfung" (s. u.) die inaktive Naevuszelle vor.

*Lentigo benigna („Leberfleck"):* Basalständige Melanocytenverdichtung, insbesondere an den Scheiteln kolbig verlängerte Retezapfen, Basalpigment vermehrt.

*Intraepidermaler NZN* = Junction nevus: initiale, auch in diesem Stadium bisweilen länger verharrende(?) Melanocytenwucherung mit basal gelagerten Zellnestern, meist in oft stark verlängerten Retezapfen. Unterscheidung der Lentigo benigna von einem NZN klinisch meist *nicht* möglich, histologisch werden aus Lentigines um so mehr NZN, je enger und mehr man schneidet: mit 1 intraepidermalen Nest von 4 Melanocyten gilt das Kriterium eines NZN bereits erfüllt!

*Epidermo-cutaner NZN* = compound nevus: Langdauernde Phase der natürlichen Evolution des NZN (s. u.).

*Cutaner NZN* = dermal nevus: meist mit Pigmentverarmung einhergehende Phase der Altersinvolution des NZN, dessen letztes Stadium ein fälschlich sog. „weiches Fibrom" darstellt.

*Blauer Naevus* wird genetisch wohl meist aufgefaßt als auf dem Weg von der Crista neuralis zur Epidermis steckengebliebener Zellhaufen von Melanoblasten (mit dendritischen Ausläufern) (vgl. jedoch Gartmann). Er kann *zellreich* sein (dann bei begrenztem Wachstum bisweilen fälschlich als Melanosarkom gedeutet); straff fibrosiert, mag er bisweilen von Endformen anderer, unter sich wiederum heterogener Morphen schwer unterscheidbar werden.

*Kombinations-Naevus* = combined nevus: Übereinanderlagerung von blauem Naevus und banalem NZN (nach Becker etwa 1% der Naevi, d. h. *weit überzufällig häufig!*). Genese nach dem eben Gesagten verständlich: Zuordnung entsprechender Morphen zum Kombinationsnaevus, tiefreichenden NZN oder blauen Naevus jedoch sicher nicht selten Ermessensfrage. — Oft tief pigmentiert, (bei gewissem Wachstum) vom M.m. sozusagen ununterscheidbar. Die spindeligen Melanocyten des blauen N. (wie auch wohl die des ad hoc noch nicht geprüften Kombinationsnaevus) — sind nach Fitzpatrick Tyrosinase-positiv.

*Behaarte NZN* (Tierfellnaevi) mögen vielleicht durch Zusammentreffen von (verfrühten oder verspäteten?) Melanoblastenschwärmen mit primären Haarkeimen in bestimmten Phasen der Ausdifferenzierung letzterer zustande kommen. Sie sind meist bei der Geburt schon klinisch nachweisbar. Es ist zu diskutieren, daß sie die Phase intraepidermaler Melanocyten-Proliferation früher abschließen, als die banalen NZN (Dopa-Reaktion?). — Sie gehen, was man den Eltern sagen sollte, hinsichtlich ihres NZN-Anteils denselben Weg der Altersinvolution wie die banalen Naevi (Kojima 1961). M.m. auf dem Boden eines Tierfellnaevus ist zwar recht selten, kommt aber vor — vermutbar bei umschriebener, mit entsprechend lokalisiertem Haarverlust einhergehender knotiger Protuberierung.

*Sommersprossen* (Epheliden) sollen auffallenderweise Melanocytenverarmung zeigen (Breathnach 1957); sie haben mit den so formenreichen Naevuszell-Naevi gewiß nichts zu tun.

## Die Melanocyten

Die 2 oder mehr Dendritenausläufer aufweisenden Melanocyten sind nach heutiger, fast allgemein anerkannter Auffassung Abkömmlinge der *Neuralleiste*, die in der Epidermis erst bzw. schon im 2.—3. Fetalmonat nachweisbar werden (Becker). Das System als Ganzes (d. h. Melanoblasten und Melanocyten) ist eine Zellart mit ganz merkwürdigen Eigenschaften: Diese „neurogenen" Zellen zeigen einen zielstrebigen *epidermotropen Wandertrieb*, andererseits lieben sie zugleich *Abstand* (der Zelleiber) und (oder durch) Fühlungnahme (der Dendriten) untereinander, vielleicht je nach Ausbildungsgrad und Funktionszustand des Cytoplasmas und der Dendriten. In sich geschlossene, durch eigene Kohäsionsfaktoren bedingte festgefügte Zellverbände bilden sie nie; allenfalls „dulden" sie die Nähe homologer Zellen. Melanoblasten (der Tiere) sollen nach Twitty (zit. nach Horstmann 1957) eine das Auseinanderstreben bedingende Substanz produzieren. Epidermotropie und gegenseitige Abstoßung bedingen offenbar eine beim Embryo wahrscheinlich recht gleichmaschige, fischernetzartige Anordnung (Fitzpatrick) der Melanocyten in der Basalschicht, die durch Fehlen von Intercellularbrücken zu den Basal- und Spinalzellen ihren Charakter als „Eingewanderte" auch späterhin dokumentieren.

Die *regionäre* Melanocyten*dichte* in der Epidermis (s. Tab. 1) ist nicht etwa, wie man auf Grund ihrer Entwicklungsgeschichte vermuten könnte, umgekehrt proportional dem Wachstum der betr. Regionen, wie das bei den Anhangsorganen der Fall zu sein scheint (Szabó 1959), immerhin gehen die Unterschiede, wie ersichtlich, kaum über 1:4 im Durchschnitt hinaus.

Hinsichtlich des *Haarfollikels* scheinen sich Widersprüche dahingehend aufzulösen, daß auch hier die wahre Dichte der Melanocyten bis zur Haarzwiebel hinunter wahrscheinlich (aber noch nicht genügend gesichert?) ziemlich konstant ist. Gesichert sind erhebliche Dichte-Differenzen der zur Melaninbildung befähigten Melanocyten, die anscheinend nur im Inneren der Haarzwiebel sowie im oberen Follikelanteil und zwar etwa ab Talgdrüseneinmündung, nachweisbar sind (Fitzpatrick und Szabó 1960).

*Mitosen* der Melanocyten in der Epidermis der Erwachsenen sind so selten, daß G. B. Medawar sich veranlaßt sah, H. Pinkus zur Entdeckung einiger Melanocyten-Metaphasen in Schnitten einer excidierten Negerwarze zu gratulieren (1949).

Die Melanocyten „füttern" mittels ihrer Dendritenschläuche die Basalzellen mit den wahrscheinlich in spezialisierten Mitochondrien ihres Cytoplasmas gebildeten Pigmentgranula. Diese „Cytokrinie" ist beim Menschen schwer zu beweisen, ist aber aus der sehr eindrucksvollen Histologie der Vogelfedern abzulesen (s. Horstmann 1957).

Tabelle 1. *Verteilung von 1190 Melanomalignomen* (Pack, Gerber u. Scharnagel *1952) auf die einzelnen Körperregionen im Vergleich zur Melanocytendichte*

| M.m. | % der M.m. | % der Oberfläche[1] | Melanocytendichte[2,4] Szabo[3] |
|---|---|---|---|
| Kopf . . . . . . . . . . . . | ⎰22,1[5] | 7 | 1930± 60[9] |
| Hals . . . . . . . . . . . . | ⎱ | 2 | 1400± 220 |
| Obere Extr.. . . . . . . . . | 10,9 | 19 | 1160± 40 |
| Rumpf . . . . . . . . . . . | 25,8[6a] | 31[6b] | 890± 70 |
| Untere Extr. . . . . . . . . | 20,1 | 36,5 | 1130± 60[10] |
| Fußsohle . . . . . . . . . . | 9,0[8] | 3,5 | 1680± 440 |
| Genitale . . . . . . . . . . | 3,1 | 1 | 2000—2600 (♂) |
| | 91,0[7] | 100 | |

[1] Entnommen aus Zelger u. Hochleitner (Gottron-Schönfeld, Dermatol. und Vener. III/1).

[2] Melanocyten/mm².

[3] Szabó (1959) Dopa-Methode.

[4] Die Streubreite der Befunde von Staricco u. Pinkus (1957) ist etwas größer.

[5] Ohne Augen (4,7%), HNO (1,8%).

[6a] Einschließlich anorectal (1,6%).

[6b] Einschließlich Gesäßregion.

[7] Primärer Sitz unbekannt: 2,4%.

[8] Siehe S. 218.

[9] Wange 2310±150, Stirn um 2000.

[10] Unterschenkel 1510±170, Oberschenkel 1000±70.

Auf die Chemie der *Melaninbildung*, als deren Prinzip ja schon Bloch die Kondensation von Oxydationsprodukten hydroxylierten Phenylalanins erkannt hatte [Dopaoxydase = Tyrosin(-oxyd)ase-Reaktion], kann hier nicht eingegangen werden.

Es sei aber herausgestellt: 2 Eckpfeiler der Melanocyten-Biologie: anatomische Verteilung und chemisches Prinzip der spezifischen Zelleistung kennen wir zwar — dazwischen liegen aber viele, der Forschung schwer zugängliche Dinge, wie z. B. das Problem, ob es definierbare unterschiedliche Zustände der Melanocyten gibt; zum anderen, welche biochemischen Hemm- und Aktivierungssysteme die aktuelle Melaninbildung steuern. Hormonelle Einflüsse (Sexualhormone, NNR, Hypophysen-Faktor MSH) sind mehr oder weniger eindeutig.

## Die Naevuszellnaevi

Der Lebenszyklus individueller Naevuszellnaevi (NZN = weicher Naevus = Melanocytennaevus) über größere Zeiträume ist bislang *klinisch* offenbar noch nicht protokolliert worden. Um so höher muß man es den Naevus-Histologen anrechnen, daß sie durch statistisch-vergleichende Analyse eines insgesamt wohl ziemlich hoch 4 stelligen Excisionsgutes die in ihren wesentlichen Zügen schon Unna bekannte, von Gans u. a. bestätigte Histodynamik der NZN in Details eruieren konnten. Das ist allerdings nur möglich gewesen, weil das Gros der NZN sich offenbar in einer bestimmten, zu dem Lebensalter des Trägers in Beziehung stehenden Entwicklungsphase befindet, d. h. weil die Ansicht, auf Grund der Histologie eines NZN das Alter des Trägers grob abschätzen zu können, einen richtigen Kern enthält.

*Die Naevuszellnaevi kommen und gehen.* Ihre Lebenscyklen reichen über Monate bis Jahrzehnte. Offensichtlich beginnt der NZN mit einer Proliferation der Melanocyten zunächst auf bisweilen stark verlängerten Retezapfen *(Lentigo)*, die dann zu der relativ kurzfristigen Phase nesterartiger, ober- und innerhalb der Basalzellreihe lokalisierter Zellansammlungen führt *(epidermaler Naevus)*.

Diese Nester bisweilen bizarr anmutender Melanocyten werden dann in die Cutis abgedrängt („Abtropfung" Unna) — zunächst wohl infolge eigenen Wachstums, d. h. wegen „Platzmangel", späterhin, wenn die Regenerationsrate der Epidermis, eines *ständigen Mausergewebes*, die Proliferationsrate des Naevus wieder eingeholt hat, mehr passiv.

In dieser schon wesentlich längeren Phase des *epidermo-cutanen* NZN werden die Naevuszellen etwa proportional ihrem Abstand von der Epidermis-Cutis-Grenze und damit ihrem „Alter" in allgemein-biologischer wie speziell histochemischer Hinsicht inaktiv.

Ist der Proliferationsimpuls der naevogenen Melanocyten völlig erloschen, so finden sich nunmehr rein dermalständige N-Zellhaufen *(dermaler Zellnaevus)*, die unter unauffällig langsamem, aber oft vollständigem Pigmentverlust noch jahrelang vor sich hindämmern. Schließlich nehmen sie im Zuge einer weichen Fibrosierung (postnaevale weiche Fibrose) — wohl mehr in loco als e vacuo — bei gleichzeitigem abschnürenden Zusammendrücken ihrer Basisränder durch gesundes Bindegewebe unter präterminaler Ausbildung oft wunderlich pedunkulierter oder papillomatöser Morphen mehr oder weniger *vor* dem Tod ihres Trägers ein meist völlig unbeachtetes, vom Träger bisweilen allerdings prophezeites Ende.

In Anbetracht des kosmetisch nach subtotalem Fräsen älterer NZN so unerfreulich zentrifugalen Wanderungstriebes auch längst als inaktiv angesehener dermaler Naevuszellen (SCHREUS, SCHUHMACHERS), erscheint die Annahme nicht abwegig, daß letztere bei der präfinalen Naevusprotrusion selbst „mithelfen". Auch bei banalem NZN bisweilen Zellmuster tief in der Cutis, sogar subendothelial (DUPERRAT) nachweisbar.

Viele Kontroversen würden sich erübrigen, wenn folgende Regeln als genügend fundiert angesehen werden könnten (s. Kleindruckabsatz am Schluß):

1. Der histologische Differenzierungsgrad und die Lebenszeit eines NZN stehen in gewisser Korrelation zu der Größe der primären aktiven Naevusfläche. Als Beispiel: Ein kleiner „Leberfleck" wird *als solcher* nach relativ kurzem Bestand verschwinden *(Lentigo als Diagnose)*, ein größerer Naevus wird in seiner (und des Trägers) frühen Jugend ein lentiginöses Stadium durchlaufen *(Lentigo als Phase)* und vielleicht im 5. Jahrzehnt als „Papillom" imponieren.

2. Als 90jährige sind wir sozusagen NZN-*frei* (STEGMAIER 1960); die durchschnittliche Fläche der *tardiven* Naevi wird dementsprechend relativ klein sein, d. h. die im Erwachsenen-Alter neu erscheinenden Naevi werden i. a. auch schneller vergehen.

3. Mit zunehmendem Alter engt sich das Manifestationsgebiet neuer NZN immer mehr auf die *distalen Extremitätenflächen*, insbesondere auf die *Planta* ein (VAN SCOTT et al. 1959).

Kurz formuliert: Mit zunehmendem Alter fällt die durchschnittliche Zahl und Flächengröße neu erscheinender NZN sozusagen exponentiell ab, das Manifestationsareal engt sich mehr und mehr in (palmo-) plantarer Richtung ein.

Es erscheint, so gesehen, recht fraglich, ob die Fuß-NZN wirklich im Stadium der Epidermal-NZN „verharren", wie man meistens liest. Es könnte eine optische Täuschung insofern vorliegen, als wahrscheinlich in gegebener Zeiteinheit höheren Lebensalters *viele kleine* NZN *neu* aufschießen, die dementsprechend nicht über das Lentigo-Epidermal-Stadium hinauskommen und rasch verblühen, was aber im statistischen Querschnitt der histologischen Einzelbefunde so aussieht, als wenn *wenige* NZN in dem genannten Stadium *lange* verharren (s. jedoch unten).

In *ätiologisch-pathogenetischer* Hinsicht drängt sich geradezu die Hypothese auf, daß NZN als Folgeerscheinungen *einer nicht vollständigen Synchronisation* der entwicklungsgeschichtlich-orthologen Wanderung aller Melanoblasten Richtung Peripherie angesehen werden können, welch erstere in Anbetracht des Fehlens einer Leitstruktur (s. HORSTMANN) verständlich ist. Sieht man in der gegenseitigen Abstoßung *die* Triebfeder der zentrifugalen Wanderung der Melanoblasten Richtung größtmöglicher Flächenausdehnung — und das ist die Unterseite der Epidermis und die Außenfläche der Follikel—, so wäre im Sinne dieser *Feldtheorie* sogar zu erwarten, daß die Wanderung der Melanoblasten nicht vollsynchronisiert ist.

Andererseits: je länger der Weg von der ursprünglichen Neuralleiste zum peripheren Zielareal ist, desto mehr werden sich unterwegs größere Haufen von Nachzügler-Melanocyten parzellieren und dementsprechend Salven kleiner, schnell vergehender Naevi, wie z. B. an der Fußsohle, entstehen lassen.

Diese Arbeitshypothese wird durch einen mikroskopisch sinnfälligen Effekt bzw. dessen Deutung insofern ergänzt, als für die Melanoblasten das Erreichen des Zielareales, d. h. der Epidermis-Cutis-Grenze, offensichtlich einen *Mitosereiz* darstellt. Dieser Impuls *erlischt* aber definitionsgemäß bei den „benignen Melanomen" = NZN.

Ob die ortsständigen, *vor* dem Naevusgeschehen in loco sitzenden Melanocyten gleichfalls zur Mitose angeregt werden, ist eine in Anbetracht des *Induktionsphänomens* (s. u.) vielleicht zu bejahende Frage. Auffallenderweise konnte Szabó in alten Naevi eine gegenüber der normalen Umgebung geringere Melanocytendichte feststellen.

Viele interessante Einzelheiten der Melanocyten- und NZN-Forschung sind den verdienstvollen Arbeiten z. B. von Becker, Stegmaier, Fitzpatrick, Szabó, H. Pinkus, Lund u. Stobbe, Allen, andererseits von (Masson, Feyrter), Miescher, Voss, John, Gartmann zu entnehmen. Es ist sozusagen unmöglich, in eine gedrängte Übersicht der komplexen NZN-Probleme *keine* subjektive Note hineinzubringen. Gartmann führt letztlich 49 Autoren unterschiedlicher Theorien zur Genese der NZN auf und bringt Hinweise, daß diese in ihrer frühen epidermalen Phase offenbar recht lange persistieren können.

Zu dem oben umrissenen Lebenszyklus scheint nicht zu passen, daß die meisten klinisch jungen Naevi auch im früheren Kindesalter viel häufiger in der epidermocutanen Phase als in der epidermalen Phase anzutreffen sind. Die relative Quote letzterer ist vielleicht relativ konstant bis ins höhere Alter (s. Gartmann). Diesen Einwand kann man wohl nicht mit „Excisionsauslese", wahrscheinlich aber mit der noch zu bestätigenden, nur recht summarisch mitgeteilten Entdeckung von Pack u. Davis (1956) entkräften, daß den sichtbaren Naevi des früheren Kindesalters eine und *im UV-Licht zu erkennende, klinisch amelanotische Vorstufe* vorausgeht, die aller Wahrscheinlichkeit nach lentiginös-epidermalen Charakters sein wird.— *Der Kulminationspunkt der durchschnittlichen individuellen NZN-Zahl* dürfte mit 15—30 im 3. Lebensjahrzehnt liegen.

## Das sogenannte „juvenile Melanom"

Das juvenile Melanom (j.M.), eine Variante des epidermocutanen, d. h. zusammengesetzten Zellnaevus, wurde bekanntlich erst 1948 von Sophie Spitz herausgestellt. Nach Allen und Spitz (1953) ist das j.M. nur in etwa $^2/_3$ der Fälle vom M.m. histologisch ohne weiteres zu unterscheiden, bei dem Rest ist Differenzierung *ohne Kenntnis des Alters des Patienten* nicht möglich.

Zur *Klinik.* Das Vorkommen der j.M. fällt scharf nach der Pubertät ab und ist jenseits der 3. Dekade selten. Immerhin fanden sich nach Allen (1960) von 262 j.M. 15% bei Erwachsenen; die älteste Patientin war 56 Jahre. Bei rund $^2/_3$ ergab eine Nachbeobachtungszeit von mindestens 5 Jahren keine Komplikationen. Entsprechend etwa Kernen und Ackerman (1960) sind Prädilektionsorte Gesicht, aber auch untere Extremitäten; an den Schleimhäuten sind j.M. nicht beobachtet worden. Ihre Größe beträgt Millimeter bis etwa 3 cm (!). Juvenile Melanome sind haarlos oder nur sehr spärlich behaart, glatt bis verrukös, immer etwas eleviert, bisweilen sogar papillomatös-polypoid. In Textur, Farbe und Konfiguration sollen sie ganz bevorzugt an ein *Granuloma pyogenicum* erinnern, auch *Lupus vulgaris* wird bisweilen diagnostiziert [vgl. Steigleder (1956), Herzberg (1956), Sartmann (1959)].

Über die *Histologie* nur Stichworte: Die über den j.M.-Nestern liegende Epidermis ist verdünnt, glatt hyperkeratotisch oder fleckig-parakeratotisch. Neben irregulärer Acanthose ist nicht selten eine durchaus carcinomartige Wucherung der Epidermis, die allerdings auch beim M.m. so häufig ist. Die Nester der Naevuszellen sind charakteristischerweise immer gut abgesetzt von der Epidermis. Standardkriterien der Malignität wie Kern-Hyperchromasie, Pleomorphismus, atypische Mitosen und veränderte Zellpolarität fehlen im allgemeinen, *Riesenzellen*, charakteristischerweise etwa vom Touton-Typ, sollen allerdings bisweilen eine gewisse Anaplasie zeigen. Der *Pigmentgehalt* des j.M. ist fast immer recht gering, bei Erwachsenen bisweilen beträchtlich (KERNEN), so daß der Name in zweifacher Hinsicht nicht gerade glücklich ist. Charakteristisch sind ferner Ektasien der oberflächlichen dünnwandigen Venchen, Arteriolen und Lymphgefäße und ein subepidermales Ödem. Im Gegensatz zu einer landläufig gewordenen Auffassung weisen die Zellnester des j.M. nur bei etwa $^1/_4$ aller Fälle spindelförmige Zellen auf. Mitoseaktivität ist nicht selten. Wichtig: *Entzündliche Stromareaktion* kann zwar fehlen, ist jedoch bisweilen sehr massiv. Eine konvex fortschreitende Front solider Zellmassen spricht eher für M.m.; zerpflückte, in einzelne kleine Pakete auslaufende Zellnester sind jedenfalls beim j.M. nicht selten. Beim Erwachsenen ist Involutionsfibrose an der Basis recht häufig. Soweit etwa ALLEN (und SPITZ).

Die klinische wie histologische *Diagnose* eines j.M. beim Erwachsenen *kann sehr schwer sein* (vgl. MONTGOMERY 1958). Bei geringstem Zweifel, bei Durchmusterung von Serienschnitten, sollte besser die Diagnose M.m. mit entsprechendem Vermerk gestellt werden.

Hinsichtlich der Quote des Vorkommens bei Erwachsenen könnte man aus den Zahlen von GÄRTNER (1958) (unter 951 benignen und malignen Pigmenttumoren neben 103 M.m. immerhin 26 j.M.) schließen, daß das j.M. häufig sei und sein Übersehen ganz entscheidend zur optischen Aufhellung der M.m.-Prognose beitragen könne.

Das trifft aber offenbar nicht zu: Das Excisionsgut umfaßt ja je nach Interesse der einzelnen Kliniken in ganz verschiedenem Umfange vielerlei gutartige, oft als Nebenbefund bei Kindern und Erwachsenen gesehene und histologisch untersuchte Tumoren. Die Quote des j.M. des Erwachsenen dürfte kaum mehr als 2—5% des M.m.-Materials ausmachen, wie auch aus einem unausgewählten Washingtoner histologischen Material von KERNEN und ACKERMAN (1914—1959: 430 M.m., 27 j.M.) hervorgeht. Immerhin ist eingehend die *primäre histologische Diagnose bei M.m.-Überlebenden* sorgfältig *auf j.M. nachzuprüfen*, zumal das j.M. inDeutschland ja erst seit etwa 1950—1955 diagnostiziert wird.

Im übrigen sollen etwa 6% der j.M. der Erwachsenen in M.m. übergehen können (oder seine Formation sich in der Peripherie von M.m. nachweisen lassen — was nicht dasselbe zu sein braucht). Daß auch bei *Kindern*, wenn auch recht selten, echte M.m. vorkommen, sollte nicht vergessen werden (bei KERNEN sind 19 Fälle zusammengestellt), andererseits kann beim j.M. regionäre Metastasierung *ohne* weitere Generalisierung, d. h. eine solche gutartigen Charakters beobachtet werden, wie übrigens auch bei blauen Naevi.

## II. Pathologie des Melanomalignoms

*Allgemeines über Wachstum, Metastasierung, Probeexcision*

Unter der bei kleineren, schnell wachsenden Hauttumoren wohl gegebenen Voraussetzung, daß die Rate der durch inäquale Zellteilung gebildeten „Ruhezellen" zunächst klein ist, kann eine einfache Überlegung „plötzlich rapides" Wachstum zwanglos als Folge der regelhaften *exponentiellen Zellvermehrung* ohne Postulierung einer speziellen Malignitätssteigerung erklären, wie an einem schematischen Beispiel erläutert sei.

Aus der Angabe eines Patienten, sein jetzt ca. $1 \times 1 \times 0,1$ cm großer Tumor sei aus einem „winzigen Leberfleck" (etwa ein Plättchen von $0,5 \times 0,5 \times 0,04 = 0,01$ mm$^3$) innerhalb von 3 Monaten hervorgegangen, läßt sich bei Annahme eines bestimmten Volumens der M.m.-Zelle (von z. B. 1000 $\mu^3$) folgern:

1. Das M.m. mag z. Z. etwa $10^8$ Zellen umfassen, vor 3 Monaten aus etwa $10^4$ Zellen bestanden haben, was etwa 12 sukzessiven Mitosen entspricht (für Verzehnfachung der Zellzahl der Einfachheit halber 3 Mitosen gerechnet). Die Intermitosedauer beträgt mithin etwa 1 Woche bei einer histologischen Mitosequote von etwa $1 : 350$ (Mitosedauer $= 30$ min gesetzt).

2. Die „*erste M.m.-Zelle*" müßte demnach 3 Monate vor dem frühestmöglichen Sichtbarwerden des M.m. „entstanden" sein. In Wirklichkeit wird dieser Akt noch weiter zurückliegen, da allgemein mit einer primären Verzögerungsphase (Druckrey 1959) zu rechnen ist, teils wegen initialer entzündlicher Stromaabwehr, teils auf Grund der Produktion von Wuchsstoffen, die eine progressive Steigerung der Mitoserate pro Zeiteinheit bedingen mag (was rechnerisch auf dasselbe hinauslaufen kann).

3. Der nicht vernichtete Tumor würde bei diesem Beispiel in nur weiteren 3 Wochen „rapid" auf ein Gesamtvolumen von 1 cm$^3$ (etwa $3 \times 3 \times 0,1$ oder $2 \times 2 \times 0,2$ cm usw.) anwachsen, ohne daß eine „Malignitätssteigerung" vorliegt. Das Intervall zwischen dem Zeitpunkt der frühestmöglichen Diagnosestellung und klinisch feststellbaren regionären Metastasen beträgt bei etwa 90 % der Patienten Wochen bis mehrere Monate. Bei Übertragung der angenommenen Mitose-Rate auch auf die Metastasen muß mithin eine große Zahl von M.m.-Zellen untergegangen, vernichtet, latent gestreut oder irgendwo in der cutanen Sphäre des Tumors festgehalten sein.

Nach experimenteller Krebserfahrung ist vor allem die *einzelne Krebszelle sehr hinfällig;* in, wenn auch kleinem Zellverband kann sie dagegen lange zwischen Leben und Tod vegetieren, bei Verlängerung des intermitotischen Intervalls um Dezimalen gegenüber dem Initialstadium.

Durch eine *Probeexcision, Trauma, Sonnenbrand* usw., d. h. durch irritative Einwirkungen, denen eine reparatorische Phase stark gesteigerter Gewebsdurchsaftung folgt, wird nun offensichtlich die große Gefahr heraufbeschworen, daß subvisible M.m.-*Zellverbände* als solche *en bloc*, wahrscheinlich sogar viele in kürzesten Zeitabständen, in die abführenden Lymphwege (naturgemäß auch Blutwege) gelangen. Während nun aber selbst eine zahlenmäßig beachtliche Abstreuung *einzelner* M.m.-Zellen folgenlos bleiben kann, werden — beispielsweise 5 je 1000 Zellen umfassende — subvisible(!) Tumorpartikel in den perifokalen Lymphräumen (nach Satellitenart), den präregionären Lymphbahnen, den regionären oder transregionären Lymphknoten „angehen". Die Tumorpartikel werden hier bei der im Beispiel angenommenen Wachstumsrate aber nunmehr schon in etwa 9 Wochen in 5 Satelliten von je 1000 auf je $10^6$ Zellen angewachsen sein, eine Zahl, die einem Zellvolumen von je etwa 1 mm$^3$ entsprechen mag. Sind die 5000 Zellen als Embolus in *einen* Lymphknoten geraten, so wird dieser nunmehr schon in 7 Wochen palpabel sein (statt ohne Trauma überhaupt nicht oder erst nach 3—4 Monaten). Manche scheinbar paradoxe Beobachtungen beim M.m. erklären sich zwanglos aus der Regel des quasi unbegrenzten exponentiellen Wachstums bösartiger Tumoren mit einigermaßen hoher Mitosequote bzw. späterem Einsetzen inäqualer Mitosen; sie sind keineswegs spezifisch für das M.m.

## *Tumor-Streuung*

Schon in der 1. Tumorphase (Frühes Stadium I) werden Einzelzellen sicherlich abgestreut werden. Wenn sie zu Metastasen auskeimen würden, wäre sozusagen kein M.m.-Patient zu retten. Zum besseren Verständnis, was adäquate Lokaltherapie bedeutet und wie ihre empirischen Erfolge und Mißerfolge zu erklären sind, erscheint es zweckmäßig, den primären Metastasierungsweg Tumor→regionäre Lgl zu unterteilen: Weg der gestreuten Tumorzellen a) in der Cutis und Subcutis, b) in den präfascialen Lymphbahnen.

*a) Cutaner Streubereich:* Über die Lymphbahn in der Lederhaut wissen wir leider sehr wenig. Aus den Untersuchungen von HUDAK u. McMASTER (1933); LEVIN, SILVERS u. BERKOWITZ (1937) sowie von SHDANOW [s. Monographie RUSZNYÁK et al. (1957)] ist auf die Existenz eines klappenlosen *subpapillären Lymphplexus* zu schließen, der durch seenartige Erweiterungen bei Erythematodes, Ekzem usw. dem Histologen wohlbekannt ist. Im übrigen scheinen die abführenden Lymphwege nicht etwa ausschließlich oder vorzugsweise perihämovasal in die Tiefe zu gehen, sondern spitzwinkelig-schräg Richtung Subcutis zu verlaufen, vorher einen *tiefen cutanen Plexus* bildend. Hiermit in Übereinstimmung läßt sich die Histologie des *Erysipels* bringen, einem Streptokokkenkatarrh der oberflächlichen Lymphbahnen (GOTTRON). Daß in Analogie zum Erysipel von einem *M.m. erysipelatoides* gesprochen werden kann, sei erwähnt.

In dem *subcutanen Fettgewebe* laufen bereits immerhin so kräftige Lymphgefäße, daß sie durch Farbstoff-Füllung sichtbar gemacht und zur Injektion von Kontrastmitteln zur Darstellung der präfascialen Lymphgefäße benutzt werden können (KAINDL). Obwohl das subcutane Fettgewebe keine Lymph*capillaren* enthalten soll (RUSZNYÁK), wird mit erheblicher Variabilität der Lymphstrombahnverhältnisse im Fettgewebe zu rechnen sein (vgl. Blutgefäße, GOTTRON). Dementsprechend ist die subcutane Streusphäre eines M.m. zur Vorsicht grundsätzlich dem cutanen Bereich zuzuordnen. Die primäre Streusphäre eines malignen, epidermisständigen Tumors mag etwa die Form eines schiefen Kegelstumpfes (Basis in Lymphabflußrichtung verschoben) mit einer der Subepidermis entsprechenden, aufgesetzten Platte haben. In dieser *cutanen* Streusphäre scheint der Abtransport von Streuzellen recht *langsam* zu verlaufen.

*b)* In den histologisch an den Unterschenkeln sehr an Venen erinnernden *präfascialen Lymphbahnen* wird demgegenüber auf Grund der z. Z. intensivierten lymphangiographischen Studien (KAINDL, MANNHEIMER et al. 1960) mit einem vergleichsweise doch recht *raschen*, zentripetalen Abtransport zu rechnen sein.

Jede adäquate *Lokaltherapie* wird in einer Exstirpation oder Tumorvernichtung einschließlich der *gesamten* cutan-subcutanen Streusphäre bestehen müssen, da diese als Reservoir potentiell angehfähiger Abstreuungen aufzufassen ist, wie die erhebliche Quote von *Rezidiven in loco* bei ungenügender Lokaltherapie sinnfällig erweist.

Metastasen im Lymphabflußgebiet *vor* dem regionären Lgl. sind demgegenüber relativ, wenn auch bekanntlich weder spontan noch post therap. (vgl. Amputation, S. 232) absolut selten. Wahrscheinlich ist in Anbetracht des relativ raschen Lymphstromes die Zahl angehfähiger Tumorzellen in diesem Gebiet in einer gegebenen Zeiteinheit — mithin auch intra operationem — gering.

## Spezielle Probleme der Histogenese des Mm.

Vorausgeschickt sei, daß die *de novo-Entstehung* des M.m. heute wohl weitgehend als gegeben angenommen wird (z. B. Becker jr., 1954, Gartmann 1958). Diese de novo-Entstehung spielt sich offensichtlich in der Sphäre des basalen Melanocytennetzes ab (Becker, Montgomery, Miescher, McGovern, Belisario u. a.), was auch für naevogene M.m. insofern gilt, als mehr oder weniger eindeutig die Entstehung eines M.m. aus einem dermalen (NZN) bzw. der dermalen Komponente eines epidermocutanen NZN abgelehnt wird.

Warum letztere Frage keine Grundsatzfrage ist, und welche Rolle die Melanocyten der epidermalen Anhangsgebilde (Haarfollikel und Schweißdrüsenausführungsgänge) bei der M.m.-Entstehung spielen, kann hier nicht erörtert werden.

Je nach lokaler *Vorgeschichte* teilt man bekanntlich die M.m. ein in solche, die auf dem Boden einer *melanotischen Präcancerose* (mel. Prc.), auf *normaler Haut* oder im Bereich eines *präexistenten Naevus* entstanden sind. Die Zahlen schwanken aber außerordentlich auch innerhalb der Gruppe größerer Statistiken, so daß Angaben von Prozentsätzen keinen Sinn haben. Die Situation ist deshalb etwas eingehender unter Berücksichtigung histogenetischer wie klinischer Momente zu analysieren.

### *Die melanotische Präcancerose (mel. Prc.)*
### *als Melanomalignoma in situ*

Die oft bizarr figurierte, bis 100 cm² (Schuermann) große, durch ihren überwiegend tiefbraun bis schwarzen, aber nur selten homogenen Farbton meist recht eindrucksvolle, primär rein maculöse Morphe der mel. Prc. ist uns allen insbesondere durch Miescher wohlbekannt geworden. Nach wenigen Monaten bis vielen Jahren entwickelt sich auf ihrem Boden ein meist tuberöses M.m., eine der wenigen Situationen, in der die Diagnose des M.m. kaum Schwierigkeiten macht.

In der diagnostischen Praxis wird nun aber die Zuordnung eines M.m. in weniger klassischen Fällen auch bei Kenntnis der mel. Prc. zu folgenden Gruppen sozusagen zu einer Ermessensfrage: M.m. auf dem Boden einer mel. Prc. | — | breitbasiges pigmentiertes M.m. d'emblee (d. h. ohne Präcancerose) | — | M.m. mit perifokalem Pigment-Halo (den übrigens auch Naevi haben können) | — | oberflächliches M.m. auf dem Boden eines präexistenten, wenn auch tardiven, d. h. nicht präpubertalen („konnatalen") Naevus. — Diese Erwägungen finden in der Literatur kaum die ihnen gebührende Beachtung!

Andererseits wird nicht selten die Diagnose mel. Prc. *gefährlich ausgeweitet*, wenn die cutane Invasion des konsekutiven M.m. sich lediglich durch bisweilen multiple, flachkuppelige, insgesamt unauffällige Elevierung zentraler oder exzentrischer Bezirke auf der größeren Fläche der mel. Prc., insbesondere beim Fehlen scheckiger Aufhellung des schwarzen Gesamtkolorits, andeutet. *Eine bei der mel. Prc. als ungefährlich geltende Probeexcision kann nunmehr den Tod des Patienten bedeuten* (so auch GERTLER u. GARTMANN 1957).

Dieses *Phänomen gleitend dissoziierter Morphen* dürfte bei Betrachtung des mel. Prc.-M.m.-Problems von 3 Gesichtspunkten aus, die auf ganz verschiedenen Ebenen liegen, verständlich werden.

1. Jedes *melanotische* M.m. muß schließlich irgendwann einmal, wie auch eine mel. Prc., als brauner oder schwärzlicher „Fleck" begonnen haben.

2. Je länger bzw. erfolgreicher die bei der mel. Prc. *obligate* Stromareaktion das Eindringen maligner Zellen in die Cutis verwehrt, desto mehr wird sich die mel. Prc. mit Ausbreitung in den 2 Dimensionen der Fläche (exakter: mit der Basalsphäre der Epidermis und deren Anhangsorgane) sozusagen begnügen müssen.

3. Die Situation vereinfacht sich entscheidend, wenn man die mel. Prc. als *Melanomalignoma in situ* auffaßt. Da „die Wertung der Präcancerose heute eine Kardinalfrage der pathologisch-histologischen Diagnostik ist" (LETTERER, Allg. Pathologie 1959), lohnt es sich schon, auf diese Frage einzugehen.

Vom *Klinischen* her wäre zu sagen, daß es wohl kaum eine andere Präcancerose gibt, die derart eindeutig *obligat* in das homologe Blastom übergeht (nach der Zusammenstellung von SCHUERMANN, 1955; Lit. bis 1952; 75% von 62 mel. Prc., 9 von 25 eigenen mel. Prc. im Tumorzustand). Man ist sich ziemlich einig, daß die Entartungsquote bei längerer Lebenszeit der Träger sozusagen 100% betragen würde, sieht man ab von den doch wohl recht seltenen Fällen spontaner Totalregression (MIESCHER, v. ALBERTINI). — Andererseits entstehen etwa 20—30% aller M.m. auf dem Boden einer mehr oder weniger vollentwickelten mel. Prc. (vgl. HERZBERG 1956, nach GARTMANN aber um 50%).

*Histologisch* spricht „negative oder gehemmte Tyrosinase-Reaktion" und nicht sehr starke Mitose-Aktivität [$^2/_7$ der Fälle von MISHIMA 1960, NZN zum Vergleich: 13/200 (LUND)] nicht gerade *für* M.m.-Charakter der Zellen der mel. Prc.; ihre Cytologie hebt sich meist von der orthologe Melanocyten, wie von der epidermaler Naevuszellen ab (s. allerdings unten) und nähert sich, insgesamt gesehen, in Anbetracht ihrer beachtlichen Zellpolymorphie sehr dem Aussehen der M.m.-Zellen. Hierbei ist noch zu berücksichtigen, daß in der Gesamtpopulation von Melanocyten im Bezirk einer mel. Prc. auch mit *orthologen* Klarzellen zu rechnen ist, und zwar in Anbetracht der charakteristischen Aversion letzterer gegen Verbandbildung, d. h. ihrer Tendenz zur gegenseitigen Ab- und Verdrängung — ja sogar mit einer rand- und/oder follikelständigen Vermehrung orthologer Melanocyten als Folge eines *lokalen Induktionsphänomens*.

Die klinisch auffallenderweise nicht in ihrem Ausmaß vermutbare, histologisch meist recht imposante, subepidermale lymphoplasmacelluläre, d. h. *chronische Entzündung* — offenbar ohne entsprechende Gefäßirritation — mit massiver Melanophagie sowie Penetration von Melanin bzw. melaninbeladenen Zellen an die Oberfläche, aber auch die recht gute Strahlenansprechbarkeit der mel. Prc. (Miescher) sind noch eindeutigere Hinweise darauf, daß die Haut *diese* Proliferate *entarteter* Melanocyten im Gegensatz zu den gutartigen der Naevi, als *fremd* empfindet.

Symptome nennenswerter subakut-chronischer Entzündung sind in Naevi nichts Seltenes (etwa 15%; jedoch „ohne Parallelität zur aktiven (benignen) Proliferation" (Lund u. Stobbe)]
Die *Cytologie* mag bei der Abgrenzung eines M.m. in situ von einem jungen epidermalen NZN weniger helfen als Mächtigkeit des *Infiltrates.*

Letzlich dürften keine grundsätzlichen Bedenken bestehen, in der mel. Prc. den Ausdruck einer „Segregation und Proliferation neoplastischer Melanocyten, die zur M.m.-Bildung tendieren" [Mishima (Pinkus-Kreis)], eine „obligate prämaligne oder maligne Läsion" (Becker 1954) zu sehen. — Becker hatte vorgeschlagen, mel. Prc. durch den ebenfalls historisch begründeten Term „*Lentigo maligna*" zu ersetzen. Letztlich erscheint es aber besser, von *Melanomalignoma in situ anstelle von melanotischer Präcancerose* zu sprechen.

Unter den genannten 3 Gesichtspunkten vereinfacht sich das Problem der Prä.-M.m.-Zustände insofern, als nur noch zwei Ausgangspunkte für das M.m., *gesunde Haut und Naevuszellnaevus* zu erörtern bleiben: Auf *gesunder Haut* durchläuft das M.m. demnach mehr oder weniger obligat das Stadium des M.m. in situ.

Je länger die Stroma-Barriere (wohl mehr aktiver-entzündlicher als passiver Art wie z. B. bei fleckiger Elastica-Degeneration denkbar) die Invasion der M.m.-Zellen in die Cutis aufzuhalten vermag, desto imponierender wird das M.m. in situ als *Zwischenmorphe* in Erscheinung treten. Je mehr andererseits der plastisch als „Abwehr" zu kennzeichnende Stromafaktor individuell oder regionär in den Hintergrund tritt, desto mehr wird das M.m. in den statistischen Rubriken unter „M.m. auf dem Boden eines präexistenten tardiven Naevus" (oder „auf gesunder Haut" zu finden sein.

Schwierigkeiten in Details sollen nun aber nicht ganz unerwähnt bleiben. *Klinisch* ist ein junger Epidermal-Naevus von einer mel. Prc. in statu nascendi nicht zu unterscheiden. Ferner: Der bekannte Naevus-Histologe Traub glaubte noch 1955, daß „Lentigo maligna der plötzlich im Erwachsenenalter erscheinende Junction Naevus (= epidermaler Naevus) ist"(!). — Gertler u. Gartmann (1957) sahen, ähnlich wie Miescher (1933), eine klinisch typische, markstückgroße mel. Prc. an der Wange einer 66jährigen Frau mit zweifelsfreien NZ-Nestern unter der für die mel. Prc. typischen Epidermisveränderung und schlossen daraus, daß abtropfende Zellkomplexe ihre Aggressivität eingebüßt haben. —
Ist nun die vorgetragene Auffassung einer obligaten Identität von mel. Prc. und M.m. in situ noch haltbar? Meines Erachtens ja, wenn man an die Bedeutung des *Induktionsphänomens* denkt, ohne das ja vieles Rätselhafte des M.m. nicht verständlich ist. Das M.m. in situ wird, wie bereits angedeutet, orthologe Melanocytenproliferate in loco = epidermale NZN induzieren können, die ihrerseits ihren üblichen Weg gehen. Bei längerem Warten wäre das Erscheinen eines M.m. nach „vorher-

gehendem" (im Fall MIESCHER: „gleichzeitigem") NZN auf dem gemeinsamen Boden einer mel. Prc. sozusagen zu fordern.

Pointiert formuliert: In der Lentigo maligna (sensu strictiori) *ist* immer eine L. benigna, das M.m. in situ *kann* einen epidermalen NZN, das M.m. *kann* einen epidermo-cutanen NZN enthalten, usw.

Es wird auf diese seltsame Situation auch deshalb eingegangen, weil die Diskrepanz zwischen den *histologischen Befunden* an den Follikeln im Bereich der mel. Prc. (tiefreichende Klarzellunruhe FRIEDERICH 1958) und den ausgezeichneten offensichtlich auch z. T. weit über 5—10 Jahre nachbeobachteten *therapeutischen Erfolgen* bei 37(!) Patienten mit mel. Prc. durch Grenzstrahl-Therapie ($5 \times 2000$ r, 12 kV, 1 mm Cellon; MIESCHER 1953) wohl analog erklärt werden könnte.

Ein weiteres Problem: Mel. Prc. und *oberflächliches M.m.* (ALLEN) werden zwar strikt getrennt. Ganz so eindeutig ist die Sachlage insofern aber gewiß nicht, als das oberflächliche M.m. nicht nur ein etwa gleichartiges, wenn auch noch stärkeres Infiltrat aufweist, sondern darüber hinaus auch bei der mel. Prc. bisweilen Einwucherung (einzelner Zellen) in die Cutis schon in den Anfangsstadien für den, der darauf achtet, erkennbar sein dürfte (Beispiel bei v. ALBERTINI).

### *M.m. auf dem Boden von NZN*

Als Argument gegen eine hohe Quote nävogener M.m. kann man von der *Anamnese* her geltend machen: Bedenkt man, wie wenig die etwa 15—30, meist doch recht unscheinbaren NZN, die jeder Mensch hat, beachtet werden, so erscheint es erstaunlich, wie viele M.m.-Patienten genau wissen wollen, daß exakt an der Stelle ihres M.m. etwa seit Kindheit ein kleines Muttermal gesessen hat. Ein gut Teil der nävogenen M.m. kann als Produkt einer — übrigens sehr einfühlbaren — Autosuggestion angesehen werden.

*Nach dem oben Ausgeführten werden „Naevi tardi", die nur einige Monate dem M.m. vorausgehen, mit großer Wahrscheinlichkeit bereits das M.m. selbst sein — mit oder ohne Fermate eines passageren M.m. in situ.*

Als zeitlich dem M.m. in loco *sicher* vorausgehende NZN sollten nur solche anerkannt werden, die auf Grund ihrer Ausdehnung usw. dem Träger und seinen Angehörigen in Einzelheiten sehr wohl in Erinnerung waren.

Andererseits kann naturgemäß ein amelanotisches M.m. die Spuren eines präexistenten NZN derart getilgt haben, daß es als „M.m. auf unveränderter Haut" imponiert, doch fällt diese (diagnostisch gefährliche) Gruppe hier mit etwa 5% nicht sehr ins Gewicht.

Zusammengefaßt möchten wir die *niedrigeren* in der Literatur verankerten Quoten von nävogenen M.m. den Vorzug geben. Es mögen vielleicht 20—30% übrigbleiben (DALAND u. HOLMES z. B. 18%). Es ist nun sehr bemerkenswert, daß GARTMANN (1958) auf dem Wege der histologischen Analyse von 951 Pigmentgeschwülsten, darunter 103 M.m., zu demselben Resultat gelangt, da nur in 12% aller M.m. Reste von Naevusmorphen zu finden waren. —

*Und trotzdem:* Man kann das Problem der NZN—M.m.-Beziehungen ganz nach eigenem Belieben sehen und braucht sich durch keinerlei Argumente stören zu lassen, da ja auf etwa 1,5 Millionen Naevi nur ein M.m. kommt (wenn alle Mm. nävogener Herkunft wären). Auch aus noch so großen Statistiken über die Naevus-Evolution und -Involution können keine *bindenden* Schlüsse auf die individuelle Situation gezogen werden. — Warum sollte nicht auch einmal ein Hochbetagter einen „aktiven Junction"-Naevus (= junger epidermaler N.) aufweisen, der dann „entarten" kann!

Abschließend sei das Problem der NZN-M.m.-Beziehungen von einer anderen Seite her beleuchtet.

Angenommen, 10% aller M.m. entstehen auf dem Boden präexistenter NZN, ferner: Auf dem Gesamtintegument (1.6 m²) seien 15—30 Naevi mit einer durchschnittlichen Gesamtfläche von 16 cm² verteilt, dann müßte die Dichte entartungsfähiger Melanocyten in den betreffenden Naevi — *bei gleicher Entartungsquote bzw. -chance* — etwa 100 mal so hoch sein wie in normaler Haut, um das gehäufte Vorkommen von M.m. im Naevusbereich zu erklären. Entsprechende, den Wahrscheinlichkeitsbereich einengende Untersuchungen liegen nicht vor. Die mit eleganter Epidermisseparierung arbeitenden Methoden zur Bestimmung der Melanocytendichte (Trypsin Medawar, Szabó; NaBr H. Pinkus) sind bei Naevi nicht anwendbar. Die klassische Schnittmethodik scheint eine solche Annahme nicht ad absurdum führen zu können. — Dieses Problem der Bedeutung größerer Melanocytendichte in Naevi für die naevogene M.m.-Entstehung hat z. B. Becker schon 1954 ventiliert.

Man kann so diskutieren, ob das M.m. nicht eines der eindeutigsten Repräsentanten *spontaner Malignome* ist, wobei die Entartungschance für jeden einzelnen Melanocyten gleich hoch sein könnte (etwa $1:10^{14}$/pro Jahr). Als syncarcinogenetischer Faktor wäre allenfalls das UV-Licht zu ventilieren (Diskussion s. Belisario 1959); andere, als Entartungsnoxen angesehene endogene wie exogene Faktoren, insbesondere Trauma und Schwangerschaft haben sich wohl eindeutig genug als Accelerations- bzw. Proliferationsfaktoren bereits bestehender M.m. erwiesen.

Diese *Theorie der „Zufallsentartung"* ist in der Literatur ventiliert und von Szabó nicht ganz überzeugend bekämpft worden. Es sei hier die Meinung vertreten, daß die Entartung der Melanocyten in *einer Stufe* (unter Ablehnung der Möglichkeit gleitender M.m.-Präcancerosen) die Tatbestände am zwanglosesten erklärt. Über die „Eintreffer"- und „Mehrtreffer"-Theorie und quantenbiologische Probleme hat Druckrey wiederholt im Rahmen experimenteller Krebsforschung konstruktive Beiträge geschrieben, auf die verwiesen sei.

## Induktionsphänomen

Allen und Spitz, Miescher, Herzberg u. a. bestätigen ausdrücklich die nicht seltene Beobachtung, daß ein M.m. NZN vom epidermalen Typ, die in keinerlei räumlichen Beziehungen zum M.m. stehen, zum Wachstum anregen kann. Die erstgenannten Autoren postulieren nach eingehender Analyse dieses seltsamen Phänomens ein *zirkulierendes, humorales, nicht zellständiges Agens*. Derartige wachstumsinduzierende Einflüsse können auch von ACTH, Cortison ausgehen.

*M.m. und Schwangerschaft.* Das Wachsen von Muttermälern während der *Schwangerschaft* ist schon dem Laien bekannt. Dieses natürliche Massenexperiment sei etwas näher beleuchtet, da es wichtige Aufschlüsse vermittelt, andererseits das Problem M.m. und Schwangerschaft in der Fachpraxis nicht selten auftaucht. Die Quote der M.m.-Trägerinnen unter den Gebärenden scheint der der Normalbevölkerung zu entsprechen (Cosgrove: 3/122000), Pack und Scharnagel fanden unter 1050 M.m.-Pat. 32 Frauen, bei denen Schwangerschaft in irgendeiner

Kombination mit M.m. vorlag. Rechnet man das 20.—40. Lebensjahr als Fruchtbarkeitsperiode der Frau, so ergibt diese Aufstellung keinerlei Anhalt für die Berechtigung der Annahme, daß *Schwangerschaft per se* eine M.m.-Noxe sein könnte, da nur bei 10 Frauen das M.m. in der Schwangerschaft manifest wurde.

Wohl aber geht aus diesem Beitrag wie auch aus den Beobachtungen von SYLVÉN und vielen anderen Autoren hervor, daß die *Schwangerschaft als stärkste Provokation latenter Absiedlungen* zu gelten hat. SYLVÉN sah bei 6 Schwangeren rapid letalen Verlauf. Nur eine radikaloperierte Frau überlebte die Schwangerschaft. Einer Frau mit überstandenem M.m. möchte SYLVÉN eine Wartezeit von mindestens 4 Jahren empfehlen. Man sollte aber wohl darüber hinausgehen und einer Patientin mit symptomfrei überstandenem M.m. in der Anamnese von jedem Kind abraten oder mindestens 8—10 Jahre postoperative Wartezeit anraten.

Man stelle sich nun die Summe unnötiger seelischer Belastungen vor, wenn auf klinischen Verdacht hin ohne gesicherte Diagnose eine das eigentliche M.m.-Pat.-Gut überschreitende Zahl von Frauen behandelt wird, und nun natürlich auch alle Konsequenzen aus der Diagnose gezogen werden müssen!

Auf den Fet scheint das M.m. nur bei Placenta-Metastasen überzugehen, jedenfalls mag die Weltliteratur weniger als 10 beglaubigte Fälle von M.m.-Übertragung aufweisen. Einer an M.m. erkrankten Mutter ist andererseits durch Interruptio nicht zu helfen: Das einmal spezifisch schnell entfachte M.m. ist nicht mehr zu bändigen.

Welche latenten Metastasen durch die Schwangerschaft letal aktiviert werden, ist von größtem Interesse für die M.m.-Biologie. Erwähnt sei, daß Hirnmetastasen sich mit Sicherheit darunter befinden.

*Multiple primäre M.m.* In dem von ALLEN analysierten M.m.-Patientengut fanden sich bei 3,5% der M.m.-Träger mit einem durchschnittlichen Intervall von 3 Jahren neue, offenbar primäre M.m.-Tumoren auf der Haut. Es kann sich hierbei naturgemäß nicht um eine „zufällig" zweimal denselben Menschen treffende Spontanentartung handeln. ALLEN erklärt diese eigentümlichen *multiplen sukzessiven primären M.m.* mit der aktivierenden Wirkung der primären M.m. auf Junction-Naevi. „Es wäre dann nicht erstaunlich, daß einige von diesen schließlich M.m. hervorbringen." In die Begründung einiger Zweifel an dieser Deutung kann hier nicht eingetreten werden, wohl aber muß die *große Bedeutung* des *Induktionsphänomens* für die klinischen und feingeweblichen Befunde bei den in NZN entstehenden M.m. (nävogene M.m.) hervorgehoben werden. Offensichtlich wird *der das M.m. beherbergende NZN selbst zum Wachstum induziert*, und zwar schon in den frühesten Phasen des nävogenen M.m., das somit klinisch überhaupt nicht, histologisch nur von Erfahrenen bei Durchmusterung von Serienschnitten erkennbar ist. Der Kliniker wird zudem dem Histologen in dieser unglücklichen Phase des *M.m. in situ (= mel. Prc.) im Schoße eines NZN* keinen Rat geben können, welcher Partie der wachsende NZN wegen M.m.-Verdachtes erhöhte Aufmerksamkeit zu geben ist.

Als Auswirkungen des Induktionsphänomens können auch alle jenen, klinisch bisweilen als peritumoraler Pigment-Halo sichtbar werdenden Randerscheinungen gedeutet werden, die histologisch so aussehen, als ob eine Skala zentripetal zu-

nehmender Malignisierung vorläge. Mit zunehmendem Alter des M.m. wird zumindest histologisch der abrupte Übergang vom M.m. zur NZN-Struktur immer deutlicher, ohne daß man dann immer wird sagen können, was als präexistenter NZN
und was als Resultat des Induktionsphänomens zu deuten ist.

## Naevus, Trauma und M.m.-Genese

Diese Stichworte deuten ein in jeder Weise unerschöpfliches Thema
an, zu dem entgegengesetzte Meinungen bis in die Gegenwart mit oft
ungewöhnlich starkem Pathos vorgetragen werden. Vor jeder Naevus-
excision warnende Stimmen bringen immer wieder einmal „schlagende"
Beispiele für die nur „Nichtwissern" nicht geläufige Tatsache, daß nach
Excision histologisch verifizierter Naevi plötzlich Metastasen aufschießen
können. Demgegenüber betonen erfahrene Kliniker, nach Ätzung, Teil-
oder Totalexcision einer 3 stelligen Zahl von Naevi niemals M.m. gesehen
zu haben.

Während die „warnenden" Stimmen ihren Pathologen offensichtlich
eine allzuweit gehende diagnostische Blankovollmacht geben, ist die
folgenlose Excision von noch so vielen NZN andererseits kein Beweis
gegen die These der traumatischen M.m.-Entstehung aus einem NZN. Da
ja nur 1 unter $1-3 \cdot 10^6$ NZN entartet — besser formuliert: im statistischen Durchschnitt als die Matrix eines M.m. angesehen werden kann —,
so darf der folgenlos 1000 Naevi Behandelnde korrekterweise allenfalls
sagen, er habe die Naevus-Entartungsquote durch seine Eingriffe wahrscheinlich nicht um mehr als vielleicht 3 Dezimalen gehoben. Nüchterne
Überlegung zeigt aber, daß wir uns doch wohl zuviel Einfluß auf die Natur
zutrauen, wenn wir glauben, mit dem Messer usw. einen Entartungsakt
von NZN einleiten zu können. Myriaden von Gesichtsnaevi bei Männern
werden täglich durch Rasur gereizt, ohne daß sich der geringste Anhaltspunkt für eine höhere M.m.-Quote in der Bartregion finden läßt.

Unzählige *Fußsohlen* werden täglich mehr oder weniger traumatisiert, die Quote
der Plantar-M.m. ist aber nach Pack (1952 1190 Pat.) nur 2,6mal höher, als es dem
Oberflächenanteil, und etwa 1,8mal höher als es der relativen Melanocytendichte
dieser Region entspricht (s. Tab. 1). In einer eingehenden Spezialarbeit von Booher
u. Pack (1957) über M.m. der Hände und Füße sind 122 Fuß-M.m. unter 917 M.m.-
Patienten insgesamt registriert. Die Plantae stellen in diesem Patientengut
nur 68/917 = etwa 7,4%. (Alle histologischen Diagnosen wurden von Allen
und Frau Spitz gestellt und bei den 5 Jahre symptomfrei Überlebenden (23/95) anläßlich der Erfolgsstatistik nochmals überprüft.) Bei wohl berechtigter Annahme
einer Plantar-M.m.-Quote von 8% (d. h. relative Manifestationsdichte 2,3 bzw.
1,5mal größer als zu erwarten) bleibt für das Trauma als (syn-)carcinogenetischer
Faktor auch hinsichtlich der Fußsohle nicht viel übrig.

Andererseits: Jeder wohlmeinende, auch von sehr profilierten Autoren
vorgetragene Rat, Naevi *prophylaktisch* zu exzidieren (Fußsohlen: Allen,
Decker u. a.), wird von Naevusstatistikern und -Histologen [Fußsohlen:
van Scott et al. (1957); Wilson u. Anderson (1961); Stegmeier] als
völlig undurchführbar zurückgewiesen.

Da sozusagen alle deutschsprachigen und viele Dermatologen anderer
Länder, die in letzter Zeit hierzu Stellung genommen haben (z. B. Gertler u. Gartmann, Gottron, Herzberg, Kalkoff, Miescher, Nikolowski, Schuermann, Siemens, Wernsdörfer), gemeinsam mit Patho-

logen, wie z. B. BÜNGELER, zu einem Zusammenhang zwischen akutem NZN-Trauma und M.m.-Entstehung ablehnend Stellung nehmen, braucht nicht in weitere Details eingetreten zu werden.

Feststeht aber, daß ein *partieller* Eingriff an einem M.m. *in statu nascendi* wie eine Probeexcision lokale Proliferation des Tumors, insbesondere aber letale Frühmetastasierung nach sich ziehen kann (s. oben). — Andererseits soll man sich immer fragen, *warum* der Patient denn um Entfernung eines „Muttermals" bittet, wo doch jeder von uns 1—2 Dutzend und mehr mit sich trägt, ohne sich dessen überhaupt bewußt zu sein. Das Pat.-Motiv des Arzt-Aufsuchens muß unbedingt in die diagnostischen Erwägungen eingehen und gegebenenfalls nach dem Grundsatz in dubio pro M.m. gut und *tief* im Gesunden totalexcidiert, das Gewebsstück von einem in NZN-M.m.-Fragen *gut bewanderten* Histologen in Serienschnitten durchmustert und je nach dem Ergebnis gehandelt werden. „Rätselhafte" (fleckige) Repigmentierung in loco ist durchaus kein Beweis für M.m., sicher aber für nicht totale NZN-Entfernung in der Tiefe (vgl. SCHREUS).

## III. Klinik, Differentialdiagnose, allgemeine Prognose des Melanomalignoms

Nach RAVEN (1953), SPENCER (1955) zit. nach BELISARIO (1959) sind nur etwa 80% *primärer M.m.* in der *Haut* lokalisiert, 10% im *Augenbereich*, 4% im *Zentralnervensystem* (vgl. PISCOL u. HOFFMANN 1961). Ferner sind primäre M.m. in der *Mundhöhle*, im *Oesophagus* usw. bekannt. — Bei Vergleich von Erfolgsberichten ist darauf zu achten, ob M.m. des Sehorgans (z. T. Neigung zu Spätrecidiven), des Anogenital- und *Mundhöhlenbereiches* (schlechte Prognose!) einbezogen sind oder nicht.

*Das M.m ist relativ selten!* Es stellt nur knapp 1% aller bösartigen Tumoren dar. Angaben über die M.m.-Quote im Rahmen aller Hautcarcinome sind nicht recht verwertbar, da sie aus Strahleninstituten usw. stammen, d. h. nicht von einem auslesefreien Patientengut ausgehen. Nach Erhebungen von McDONALD (Connecticut USA) sowie in Dänemark und Norwegen muß man damit rechnen, daß *jährlich 1,8—2,5 neue M.m.-Fälle / 100 000 Personen* anfallen.

Eine gewisse *Rassen*- bzw. *Typus*disposition ist wahrscheinlich. In den USA sind etwa nur 11% der weißen USA-Bevölkerung blond- oder rothaarig, blauäugig und zarthäutig, d. h. wohl auch schlechte Pigmentbildner, diese Gruppe stellt aber 60 bis 70% aller M.m.-Patienten. Mulatten und Mestizen sollen häufig, amerikanische Neger und Indianer wenig befallen sein (PACK 1952), Neger wie Araber im Sudan dagegen häufig (HEWER). Bei Malayen soll der Penis häufig befallen sein (ROBERTS).

*Altersverteilung.* Bis zum 15. Lj. ist das M.m. eine Rarität (s. juveniles Melanom), bis etwa 20.—25. Lj. steigt die relative Häufigkeit auf einen Wert an, der auffallend konstant für die gesamte Lebenszeit bleibt. Zwar stellt die Altersklasse der über 65 jährigen nur etwa 12% der M.m. (ALLEN und SPITZ 1953), diese macht aber z. B. in USA 1959 auch nur einen Bevölkerungsanteil von etwa 13% der Gesamtbevölkerung ab 15. Lj. aus (Statist. J.-Buch 1961).

*Geschlechtsverteilung.* Bei kleinen Statistiken schwankt die Relation männlicher zu weiblicher Patientenzahl z. T. recht erheblich, größeres Patientengut zeigt keinerlei Bevorzugung eines Geschlechtes.

## Stadieneinteilung

Mit Sylvén gilt ein M.m. ohne bzw. mit klinisch-palpablen regionären Lgl. als Stadium I bzw. II. Stadium III umfaßt lympho- und/oder hämatogene Früh- und Spätgeneralisation, ist also nicht homogen. Die Einteilung ist eine rein klinische, hat sich aber sehr bewährt, da die Therapie im Stad. II nur noch wenige, im Stad. III sozusagen keine Erfolge mehr erzielen kann. — Vorbehandelte M.m.-Patienten werden bisweilen als Gruppe *0* bezeichnet, Stad. I kann geteilt werden in I a (z. B. frühe | kleine | histologisch oberflächliche M.m.), I b (größere | länger bestehende | histologisch tief invadierende M.m.). I a und I b werden leider auch als I und II, II als III usw. bezeichnet. Behandelte Rezidive nach Therapie kommen in Sondergruppen — die Uhr läuft ja von neuem. Melanotische Präcancerosen = M.m. in situ müssen als solche deklariert werden!

## Erfolgsstatistik, Dokumentation

Leider sind manche Erfolgsberichte kaum verwertbar, weil eine Gliederung nach Stadien usw. nicht vorliegt. — Die Erfolge werden oft gemäß dem Vorschlag von McDonald (1948) beurteilt:

Es werden bei der Berechnung der Quote der 5 Jahre usw. *symptomfrei* Überlebenden die von der Statistik nicht mehr Erfaßbaren (z. B. unbekannt Verzogenen), nur gesehene, aber nicht behandelte Patienten, insbesondere die „sicher" nicht an M.m. interkurrent Verstorbenen von der Gesamtzahl der bis 5 Jahre vorher Behandelten abgezogen. Der Prozentsatz dieser „undeterminierten Gruppe" ist (bei der 5 J.-Grenze) meist recht klein (2—10%). Bei gehäuften Todesfällen „aus anderer Ursache" ist die Berechnung der *absoluten* Heilquote richtiger, da bei der häufigen Lokalisation von Spätmetastasen in *Gehirn* und *Herz*(!) Todesursachen-Angaben ohne eine (ja nur selten vorliegende) M.m. ausschließende Autopsie völlig irreführend sein können. Neuerdings wird oft nur noch letztere ohne besonderen Hinweis berechnet.

Da aus Zusammenfassungen, Referaten, Zitaten auch im übrigen sich oft ein völlig schiefes Bild ergibt, ist Studium der Originalliteratur conditio sine qua non des „Urteils über andere".

Viele als solche offensichtlich mit Sorgfalt angelegte Erfolgsberichte spiegeln ferner nicht den Umfang an Aufschlüssen wider, die in den Krankenpapieren schlummern. Eine vernünftig detaillierte *Kasuistik jeden Falles* würde das Nachspüren nach solchen Korrelationen ermöglichen, die der Autor nicht vor Augen hat und aufzustellen sich nicht für berechtigt hält, da *sein* Material für detailliertere Klassenbildungen meist zu klein ist. Auch Erfahrungen von Kliniken mit kleinen M.m.-Patientenzahlen können bei guter Dokumentation und Reexaminierung der Histologie von großem Wert sein.

## Differentialdiagnose

Die Diagnose M.m. wird, wie man sagt, gestellt, wenn ein beliebig lange präexistenter NZN oder eine kleine, tiefbraune Macula in Wochen bis wenigen Monaten eindeutig meist knotig-knollig gewachsen ist —

das Kolorit dabei von warmem Braun zu tintigblauen, nachtschwarzen, geschecken oder irgendwie inhomogenen Farbtönen gewechselt hat — Blutungsneigung besteht — die Basisumgebung als „entzündlich" infiltriert imponiert.

In Ergänzung zu dem unter mel. Prc. und nävogenem M.m. Gesagten sei betont, daß *subjektive* Symptome (Juckreiz, Schmerz, Gefühl, daß etwas nicht in Ordnung ist) stets *sehr* beachtet werden sollten.

*Das klinisch angewendete Kriterium „entzündliche Basisreaktion" als Ausschlußkriterium* ist zu streichen; gerade bei dem bösartigsten M.m. nach JÄGER u. DELACRETAZ, dem globoalveolären Typ, fehlt sie vollkommen. Verhängnisvolle Irrtümer unterlaufen, wenn man bei palpatorisch unveränderter Basis weitere Überlegungen abschaltet!

Noch als das eindeutigste Kriterium wird zumeist *Wachstum* angesehen. Wir wissen alle, wie leicht man sich auch in dieser Hinsicht irren kann. In dem Naevus-Material von LUND und STOBBE waren rund 15% der Excisionen wegen Wachstums vorgenommen. Zum Teil liegt diese Täuschung in der Natur der Dermatosen begründet, andererseits ist es kein Ruhmesblatt für unser Fach, daß wir das *Meßbare nicht messen* und protokollieren, sondern uns fast stets auf unser Auge verlassen.

Eine einfache Schublehre mit Noniuseinteilung läßt $^1/_{10}$ mm Differenz erkennen, die Meßtechnik hat auch für empfindliche Gegenstände allerdings nicht ohne weiteres für die Biologie geeignete optische Verfahren für Differenzen $< 10 \mu$ entwickelt. Die Abneigung des Klinikers gegen objektivierende Meßverfahren sollte sich nicht gegen die physikalische Methode, sondern gegen den, der sie erfahrungs- und gedankenlos anwendet, richten.

Sicher wächst das M.m. in der Regel nicht so *plötzlich* wie ein Granuloma teleangiect. oder gar ein Kugelthrombus, in dem prognostisch so entscheidend wichtigen *Initialstadium* wohl mehr oder weniger exponentiell (s. oben); doch liegen in der Literatur, abgesehen von groben Zentimeter-Angaben, m. W. noch nicht einmal Ansätze einer objektivierenden Wachstumskontrolle (etwa 3-5 Messungen in je 4—6tägigen Intervallen) vor. Ohne Zweifel werden gelegentlich *recht langsam*, sich über Jahre entwickelnde M.m. beobachtet (z. B. GERTLER u. GARTMANN; LUBINUS); es wäre interessant zu wissen, ob es sich um M.m. in situ (mit Stromareaktion?) im Schoße kleiner Compound-Naevi gehandelt hat.

Die Differentialdiagnose ist naturgemäß auch *regionär* unterschiedlich schwer. Insbesondere die *Fußsohle* ist diagnostisch ein deprimierendes Terrain: falls es sich nicht um ein M.m. auf einer mel. Prc. handelt, werden die Plantar-M.m. wenn überhaupt, dann meist sehr spät erkannt, nachdem sie zuvor als Warzen und Schwielen, Granuloma pyogenicum usw. behandelt oder abgetan wurden. 8 „aus Versehen" röntgenbestrahlte M.m. in dem Patientengut von SYLVÉN waren plantarlokalisiert!

Der Grund hierfür ist teils in dem starken Durchmesser des Stratum corneum, teils aber auch darin zu suchen, daß bis 50% aller Plantar-M.m. auch bei Spezialfärbungen sich als amelanotisch erweisen. — *Subunguale Hämatome* sind bisweilen ununterscheidbar von subungualen M.m. Hier wird man versuchen dürfen, mit einem vorsichtig gehandhabten Nagelbohrer etwas besseren Einblick bzw. etwas Gewebe zur Untersuchung auf Hb bzw. Melanin für Cytologie zu gewinnen, wenn genaue Inspektion und eingehende Anamnese wirklich nicht genügen sollten.

Hier nur noch Kritik an dem auch in die Literatur eingegangenen Schlagwort von einer *diagnostischen „50% Treffsicherheit"*. Diese „50% Sicherheit" hat *keinerlei statistischen Aussagewert*, etwa dahingehend, daß die Wahrscheinlichkeit richtiger Diagnosen mit zunehmender Fallzahl sich auch zunehmend auf 50% einengt:

In Wirklichkeit stehen der richtigen Diagnose des relativ seltenen M.m. gegenüber eine *Unzahl* verschiedener, *häufiger* und zudem individuell oft *multipel* auftretender Dermatosen. Hinzu kommt, daß wir ja im Grunde jeweils eine Skala von Diagnosen aufstellen; steht das M.m. aber auch nur entfernt zur Diskussion, so werden wir unter dem Druck einer folgenschweren Verantwortung so handeln, als läge ein M.m. vor. Dies wird herausgestellt, weil die „50% Treffsicherheit" bei therapeutischen Verfahren ohne histologische Sicherung mehr oder weniger bewußt bei der quantitativen Abschätzung der Heilerfolge in Rechnung gestellt wird.

Tabelle 2. *Fehldiagnosen einer dermatologischen Klinik (USA), geordnet nach der ungefähren Reihenfolge differentialdiagnostischer Schwierigkeit und/oder Häufigkeit* [nach Becker (1954); ergänzt nach Swerdlow (1952), Miescher; Herzberg (1956); Booher u. Pack (1957) u. a.]

| Klinische Diagnose: M.m. Histologische Diagnose: | | Histologische Diagnose: M.m. Klinische Diagnose[1] | |
| --- | --- | --- | --- |
| M.m. | 43% | M.m. | 48% |
| Pigment-Naevus* | | Pigment. Naevus* | |
| Blauer Naevus* | | Lentigo[2] | |
| Lentigo[2] | | Blauer Naevus* | |
| "Combined" N. | etwa 25% | Naevus Sutton | |
| Pigment-Basaliom* | | Melanosis | etwa 30% |
| M. Bowen* | | Gran. teleang.** | |
| Seb. Warze* | | Seb. Warze | |
| Thrombosierte Gefäße** | | Pigment. Basaliom* | |
| Pyogen infiz. Naevi usw.** | | Pigment. Basaliom schnell wachsend** | |
| Angiofibrome | | Spinaliom | |
| Erupt. Hämangiome | | M. Kaposi | |
| Metastasen | | Extramam. M. Paget[3]* | |
| Spinaliome | | Parotis-Mischtumor | |
| M. Kaposi | | Thrombos. Angiome | |
| | | Angio-Keratome | |
| Verrucae vulg. | | Angio-Fibrome | |
| *Ferner:* | | | |
| Gran. teleangiect.** | | *Ferner:* | |
| Follikulitis | | Sarkoid | |
| Glomustumor | | Talgcysten | |
| Lymphocytome | | Lichen planus | |
| M. Pringle, Recklinghausen | | Verruca vulg. *(Fußsohle)* | |
| Aberrierende Brustwarzen | | | |
| Unspez. Hämorrhagien insbesondere subungual | | | |
| Acanthokeratome | | | |
| Histiocytome* | | | |
| Reticulohistiocytome* | | | |
| Myoblastome | | | |
| Gangrän. circumscript. | | | |

[1] M.m. als 2. Diagnose sollte auf Histologie-Schein vermerkt werden!
[2] Offenbar Lentigo maligna = mel. Präcanc. = M.m. in situ.
[3] Vergl. Allen 1954, Steigleder (1956).
* Nach eigenen Erfahrungen häufigere Fehldiagnosen.
** Bisweilen arg täuschende Doppelgänger.

Um dieses Kapitel nicht auszuweiten, sei auf Tab. 2 verwiesen. Es ist im übrigen erfreulich zu sehen, wie die Hinweise auf die großen differential-diagnostischen Schwierigkeiten z. B. von BOHNSTEDT, KALKOFF, in Zeitschriften anderer Fächer gebührende Beachtung bei Nichtdermatologen gefunden haben, und das Konsilium des Hautarztes dringend empfohlen wird.

## Sicherung der histologischen Diagnose

Der excidierende Arzt sollte immer daran denken, daß eine Läsion von z. B. etwa 1 cm Durchmesser in 500—2000 histologische Einzelschnitte zerlegt werden kann!

Er muß daher dem Histologen und dem technischen Mitarbeiter unbedingt Hilfestellung leisten durch Skizze und persönliche Unterrichtung. Zweckmäßig dürften Gefrierschnitte einer signifikanten Tumorhälfte, ggf. eines Quadrates *ohne jede Randbeschneidung* sein. Das restliche Material wird zu Paraffinblöcken verarbeitet, die ggf. jederzeit zur Verfügung stehen. Wir möchten die Forderung von KALKOFF, das Material 2 Jahre aufzubewahren, als Minimalforderung ansehen. Auch der in der Histologie wenig Bewanderte muß wissen, daß der Histologe wie der Kliniker in dubio pro M.m. sich entscheiden wird. Mag das auch nur bei etwa 10% der histologischen Diagnosen der Fall sein — eine Reexaminierung der „alten Schnitte“ bei Ermittlung der Überlebens- bzw. Heilquoten gehört sozusagen zum guten Ton einer Klinik, die auf sich hält. Selbst ALLEN sah sich genötigt, *nachträglich* aus der "reviewed group" Präparate bzw. Patienten auszusondern, WRIGHT 27/222. LUND u. IHNEN eliminierten von ursprünglich 120 M.m.-Diagnosen nachträglich 18 intraepidermale Naevi, 5 pigmentierte Fibrome, 3 blaue Naevi und 1 Schweißdrüsen-Ca. (insgesamt etwas über 20% des Ausgangsmaterials) usw.


## Diagnostische Hilfsmittel

Leider haben sich bislang eine Reihe vorgeschlagener diagnostischer Hilfsmittel als zu unempfindlich, zu wenig anwendbar oder als zu unspezifisch, d. h. bisweilen irreführend, erwiesen. Naturgemäß sind bei einer Diagnose auf Leben und Tod recht strenge Maßstäbe anzulegen.

*P 32-Speichertest* (BAUER u. STEFFEN): Zunächst sehr begrüßt, aber wegen ungenügender Korrelation zwischen Speicherung und Melanomalignom bzw. anderer bösartiger Tumoren in größeren Serien wieder obsolet geworden [SCHUMACHER, SCHWARZ und WEISE; BAER (Yearbook 1956/57), ANDREEV und KRISTEV (1961)].

*Cytologischer Tzank-Test:* Nach ANDREEV und KRISTEV (1961) trug der Test bei keinem von 37 Patienten zur Klärung bei.

*Sternalmarkuntersuchungen* auf freies oder zellständiges Melanin oder M.m.-Zellen (DICKER, DUBOIS-FERRIÈRE): Bei 51 Patienten (darunter 9 Stad. II + III) konnten LOHEL u. FOELSCHE (1958) keine Befunde erheben.

*Melaninnachweis im Urin.* Negativer Ausfall sagt gar nichts, positiver ist auch nach eigenen Erfahrungen selten. Nach Bestrahlung von M.m. und Metastasen häufiger positiv (RODÉ)?

*Tyrosinase-Reaktion* (histochemisch oder mit $C_{14}$ markiertem Tyrosin).

Ohne Lädierung des Tumors vorerst nicht durchführbar bzw. viel zu schwache Penetranz der $C_{14}$-$\beta$-Strahlung (mittlere Energie 0,05 MeV), um in vivo angewendet werden zu können.

Um die *Antityrosinase*-Bestimmung (GRUPPER) scheint es still geworden zu sein.

Die *elektrometrische Methode* (Senkung des Polarisationswiderstandes) über M.m. von MELCZER u. KISS (1958) verdient Nachprüfung auf breiter Basis.

*Die heute mit großem Abstand immer noch beste Sicherung ist die sorgfältige histologische Untersuchung.*

## Allgemeine prognostische Faktoren

### *Klinik*

1. In *Abhängigkeit vom Alter des Melanomalignoms z. Z. der adäquaten Therapie.* Ohne Zweifel ist das *Alter des individuellen M.m. das mit gewissem Abstand wichtigste prognostische Kriterium.* Es steht naturgemäß *mehr oder weniger* in Beziehung zur Größe des Tumors und dem Zustand der Lymphknoten. Im allgemeinen gilt: Je älter das M.m., desto sicherer die klinische Diagnose und desto schlechter die Prognose.

2. In *Abhängigkeit vom Alter des Patienten.* Im Gegensatz zu bisweilen vertretenen Auffassungen ergibt Durchsicht der Literatur keinen Anhalt für einen benigneren Verlauf des M.m. im höheren Alter.

Tabelle 3. *Abhängigkeit der Quote der 5 und mehr Jahre symptomfrei Überlebenden von 63 Patienten nach adäquater chirurgischer Lokalexcision (Stad. I) von klinischer Größe und histologischem Charakter des Melanomalignoms* [Nicolle u. Mitarb., Montreal, Cand. J. Surg. 3, 233 (1960)]

| Größe des Melanomalignoms cm | Histologisches Stadium[1] | | | Bruchzahl der 5 Jahre symptomfrei Überlebenden | |
|---|---|---|---|---|---|
| | a | b | c | (b—c) | Vertr.-Gr.[3] % |
| 0 —0,5[5] . . . | 10 | 3 | 2 | 5/5 | 35—100 |
| 0,5—1,0[5] . . . | 7 (1)[2] | 6 (1) | 3 (1) | 7/9 | 31— 98 |
| 1,0—2,0 . . . . | 3 | 5 (1) | 8 (3) | 9/13 | 38— 91 |
| 2,0 und mehr[4] . | 3 | 2 | 11 (10) | 3/13 | 5— 54 |
| Überlebende . . | 22/23 | 14/16 | 10/24 | 24/40 | 43— 75 |
| Vertrauens-grenzen[3] . . . | 78—100 | 61—78 | 22—63% | | |

[1] Stad. a) eindeutig identisch mit „melanot. Präcancerose", . Stad. b) cutane Invasion Schweißdrüsenbezirk nicht überschreitend, Stad. c) tiefer als b) invadierende M.m. — Alle zweifelhaften Fälle eliminiert(!)

[2] Eingeklammert = Zahl der Pat. mit postop. Metastasen (durchschnittlich nach 36 Monaten).

[3] Entnommen Documenta Geigy wissenschaftl. Tab. 6. Aufl. (1960). (Vgl. Gebelein u. Heite: Stat. Urteilsbildung 1951).

[4] 1929—1938 etwa 70%. Bestand des M.m. vor Behandlung $\pm$ 10,5 Monate.

[5] 1949—1958 über 50%. Bestand des M.m. vor Behandlung $\pm$ 5,8 Monate.

3. In *Abhängigkeit vom Geschlecht.* Kleinere Zahlen täuschen leicht. Bei einer 5 J.s.fr.Ü-Quote von 8/38 Männern (= „21,1%") bzw. 11/35 Frauen (= „31,4%") (Lund und Ihnen 1955) ergibt die $\chi^2$-Berechnung der Autoren *keine* bessere Prognose für Frauen. Die Auswertung größerer Patientenzahlen (z. B. Pack 1952; Sylvén) zeigt jedoch, daß die Prognose des M.m. bei Frauen *doch* besser ist. Es steht frei, in der im Vergleich zu Männern sorgfältigeren Beobachtung des eigenen Körpers seitens der Frauen, d. h. in einer durchschnittlich früheren Verdachtsschöpfung die Ursache hierfür zu sehen.

4. In *Abhängigkeit von der Größe* (vgl. Tab. 3). Diese Korrelation ist insofern erschreckend eindeutig, als Primärtumoren bis 2 cm eine etwa 5 mal bessere Überlebenschance haben als solche von 3—7 cm (LUND u. IHNEN; HALL Stad. Ia 80%, Ib 45%).

5. In *Abhängigkeit von der Region*. Verschlechterung der Prognose in kraniocaudaler Richtung ist unverkennbar. Am relativ schlechtesten schneiden aber (abgesehen von Mundhöhle und Genitoanal-Gegend) meist die am *Stamm* lokalisierten M.m. ab. Leider kann man sich keine gesicherte Meinung darüber bilden, ob die regionären Prognoseunterschiede nur auf der regionär unterschiedlichen eigenen Beobachtungsmöglichkeit bzw. Sorgfalt beruhen, oder ob „echte“ regionäre Faktoren zu vermuten sind, da die Statistiken fast ausnahmslos z. B. Rücken und vorderen Rumpf zusammenfassen.

6. In *Abhängigkeit von dem histologischen Bild* (vgl. Tab. 3). Nach JAEGER und DELACRETAZ kommt dem globo-alveolären Typ die schlechteste Prognose zu, andererseits zeigt das „*oberflächliche*“ *M.m.* (ALLEN etwa 10% des Gesamtpatientengutes) mit nur einzelnen oder in kleineren Nestern bereits in der oberen Cutis eingedrungenen Melanomzellen, ihrerseits eingehüllt in dichtestes, *lückenloses, lichenoid* angeordnetes Infiltrat, mit Sicherheit eine bessere, als die bereits *tiefer invadierten*.

Die Prognose der oberfl. M.m. ist — sofern diese Detaildiagnose durch sorgfältige Musterung des ganzen Tumors in Serienschnitten gesichert ist — zwar eindeutig schlechter als die des Melanoma in situ, aber besser als der Durchschnitt des Stad. I (ALLEN u. SPITZ 20/27 5 u. mehr Jahre s. fr. überlebend). Sorgfältige Nachkontrolle der Schnitte der Überlebenden und Verstorbenen ergab keine Unterscheidungsmerkmale. Die Prognose ist insbesondere gut am Kopf (Anteil 8/33), schlecht an den Schleimhäuten und dem weiblichen Genitale (Anteil 6/33). Vgl. LUND u. IHNEN; VOGLER (1958).

Die Histologie ermöglicht mithin bei *sorgfältiger Durchmusterung des gesamten Tumormaterials* eine gewisse Detaillierung der Prognose.

## IV. Therapeutische Probleme

### Allgemeines

#### *Spontanheilung*

Es sind einige genügend glaubhafte Fälle totaler, spontaner, zumindest viele Jahre, d. h. paradox lang anhaltender Regression im Stad. II—III beschrieben. Ob sich „primär multiple“ oder (bevorzugt) epidermotrop metastasierende M.m. in dieser ganz verschwindend kleinen Gruppe etwas anreichern, ist ungewiß. Über 2 von Pathologen bestätigte Fälle berichtet jüngst SUMNER und FORAKER (1960). Der 2. Pat. (2 Jahre im Stad. II) erhielt vom 1. Pat. 250 cm³ Blut, worauf auch bei ihm in $1^1/_2$–3 Monaten alle Metastasen bzw. Rezidive wie beim 1. Pat. unter Depigmentierung (vgl. KÄRCHER 1960) verschwanden. Die Schnitte zeigten Tendenz zur Fibrosierung und Nekrotisierung. Die Blutsera enthielten keine das Harding-Passey-Mäuse-Melanom inhibierende Faktoren. 5 weitere Fälle referiert BELISARIO 1959. — Diese Beispiele vermögen leider die traurigen Erfahrungen in keiner Weise zu erschüttern, daß jeder Träger eines unbehandelten M.m. Todeskandidat ist.

*Zur Sicherung des unterschiedlichen Wertes verschiedener*
*Behandlungsmethoden*

Wenn mit einer bestimmten Methode eine Überlebensquote von 40%
erzielt werden kann, so ist — unter Zugrundelegung der (95%) Vertrauens-
grenze — eine andere Methode genügend eindeutig als schlechter bzw.
besser anzusehen, wenn ceteris paribus

> von  30 Pat. weniger als  4 bzw. mehr als 12[1]
> von  40 Pat. weniger als  9 bzw. mehr als 22
> von  60 Pat. weniger als 17 bzw. mehr als 32
> von  80 Pat. weniger als 24 bzw. mehr als 42
> von 100 Pat. weniger als 33 bzw. mehr als 50

bei dieser anderen Methode überleben. Da das M.m. eine relativ seltene
Tumorart ist, ist eine nach eingehender Kenntnis der bisherigen Erfahrungen für richtig gehaltene Änderung bzw. ein neuer therapeutischer Weg
*viele Jahre* ohne zusätzliche Modifikation, ohne Auswahl des Patientengutes
durchzuhalten.

## Langfristige Therapieerfolge

Spätmetastasen nach 10 bis über 20 Jahren werden bekanntlich nicht
selten beobachtet (MÜLLER-WIELAND, SCHIRREN u. a.). Trotzdem ist es
nicht richtig, 5 Jahre symptomfreie Überlebenszeit als ein zu mildes
Kriterium für Therapieerfolge zu sehen. Der weitaus größte Teil der Ver-
sager manifestiert sich bereits in den ersten *3* Jahren post therap. (etwa
bis 75%), der Rest verteilt sich (mit einem gewissen Sockel) im (5.) 6. bis
7. Jahr auf die folgenden Jahrzehnte.

SYLVÉN: Von 78/151 5 J. symptomfrei überlebenden Pat. (Stad. I) blieben 60
5—19 Jahre weiterhin symptomfrei, 5 nach Lgl.-exstirp., 13 lebten mit Metastasen.
Zahlen ferner bei ALLEN und SPITZ (1953); JØRGSHOLM; DE CHOKOLNY; ROYSTER;
LUND u. IHNEN. 10-Jahres-Statistiken z. B. JAMES (1961): 5/13 (Stad. I), PACK
(1952): 33/275 (leider ohne Stadieneinteilung). Naturgemäß wird die Beurteilung
eines sehr lange zurückliegenden Patientengutes aus vielen Gründen sehr schwierig.

## Spezielle Therapie

### Die operative Therapie

*Ergebnisse* s. Tab. 3, 4, 5, 6, 8. *Unter „operativer Therapie des Stadium I",*
*die in ihren Grundzügen schon vor der Jahrhundertwende angewendet*
*wurde, ist adäquate Lokalexcision im Gesunden zu verstehen — weiter nichts.*
Als Gründe für die höhere Überlebensrate 1959 (37,7%, alle operierten
Fälle) gegenüber 1946 und früher (21,4% do.) führt PACK zwar an:

1. Unterlassung der Strahlentherapie als primäre Behandlung [was
nicht viel zählt, da zwar auch in den USA bestrahlt wird, z. B. REITMANN
(1952), moderne Nahbestrahlungsergebnisse aber nicht vorliegen dürften];

2. Aufklärung der Laien und Ärzte über die Risiken gewisser Pigment-
mäler und dadurch frühere Diagnosestellung;

3. chirurgische Behandlung zunehmend im Stadium I;

4. bessere chirurgische Methoden für Stad. I und II.

Bei genauerer Betrachtung bezieht sich aber die Verbesserung der
chirurgischen Methoden im wesentlichen auf Lymphknoten-Chirurgie.

---

[1] Entnommen Documenta Geigy wissenschaftl. Tab., 6. Aufl. 1960, vgl. Tab. 3.

Tabelle 4. *Erfolgszahlen von 8, nicht nach Motiv ,,Erfolg" ausgewählten Statistiken ausschließlich operierter Melanomalignom-Pat. im Stad. I (1949—1961). (Excision 3-dimensional adäquat im Gesunden, ohne prophylaktische Lgl.-Exstirpation)*

| Autoren | Jahr | Erfolgszahlen d. Autoren | Korrigierte Statistik | Nicht berücksichtigt | Grund |
|---|---|---|---|---|---|
| SYLVÉN . . . | 1949 | 73/151 | 63/141 | 10/10 | 3% (von 291) abgezogen, da "large benigne expansive" (offenbar M.m. in situ) |
| HALL et al. . . | 1952 | 33/57 | 23/44 | 10/13 | ,,Broders I"-Fälle abgezogen (Berechtigung fraglich) |
| LUND u. IHNEN | 1955 | 17/38 | 13/34 | 4/4 | 4 Pat. 5 J. Überleb. nach 2. Eingriff (Lgl.) abgezogen |
| JØRGSHOLM u. ENGDAHL | 1955 | 26/52 | | 26/52 | M.m. in situ nicht angegeben |
| ROYSTER et al. . | 1957 | 17/42 | 9/24 | 8/18 | Typ Ia (bessere Prognose) nicht berücksichtigt |
| VOGLER et al. . | 1958 | 30/57 | 30/57 | | (14) ,,superfic. M.m." einbezogen, da nur 7/14 (10 J.) Überlebende, d. h. wohl vom Typ ALLEN |
| NICOLLE et al. . | 1960 | 46/63 | 24/40 | 22/23 | M.m. in situ abgezogen |
| JAMES. . . . . | 1961 | 22/37 | | 22/37 | Typ Ia (klin.—Hist.+) u. Ib (klin.+Hist.+) nicht getrennt |
| 8 Autoren . . . | | 204/497 | 162/340 | 102/157 | 5 Jahre symptomfrei Überlebende |
| Vertrauensgrenzen (s. Tab. 3) | | 48—57% | *42—53%* | — | |

*Was bedeutet ,,Excision weit im Gesunden"? Ist eine solche ,,adäquate lokale Therapie" vor histologischer Verifizierung der Diagnose erforderlich?*

Die Beantwortung des 1. Teiles der Frage kann man wohl PACK anvertrauen. Dieser Autor nimmt (1952, 1959) wie folgt wörtlich Stellung:

"What is meant by the term "wide local excision?" It cannot be definitely stated how wide a margin of normal skin around the melanoma is necessary to be adequate and safe. But the term is used to distinguish it from the usual local excision of a benign skin lesion with only a few millimeters of normal skin margin. At the Memorial Cancer Center the excision is always three dimensional, referring to a wide removal of skin, subcutaneous tissues and fascia to such an extent that closure of the wound by skin grafting or transposed skin flaps is often necessary."

(Was ist mit dem Ausdruck ,,weite Lokalexcision" gemeint? Es kann nicht definitiv festgelegt werden, wie weit der Rand der normalen Haut um das Melanom sein muß, um adäquat und sicherzugehen. Aber der Term wird benutzt, um (diesen Modus) zu unterscheiden von der üblichen Lokalexcision einer benignen Hautläsion mit nur einigen mm normaler Haut. Im Memorial Cancer Center (New York) wird die Excision immer 3-dimensional durchgeführt, d. h. mit einer derart ausgedehnten Entfernung der Haut, der Subcutis und der Fascie, daß ein Wundschluß durch Transplantation oder Läppchenübertragung oft nötig ist.)

Pack 1959: "Three-Dimensional Local Excision. — If a malignant melanoma be found, then a three-dimensional dissection should be performed widely and ruthlessly, sacrificing the skin in all directions around the tumor and deeply below the level of the fascia. The resultant large defect usually necessitates skin grafting if it is on the extremity. The skin graft should be taken from the trunk or opposite extremity, never from the ipsolateral extremity. The skin graft, if taken by the operating surgeon, should be removed and the donor site dressed before the melanoma is excised or the graft may be taken by a second surgeon working concurrently and independently. There is real hazard in the transplantation or "seeding" of melanoma cells onto the donor site in a carelessly performed operation. If the melanoma is situated in the trunk the large surgical defect may be closed by sliding skin flaps or a Z-plasty."

(Wenn ein malignes Melanom gefunden wird, dann sollte eine 3-dimensionale Ausschneidung weit und erbarmungslos durchgeführt werden, indem die Haut in allen Richtungen um den Tumor und bis tief unter die Fascie geopfert wird. Der resultierende große Defekt erfordert bei einer Extremität im allgemeinen Transplantationen. Das Transplantat soll dem Stamm oder der gegenüberliegenden Extremität entnommen und die Entnahmestelle ... *vor* der M.m.-Op. versorgt werden ... Bei Stamm-lokalisierten M.m. kann der große chirurgische Defekt durch Verschiebelappen oder eine Z-Plastik geschlossen werden.)

Die in Deutschland allzu bekannt gewordene 5 cm-Distanz von Tumorrand ist keine Grenzlinie, diesseits derer der Kunstfehler sozusagen mit jedem mm gröber wird. Sie wird in Richtung Lymphabflußgebiet tunlichst sogar überschritten werden. Andererseits werden 3—4 cm Abstand von mehreren, verantwortlichen Autoren durchaus als ausreichend erachtet (z. B. Decker und Chamnes, Plantar-M.-M.m.: Bei flachem M.m. unter 2 cm Durchmesser genügt 3—4 cm Rand mit Plantarfascie — Butterworth und Klauder: 3 cm Abstand. — Jørgsholm 3—4 cm u. a. m.).

Oft nicht genügend beachtet ist die Forderung einer Erfassung des gesamten cutanen und subcutanen Gewebes einschließlich Fascie, d. h. 3-dimensionale Excision. Sie ist nur dann erfüllt, *wenn man den Schnitt primär senkrecht bis zu der (und durch die) Fascie* führt. Mit der (so beliebten) mulden- oder kahnförmigen Schnittführung durch das Fettgewebe macht man *bei scheinbarer Erfüllung der 5 cm-Doktrin einen schweren Fehler!*

Sehr bedeutungsvoll für den diagnostischen Alltag ist das heikle Problem, ob denn nun jeder Tumor, bei dem auch nur in weiter Ferne *differentialdiagnostisch ein M.m. zur Diskussion steht, grundsätzlich radikal excidiert werden muß*. Hierzu wiederum Pack (1959):

"Small skin lesions suspected of being melanoma are excised in toto rather than incised. The entire specimen is thus available for study with minimal trauma in its obtainment. For such small pigmented lesions the margin in sufficiently circumferential, but primary skin approximation is usually possible. The ultimate outlook is apparently not lessened by the intervening time required for the fixed tissue staining and study of the lesion."

(Kleine Hautläsionen, verdächtig auf M.m., werden in toto excidiert. Das gesamte mit geringstem Trauma entnommene Excisionsmaterial ist so zum histologischen Studium verfügbar. Bei solchen kleinen Pigmentläsionen soll der Rand genügend kreisförmig sein, aber primäre Wundrandannäherung ist im allgemeinen möglich. Die Prognose wird offensichtlich nicht durch den Zeitraum verschlechtert, der für Fixierung, Färbung und histologisches Studium der Läsion erforderlich ist.)

Aus mehreren Beiträgen der letzten 10—20 Jahre geht hervor, daß die *zweistufige Excision* in den USA durchaus üblich ist, ohne daß man eigens im besonderen darauf hinweist.

Diese *zweistufige Excision ist bei redlicher Überlegung überhaupt der Modus procedendi, der den auf uns allen lastenden Alpdruck nimmt, wenn auch nur die entfernteste Möglichkeit eines M.m. bei der Diagnose besteht.*

Allerdings verpflichtet das zweistufige Vorgehen schon *vor der diagnostischen* (übrigens ebenfalls tunlichst dreidimensionalen) Excision zu überlegen, was zu tun ist, wenn die Histologie — wenn auch wider Erwarten — nun doch ein M.m. ergibt. Ist man operativ eingestellt, so wäre abzuwägen, ob die sofort anzuschließende *therapeutische* Excision die Möglichkeiten der eigenen Klinik nicht überschreitet (insbesondere bei Rücken-, Fuß-, Kopf- und Lgl.-naher Lokalisation). Ist das zu bejahen, dann dürfte Vorstellung bei dem Chirurgen unbedingt *vor* der diagnostischen Excision anzuraten sein, um nicht in den Ruf zu kommen, die Situation „verpfuscht" zu haben.

Schon die erlaubte diagnostische Excision — rechnen wir etwa 1,5—2 cm Randentfernung bei einem größeren Tumor — kann Excision von 25 cm² — und mehr bedeuten, d. h. durchaus erheblich sein. Im allgemeinen sollte aber diese Technik einschließlich kleiner Verschiebelappen und Entlastungsschnitte noch von Dermatologen beherrscht werden. Heftpflasterzügel (Cave Druck- und Spannungsblasen!) und Wickelungen erleichtern oft spannungsarmes Nähen.

In der Literatur wird wiederholt sehr davor gewarnt, eine etwaige Transplantation jeder Art mit demselben Messer, mit dem der Tumor excidiert wird, durchzuführen. *Elektrotomie* wird bei der diagnostischen Excision nicht gefordert, wir möchten aber eine solche doch vorziehen, zumal bei *rascher* Schnittführung Ränder ohne Anfrischung genäht werden können; die Heilung wird dadurch nur unwesentlich verzögert.

Bedenkt man, von welchen Imponderabilien, wie z. B. Lichtverhältnissen, individuellen Tagesschwankungen der diagnostischen Treffsicherheit usw. die klinisch überhaupt mögliche Dignität der Diagnose abhängt, so wird man den entsprechenden Patienten, evtl. stationär, innerhalb weniger Tage wiederholt ansehen, ihn durch geschickte Fragen auf Verläßlichkeit seiner Aussage prüfen und ihn bei gegebener diagnostischer Excision erst *nach Vorliegen* eines ausreichenden histologischen Befundes entlassen, solange aber strikte Bettruhe verordnen. Was als „ausreichend" anzusehen ist, ist Sache des klinischen und histologischen Fachmannes, nicht des technischen Mitarbeiters im Labor!

*Prophylaktische Lymphknotenausräumung im Stadium I*
(vgl. Tab. 5, 6)

Es mögen bislang wohl an 20, z. T. über ein erhebliches *eigenes* Material verfügende Autoritäten sich sozusagen durchwegs positiv, optimistisch oder zumindest nicht ganz ablehnend zu diesem Thema geäußert haben.

Versteht man definitionsgemäß unter prophylaktischer Lymphknotenexstirpation (prophyl. Lg.-E.) die Ausräumung klinisch-palpatorisch unbefallener Lgl., so kann von einem therapeutischen Effekt nur bei einer erheblich über 50% liegenden Quote der 5 Jahre symptomfrei Überlebenden die Rede sein (unabhängig von dem histologischen Lymphknotenbefund): 40—50% sind ja auch *ohne* prophyl. Lgl.-E. durch *adäquate* Lokaloperation zu retten; unter den restlichen 50% dürfte bei

Tabelle 5. *5-Jahres-Erfolge am Memorial Cancer-Center* (Pack u. Mitarb.)
1952: Ann. Surg. **136**, 905 (1952), 1959: Surgery **46**, 447 (1959)

| A. *1952* (1917—1945) | | 5 J. symptomfrei überlebend | Vertrauens-Grenzen* |
|---|---|---|---|
| *Operabel* | 415 | $117 = 28\%$ | 23—32% |
| adäquat op.[1] | 203 | $81 = 40\%$ | 33—47% |
| verzögert op.[2] | 212 | $36 = 17\%$ | 13—24% |
| *Inoperabel* | 151 | 0     0 | |
| | 566 | | |

| B. *1952* | Lokal | Lokal + | en bloc | |
|---|---|---|---|---|
| 5 J. s.-frei | adäq. | Lgl.- | op. | |
| Überlebende | op. | Exstirp. | (Amput.) | |
| 209 | $76 = 37{,}3\%$ | | | 30—44% |
| 162 | | $32 = 19{,}8\%$ | | 14—27% |
| 62 | | | $9 = ,,14{,}5\%``$ | 7—25% |
| 16 | | | $(5 = ,,31{,}2\%``)$ | 11—59% |
| 449 | | | | |

| C. *1959* (1948—1951) | Determi-nated cases[3] | | |
|---|---|---|---|
| | 138 | $52 = 37{,}7\%$ | 30—46% |

[1] Kein vorhergehender Eingriff oder Lokalexcision innerhalb 1 Monat vor adäquater Operation.

[2] Lokale Eingriffe länger als 1 Monat vor adäquater Op. zurückliegend.

[3] Alle M.m. der Haut aller Stadien, gleich ob vorbehandelt oder nicht.

* Vergleiche Tab. 3.

Tabelle 6. *Lymphknotenexstirpation und Überlebenszeit bzw. Prognose*

| | A. Prophylaktische Lgl. Exstirpation | | | | | B. Lgl.-Exstirpation Stad. I und II bzw. ohne Angabe des Stadiums | | | | A + B Überlebd. % Histolog. | |
|---|---|---|---|---|---|---|---|---|---|---|---|
| Stadium I | Pat.-Zahl | Histolog. + | Histolog. − | Überlebd.[1] | Jahre | Pat.-Zahl | Histolog. + | Histolog. − | Überlebd.[1] | + | − |
| Meyer u. Gumpert 1953 | | | | | | 40 | 21 | 19 | 7<br>14 | 32 | 74 |
| Pack et al. 1952 | | | | | | 236 | 199[2] | 37 | 28<br>15 | 14,1[2] | 40,5[2] |
| Raven 1953 | | | | | | | etwa 50% | etwa 50% | | | |
| McCune et al. 1955 | 12 | 7 | 5 | 4[3]<br>4[3] | 5[3]<br>5—10 | | | | | ,,57`` | ,,100`` |
| Royster et al. 1957 | 20 | 4 | 16 | 0<br>9 | 5<br>5 | | | | | ,,0`` | ,,56`` |
| Vogler et al. 1958 | 10 | | | 2/3<br>4/7 | 5<br>2 | | | | | | |
| Jørgsholm u. Engdahl 1955 | 10 | | 10 | 5 | 5 | | | | | | ,,50`` |
| Nicolle 1960 | 3 | | | 1 | | | | | | | |
| Stehlin et al. 1960 | | | | | | 16<br>12<br>88 | 4<br>12( ?)<br>35 | 12<br><br>53 | 12<br>0 | | |

[1] Offenbar symptomfrei.    [2] Stadium I + II.    [3] Davon 2 über 10 Jahre.

einem ganz erheblichen Teil sekundärer Lymphknotenbefall das Versagen der Lokalbehandlung erweisen, — von dieser Gruppe der nunmehr post therapiam in das Stadium II gelangten Patienten sind aber wiederum 10—30 relative = 3—10 abs. % durch Exstirpation ja noch zu retten (s. Schluß dieses Kapitels).

Das bislang vorliegende Erfahrungsgut ergibt m. E. *keinen* Anhalt für eine Besserung der Heilchancen bei routinemäßiger Durchführung der prophyl. Lgl.-E. im Stadium I!

Auf die Ergebnisse am umfangreichen Patientengut von PACK (1952) sei aufmerksam gemacht (Tab. 5). Zwar ist in der angeführten Arbeit eine Rubrik Stadium I leider nicht zu finden — man kann das Zahlenmaterial aber kombinieren wie man will, es überzeugt nicht: In der Zusammenfassung gibt PACK selbst 40,5% 5 Jahres-Endresultat bei metastasenfreien, 14,1% bei metastasenbefallenen Lgl. an — das entspricht in jeder Weise dem großen Durchschnitt der adäquaten Lokalbehandlung der Stadien I und II.

Wahrscheinlich liegt dieser seltsamen positiven Einstellung zur prophylaktischen Chirurgie — neben dem emotionellen Hintergrund der Neigung zu Analogieschlüssen aus der Therapie anderer Carcinome — eine optische Täuschung durch einen *Aufgabelungseffekt* zugrunde: Die Überlebensquote der klinisch metastasenfreien, histologisch Lgl.-positiven Patienten liegt zwar ganz erheblich höher als die des Stadium II insgesamt — aber nur etwa in demselben Maßstab niedriger als die des Brutto-Stadium I, in dem die Heilchance für die histologisch und klinisch Lgl-negativen Patienten höher liegt! (So z. B. ROYSTER Tab. 6.)

Es erscheint auch wohl zu optimistisch, die Quote der *Spät*metastasen durch prophyl. Lgl.-E. senken zu können.

Die Lgl.-Exstirpation im Stadium I ist offenbar *keine therapeutische* Maßnahme, sondern ein Eingriff, der eine detailliertere *individuelle Prognose* zu stellen gestattet. Diese Möglichkeit ist aber erkauft mit erheblicher Minderung des Allgemeinzustandes (*aller* Patienten, d. h. auch derjenigen, die den schweren Eingriff gar nicht nötig gehabt hätten), da 80% der so Behandelten unter mehr oder weniger starkem Lymphödem leiden (NICOLLE), muß doch der Eingriff unbedingt durchweg radikal sein, da ja das Ergebnis histologischer Untersuchung erst nach der Exstirpation vorliegt. Probeexcision eines histologisch positivem Lymphknotens kann genauso zu rapider, letaler Aussaat von Metastasen im Operationsgebiet führen, wie die des Primärtumors (vgl. NICOLLE).

So segensreich die Sammlung genügender Erfahrung war und ist, so bedenklich ist übrigens die in den USA zunehmende Tendenz, das so bewährte Sylvén-Schema nicht mehr als Grundlage der Erfolgsbeurteilung anzuwenden, vielmehr nur mehr von „operablen" und „nicht-operablen" Fällen zu sprechen.

Warum die doch so einleuchtende erfolgversprechende prophyl. Lgl-E. zu keinem besseren Ergebnis führt, kann verschieden gedeutet werden. Vielleicht ist zwischen zwei „gefährlichen Phasen" (einer Frühphase, in der der Lymphknoten transregionär angehfähige Abstreuungen kleinster Zellverbände durchläßt, und einer späteren, etwa ab 0—2. Monat des Stad. II beginnenden Phase, in der der Lymphknoten selbst zum Streuherd wird) eine *Barrierephase* anzunehmen. Es wäre dann nämlich gleichgültig, ob man die regionäre Lgl. gleich oder erst nach klinisch (gerade

schon!) erkennbarer Metastasierung exstirpiert. Hierzu paßt gut, daß Sylvén etwa
30% der Frühmetastasenträger p. op., aber nur um 5% später kommender Patienten
noch retten konnte.

Man sollte jedenfalls die Lehre hieraus ziehen, die *Nachkontrolle* der
lokal versorgten Patienten in den ersten 3 Jahren, aber auch späterhin,
*so häufig wie nur irgend möglich*, etwa in 1-, später 3monatigen Abständen, durchzuführen. *Auch das Stadium II hat einen erheblichen Parameter
„Zeit" hinsichtlich der individuellen Prognose!*

Wenn der Patient usw. auf Ausräumung unbefallener Lgl. drängt,
so möge man sie wenigstens nicht früher als etwa 2—4 Wochen nach
Excision des Primärtumors durchführen, eher noch später.

## *Amputation* (vgl. Tab. 5)

Abtragung eines Fingers oder einer Zehe zählt nicht als Amputation. Die angeb-
liche Tendenz zu radikalen Eingriffen hat dem Ruf der chirurgischen M.m.-Therapie
der USA in Europa erheblichen Abbruch getan. Die Sachlage ist nun aber doch etwas
anders: Nach Pack (1959) (vgl. Booher und Pack 1957) ist die Prognose des
*Stad. II* (!) bei *langen* präregionären Lymphbahnen (Zehen, Sohle, Finger) bei
diskontinuierlicher Exstirpation von Tumor und Lgl. insofern schlecht, als post op.
bei etwa 25% der Pat. ausgedehnte präregionäre Lymphbahn- und Hautmetastasen
erscheinen, begünstigt offenbar durch die Lymphstauung. Es ist daher „*wahrscheinlich sicherer*", die gesamte Extremität zu amputieren, einschl. Ausräumung der reg.
Lgl. — *Tatsächlich durchgeführt* wurden solche Amputationen bzw. Exartikulationen
aber nur, wenn Metastasen unterhalb des Knies bzw. Ellenbogen bis zum Gebiet
der reg. Lgl. *de facto vorlagen*, und zwar meist als ultimo ratio bei verzweifelten
Fällen. Bei präregionär negativem Früh-Stad. II mit Lokalisation der M.m. an Händen und Füßen *könnte* demnach diese radikale Chirurgie erfolgreich sein. Nach Pack
wird man bis zum noch ausstehenden Beweis oder Gegenbeweis im unklaren bleiben.
Nur 4/69 (vielleicht zu spät) exartikulierter Pat. überlebten 5 Jahre symptomfrei. In
einer Gesamtgruppe von 228 Extr.-Exartikulationen bei Carcinom (nicht nur M.m.!)
an den bestr. Extremitäten war die Prognose bei rezidivierendem Ca. 12—45%
schlechter als bei Frühmanifestationen.

Man begeht nach dem *heutigen* Stand der operativen Therapie sicher
keinen Fehler, wenn man nicht nur nicht prophylaktisch Lgl. excidiert,
sondern auch im übrigen konventionell verfährt. *Entscheidend wichtig aber
sind*, wie wiederholt betont, *laufende Kontrolluntersuchungen*. Gegebenenfalls Exstirpation zuerst aller präregionärer, *zuletzt* erst regionär-Lgl.-
ständiger Metastasen. Bei präregionären *nach* Lgl.-Exstirpation auftretenden Metastasen sinkt die Hoffnung, durch Exartikulation noch das Leben
zu retten, auf etwa 10%.

## *Die Strahlentherapie*

Im Gegensatz zu den einfachen Prinzipien der operativen Therapie liegt es in der
Natur wie in der geschichtlichen Entwicklung der Strahlentherapie, daß es eine Vielzahl verschiedener Möglichkeiten der Anwendung der $\gamma$- und Rö.-Strahlenenergie
gibt: unterschiedliche Strahlenqualitäten (hart-mittel-weich; homogen-inhomogen),
der Strahlengesamtquantität und ihrer Unterteilung (Variabilität der Gesamt-Dosis
und des Fraktionierungsgrades) sowie der Strahlenverteilung im Gewebe (großer-
kleiner Focus-Hautabstand). — Zur Elektronen-Therapie s. u.

Ohne jeden Zweifel gab die in Mitteleuropa früher und auf breiterer
Basis (als z. B. in den USA) eingeführte, insbesondere an den Namen
Chaoul geknüpfte Nah-Bestrahlungstechnik schon vor dem 2. Weltkrieg
den entscheidenden Impuls zur erneuten Einbeziehung des M.m. in die

Indikationen der Strahlentherapie, nachdem vorhergehende Versuche (s. MIESCHER 1933) wegen Verallgemeinerung der These von der hohen Strahlenresistenz des M.m. nicht weiter verfolgt worden waren.

In den letzten knapp 10 Jahren ist die Devise *„Tumorvernichtung um jeden Preis"* zurückgetreten gegenüber Gesamtdosen an oder etwas oberhalb der oberen Grenze der Carcinom-Dosis, mit dem Motiv, den Heilfaktor Stromareaktion z. B. im Sinne einer *Fibrosierungs*begünstigung zur Geltung kommen zu lassen (SCHREUS, KALKOFF, HESS u. a.).

In Anbetracht des natürlichen wie tumorbedingten Patienten-Schwundes mag ein Erfahrungsgut, gewonnen an etwa 100 vor 5—15 Jahren der zu beurteilenden Therapie unterworfenen Patienten, eine leidlich ausreichende Grundlage der Erfahrungsbeurteilung darstellen. Der 2. Weltkrieg hat sicher manche Erfolgsstatistik (z. B. HALTER 1941) unterbrochen. So befinden wir uns sozusagen immer noch in der Frühära einer rationellen Ermittlung des Wertes der Strahlentherapie.

In der Klasseneinteilung der Tumoren nach Röntgensensibilität von LACASSAGNE-GRICOUROFF (1956) steht das M.m. an 10. und letzter Stelle, entsprechend bei WARREN (3 Gruppen) in der 3. Gruppe, zusammen mit Rectum- und Mamma-Carcinom. So wie aber innerhalb ein und derselben Tumorform (z. B. Cervix-Ca.) ganz erhebliche tumorindividuelle Unterschiede der Strahlenresistenz bestehen (Übersicht ZOLLINGER 1960), so kann andererseits von einer generellen und absoluten Strahlenresistenz des M. nicht gesprochen werden.

Die Gründe der Strahlenresistenz sind nicht bekannt. Interessant wäre die Kenntnis der *Sauerstoffspannung* in M.m.-Zellverbänden, die der Messung zugänglich sein dürfte. Ob Erhöhung letzterer nützlich ist und, gesetzt den Fall, die Strahlensensibilität gemäß einer heute vielfach angenommenen Theorie der Strahlenwirkung therapeutisch ausnutzbar gesteigert werden könnte, ist noch zu klären.

*Ergebnisse der ausschließlichen Strahlentherapie*

Es wurde versucht, die wesentlichsten bzw. einigermaßen durchschaubaren strahlentherapeutisch-erfolgsstatistischen Beiträge 1951 bis 1961 zusammenzufassen (Tab. 7). Aus der Tab. 7 könnte im Gesamtergebnis (Stad. I) eine Heilquote von 135/235 einschließlich, 126/215 ausschließlich Ra-Patienten herausgelesen werden, was einem scheinbaren Therapieerfolg von ~60% (± 7% Vertrauensgr.) entsprechen würde. (Die Einzelzahlen ergeben sich häufig aus dem Text, nicht aus den Folgerungen bzw. Schätzungen der Autoren.) Da bei der *operativen* Therapie des Stad. I 42—53% als Vertrauensgrenzen ermittelt wurden (Tab. 4), **scheint** die Strahlentherapie der operativen Therapie zwar nicht sehr erheblich, aber doch ein wenig überlegen zu sein, wenn man so großzügig ist, einige der sicher in dem Strahlen-Patienten gut enthaltene mel. Präcancerosen nicht weiter zu beachten.

Bei MIESCHER (1960), einem Autor, dem jeder volles diagnostisches Vertrauen entgegenbringt, ist zu beachten, daß 15/20 der M.m. im Gesicht, nur 2/8 am Stamm lokalisiert waren — ein auch von MIESCHER selbst als ungewöhnlich herausgestelltes Verhältnis prognostisch unterschiedlicher Regionen. Im übrigen aber sind die Ergebnisse der diagnostisch erfahrenen *Dermatologen* (z. B. GERTLER u. GARTMANN 5/16, WERNSDÖRFER nach eigener Bereinigung des Autors etwa 34%) *schlechter* als die der *allgemeinen* Strahlentherapeuten. Auch fällt auf, daß die Zahl der

Tabelle 7. *Ausschließlich bestrahlte Fälle Stadium I*

| Autor | Pat.-Zahl | 5 J. s.-fr. | Bestrahlungs-Methode ($\times 10^3 r$) | Sicherung der Diagnose | Melan. Praec. einbez. ? | Bemerkungen | Schlußurteil der Autoren |
|---|---|---|---|---|---|---|---|
| HERGARTEN u. HERGARTEN 1951 | 24 | 20 | Chaoul bis 20 mit Intervall z. T. bis 30 | klinisch | sehr wahrscheinl. + | Pat.-Zahl klin. bereinigt (139→101) | Rö ≧ Chir. |
| JØRGSHOLM u. ENGDAHL 1955 | 7 | 4 | Chaoul < 10 | Hist. Kontr. (2 nicht gesich.) | ? | Stad. II Strahlentherap. erfolglos | Chir. ohne Zweifel "main rule" |
| | 8 | 5 | Ra (ohne Angabe) | | | | |
| NITTER 1956 | 10 | 2 | Ra bis 3,5, Tele-Ra | | ? | Prophyl. Lgl.-Ra 24/78 prophyl. } über-18/48 ohne „ } lebd. | Strahlenwirkung muß bis Fascie reichen |
| VONESSEN 1957 | 8 | 4 | Chaoul 10 bis 40 | klinisch | | Dermatologe muß hinzugezogen werden | Dermatologe muß hinzugezogen werden |
| GERTLER u. GARTMANN 1957 | 16 | 5 | Chaoul 15 bis 18 + Umgebung | s. Bemerkungen | — | 2 † 5—7 J. p. Rö | Individualisieren |
| | [9 | 2 | 1. op. 2. Rö] | | | 3 Ü 6—8 J. histol. nicht gesichert | Keine Behandlung überlegen |
| HESS 1959 | 17 | 10 | Chaoul bis 14 (z. T. Exc. p. rad.) | | | | „Bekannte Differenz" Op. — Rö |
| HELLRIEGEL 1960 | 88 | 48 | Chaoul 7 bis 8, ev. nach 8 W. 4 bis 5 + Tangential + Lgl. 200—250 kV | offenbar klin., z. T. Hist. von Nutzen | + | Histol. Sicherg. u. op. post Rö. nicht vor 6—8 W. Rö. Std. II lebensverlängernd. Dermatologe muß hinzugezogen werden | 5-J.-Heilung, Zweite Op. = 30% Rö. = 40% |
| MIESCHER 1960 | 28 | 17 | Chaoul bis 14 (z. T. Exc. p. rad.) | z. T. hist. (z. T. p. rad.) | — | Richtige Diagnose entscheidend. Nur 2/8 Stm., Extrem. 15/20 Gesicht | Rö. = Chir. |
| STROBL u. OBERLÄNDER 1960 | 6 | 4 | | Hist. 50/60 Pat. gesich. Rö-Pat. ? | ? | | Hochdos. Rö.→ Koag. oder Exc. weit im Ges. |
| ANDREEV u. KRISTEV 1961 | 19 | 12 | Chaoul 9 bis 14 Individualisieren | Hist. bei 31/58 gesich. | + | 6/38 proph. Lgl.-Rö→ innere Spät-Metast. Rö. kann Lgl. nicht heilen. Verlangsamt Std II | Rö. am Rumpf ungenügend |
| | 4 | 4 | Exc. p. r. je 2 + Tang.; Ra | Anteil d. Str.-Pat. ? | (7 ?) | | Rö. = Chir. |

Weitere Angaben zu Strahlentechnik und Therapieerfolgen s. HALTER 1941, NOSKO u. TAPPEINER 1954, VERHAGEN 1955, KALKOFF 1955, WERNSDÖRFER 1957, EICHELTER 1958, SCHREUS 1958, PROPPE 1958, SCHIRREN 1959.

histologisch *nicht* gesicherten M.m. sich bei den Überlebenden anzureichern pflegt, was z. B. GERTLER hervorhebt. Ganz offensichtlich ist es nicht erlaubt, bei Strahlentherapie *ohne* histologische Sicherung die Richtigkeit „*jeder*" Diagnose als indiskutabel zu unterstellen. Wie sich die Einräumung eines gewissen Prozentsatzes an Fehldiagnosen auswirkt, kann leicht abgeschätzt werden:

Tabelle 8. *Einfluß von Fehldiagnosen auf die Therapieergebnisse der Tab. 7*

| Fehldiagnosen Annahme | $\varnothing$ | $\sim 10\%$ | $\sim 20\%$ | $\sim 30\%$ | $\sim 40\%$ |
|---|---|---|---|---|---|
| Bereinigte Erfolgsquote | (60%) | 100/180 | 80/160 | 60/140 | 40/120 |
| Vertrauensgrenzen* | (53—67%) | 48—63% | 42—57% | 34—51% | 25—42% |

Ist auch nur 1 unter 10 Diagnosen M.m. falsch, so ist die Strahlentherapie der M.m. nach dem Stand um Mitte 1961 kaum, bei 1 unter 5 auf keinen Fall der operativen Therapie überlegen; sind 2 von 5 unzutreffend, so ist sie sehr wahrscheinlich unterlegen.

Hinzu kommt noch, daß auf Grund einiger Anzeichen auf eine *Retardierung der Metastasen-Manifestation* nach primärer Tumorbestrahlung zu achten ist.

Auf die Ergebnisse *kombinierter* Behandlungsmodi, die sich in der Dermatologie beachtlicher Beliebtheit erfreuen, kann hier nicht eingegangen werden. Eine maßgebliche Verbesserung scheinen sie kaum erwarten zu lassen.

### Elektronen-Therapie

Gute Hoffnungen können wohl auf die Therapie mit schnellen Elektronen gesetzt werden, zumal in dem beim M.m. in Frage kommenden Energiebereich von 5—15 MeV die Absorption der eingestrahlten Energie bekanntlich relativ scharfkantig abfällt, so daß das tiefere Gewebe geschont wird (vgl. BODE u. MARKUS 1958). Einige hoffnungsvolle Hinweise auf den therapeutischen Nutzen scheinen sich anzubahnen (BODE u. MARKUS, HARTL, KÄRCHER). Allerdings ist wohl noch zu klären, mit welcher Fraktionierung das Optimum des therapeutisch so wichtigen unterschiedlichen Ansprechens von Stromagewebe und Tumorzellen zu erreichen ist. Therapeutische Erfahrungen mit der Elektronenschleuder sollten insbesondere bei Patienten im Stad. II und noch nicht ganz hoffnungslosem Stad. III forciert gesammelt werden, um rationelle Anwendung im Stad. I zu beschleunigen.

### Sonstige therapeutische Wege

*Lokalvereisung.* Zwecks Minderung des Operationsrisikos vereist GRÜNEBERG (mit EGGELING 1961) Tumor und Umgebung tief mit tumorgerecht ausgehöhltem $CO_2$-Trockeneisblock (möglichst in Blutleere,

---
* vgl. Tab. 3

3—5 min starker Druck in Evipan-Narkose) und excidiert anschließend das gefrorene Gewebe außerhalb des Randes en bloc bis zur adäquaten Tiefe. Vorprobe wegen Sprödigkeit des Trockeneises zu empfehlen.

*Chemotherapie. Phenylalanin-N-Lost* (Stehlin) und *Triäthylen-Phosphamid* (Tullis) scheinen nicht ohne Einfluß zu sein; weitere Fortschritte sind zu erhoffen.

*Hormone. Nor-Testosteron* zur Hypophysen-, insbesondere Intermedin (= MSH = melanin stimulating hormone)-Bremsung vgl. Kärcher (1960).

Um das *Hydroxypropiophenon* scheint es stiller geworden zu sein.

Die *Hypophysektomie* selbst kann wohl das M.m.-Wachstum hemmen (Rothman), dürfte jedoch wenig Anwendung finden, da Wirkung nur passagerer Natur ist. — *Hydrocortison* und *Vitamin C:* s. Wolfram.

*Lyssa-Vaccinierung.* Pack u. Mitarb. beobachteten (1954), daß eine wegen Hundebiß Lyssa-vaccinierte Patientin einen auffallend ruhigen Verlauf ihrer M.m.-Metastasierung zeigte. Zwar konnte die Vaccine den Weg des Stad. III bei 8 von 10 Priv.-Pat. des Autors nicht aufhalten, immerhin hatte sich der Vorgang derart herumgesprochen, daß Pack ihn in einer kurzen Mitteilung veröffentlichte, um sich vor Anfragen zu retten. Mit Mom, Herold u. a. (1955) möchten wir auf diese Vaccine hinweisen, da bei progredienten Fällen jedes Mittel, das ohne nennenswerte Gefahr hier und da das Leben verlängert, angewendet werden sollte. Ob klassische Vaccinen den neueren, auf Entengewebe gezüchteten Vaccinen überlegen sind, ist noch zu klären. Die Vaccinierung[1] sollte u. E. auch im Stad. I und II als Adjuvans eingesetzt werden.

Eine Ausnutzung der *lymphangiographischen Methode* (Kaindl) für gezielte Applikation von $\beta$-Strahlern wie $P_{32}$, inkorporiert in lymphständig bleibenden Verbindungen, ist wohl noch nicht versucht worden.

Die *lokale Chemochirurgie* nach Mohs (Prinzip: modifiziertes Zinkchloridverfahren mit Steuerung der stufenweisen Abtragung des hervorragend fixierten Gewebes durch histologische Kontrolle) hat sich bei sonst völlig desolaten Ulcera terebrantia auch uns als Mittel der Wahl erwiesen. Mohs selbst hat mit diesem Verfahren — horribile dictu — auch M.m. mit einer durchaus guten 5-Jahres-Quote (12/31 Stad. I + II) behandelt. Über eigene Erfahrungen bei M.m. verfügen wir nicht; es ist dringend anzuraten, sich ggf. mit der Methode anhand der Monographie (1956) und deren Durchführung an anderen Tumoren *vorher* eingehend vertraut zu machen.

*Immunbiologische* Therapiestudien mit Hilfe von Adjuvantien liegen nicht ganz fern, sollten aber zunächst im Stad. II/III versucht werden, um Schäden des Uvealtraktes verfolgen zu können. Eine eigene Pat. (Stad. III) reagierte nicht auf M.m.-Homogenat + Freundschem Adjuvans i.c.

*Isolierte Spätmetastasen* (Lunge, Hirn) sind schon öfter mit länger anhaltendem Erfolg operiert worden.

## V. Eigene Erfahrungen[2]

Von den 58 1951—1961 an der Hautklinik der FU angefallenen M.m.-Pat. (darunter 45 Pat. Stad. I) überlebten 3/11 ± 5 Jahre symptomfrei. Bei der orientierenden Zusammenstellung waren es 6/11; auf Grund der Reexamination der histologischen Schnitte entfielen 1 epidermal-cutaner Naevus, 1 kombinierter Naevus, 1 Angiomyoneurom. Bei einem weiterhin Überlebenden (Stad. II!) lag Histologie nicht vor, da „kein Zweifel an der Diagnose" vor der Behandlung bestand.

Neben einigen üblichen klinischen Fehldiagnosen (s. Tab. 2 links) wären 2 *schnellwachsende,* scheckig-pigmentierte *Basaliome vom Haartyp* sowie eine solitäre, angiokeratomartige Morphe zu erwähnen. Diese 3 Pat. wurden wie ein M.m. operiert, da klinisch „kein Zweifel" an der Diagnose M.m. bestand. Ein *sekundäres M.m.,* 4 Monate nach dem primären M.m. zeigte zwar histologisch einen langgestreckten, kerbstockartig von M.m.-Zellen ausgehöhlten Retezapfen, so daß die Annahme eines sekundär primären M.m. nicht ohne weiteres widerlegt werden kann, jedoch ist

---

[1] Sie wird bei unserem Pat. von Prof. H. Gildemeister, Rob. Koch-Institut, durchgeführt.

[2] Die Unterlagen wurden z. T. von Fr. O. Strehl zusammengestellt.

dieses Bild wohl auch mit der Annahme einer epidermotropen Metastase vereinbar. Eine Pat. mit einem papillomatös-exophytischen M.m. (Randrezidiv nach Ra-Bestr. vor 6 Jahren) kam im 5. Jahr des Stad. I zur Operation.

Hinsichtlich der *Therapie* haben wir uns nach variiertem Vorgehen 1951 bis 1957/58 in den letzten Jahren eindeutig für das *operative Vorgehen* entschieden, halten es aber mit MIESCHER für unbedenklich, mel. Prc. mit weicher Röntgenbestrahlung zu behandeln und führen Lymphmetastasen der Elektronentherapie zu (Dr. SCHUMACHER).

Tabelle 9. *Beispiel einer adäquaten, trotzdem aber „schwer zu durchschauenden" Statistik mit Gegenüberstellung der operativen und (z. T. postoperativen) strahlentherapeutischen Erfolge bei 234 M.m.-Patienten* [DICKSON, Baltimore, John Hopk. Hosp., Amer. J. Rö. **79**, 1063 (1958)]

| | 5 J.-Überlebende[4] | Prozentsatz | Vertrauensgrenze[1] % |
|---|---|---|---|
| *Statistik A*[3,4,5] | | | |
| a) Lokal ungenügend op. | 14/71 | 19,7 | 11—31 |
| b) adäquate Chirurgie | 11/42 | „26,2" | 14—42 |
| c) Strahlentherapie[2] (nach PE, a) oder b) | 50/121 | 41,3 | 32—51 |
| b)+c) 61/163 | 37,5 | | 30—45 |
| a) bis c) 75/234 | 32 | | 24—36 |
| *Statistik B*[3,4,5] Stadien (n. SYLVÉN) | | | |
| Stad.  I (44%) | 51/102 | 51,0 | 41 —61 |
| Stad. II (39%) | 22/93 | 23,6 | 15,5—33,6 |
| Stad. III (17%) | 2/39 | „5,1" | 0,5—17,3 |
| | 75/234 | 32 | 24—36 |

*Statistik C*[3,4,5] (vereinfacht)

| Region gestorben im Jahr | 1. Pat. | 1.—4. Pat. | 1.—6. Pat. | 5—15 Jahr Überlebende Pat. | von insges. Pat. | |
|---|---|---|---|---|---|---|
| Extrem. | 48 | 69 | 74 | 30 | 104 | 28,5% |
| Kopf-H. | 33 | 42 | 44 | 30 | 74 | 40,0% |
| Rumpf | 19 | 27 | 27 | 12 | 39 | „31%" |
| ♀ Genit. | 6 | 8 | 8 | 2 | 10 | „21%" |
| Sonstige Reg. | | | | 1 | 7 | |
| | | | | | 234 | |

[1] Werte entnommen den Documenta Geigy, wissenschaftl. Tab. 6. Aufl. (vgl. Tab. 3).

[2] *Radium* (molds, Spickung, Teleradium 4800 r—6500 r in 4—6 Wochen). *Röntgen:* Tumor 100 kv, 5000 r in 10 Tagen; Lymphknoten 200—400 kv, 4000 bis 5000 r, Herddosis innerhalb etwa 5 Wochen; auch Hoch-Volt-Therapie. — Zahl der Ra- und Rö-Pat. annähernd gleich. Nach den Autoren keine der Bestrahlungsvarianten eindeutig über- oder unterlegen.

[3] Ohne juv. Melanom und M.m. des Uveal-Traktes. Histologische *Nachkontrolle* der Schnitte *aller* registrierten Patienten von einem Pathologen, der den klinischen Verlauf der Pat. nicht kannte. Patienten mit primärer histol. Diagnose M.m., deren Schnitte *nicht* mehr *verfügbar* waren, wurden bei benignem Verlauf nicht berücksichtigt, *wohl aber bei malignem Verlauf(!)*.

[4] Einschließlich aller noch nach 5 Jahren gestorbenen oder verschollenen Pat. Nur 12 von 234 Pat. sind als "dead without diseases", 147 als "dead with disease", von den 5 J. *und mehr* Überlebenden 19 lebend mit, 56 lebend ohne Symptome eingeordnet.

[5] *Eine Korrelationsstatistik, die die Therapieerfolge nach A bzw C in Beziehung zu denen nach B setzt, fehlt!*

## VI. Chirurgische und Röntgen-Therapie

### *Vergleichende Betrachtung*

Im vorstehenden wurde in gebotener Kürze eine Übersicht über die Therapieerfolge auf Grund eines eingehenderen Studiums der *Original*-beiträge gegeben. Hierbei sollen die Tabellen dem Leser bei der eigenen Urteilsbildung behilflich sein; sie sind deshalb nicht in Details kommentiert.

Zur Zeit kämpft *jede* Therapie um den 2. Platz. Dies sollte bei den bisweilen mit ungewohnt emotionellem Akzent vorgetragenen therapeutischen Glaubensbekenntnissen mehr bedacht werden.

Auf keinen Fall ist es allerdings angängig, alle kunstfehlerhaft bis ungenügend „behandelten", dem Strahlentherapeuten zum letzten Versuch überwiesenen Patienten auf das Konto der adäquaten operativen Behandlung zu überschreiben, die Schrecken der operativen Methode in viel zu grelles Licht zu setzen, und so der Strahlentherapie für den Außenstehenden eine bessere Ausgangsposition zu geben. —

Unseres Erachtens ergeben sich aus dem gebrachten Material bzw. Erwägungen als Folgerungen:

1. Ohne bestmöglich korrekte, objektiv — und das bedeutet beim M.m. histologisch — dokumentierte Diagnosen sind Analysen von Therapieerfolgen von fragwürdigem Wert. Dies gilt insbesondere deshalb bei dem M.m., da die fälschlich einbezogenen Veränderungen überwiegend harmloser Natur sind, d. h. die Katamnese meist nicht durch Auftreten neuer oder weiterer Symptome die wahre Natur der betreffenden Leiden erkennen läßt. Unter den M.m.-Fehldiagnosen sind andere Malignome (z. B. Morbus Kaposi) quantitativ bedeutungslos!

2. Einer Zunahme an diagnostisch-klinischer Spezialerfahrung geht auf dem Felde des M.m. eine Erhöhung der diagnostischen Treffsicherheit keineswegs parallel: Zwar kann der Erfahrene viele Besorgnisse prima vista zerstreuen; zunehmende Kenntnis der Formen- und Formenwandlungsbreite des M.m. läßt ihn dafür da argwöhnisch werden, wo der Unerfahrene nicht stutzig wird. Kurz: Mit zunehmender Erfahrung sollte die Zahl übersehener M.m. asymptotisch auf Null sinken — die Zahl der als verdächtig auf M.m. angesehenen Tumoren wird eher steigen.

3. Der Röntgentherapeut stellt die Diagnose definitionsgemäß ausschließlich klinisch, da ja Probeexcision allseits verpönt ist. Spätere Excision — „bei nicht völligem Tumorschwund" — kann die Diagnose zwar im Einzelfall berichtigen, keineswegs reichern sich aber unter den *nicht* Excidierten die Träger echter M.m. derart an, daß die Dignität des Pat.gutes durch derartige selektive Nachexcisionen als entscheidend gehoben betrachtet werden kann. Nochmals seien die großen differential-diagnostischen Schwierigkeiten (s. Tab. 2) hervorgehoben.

4. *Jeder* Arzt muß bei auch nur entferntem Verdacht auf M.m. *handeln.* Ohne Histologie geht er auch dann blind vor, wenn er selbst keinerlei Zweifel an der Diagnose hat. Je jünger das M.m., desto besser die Prognose, desto anfälliger aber auch die rein klinische Diagnose!

5. Wer adäquate Excision zwecks histologischer Verifizierung ablehnt, muß bei fast jedem Patienten in schweren Gewissenskonflikten stehen — weder das therapeutische noch insbesondere das psychische Trauma, gesetzt durch unnötige Therapie eines „auf Verdacht" behandelten harmlosen Tumors, darf bagatellisiert werden.

6. Jede falsche M.m.-Diagnose bringt im Laufe der Nachbeobachtungsjahre böse Zinsen: i.a. auch bei guter Dokumentation irreversibel, läßt sie die betreffende Therapie mit zunehmendem Abstand in desto hellerem Licht erscheinen.

7. Die chirurgischen Ergebnisse der letzten 4 Jahrzehnte lassen sich therapiekritisch-statistisch auswerten — die der Röntgentherapie unabhängig von der Zeitspanne ihrer Anwendung allenfalls qualitativ: Es ist grundsätzlich Ermessensfrage, wie hoch die Quote der Fehldiagnosen, die die Statistik sozusagen durchwegs hinsichtlich des entscheidend wichtigen Stad. I fälschlich aufhellen, von Autoren und Kritikern gesetzt wird. (Vgl. Tab. 7 u. 8 und diesbezüglichen Text.)

8. Bei den bisherigen Betrachtungen wurde bewußt außer Ansatz gelassen, daß die beste Strahlentherapie im Stad. I in erster Sicht nicht besser sein *kann* als eine adäquate Operation, die Tumor + primäres Streufeld auf einen Schlag, und zwar in allen 3 Dimensionen großzügiger eliminiert. Dieses Motiv wurde nicht an den Anfang gestellt, da es ja vorstellbar ist, daß von einem strahlengeschädigten, aber in loco verbleibenden Tumor ein *ictus immunisatorius* ausgeht. Die Erfolge sprechen bislang aber nicht dafür, die Strahlentherapeuten nicht davon.

*Zusammengefaßt* ist u.E. im Stad. I von der *operativen adäquaten* Behandlung nach $CO_2$-Vereisung ohne prophylaktische Lymphknotenausräumung oder Amputation ganzer Gliedmaßen derzeit das beste Ergebnis zu erwarten; alle Adjuvantien sollten zusätzlich und nicht zu spät versucht werden, da in der Metastasierungspotenz ein quantitativer Faktor verborgen liegt. — Abgesehen von einer *Röntgentherapie der mel. Präcancerose = M.m. in situ* ist eine postoperative prophylaktische Weichbestrahlung nach Art der des M.m. in situ, und zwar der Sphäre des Operationsgebietes nach festem Wundschluß zur Minderung der Gefahr epidermotroper Satellitenmetastasen zu erwägen. Primäre Lgl.-Bestrahlung (Stad. II) hält SYLVÉN für verlorene Zeit — darüber hinaus möchten wir halbe oder ganze therapeutische Dosen ablehnen (vgl. MARCHIONINI-SCHIRREN 1959), da die Randsinus sich sehr rasch nach Rö. erweitern (ZOLLINGER 1960), Nachbestrahlung einer exstirpierten Lgl.-Gruppe Stad. II dagegen befürworten. Die prophylaktische Lgl.-Bestrahlung (d. h. im Stad. I) ist doch wohl nicht nur nicht indiziert, sondern eher kontraindiziert. Adäquate *Nachkontrolle* der operierten Pat. (s. S. 232) ist dringendes Gebot.

Der Dermatologe sollte alles tun, um sich zumindest in die klinische, aber auch histologische Diagnostik einzuschalten; welcher therapeutische Weg begangen wird, möge *sein* Gewissen entscheiden. Kollegiales Helfenwollen und Sichhelfenlassen, d. h. echte Zusammenarbeit sollte bei einem tödlichen Leiden keine Utopie sein!

Literaturverzeichnis kann vom Verfasser angefordert werden.

Aus der Dermatologischen Klinik der University of Southern California
(Direktor: Prof. Dr. M. E. Obermayer)

# Probleme der Psychodermatologie und ihre Bedeutung für die Praxis

Von

## Maximilian E. Obermayer

Jeder Wissenschaftler, der sich ein begrenztes Fach als Arbeitsgebiet gewählt hat, sollte alle paar Jahre (etwa in Abständen von einem halben Jahrzehnt) einmal innehalten und versuchen, den Stand seines Fachgebietes objektiv zu überblicken.

Ich bin daher Herrn Prof. Marchionini sehr dankbar für seine Einladung zu diesem Vortrag. Ich betrachte es als eine Ehre, vor diesem erlauchten Kreis sprechen zu dürfen; zugleich wurde ich dadurch aber auch gezwungen, eben diese kritische Bewertung meines Faches vorzunehmen. So legte ich also eine nachdenkliche Pause ein und versuchte, den gegenwärtigen Stand der Psychodermatologie in unverzerrter Perspektive zu sehen.

Im Jahre 1955 folgte ich einer Einladung der Herausgeber der "Excerpta Medica", im Rahmen der "Milestones in Dermatology" über psychocutane Medizin zu referieren. Ich sagte bei dieser Gelegenheit folgendes: „Der Einfluß psychischer und emotioneller Faktoren bei gewissen entzündlichen Dermatosen wird von den meisten Fachkollegen anerkannt. Die Meinungen gehen aber erheblich auseinander, wenn es gilt, die Reichweite dieses Einflusses abzugrenzen und die Mechanismen aufzuzeigen, auf Grund derer emotionelle Impulse Hautsymptome hervorrufen können." Diese Divergenzen bestehen auch heute noch.

Darüber hinaus müssen wir zugeben, daß das eigentliche Ziel unserer Arbeit, nämlich den exakten Mechanismus aufzuzeigen, der einen emotionellen Reiz in ein somatisches Symptom verwandelt, und damit die Kluft zwischen Geist und Körper zu überbrücken, bisher noch nicht erreicht ist. Allerdings ist der alte Streit über die Vorrangstellung von Geist *oder* Körper heute nicht mehr aktuell. Was uns heute bewegt, ist die Frage nach der bestmöglichen Erklärung für die Wechselbeziehungen zwischen beiden.

Die verschiedenartigsten Methoden, die zum Studium der Psychodermatologie herangezogen wurden, haben zu beachtlichen Fortschritten geführt. Ich denke dabei an psychologische, neurophysiologische und physiologisch-chemische Forschungen, ferner an Arbeiten auf dem Gebiet der Allergie und der Genetik und schließlich an die Anwendung der Sozialpsychiatrie. Wir werden später sehen, daß die Forschungsarbeiten auf allen diesen Gebieten in einem Zentralthema zusammenlaufen: Kein einzelner Zweig der Wissenschaft kann die gestellte Aufgabe unabhängig von den anderen lösen.

## Psychologische Forschungsarbeit

Die psychologische Forschung, die sich sowohl mit den „oberflächlichen" Schichten des Bewußtseins als auch mit den „tiefen" Schichten des Unbewußten beschäftigt, hat weiterhin bedeutende Ergebnisse hervorgebracht.

Meine Mitarbeiter und ich haben unsere Untersuchungen an Patienten mit disseminierter Neurodermatitis fortgeführt. Aber anstatt den ausgetretenen Pfaden der allgemeinen Psychologie zu folgen, haben wir versucht, die spezifische Gemütsverfassung, die bei Exacerbation dieser Dermatose eine bedeutende Rolle spielt, im einzelnen zu definieren. Wir glauben, mit unserer Methode die Art der emotionellen Erkrankung, an der diese Patienten leiden, weitgehend aufgeklärt zu haben.

Es handelt sich um eine *Psychosis sine psychosi* oder — anders ausgedrückt — eine hochdifferenzierte psychoseähnliche Reaktion; die Krisen werden in der Haut ausgetragen, ohne daß der Kontakt mit der Realität verlorengeht. Das bedeutet nicht, daß der Patient geistesgestört ist. Es bedeutet vielmehr, daß er auf die Umwelt mit inadäquaten Reaktionsabläufen physiologischer und psychologischer Art reagiert. Diese Reaktionsformen, die sich der Patient während der kindlichen Entwicklungsphase zu eigen gemacht hat, durchkreuzen normale Reaktionen. Mit unserem Nachweis eines den psychocutanen Reaktionen zugrunde liegenden Mechanismus, der sich mehr der Psychose als der Psychoneurose nähert, stehen wir nicht allein da: Die Arbeiten von MACALPINE in England und von GUY u. Mitarb. in den Vereinigten Staaten weisen in die gleiche Richtung. Ich glaube, es würde sich lohnen, detaillierte Untersuchungen ähnlicher Art auch bei anderen Dermatosen anzustellen.

Unter den Hilfsmitteln der psychologischen Forschung erfreut sich die *Hypnose* erneuter Beliebtheit. Sie gilt jetzt allgemein als legitime Forschungsmethode, wenn auch ihre therapeutische Anwendung gelegentlich noch mit Argwohn betrachtet wird. In den Vereinigten Staaten ist SCOTT wohl der einzige Dermatologe, der sich dieser Methode ausgiebig bedient. In seinem Buch hat er über eine Reihe interessanter Beobachtungen berichtet; eine davon soll bei der Besprechung der Neurodermatitis näher erwähnt werden. In England haben MASON und BLACK die Hypnose mit beachtlichem Erfolg in den Dienst der Allergieforschung gestellt. SINCLAIR-GRIEBEN und CHALMERS haben sie bei Patienten mit vulgären Warzen angewandt und sind dabei zu neuen Erkenntnissen gelangt. Auch in der Sowjetunion wird die Hypnose zur Behandlung von Hautkrankheiten mit herangezogen.

Auf einem Gebiet jedoch ist die Hypnose nicht mit gebührender Beharrlichkeit angewandt worden, nämlich bei der Erzeugung von Blasen durch hypnotische Suggestion.

Es steht außer Zweifel, daß Hautgefäßreaktionen durch hypnotische Suggestion beeinflußt werden können. Die Blasenbildung wird jedoch merkwürdigerweise nur widerstrebend als Tatsache akzeptiert, obwohl gründlich belegte Versuche von KREIBICH (1906) bis BORELLI (1953) den Nachweis geliefert haben. SCOTT, eine Autorität auf dem Gebiet der Hypnose in ihrer Anwendung bei Hautkrankheiten, erklärte im Jahre 1960, er habe dieses Verfahren nie angewandt. Aus der Literatur geht auch nicht hervor, ob und mit welchem Ergebnis die erfolgreich verlaufenen Versuche wiederholt worden sind. Läßt sich diese zögernde Haltung vielleicht darauf zurückführen, daß man nur ungern einen so magisch anmutenden Tatbestand akzeptiert wie die Blasenbildung auf Grund bloßer

Suggestion einer Verbrennung mit Streichholz oder Zigarette? Sollte diese Vermutung zutreffen, so wäre das sehr bedauerlich; denn eine Serie glaubwürdig belegter, erfolgreicher Experimente würde nicht nur die Zweifel der Ungläubigen zerstreuen, sondern gleichzeitig Gelegenheit bieten, das Phänomen der Blasenbildung mit physikalisch-chemischen Methoden sorgfältig zu untersuchen und damit womöglich unsere leider sehr lückenhafte Kenntnis der Mechanismen, die solche Läsionen hervorrufen, zu ergänzen. Von großem Interesse wäre z. B. eine vergleichende Untersuchung solcher Blasenbildungen mit den bei Stigmatisierten auftretenden Hautveränderungen.

Auch von seiten der Neurophysiologie und Biochemie kommen Beiträge zur Lösung von Fragen, mit denen sich die Psychologie auseinanderzusetzen hat. Die augenblickliche Tendenz geht dahin, den Ergebnissen solcher physiologisch orientierter Laboratoriumsarbeiten besonderes Gewicht beizulegen.

Eine Brücke zwischen psychologischer und physiologischer Forschung stellt das Werk Manganottis dar — meines Wissens das einzige neue Buch über Psychodermatologie. Der Autor scheint sich der obenerwähnten Richtung anzuschließen.

## Neurophysiologische Forschungsarbeit

Die neurophysiologische Forschung scheint z. Z. überall in der Welt im Zeichen Pawlows zu stehen. In Amerika sind die Pawlowschen Anschauungen ziemlich vernachlässigt worden, wenn man von einem zur Johns Hopkins Universität gehörigen Speziallaboratorium absieht; erst in neuester Zeit haben sich auch andere Forschungsstätten in den USA mit experimentellen Untersuchungen in dieser Richtung befaßt. Eine kurze Diskussion des Pawlowschen Gedankenguts, wie es z. Z. in der Sowjetunion interpretiert wird, erscheint an dieser Stelle angebracht.

In der UdSSR ist die neurophysikalische Einstellung Pawlows allgemein beherrschend. Die Freudsche Lehre wird vorbehaltlos abgelehnt. Nach Pawlow funktioniert die Cortex als Kontrollzentrum und bewußt denkendes Element des Gehirns. „Funktion" wird interpretiert als ein aus Anregung und Hemmung bestehender Systemkomplex. „Dysfunktion" erklärt sich hauptsächlich aus einer Störung des Gleichgewichts zwischen den hemmenden und anregenden Kräften. Die „Behandlung" besteht darin, dieses Gleichgewicht im neurophysiologischen Sinne wieder herzustellen. „Verhalten" setzt sich zusammen aus angeborenen und unbedingten Reflexen, ferner aus bedingten Reflexen, die im Rahmen der verschiedenen Entwicklungsphasen durch Lernen erworben werden, und schließlich aus einer zweiten Schicht von bedingten Reflexen, die von den ursprünglich erlernten hergeleitet und abhängig sind und u. a. die Sprachelemente umfassen. Diese Konzeption verknüpft jegliche Aktivität mit einem komplex ineinanderverwobenen neurophysiologischen System (Wayne).

Ich bin sicher, daß ein starres Festhalten an den Pawlowschen Ideen der Psychiatrie enge Grenzen setzt. Die Psychiatrie in der westlichen

Welt und die in der Sowjetunion gehen von grundsätzlich verschiedenen psychotherapeutischen Voraussetzungen aus. Der russische Psychiater glaubt, den bedingten Reflex durch einfache Persuasion unterbinden zu können. Diese mechanistische Anschauung leugnet den emotionellen Inhalt und Zweck von Symptomen, dem *wir* andererseits entscheidende Bedeutung beimessen.

Dennoch sind sich wohl die meisten Fachkollegen darüber einig, daß einige auffallende Besonderheiten, die man an Patienten mit psychocutanen Erkrankungen beobachtet hat, mit Hilfe der Pawlowschen Theorie vom bedingten Reflex gut erklärbar sind. Ich denke dabei an die zwangsartig erzeugten neurotischen Excoriationen, die verschiedenen Formen des „Zwangsbeißens" wie Nägelkauen, Knöchel- und Wangenbeißen, und an das Syndrom psychocutaner Excoriationen beim Pruritus ani, perinei und vulvae oder beim Lichen simplex chronicus. Man könnte hierbei von manuellen bedingten Reflexen sprechen. Therapeutisch hat man versucht, sie durch andere, gesellschaftlich weniger anstößige manuelle Beschäftigungen zu ersetzen, wie z. B. Stricken für Frauen oder Modellieren für Patienten beider Geschlechter. Wir wissen, daß diese ständig wiederholten Handlungen für den Patienten eine emotionelle Ausdrucksform sind. Man kann sie als Ersatzhandlungen für normales Ausdrucksverhalten werten und somit im Sinne eines bedingten Reflexes verstehen. Der therapeutische Versuch, diese Substitution weiter zu treiben, wird durch SCOTTs erfolgreiches Experiment, bei dem das Kratzen durch Malen mit Pinsel und Farbe ersetzt wurde, beispielhaft vor Augen geführt. Ich werde bei der Besprechung der disseminierten Neurodermatitis noch darauf zurückkommen.

Sehr aufschlußreich ist die folgende Beobachtung, die den Mechanismus der Heilwirkung von Corticosteroiden beleuchtet: bei einer Ziege, die darauf abgerichtet war, auf ein Klingelzeichen hin ein Vorderbein zu beugen, konnte man durch eine einzige Hydrocortisoninjektion diesen künstlich erzeugten bedingten Reflex aufheben (ARNOLD).

Wenn GOLDMAN in seiner sehr interessanten Arbeit vom „Zentralfixierungsphänomen" spricht, das eine gewisse Verwandtschaft mit dem Phantomschmerz und der postherpetischen Neuralgie aufweist und von dem er glaubt, daß es sich auch bei chronisch juckenden Dermatosen entwickeln könne, so gebraucht er vielleicht nur eine andere Bezeichnung für PAWLOWs bedingten Reflex. GOLDMANs Experiment bestand darin, inveterierte Lichen simplex chronicus-Herde tief zu excidieren und durch Transplantate gleicher Dicke zu ersetzen. Der Juckreiz hörte nicht auf, die Transplantate wurden schließlich sogar abgekratzt. Dieser Befund stimmt mit meinen eigenen Beobachtungen überein, wonach Pruritus scroti durch Rückenmarksanaesthesie nicht unterdrückt wird. Das Zentralfixierungsphänomen läßt sich ohne weiteres mit dem Pawlowschen Begriff des bedingten Reflexes umreißen.

Weitere intensive Forschungen auf diesem Gebiet mögen zu bedeutenden, auf unser Fach anwendbaren Ergebnissen führen.

Ebenfalls auf den Pawlowschen Anschauungen basieren die in der Sowjetunion durchgeführten Versuche mit elektronisch erzeugtem

Schlaf, der mittels eines den $\alpha$-Wellen im EEG vergleichbaren elektrischen Stromes ausgelöst wird; ich hatte anläßlich einer Rußlandreise im Jahre 1957 Gelegenheit, diesen Experimenten beizuwohnen. Man sagte mir, der Vorzug des elektronisch induzierten Schlafes gegenüber der durch Pharmaka bewirkten Entspannung bestehe darin, daß er sich sehr dem natürlichen Schlaf annähere und außerdem frei von unerwünschten Begleiterscheinungen sei, die bei der Anwendung von Pharmaka unvermeidbar sind. Die Mehrzahl der Versuchspersonen litte an disseminierter Neurodermatitis. Ich war nicht in der Lage, mir ein Urteil über die therapeutische Wirksamkeit dieser neuen Methode zu bilden, halte es aber für durchaus lohnend, die Versuche fortzusetzen. Die Anwendung des gleichen Verfahrens durch Langier in Frankreich führte zu keinen eindeutigen Ergebnissen.

## Biochemische Forschungsarbeit

Die auf dem Gebiet der physiologischen Chemie gewonnenen Forschungsergebnisse sind in ihrem Ausmaß noch schwer abzuschätzen; sie betreffen sowohl die Psychopathologie im allgemeinen als auch die Dermatologie im besonderen.

Neue Erkenntnisse allgemein psychopathologischer Art sind von besonderer Bedeutung für das Verständnis der Schizophrenie. Die z. Z. im Gange befindlichen Untersuchungen über den Serotonin- und Aminosäurenstoffwechsel sowie die experimentelle Anwendung chemischer Verbindungen vom Typ der Lysergsäure (LSD), womit sich von echten Krankheitssymptomen nicht unterscheidbare Symptome hervorrufen lassen, werden vielleicht zum Nachweis eines biochemischen Prozesses im Mechanismus der Schizophrenie führen. Eine solche Entdeckung wäre natürlich revolutionär. Es besteht die Versuchung, nach einer rein physiologisch-chemischen Ätiologie der Schizophrenie zu fahnden. Wir sind jedoch geneigt, die Veränderung chemischer Prozesse beim Schizophrenen als ein sekundäres Phänomen aufzufassen, das durch gewisse Gemütsbewegungen hervorgerufen wird und seinerseits wiederum physische und psychische Abläufe beeinflußt. In ähnlicher Weise können wir auch die Freisetzung von Acetylcholin bei Neurodermitikern als sekundäres Phänomen betrachten, das dann seinerseits die Hautreaktion beeinflußt.

In der Dermatologie hat sich die biochemische Forschung auf das Symptom des Juckreizes konzentriert. Führend in den Vereinigten Staaten sind Shelley u. Mitarb., denen es gelang, die juckreizauslösende Wirkung proteolytischer Fermente nachzuweisen. Das Freiwerden intracellulärer Proteinasen in der Epidermis oder in tieferen Schichten spielt vermutlich eine bedeutende Rolle bei der Entstehung des Pruritus. So läßt sich vielleicht mit enzymologischen Methoden ein Weg finden, die Proteasen und damit den Pruritus spezifisch zu hemmen. Doch auch hier müssen wir uns wieder fragen, ob diese biochemischen Veränderungen nicht nur sekundär, d. h. als Glied zwischen irgendwelchen zentralen Vorgängen und veränderten Funktionen auftreten.

In England hat WHITLOCK die Aufmerksamkeit auf einige interessante Beobachtungen gelenkt, die auf Beziehungen zwischen zentral-nervösen Vorgängen und Hautsymptomen hindeuten. Er wies darauf hin, daß Juckreiz bei drei scheinbar voneinander unabhängigen Gegebenheiten auftritt: bei subcutaner oder intracisternaler Verabreichung von Morphium, bei Lebererkrankungen (mit oder ohne Ikterus) und bei i.v. Injektion von Anticholinesterase. Er vertrat die Ansicht, die bekannte Anticholinesteraseaktivität des Morphiums biete vielleicht einen Anhaltspunkt für die Beziehungen zwischen zweien dieser Erscheinungen, während die cholinesterasehemmende Eigenschaft von Ammoniumsalzen, die ja bei Lebererkrankungen vermehrt auftreten, eine weitere Beziehung herstelle. WHITLOCK stellte die Frage, ob zentral ausgelöstes Jucken möglicherweise auf eine Anhäufung von Acetylcholin zurückzuführen sei. Er wies darauf hin, daß Acetylcholin (ebenso wie Anticholinesterase) Veränderungen im Elektrencephalogramm hervorruft; dieser Effekt wird durch Atropin blockiert.

In den Vereinigten Staaten führen LOBITZ u. Mitarb. ihre physiologischen Studien auf dem Gebiet der disseminierten Neurodermatitis fort, und in Canada beschäftigen sich KALZ und WITTKOWER mit Gefäßreaktionen, worauf ich noch zurückkommen werde.

Die Wirkung „phrenotroper" Pharmaka (Chlorpromazin und Imipramin, ein Antidepressivum) wurde ebenfalls von den genannten kanadischen Forschern untersucht. Als Versuchspersonen dienten Patienten mit Dermatosen, bei denen emotionelle Faktoren generell eine wesentliche Rolle spielen. Dem Bericht von WITTKOWER und KALZ zufolge war die bei diesen Patienten beobachtete klinische Besserung auf eine günstige Beeinflussung depressiver Symptome zurückzuführen, die zwar häufig auftreten, jedoch oft nicht erkannt werden. Diese Reaktion auf Antidepressiva verweist auf die häufig formulierte Hypothese, daß Jucken in manchen Fällen ein depressives Äquivalent darstelle und Kratzen ein Akt der Selbstzerstörung sei. Mit dieser Ansicht stimme ich völlig überein. Die Wirkung der Antidepressiva scheint darauf zu beruhen, daß die auf das eigene Ich gerichtete Energie freigesetzt und in neue Bahnen, d. h. auf die Außenwelt, gelenkt wird. Weiter berichten WITTKOWER und KALZ, daß die Wirksamkeit der phrenotropen Substanzen bei Hautsymptomen von der Schwere der emotionellen Symptome abhängig sei. Patienten mit schweren Angst- und Spannungssymptomen oder tiefen Depressionen sprachen am besten an, während solche mit unerheblichen psychopathologischen Symptomen den geringsten Grad der Beeinflussung aufwiesen. Diese Arbeit veranschaulicht sehr gut die Bedeutung der biochemischen Forschung für die Psychodermatologie.

## Allergie

Auch die Allergieforschung hat bedeutende Ergebnisse hervorgebracht. In England wandten MASON und BLACK bei einer Patientin mit Asthma und Heufieber Hypnose an. Scratchtests hatten ergeben, daß die Patientin überempfindlich gegen Pollen von Gras, Bäumen und

Frühlingsblumen war; sie hatte sich 11 Jahre lang Jahr für Jahr einer Pollendesensibilisierungsbehandlung unterzogen, der Erfolg war jedoch nur mäßig gut. Im Frühjahr 1957 wurde sie erstmalig und mit beachtlichem Erfolg mit posthypnotischer Suggestion behandelt. Man suggerierte ihr, die Hauttests würden bei der nächsten Wiederholung negativ ausfallen, was auch in der Tat eintraf. Gleichzeitig ausgeführte passive Übertragungen blieben positiv für Gras- und Baumpollen, waren jedoch wie die direkten Tests negativ für Blumenpollen. Dieses Experiment ist von weittragender Bedeutung. Wenn auch den meisten Forschern bekannt war, daß die allergische Reaktionsschwelle parallel zur emotionellen Spannung steigt und fällt, was durch zahlreiche experimentelle Gefäßuntersuchungen bestätigt wurde, so ist doch die Eliminierung positiver Scratchtestreaktionen mittels einer rein psychologischen Methode bisher ohne Beispiel.

Die physikalische Allergie wird neuerdings ebenfalls zu den emotionell beeinflußten Dermatosen gerechnet. Ich halte die von BERLIN beobachtete Wechselbeziehung zwischen emotionell beeinflußten Dermatosen und Photosensibilität für ein gutes Beispiel latenter allergischer Prädisposition, die durch starke emotionelle Belastung manifest wird. Es ist nicht ausgeschlossen, daß einige seiner Patienten an polymorphen Lichteruptionen litten. Allergie auf Sonnenlicht entwickelte sich als Folge des gestörten emotionellen Gleichgewichts.

Aus der Tatsache, daß ich hier unter der Überschrift „Allergie" über psychologische Forschungen gesprochen habe, geht wohl am besten hervor, wie schmal die Grenzen zwischen den einzelnen Fachgebieten werden.

## Genetik

Die Bedeutung der Genetik für die Psychopathologie erhellt aus einer Reihe von Untersuchungen. Es liegen Anhaltspunkte dafür vor, daß eine genetisch bestimmte Prädisposition bei Erkrankungen des schizophrenen Formenkreises vorliegt. Auf dem Gebiet der Allergie hat TIPS die Vererblichkeit atopischer Überempfindlichkeit aufgezeigt. Die Ergebnisse seiner Untersuchungen sprechen dafür, daß die Disposition des Gewebes für die atopische Hypersensibilitätsreaktion von spezifischen Genpaaren bestimmt wird. Die Disposition für Heuschnupfen ist an das recessive Allel eines Genpaares gebunden, die für atopisches Asthma an das recessive Allel eines zweiten Paares und die Ekzemdisposition an das recessive Allel eines dritten Paares. Das gleichzeitige Auftreten von Dyshidrosis, Alopecia areata, Lichen ruber planus, Rosacea, Dermatitis herpetiformis oder Granuloma annulare bei eineiigen Zwillingen spricht dafür, daß bei vielen entzündlichen Dermatosen angeborene Faktoren eine größere Rolle spielen, als man gemeinhin annimmt. Die emotionelle Belastung ist offenbar nur das auslösende Moment für die klinische Erkrankung, zu der der Patient erblich prädisponiert ist. Die Ausführungen von LORINCZ und GRAUER zur Dyshidrosis und von WEIDMAN, ZION und MAMELOCK zur Alopecia areata unterstreichen diese Auffassung.

Die angeführten Erwägungen zwingen zur Anerkennung einer Tatsache, die sich auf anderen Gebieten der Dermatologie, besonders bei den

Pilzerkrankungen, sehr deutlich abzeichnet: daß nämlich bei diesen Patienten ein angeborener Mangel an natürlicher Resistenz vorliegt. Dieses Gebiet der Ätiologie entzieht sich zwar der psychologischen Forschung, eignet sich jedoch sehr gut für physiologisch-chemische Studien. Wenn man erst einmal herausgefunden hat, warum Trichophyton purpureum oder Malassezia furfur hartnäckig immer nur einen bestimmten Patienten befallen, dann kann man vielleicht auch die Eigenarten in der biochemischen Konstitution von Patienten mit disseminierter Neurodermatitis, Lichen ruber planus und anderen Dermatosen ergründen. Derartige biochemische Untersuchungen müßten sich auch mit dem erstaunlichen Phänomen lokal begrenzter Krankheitsempfänglichkeit befassen, wie z. B. der Beschränkung einer Pilzinfektion auf eine Hand, dem Auftreten von Verrucae vulgares an nur einem Fuß oder dem ständig rezidivierenden Auftreten von Alopecia areata-Herden nur im Bartbereich. Wir müssen uns darüber klar sein, daß die Erbanlage nur den Bereich der Möglichkeit absteckt, nicht aber das Manifestwerden der Erkrankung bestimmt. Sie stellt zwar deren Grundlage dar — die äußere Erscheinung jedoch, die eigentliche Symptombildung, wird offenbar von Umweltsbelastungen und emotionellen Faktoren hervorgebracht.

## Sozialpsychiatrie

Im Rahmen seiner Untersuchungen zur Neurodermatitis erkannte BORELLI die entscheidende Rolle der Gesellschaftsschicht, der die Patienten angehören, ferner ihrer Herkunft, des Bildungsgrades der Eltern und schließlich der Schwierigkeiten, mit denen sich die Kranken während ihrer Schulzeit und später im Berufsleben auseinanderzusetzen haben. Er hat damit ein Gebiet betreten, das in den Vereinigten Staaten gerade erst anfängt, von sich reden zu machen. Ich glaube, daß die Bedeutung dieses Zweiges, den wir "Social Psychiatry" nennen, nicht genügend hervorgehoben werden kann. Die Sozialpsychiatrie unterscheidet sich von der klinischen Psychiatrie insofern, als das Schwergewicht auf großen Bevölkerungsgruppen und auf Wechselbeziehungen zwischen sozial-kulturellen und psychologischen Prozessen liegt. Dazu werden die Erkenntnisse der Anthropologie und Soziologie herangezogen und mit denen der Psychiatrie und Psychologie verarbeitet. Die Untersuchungen MARCHIONINIs über die Bevölkerung Anatoliens sind hervorragende sozialpsychiatrische Studien, wenn sie auch vom Autor zunächst nicht in diesem Sinne gedacht waren. Auch mein eigener Beitrag „Psychocutane Medizin und Sozialstruktur" stellt einen Abstecher auf das Gebiet der Sozialpsychiatrie dar. Wie ich darin bereits ausführte, halte ich es für angezeigt, daß sich zukünftige Forschungsarbeiten auf dem Gebiet der psychosomatischen Medizin in steigendem Maße mit dem Nachweis des Einflusses befassen, den die Berührung des Patienten mit gesellschaftlichen Strukturen wie Familie, Arbeitsplatz und Lebenskreis auf physiologische Prozesse hat. Wenn derartige Untersuchungen mit Unterstützung der Weltgesundheitsorganisation in verschiedenen Ländern mit gleichen Methoden durchgeführt würden, so könnte sich aus einem Vergleich der Ergebnisse ein bedeutend klareres Bild von der kulturellen

Beeinflussung emotioneller Erkrankungen ergeben. Die Ausführung dieser Gedanken liegt jedoch noch in der Zukunft. Ihre Verwirklichung setzt erheblichen Zeit- und Kostenaufwand voraus. In den USA gibt es indessen eine sozialpsychiatrische Errungenschaft, die der Psychodermatologie große Dienste geleistet hat und von der wir bei unseren eigenen Untersuchungen auf diesem Gebiet oft Gebrauch gemacht haben: die Gruppentherapie. Bei der Gruppentherapie wird die emotionelle Einstellung der anderen, d. h. das „kollektive andere" innerhalb einer bestimmten Gruppe, zur Unterstützung des Patienten und seiner Entwicklung in Richtung einer gesünderen inner- und zwischenmenschlichen Existenzform eingesetzt. Die Gruppentherapie schafft einen Mikrokosmos, in dem der emotionell gestörte Patient lernt, sich mit der Haltung seiner Mitmenschen auseinanderzusetzen, die ihn vielleicht anders beurteilen als sein Ehepartner oder Verwandte, mit denen er in gespanntem Verhältnis lebt. Damit ist die Gruppentherapie gewissermaßen Sozialpsychiatrie en miniature. Wir haben diese Methode zwar hauptsächlich zu ätiologischen Untersuchungen herangezogen, respektieren jedoch durchaus ihren psychotherapeutischen Wert. Guy u. Mitarb. haben sie mit beachtlichem Erfolg als Therapeuticum bei ihren Arbeiten über Neurodermatitis angewandt.

Nach diesem Überblick über die mit den oben besprochenen Forschungsmethoden gewonnenen oder angestrebten Ergebnisse möchte ich mich nun einer kurzen Betrachtung bestimmter Dermatosen zuwenden.

## Neurodermitis

Die disseminierte Neurodermatitis als die psychiatrisch und physiologisch am gründlichsten erforschte Krankheit rangiert noch immer an erster Stelle in der Reihe der Untersuchungsobjekte. Leider ist es in diesem beschränkten Rahmen nicht möglich, auf die vielfältigen Arbeiten aus den verschiedensten Forschungsstätten einzugehen, die sich mit den Gefäßreaktionen dieser Krankheit befassen. Mein Hauptinteresse gilt den psychodynamischen Grundlagen der disseminierten Neurodermatitis; und auf diesem Gebiet ist ein erfreulicher Zuwachs an Erkenntnissen zu verzeichnen.

Ich möchte im folgenden einige der z. Z. geltenden psychodynamischen Anschauungen darstellen, vor allem um aufzuzeigen, mit welchen Fragestellungen wir an diese Untersuchungen herangehen.

Die Schlüsselstellung der Mutter oder des Mutterbildes bei der infantilen Neurodermatitis wird von amerikanischer und französischer Seite erneut betont. Storkan u. Mitarb. stellten fest, daß in etwa der Hälfte der Fälle die Mütter emotionell unterentwickelt waren. In allen Fällen wurden die Kinder bewußt oder unbewußt vernachlässigt oder zu rauh angefaßt, oder man beschäftigte sich nicht genügend mit ihnen. Bei den von de Graciansky und Stern dargestellten Fällen waren 17 von 25 Kindern unerwünscht, bei zweien hätte die Mutter lieber ein Kind anderen Geschlechts gehabt, und nur drei waren mehr als 3 Monate lang gestillt worden. In der Regel war die psychische Entwicklung zur Gattin und Mutter nur unvollständig gelungen, oder es lagen andere neurotische

Elemente vor. Diese Beobachtungen, im Zusammenhang mit den bereits veröffentlichten Untersuchungen zu diesem Thema, bestätigen die „schuldhafte" Rolle der Mutter bei der Neurodermatitis. Aus der psycho-analytischen Bildsprache übersetzt, bedeuten diese Folgerungen, daß physiologische Abläufe im Rahmen der kindlichen Entwicklung vor-geformt werden können. Unter der Annahme dieser Voraussetzung wäre als einflußreichster „bedingender" Faktor derjenige Mensch zu betrachten, der sich am unmittelbarsten mit dem Kinde beschäftigt, d. h. in den meisten Fällen die Mutter.

Eine recht wichtige Erkenntnis, zu der wir durch eigene Arbeiten bei-getragen haben, betrifft die eigenartige Reaktion dieser Patienten auf emotionelle Belastungen. Wir haben beobachtet, daß gewisse typische Stress-Situationen oft Exacerbationen der Krankheit nach sich ziehen. Allerdings sind die Patienten meist nicht in der Lage, irgendwelche Aus-sagen über diese belastenden Erlebnisse zu machen — z. T. wohl deshalb, weil sie ihre Aufmerksamkeit von den realen Anreizen ab- und auf die Haut hinlenken. Der Neurodermitiker reagiert auf gewisse Situationen emotionell und physisch in primitiv-kindlicher Manier. In dieser Hinsicht ist seine Reaktion der des psychotischen Patienten vergleichbar — mit dem Unterschied, daß sie sich hauptsächlich auf die Haut erstreckt, ohne daß dabei der Kontakt mit der Realität ernstlich verlorenginge. Die Er-kenntnis, daß den Rezidiven und Exacerbationen der Erkrankung kein psychoneurotischer, sondern ein psychotischer Mechanismus zugrunde-liegt, bedeutet einen entscheidenden Schritt vorwärts.

Ein Hauptmerkmal des psychotischen Reaktionstypus ist das Vor-herrschen primitiv-infantiler Reaktionsformen sowohl im psychologischen als auch im physiologischen Bereich. Die Russen würden (wenn ihnen der Gedanke käme) das wohl folgendermaßen ausdrücken: das ZNS ist nicht in der Lage, unangemessen primitive bedingte Reflexe zu hemmen und die potentiellen höher entwickelten Reaktionsabläufe anzuregen. Die Arbeiten von Guy lassen ähnliche Beobachtungen erkennen, wenn sie auch nur in beschreibender Form ausgedrückt sind. In ihrer zuletzt ver-öffentlichten umfassenden Arbeit, die auf einer Kombination von psychiatrischer Auswertung, individueller und Gruppen-Psychotherapie aufgebaut ist, haben Guy u. Mitarb. in den USA eine scharfsinnige Beob-achtung gemacht, mit der ich voll übereinstimme: schwere Exacerba-tionen der Krankheit gehen einher mit Depression, sozialer Zurück-gezogenheit, masochistischen Attacken auf die Haut und einem Zustand relativer Immobilisierung. Remissionen gehen einher mit verstärkter Aggressivität und körperlichem Betätigungsdrang, Streben nach stärkerer persönlicher Unabhängigkeit und Wiederaufnahme adäquater Formen der Persönlichkeitsverteidigung. Verhaltensmäßige Übergänge zwischen diesen beiden Polaritäten geben Aufschluß über die Verlaufstendenz der Krankheit und die Wirksamkeit der Behandlung.

Kalz, Wittkower u. Mitarb. haben versucht, abnorme Reaktionen auf intradermale Histamininjektionen zu emotionellen Störungen in Be-ziehung zu setzen. Das Fehlen des Histaminerythems bei atopischen Pa-tienten wird recht häufig beobachtet, wenn auch die statistischen Angaben schwanken. Dieser Mangel wird nicht auf Vasoconstriction, sondern auf eine durch Freisetzung von Acetylcholin verursachte Erhöhung der Gefäßpermeabilität zurückgeführt, die Ödembildung zur Folge hat. Man stellte fest, daß diejenigen Patienten, die kein Histaminerythem entwickelten, dazu neigten, ihr Gefühlsleben nicht zur Schau zu stellen, während solche mit normaler Histaminreaktion ihren Gemütsbewegungen und ihrer Aggressivität freien Lauf ließen. Die normale Reaktion wies erhebliche Intensitätsunterschiede auf, die von Veränderungen in der Gemütsverfassung des Kranken abhängig waren. Die abnorme Reaktion ließ sich ausschalten, d. h. bei erneuter Testung wurde eine normale Hautreaktion erzielt, nachdem man in einem Interview versucht hatte, die gehemmte Aggressivität zu lösen und zur Entladung zu bringen. Es besteht also die Möglichkeit, mit Hilfe dieses einfachen Tests den Schweregrad der emotionellen Störung und den Status der Erkrankung zu bestimmen.

Ein weiterer Beitrag zum Verständnis der Krankheit kommt von deutscher Seite: Die statistischen Untersuchungen BORELLIs über den Einfluß der Urbanisierung auf die disseminierte Neurodermatitis zeigen deutlich, daß die Stadtbevölkerung einen wesentlich höheren Prozentsatz von Neurodermitikern stellt (61,7%) als die Landbevölkerung (38,3%). Obwohl diese Beobachtung sicher auch für amerikanische Verhältnisse zutrifft, ist sie unserer Aufmerksamkeit bisher entgangen, wohl weil in unserer Zivilisationsform der Kontrast zwischen Stadt- und Landleben nicht so ausgeprägt ist wie in Europa. Für diesen Unterschied sind verschiedene Faktoren verantwortlich. Die Bevölkerung ist weniger stark verwurzelt, und der Gebrauch des Automobils ist hier schon viel länger als in Europa Selbstverständlichkeit. Darüber hinaus verfügt die amerikanische Farmersfamilie (den Typ des „Bauern" gibt es nur in einigen abgelegenen Gebirgsgegenden) über Radio und Fernsehen, und die jungen Leute machen sich nichts daraus, 100 oder 200 Meilen zur nächsten Stadt zu fahren, um sich dort zu amüsieren. Die Kinder und Jugendlichen in Landgemeinden leben also keineswegs isoliert von den negativen Einflüssen, die auf die Stadtbevölkerung einwirken. BORELLIs Auffassung von der disseminierten Neurodermatitis als Adaptationskrankheit ist wohlfundiert. Seine Arbeit veranschaulicht zugleich, wie fließend die Übergänge zwischen den einzelnen Fachrichtungen sind.

BORELLI hat seine Beobachtungen noch einen logischen Schritt weiter verfolgt. Ein statistischer Vergleich des Bildungsniveaus von Neurodermitikerfamilien mit dem der Durchschnittsbevölkerung ergab, daß die Väter von Neurodermatitispatienten zu einem wesentlich höheren Prozentsatz Berufe ausübten, die einen gehobenen Bildungsstand erforderten.

Diese Befunde führen zu zweierlei Schlußfolgerungen: der Neurodermitiker trägt in seinem Chromosomensatz die Fähigkeit zu höherer geistiger Tätigkeit, und er ist häufig in einem spannungsgeladenen städtischen Milieu aufgewachsen. Das Ergebnis ist ein emotionell verkrampfter Mensch mit der deutlichen Neigung, sich eine überdurchschnittliche Schul- und Berufserziehung anzueignen. Auch hierüber geben die Statistiken BORELLIs Auskunft. Der Prozentsatz von Leuten, die eine höhere Schulbildung erfahren haben, ist bedeutend höher bei den Neurodermitikern als bei der Durchschnittsbevölkerung — und das trotz der Beschränkungen, die die Krankheit in ihrer schweren klinischen Form dem Patienten auferlegt.

Wir möchten hier einige spekulative Betrachtungen zu den Gedanken BORELLIs anschließen. Vielleicht ist es auf Erbanlagen wie Intelligenz, Aufnahmefähigkeit und Empfindsamkeit zurückzuführen, daß ein Kind durch frühe Umwelteinflüsse leicht formbar, d. h. psychologisch und physiologisch leicht erziehbar ist. Zu den Umwelteinflüssen als bedingenden Faktoren wäre folgendes zu sagen: Im städtischen Milieu ist die Mutter mehr von ihren Eltern und Verwandten isoliert und häufiger von ihrem Mann getrennt als auf dem Land; sie wird daher ihre Gefühle in konzentrierter und ungeteilter Form auf das Kind richten. Dadurch wird aber bei einem aufgeweckten, leicht beeinflußbaren und leicht lenkbaren Kind die Grundlage gelegt für ein lebenslänglich wirksames System übertriebener physiologischer Reaktionen.

Die von dem amerikanischen Psychiater SEITZ eingeführte geniale Methode der Symptomensubstitution wurde von SCOTT erfolgreich bei einem Patienten mit disseminierter Neurodermatitis angewandt. Es gelang ihm mit Hilfe der Hypnose, den generalisierten Pruritus in einem stufenweise vorangetriebenen Suggestionsprozeß zunächst auf die obere linke Extremität, dann auf den linken Unterarm und schließlich auf die linke Hand zu lokalisieren. Gleichzeitig wurde der Gebrauch eines mechanischen Rückenkratzers anstelle der Fingernägel suggeriert; und schließlich wurde der Patient angewiesen, den Rückenkratzer wie auch die eigene Haut durch Pinsel und Leinwand zu ersetzen. Im Laufe der Nachbeobachtungszeit von 7 Monaten, während der der Patient seine aggressiven Triebe regelmäßig auf die Leinwand übertrug, trat kein Rezidiv auf — ein bemerkenswerter Erfolg. Darüber hinaus sehen wir mit Genugtuung, wie sich in diesem Fall die bildende Kunst mit den verschiedenen Zweigen der Wissenschaft harmonisch vereinigt.

## Pruritus sine pruritu

Man nimmt im allgemeinen an, daß ein Patient, der sich kratzt, von Juckreiz geplagt wird, d. h. daß Kratzen eine Reaktion auf Jucken darstellt. Obwohl diese Annahme in der Regel zutrifft, so gibt es doch eine wichtige Ausnahme. BORELLI stellte fest, daß Pruritus, aus psychologischer Sicht betrachtet, die folgenden drei Komplexe umschließt: Erotik, Aggressivität und Reinlichkeit. Ich bin in diesem Zusammenhang vor allem an der Aggressivität interessiert. BORELLI spricht von Kratzen als potentiellem Ausdruck von Aggressivität und nennt dabei mehrere psychologische Konstellationen, die sich in dieses Bild einfügen. Er sagt allerdings nicht, daß viele Patienten kratzen, ohne überhaupt einen Juckreiz verspürt zu haben. Ich habe diese Beobachtung besonders häufig bei Patienten mit neurotischen Excoriationen gemacht, kenne jedoch auch eine Anzahl von Kranken mit generalisierter und lokalisierter Neurodermatitis, die bereitwillig zugeben, daß ihre sporadischen „Kratzanfälle" nicht durch Jucken ausgelöst werden. In solchen Fällen sollte Kratzen nicht in der gleichen Kategorie wie „Pruritus", mit dem es nicht das geringste zu tun hat, sondern unter „Zwangsbewegungen" angeführt werden. Die Ansichten über den psychologischen Inhalt des Kratzens gehen auseinander. Seitz äußert die folgende Anschauung, die der meinen sehr entgegenkommt: „Das masochistisch-hysterische Symptom der Excoriation wird von mehreren Faktoren bestimmt. Es funktioniert als muskulärer Enthemmungsmechanismus für physiologische Spannungen, die sich bei Verdrängung heftiger Gemütserregungen anstauen; es sühnt Schuldgefühle, indem es mit körperlich entstellender Selbstbestrafung gleichgesetzt wird; und es befriedigt das Liebebedürfnis in atavistischer Weise durch masturbationsähnliche hauterotische Lustempfindungen." In diesen Fällen ist Kratzen demnach ein sinnvoller, zwangshafter Bewegungsakt, der neurophysiologisch als bedingter Reflex im Sinne Pawlows anzusprechen ist.

## Psoriasis

In Frankreich haben Bolgert und Soule ihre psychodynamischen Studien auf dem Gebiet der Neurodermatitis, des Lichen ruber planus und besonders der Psoriasis weiter fortgeführt. Im Hinblick auf die Psoriasis scheinen die französischen Forscher ihre in früheren Arbeiten geäußerten Ansichten geändert zu haben. An Stelle der früheren Hypothese, daß psychologische Konflikte die eigentliche Ursache der Psoriasis darstellen, vertreten sie nun die Auffassung, der Zeitpunkt der Entwicklung dieser Dermatose werde von emotionellen Störungen bestimmt, unter denen Verwirrung und Verlegenheit, Aggressivität und aus vergeblicher Bemühung erwachsene Enttäuschung die Hauptrolle spielen. Diese Rolle des Emotionalen als zeitlich auslösendem Faktor bei einer im übrigen erblich bedingten Krankheit stimmt eher mit meinen eigenen Anschauungen überein.

## Warzen

Die eindeutig belegte Ansprechbarkeit dieses nachweislich infektiösen Prozesses durch Suggestion ist zweifellos ein erstaunliches Phänomen. Bezüglich des Wirkungsmechanismus tappen wir noch immer im dunkeln, wenn auch die verschiedensten Theorien zur Erklärung herangezogen worden sind. Die einzige Bereicherung unserer spärlichen Kenntnis auf diesem Gebiet stellen die von Sinclair-Gieben und Chalmers veröffentlichten Beobachtungen dar, die auf einer wesentlich verfeinerten Anwendung hypnotischer Suggestion bei der Untersuchung dieses Fragenkomplexes beruhen. Man suggerierte den Patienten, daß die Warzen der einen Körperhälfte verschwinden würden. Bei 9 von insgesamt 10 Patienten verschwanden tatsächlich die Warzen auf der „behandelten" Seite, während sie auf der Kontrollseite unbeeinflußt blieben. Dieses Verfahren könnte zweifellos auch bei der Untersuchung anderer Dermatosen mit Erfolg angewandt werden.

## Plötzliches Weißwerden der Haare

Dem Psychodermatologen wird von Zeit zu Zeit eine heilsame Lehre erteilt, wenn lang gehegte Anschauungen über emotionell ausgelöste

Phänomene sich plötzlich als auf völlig anderer Grundlage rationell erklärbar erweisen. Von einer solchen Entwicklung ist das „plötzliche Weißwerden der Haare" betroffen worden. Meine Skepsis bezüglich der psychogenen Canities war offenbar wohlbegründet. Zwei voneinander unabhängige und gleichermaßen einleuchtende Erklärungen bieten sich an: Canities als Teil einer akuten Vitiligo der Kopfhaut (EPHRAIM) oder als Folgeerscheinung einer akuten Alopecia areata, die zum rapiden Ausfall der pigmentierten Haare führt, während die weißen Haare erhalten bleiben (KLINGMÜLLER). Dabei bleibt es uns immer noch überlassen, eine Erklärung für Vitiligo und Alopecia areata zu finden.

## Alopecia diffusa

Im Gegensatz zur Alopecia areata ist der diffuse Haarausfall unbekannter Ursache bisher nur sporadisch unter psychosomatischen Gesichtspunkten analysiert worden. Da über die Ätiologie so gut wie nichts bekannt war, müßte die Annahme eines ursächlichen emotionellen Faktors natürlich reine Spekulation bleiben. Indessen haben sich jedoch in den letzten Jahren durch neue grundlegende Erkenntnisse über den Wachstumszyklus des Haares neue Perspektiven eröffnet, so daß der *durch Stress ausgelöste Haarausfall* nun keineswegs mehr reine Vermutung ist. Ich beziehe mich hier auf die Arbeiten von KLIGMAN u. Mitarb. Diese Untersuchungen ergaben, daß bei den reversiblen Formen des Haarausfalls der menschliche Haarfollikel in stereotyper Weise durch Übergang in das Ruhestadium (Telogenphase) reagiert, was schließlich den Ausfall vollkommen normaler Kolbenhaare aus normalen, in der Telogenphase befindlichen Follikeln zur Folge hat. Die beschriebene Reaktion, die eine vorzeitige Beendigung des normalen Lebenszyklus darstellt, wird als „Telogeneffluvium" bezeichnet. Klinisch äußert sich dieser Vorgang in verstärktem Haarausfall, jedoch ohne deutlich sichtbare Alopecie. Um Telogeneffluvium handelt es sich z. B. beim Haarausfall nach fieberhaften Erkrankungen, Entbindungen und nach Heparinverabreichung, um nur einige Beispiele zu nennen. Es besteht jedoch durchaus die Möglichkeit, daß der gleiche Vorgang als direkte Folge von außergewöhnlichen Angstepisoden auftritt. KLIGMAN führt den Fall eines Mannes an, der dreimal unter Mordanklage vor Gericht stand und jedesmal auf Grund technischer Mängel im Gerichtsverfahren der Todesstrafe entging. Beim vierten Verfahren wurde er dann tatsächlich des Mordes überführt. Etwa einen Monat später wies er im proximalen Abschnitt sämtlicher Fingernägel Querrillen (Beausche Linien) auf; 10 Wochen nach dem Urteilsspruch fing er an, über Haarausfall zu klagen, der 3 Wochen später auch klinisch deutlich erkennbar war. Etwa 8 Wochen darauf wuchsen die Haare langsam wieder nach. Als er schließlich begnadigt und entlassen wurde, war die Kopfbehaarung vollständig wiederhergestellt.

Ein weiterer dramatischer Fall von Telogeneffluvium mit gleichzeitigem Verlust der Nägel wurde bei einer Frau beobachtet, die 3 Monate zuvor wegen einer Brustoperation an akuten Angstzuständen gelitten hatte. Die übrigen von KLIGMAN angeführten Fälle sind weniger dramatisch. Die Patienten waren überwiegend Frauen; fast alle wiesen die bei

Neurotikern häufige Polysymptomatik auf. Wahrscheinlich war der Haarausfall hier auf chronische Angst zurückzuführen. Einige Patienten berichteten über eine zyklische Form des Haarausfalls.Diese Beobachtung deckt sich mit Angaben meiner eigenen Patienten. Der diffuse zyklische Haarausfall bei Frauen, über den GUY und EDMUNDSON berichten, fällt vermutlich in die gleiche Kategorie. Der Gedanke eines psychogenen Telogeneffluviums ist außerordentlich interessant und einer weiteren systematischen Nachprüfung würdig.

## Akuter disseminierter Lupus erythematosus

Der akute disseminierte Lupus erythematosus wird erst seit kurzer Zeit im Zusammenhang mit psychodermatologischen Problemen erwähnt. Obwohl man seit langem eine ätiologische Beteiligung emotioneller Faktoren bei Kollagenkrankheiten angenommen hatte, gab es bisher nur wenige Veröffentlichungen, die diese Anschauung mit methodischen Untersuchungen belegen konnten. Die meisten Arbeiten beschäftigen sich mit der Raynaudschen Krankheit, die sich zu psychocutanen Studien geradezu anbietet, da emotionell bedingte Gefäßkonstriktionen eine allgemein bekannte Erscheinung sind. Meine eigenen Anschauungen bezüglich der psychiatrischen Bedeutung des L.E. galten mehr der durch die chronische Form der Krankheit hervorgerufenen Verunstaltung als den ihr innewohnenden psychosomatischen Komponenten. Ich erwähnte jedoch die postmortalen Untersuchungen von GLASER an Patienten, die an der akuten disseminierten Form der Erkrankung gestorben waren und bei denen ausgedehnte pathologische Veränderungen im Zentralnervensystem festgestellt wurden. Man versuchte, diese Veränderungen zu klinischen Symptomen in Beziehung zu setzen, die sich in den Krankengeschichten verzeichnet fanden. Vor kurzem erst wurde auch eine systematische Arbeit über Psychosen und akuten disseminierten Lupus erythematosus veröffentlicht.

Die Amerikaner FESSEL und SOLOMON bearbeiteten die Literatur der vergangenen 60 Jahre unter diesem Aspekt und fanden, daß der Prozentsatz der Psychosen innerhalb der verschiedenen Gruppen von L.E.-Fällen 22% betrug; eine Reihe eigener Beobachtungen ergänzte ihre Untersuchungen. Die Autoren kamen zu der Schlußfolgerung, daß die Psychose dem Auftreten der charakteristischen Lupusmerkmale um viele Jahre vorausgehen kann. Weiterhin betonten sie die Veränderlichkeit der psychiatrischen Symptome, die möglicherweise auf neurologische Störungen hindeuten. Die Bedeutung dieser Arbeit im Hinblick auf die obenerwähnten Befunde GLASERs ist offensichtlich. Gründliche neurophysiologische und biochemische Erforschung dieser oder einer verwandten Krankheit könnte sicher wichtige Aufschlüsse bringen, von denen die Psychodermatologie in ihrer Gesamtheit profitieren würde.

## Behandlung

Wie soll man nun den Patienten mit einer psychocutanen Erkrankung behandeln? Soll man ihm Psychoanalyse, individuelle oder Gruppenpsychotherapie empfehlen — oder soll er vom Dermatologen oder praktischen Arzt behandelt werden? Diese Frage beschäftigt uns seit Jahren. Ich möchte daher kurz über die z. Z. in den Vereinigten Staaten herrschende Situation berichten, obwohl ich mir darüber im klaren bin, daß sie sich von den Verhältnissen in anderen Ländern in vieler Hinsicht unterscheidet.

Die *Psychoanalyse* hat sich als wertvolles Hilfsmittel der Forschung erwiesen. Als Behandlungsmethode hat sie jedoch nur teilweise zum Erfolg geführt und zwar aus folgenden Gründen: Erstens hat nur eine begrenzte Anzahl von Patienten Zugang zu psychoanalytischer Beratung — teils wegen der langen Dauer der Behandlung, teils wegen der relativ geringen Zahl von Psychoanalytikern (obwohl man einen völlig anderen Eindruck gewinnt, wenn man in der Gegend von New York oder Los Angeles wohnt!). Zweitens gibt es nicht viele Patienten, die sich diese Behandlung finanziell leisten können; folglich ist ein Großteil der ohnehin schon knappen Spezialisten für die wohlhabende Schicht reserviert. Drittens hat die Methode keine eindeutigen Ergebnisse hervorgebracht. Während ich bei manchen Patienten, die ich zur Psychoanalyse überwies, gute Erfolge gesehen habe (auch in der Literatur finden sich zahlreiche positive Beispiele), so gab es andererseits eine ganze Reihe von Kranken, bei denen keine wesentliche Besserung zu verzeichnen war. Selbstverständlich kann man nicht erwarten, daß eine multifaktoriell bedingte Krankheit wie die disseminierte Neurodermatitis plötzlich verschwindet— vor allem nicht bei der lebenslänglich bestehenden, klinisch schweren Form. Kann man aber andererseits in Anbetracht der zweifelhaften Prognose dem Patienten überhaupt zumuten, sich einem so langwierigen und kostspieligen Verfahren zu unterziehen?

Die *individuelle Psychotherapie* kann zu ausgezeichneten Resultaten führen, sofern sie in kompetenten Händen liegt. Ich arbeite seit Jahren eng mit einem klinischen Psychologen zusammen, dessen außerordentliches Verständnis für psychocutane Probleme eine Reduzierung der Behandlungsdauer auf ein Minimum erlaubt. Dennoch ist die individuelle Psychotherapie ein kostspieliges Verfahren und kann daher leider nur einem Teil der Patienten zugute kommen.

Die *Gruppenpsychotherapie* wird in letzter Zeit immer häufiger angewandt, teilweise wegen der oben bereits erwähnten Vorzüge der Methode, teilweise auch wegen der vergleichsweise geringen Kosten.

Die allgemeine Tendenz bezüglich der Wahl der Mittel geht jedoch mehr und mehr dahin, den Patienten nach Möglichkeit unter der Aufsicht des behandelnden Arztes zu belassen. Die Mehrzahl meiner Fachkollegen spricht sich für *unterstützende Psychotherapie* im Verein mit dermatologischer Fachbehandlung aus; diese Richtung wird vor allem von GUY vertreten, und sie stellt auch in meinen Augen die Methode der Wahl dar.

In meiner Sprechstunde gehe ich folgendermaßen vor: Um keine Zeit und Mühe zu vergeuden, wird zunächst entschieden, ob der Patient am besten in meiner Behandlung bleibt oder an einen Psychiater überwiesen werden soll. Zur Beantwortung dieser Frage ziehe ich zwei Kriterien heran: den Grad der emotionellen Störung und die Eignung des Patienten zu psychiatrischer Behandlung.

Wenn Anzeichen zunehmender Depression oder psychotische Symptome vorliegen, überweise ich den Patienten unverzüglich. Man begegnet psychotischen Patienten gelegentlich unter den Kranken, die an einer der emotionell beeinflußten Dermatosen leiden, häufiger aber finden sie sich unter Patienten mit selbstinduzierten Hautveränderungen, vor allem bei der Dermatitis factitia und dem Parasitenwahn, manchmal aber auch bei der disseminierten Neurodermatitis. Die psychotischen Patienten sprechen oft vorteilhaft auf gute Psychotherapie an, nicht jedoch auf klassische Psychoanalyse. Die Behandlung ist aber zu kompliziert und anspruchsvoll und liegt zudem auf einer zu persönlichen Ebene, um im Rahmen der dermatologischen Praxis in Frage zu kommen.

Wenn der Patient an einer ausgeprägten Gemütsstörung ohne offensichtliche psychotische Symptome leidet, mache ich die Überweisung von seiner Eignung zu psychiatrischer Behandlung abhängig. Ein zur Psychotherapie geeigneter Patient muß die ursächliche Rolle emotioneller Störungen anerkennen und akzeptieren. Wenn er sie verneint und eine feindselige Einstellung zur Psychiatrie an den Tag legt, würde der Versuch seiner Überweisung nur zum Verlust des Patienten führen. Damit bleibt also die Mehrzahl der Patienten in dermatologisch-psychotherapeutischer Kombinationsbehandlung. Ich habe oft beobachtet, daß der Dermatologe, der sich dieser zweifachen Aufgabe unterzieht, seine Befähigung zur Ausübung wirksamer unterstützender Psychotherapie leicht unterschätzt. Keiner von uns sollte oder wollte sich jedoch ohne Fachausbildung die Rolle des Psychiaters anmaßen. Es würde mir nicht im Traum einfallen, bei meinen Patienten tiefere Schichten des Unbewußten zu explorieren oder verdrängte Kindheitskonflikte aufzudecken. Wollte ich das versuchen, so würde ich mich in die unglückliche Rolle von Goethes Zauberlehrling begeben, der die Geister, die er rief, nicht loswerden konnte.

Ich sehe meine Hauptaufgabe darin, dem Patienten klarzumachen, daß wir ihn verstehen und an seinen Schwierigkeiten Anteil nehmen. Wenn beim ersten Besuch eine gute Beziehung hergestellt werden konnte (und nach meiner Erfahrung ist der erste Besuch entscheidend), dann mache ich dem Patienten gegenüber meist einige abschließende, beruhigende Bemerkungen. So würde ich z. B. einer psychoneurotischen Patientin mit neurotischen Excoriationen etwa folgendes sagen: „Wir beide wissen, daß Sie sich die Kratzwunden selbst zufügen; wir wissen zwar noch nicht, warum Sie das tun, aber wir wollen versuchen, den Grund dafür herauszufinden. Ich glaube, ich habe Ihnen heute genügend Stoff zum Nachdenken gegeben. Überdenken Sie unsere heutige Unterredung noch einmal in Ruhe und sagen Sie mir beim nächsten Mal, was Ihnen sonst noch dazu eingefallen ist. Es wäre natürlich schön, wenn Sie es fertigbrächten, nicht zu kratzen — wenn das aber nicht möglich ist, kratzen Sie ruhig. Sie wissen ja jetzt, daß Sie das tun, um Spannungen loszuwerden. Vielleicht kann ich Ihnen helfen, diese Spannungen zu beheben, ohne daß Sie Ihre Haut dabei zugrunde richten."

Beim nächsten Besuch höre ich ihr geduldig und ohne Unterbrechung zu und gehe dann im einzelnen auf ihre emotionellen Probleme ein. Dabei verzichte ich darauf, ihre Angstkomplexe psychiatrisch zu interpretieren.

Meine Hilfe besteht darin, ihr Ego zu stärken, indem ich meinem Vertrauen in ihre Fähigkeit, sich selbst zu helfen, Ausdruck gebe und sie anleite, sich bewußt mit Spannungen auseinanderzusetzen, die bisher durch einen der Patientin nicht völlig bewußten Verhaltensmechanismus abreagiert worden waren.

Bei diesen Sitzungen halte ich keine genau festgelegten Zeiten ein. Für den ersten Besuch, den ich für äußerst wichtig halte, setze ich mindestens eine halbe Stunde an. Für Patienten, die ich als Konsiliarius sehe und bei denen die Wahrscheinlichkeit psychischer Komplikationen naheliegt, setze ich eine ganze Stunde an. Die zeitliche Ausdehnung der folgenden Besuche hängt vom Arbeitsprogramm des betreffenden Tages ab; ich versuche jedoch immer, mindestens 15 min für die Unterredung zu reservieren.

Man muß sich vor Augen halten, daß viele dieser Patienten außerordentlich empfindlich und leicht in ihrem Stolz verletzbar sind. Sie erwarten zwar Hilfe und Anleitung, sind jedoch über jedes Anzeichen einer herablassenden Haltung sehr aufgebracht.

Ich halte es in vielen Fällen für ratsam, auch mit dem Ehepartner oder den Eltern zu sprechen, um sie über die Probleme des Patienten zu orientieren.

Bei der Behandlung von Patienten mit selbstinduzierten Hautveränderungen unterscheide ich zwischen solchen mit relativ gut entwickelter Intelligenz, angemessener Schulbildung und Einsichtsvermögen und solchen, die diese Eigenschaften nicht oder nur in geringerem Maße besitzen. Bei ersteren wende ich keinerlei dermatologische Behandlung an, da ich dem Patienten damit nur das Erkennen der rein emotionellen Natur seiner Probleme erschweren würde. Bei der zweiten Gruppe geht es nicht ohne irgendeine Form der dermatologischen Behandlung, andernfalls kommen diese Patienten nicht wieder. Ich bin mir über den Placebocharakter dieser Behandlungsform durchaus im klaren, halte sie jedoch für vertretbar, solange der Nachdruck nicht auf die dermatologischen Maßnahmen, sondern auf die damit verbundene, auf die Hebung des Selbstbewußtseins gerichtete Unterredung gelegt wird. Das gilt vor allem für ältere Patienten mit Parasitenwahn, deren Überweisung an einen Psychiater sowohl aus wirtschaftlichen als auch aus medizinischen Gründen nicht in Frage kommt. Diese Patienten — meist alleinstehende Personen in unzureichendem Ernährungszustand — profitieren zweifellos z. B. von Leberextraktinjektionen, die sie für den eigentlichen Grund ihrer Sprechstundenbesuche halten.

Wenn ich Sedativa für angezeigt halte, mache ich ohne Zögern davon Gebrauch, hüte mich jedoch davor, den Patienten in einen Zustand animalischen Dahinvegetierens zu versetzen oder ihm die Medikation aufzudrängen, wenn er gegen „Nervenmittel" voreingenommen ist.

Was den Wert der Ruhe (einschließlich Krankenhausaufenthalt) angeht, so habe ich meine Ansicht geändert. Während ich früher für die Verordnung von Ruhe bei der Behandlung von Neurodermatosen eintrat, bin ich jetzt der gleichen Anschauung wie SEITZ, der nervöse Ermüdung als Ursache psychocutaner Störungen ausschließt. Überarbeitung ist ein *Symptom* chronisch ungelöster emotionaler Spannungen, — nicht deren *Ursache*. Arbeit hat einen heilsamen Einfluß, weil sie zur Lösung von Verkrampfungen beiträgt, während aufgezwungene Tatenlosigkeit den entgegengesetzten Erfolg hat. Natürlich ist es ratsam, den Patienten zu einer vernünftigen Zeiteinteilung anzuhalten, die ihm genügend Nachtruhe und nach Möglichkeit einen Mittagsschlaf sowie ein ausgewogenes Verhältnis von Arbeit und Erholung sichert. Freizeitbeschäftigungen sollten aktiv-manuell orientiert sein, nicht passiv-intellektuell (wie z. B. Lesen). Wie ich oben erwähnte, ist die Ursache von Selbstbeschädigungen in taktilen bedingten Reflexen zu suchen, die daher logischerweise durch andere taktile Tätigkeiten ersetzt werden sollten.

Die *Behandlungserfolge* sind natürlich recht unterschiedlich. Die Therapie von Patienten mit psychocutanen Problemen erfordert Intuition und viel Zeit; Fehlschläge sind unvermeidbar. Oft führen unsere Bemühungen jedoch zum Ziel, und es gibt nichts Befriedigenderes als ein paar Zeilen oder einen Anruf von einem erfolgreich behandelten Patienten, der seiner Dankbarkeit Ausdruck geben möchte. Andererseits sollte man diesen Augenblick narzißtischer Befriedigung nicht in seine Erwartungen einschließen; in vielen Fällen zieht der geheilte Patient es vor, seinen Arzt zu vergessen und nicht mehr an seine Leidenszeit erinnert zu werden.

## Zusammenfassung

Ich habe versucht, die allgemeine Richtung in der Forschungsarbeit der psychocutanen Medizin innerhalb des vergangenen halben Jahrzehnts aufzuzeigen. Der alte Streit um die Frage, ob der Geist den Körper beherrscht oder umgekehrt, ist weitgehend verstummt. Die Frage lautet nun: wie — und in welchem Maße. Als in der Astronomie der Disput um die zentrale Stellung der Erde im Sonnensystem beendet war, richtete sich die Forschung auf den Weltraum — unter verschiedenen Aspekten zwar, aber unter der stillschweigenden Übereinkunft, daß das Ptolemäische System nicht mehr gültig war. So führt auch die psychodermatologische Auseinandersetzung in zahlreiche, teilweise neue Richtungen, jedoch unter der stillschweigenden Voraussetzung eines Wechselspiels zwischen emotionalen und physiologischen Prozessen. Die angeführten Beispiele aus der psychologischen, neurophysiologischen, biochemischen, allergischen, genetischen und soziologischen Forschung führen diese Tatsache anschaulich vor Augen. Bei diesen Wissenschaftlern hat sich der Gedanke durchgesetzt, daß sie alle gemeinsam an der Aufklärung eines Vorganges arbeiten und nicht am Triumph eines begrenzten Fachgebietes über das andere interessiert sind. Diese Entwicklung hat wohl jeder von uns in Momenten der Einsicht herbeigesehnt. Mein Vortrag will nichts anderes, als einen Querschnitt durch den derzeitigen Stand der Integration geben, in dem sich die verschiedenen Zweige der Wissenschaft befinden.

Es erübrigt sich wohl, darauf hinzuweisen, daß der *Kristallisationspunkt aller dieser Bestrebungen in der praktischen Krankenbehandlung* liegt. Diejenigen Dermatologen unter uns, die mit der Krankengeschichte gleichzeitig auch eine Sozialanamnese aufnehmen und die Verabreichung von Medikamenten mit einem psychologischen Interview verbinden, nehmen am Zusammenfluß der verschiedenen wissenschaftlichen Strömungen aktiven Anteil. Mit der Erweiterung unseres Gesichtskreises erhöht sich unser ärztliches und humanitäres Niveau — zu unserem eigenen Vorteil und zum Wohl unserer Patienten.

———

Aus der Dermatologischen Klinik und Poliklinik der Universität München
(Direktor: Prof. Dr. A. Marchionini)

# Kritische Stellungnahme zur Anwendung radioaktiver Substanzen in der Therapie des praktischen Dermatologen

Von

Carl Georg Schirren

## I.

In der Hand des strahlentherapeutisch genügend geschulten Dermatologen vermag sich die Strahlenbehandlung der Hautkrankheiten für den Patienten segensreich auszuwirken. Ihre praktische Durchführung erfolgt mit den konventionellen *Röntgenstrahlen* oder durch die Anwendung *radioaktiver Substanzen*, die von der herstellenden Industrie in immer größer werdender Zahl und vielfältiger Form angeboten werden. Beide Verfahren führen zu gleichen oder sehr ähnlichen strahlenbiologischen Wirkungen und therapeutischen Effekten, so daß die Bevorzugung dieser oder jener Anwendungsmethode ionisierender Strahlen unter Berücksichtigung anderer Gesichtspunkte erfolgen muß.

Gerade die Erfahrungen der letzten Jahre haben gezeigt, daß erst die Einführung der berylliumgefensterten Weichstrahlröhre eine *Röntgentherapie* am Hautorgan gestattet, die das Prädikat *ökonomisch* verdient. Der Dermatoröntgenologe ist heute in der Lage, sich in jedem Bestrahlungsfall mit der Strahlenqualität den jeweils vorliegenden Verhältnissen in individueller und adäquater Weise anzupassen. Dieses gilt in gleicher Weise für die Röntgentherapie der Geschwülste wie vor allem auch der entzündlichen Dermatosen (Miescher).

Befolgt man bei der Qualitätsauswahl die auf *Ebbehøj*'sche Gedankengänge zurückgehende Beziehungsregel, nach der jeder krankhafte Hautprozeß dann in ökonomischer und adäquater Weise bestrahlt wird, wenn die Gewebehalbwerttiefe (GHWT) der verwendeten Strahlung mit der geschätzten Tiefenausdehnung des Hautleidens in Übereinstimmung steht, dann läßt sich an dem beträchtlichen Patientengut großer Kliniken ein deutlicher Trend zu wesentlich weicheren Strahlenqualitäten als früher erkennen.

Somit dürfte die Anwendung von Röntgenstrahlen in unserem Fachgebiet in ihren Grundzügen als so ausgereift und perfekt bezeichnet werden, daß in Übereinstimmung mit den bisherigen strahlenbiologischen

Erkenntnissen vorerst keine Änderung und somit auch keine weiteren Verbesserungen zu erwarten sein dürften. Mit einer gewissen Belastung der unter dem Krankheitsherd gelegenen Gewebsschichten, die durch die Eigenart des kontinuierlichen Dosisabfalls einer Röntgenstrahlung bedingt ist, müssen wir uns abfinden, sofern es sich nicht um besonders wichtige oder besonders strahlenempfindliche Gewebe handelt.

Der praktische Dermatoröntgenologe kann durch die neuen apparativen Möglichkeiten und durch die inzwischen mit den neuen Geräten gesammelten Erfahrungen heute eine wesentlich risikolosere Röntgentherapie bei Dermatosen als früher durchführen, sofern er sich nur eingehend mit den physikalischen und biologischen Grundlagen des Weichstrahlverfahrens vertraut macht (Miescher).

Was die Anwendung *radioaktiver Substanzen* in der Behandlung von Hautkrankheiten anbetrifft, so ergibt sich nach Darstellung der heute optimalen Verhältnisse bei der Röntgentherapie die Frage, inwiefern die Weiterverwendung seit Jahrzehnten bekannter, vielfach bewährter natürlich radioaktiver Substanzen, wie z. B. Radium, Thorium-X, sowie die Einbeziehung erst in den letzten Jahren entwickelter künstlich radioaktiver Substanzen, wie z. B. Kobalt[60], Strontium[90]-Yttrium[90], Phosphor[32], sinnvoll und empfehlenswert ist. Man wird gut daran tun, diese Frage auf dem Boden objektiver Überlegungen und losgelöst von den Empfehlungen der herstellenden Industrie zu beantworten. Das gilt in gleicher Weise für die natürlich wie für die künstlich radioaktiven Substanzen.

Die Vielzahl der zur Verfügung stehenden Isotope macht es erforderlich, sich vor allem mit jenen zu beschäftigen, die entweder in unserem Fach seit langem eingeführt sind oder die sich für die Bedürfnisse unseres Faches besonders eignen.

Eine kritische Auseinandersetzung erscheint um so notwendiger, als die letzten Jahre wichtige neue Befunde und Erkenntnisse gebracht haben, die manche der seit Jahrzehnten „bewährten" und „geschätzten" Behandlungsmethoden in einem trüberen Licht erscheinen lassen. Wichtige Gesichtspunkte ergeben sich vor allem unter Berücksichtigung der heute mehr im Vordergrund des Interesses stehenden Frage einer genetischen Strahlenbelastung von Patient und ärztlichtechnischem Personal.

Keines der in Betracht kommenden und empfohlenen Präparate birgt in sich nur Vorteile. Die begrenzte und genau definierbare Reichweite der corpuscularen Strahlung ist in mehr oder minder großem Maße mit einer nicht zu vernachlässigenden $\gamma$- oder *Bremsstrahlenbelastung* verbunden. Diese sind für die Generationsorgane keineswegs bedeutungslos. Ihr Ausmaß wurde über viele Jahre oder sogar Jahrzehnte erheblich unterschätzt und blieb vielfach völlig unberücksichtigt. $\gamma$-Strahler müssen unter dem Blickwinkel einer genetischen Strahlenbelastung mit besonderer Skepsis betrachtet werden. —

Bei den radioaktiven Substanzen wird zwischen $\alpha$-, $\beta$- und $\gamma$-Strahlen unterschieden:

## II.

### 1. α-Strahler

#### a) Physikalische Eigenschaften und Anwendung

Die einzige, hier zu ventilierende Substanz ist das *Thorium-X*. Es handelt sich um eine kurzlebige natürlich radioaktive Substanz, die vorwiegend eine α-Strahlung aussendet. Sie zerfällt relativ rasch, so daß die therapeutische Wirkung zeitlich gut begrenzt werden kann. Die Tatsache, daß bei dem radioaktiven Zerfall des Thorium-X überwiegend α-Strahlen entstehen, hat in der Therapie dazu geführt, diese Substanz als „reinen" α-Strahler zu führen. Ein Blick auf die Zerfallsreihe des Thorium-X läßt erkennen, daß diese Annahme nicht gerechtfertigt ist.

Tabelle 1. *Zerfallsreihe von Thorium-X*

| | Halbwertzeit | Maximale Strahlenenergie in MeV | | |
|---|---|---|---|---|
| | | α | β | γ |
| Thorium X . . . . | 3,64 Tage | 5,7 | — | 0,24 |
| Thorium-Emanation | 54,5 sec | 6,3 | — | — |
| Thorium A . . . . | 0,16 sec | 6,8 | — | — |
| Thorium B . . . . | 10,6 Std | — | 0,59 | 0,3 |
| Thorium C. . . . . | 60,5 min | 6,1 | 2,25 | 2,2 |
| Thorium C′ . . . . | 3,1 sec | 8,8 | — | — |
| Thorium C″ . . . . | 3,1 min | — | 1,79 | 2,62 |
| Thorium D . . . . | stabil | — | — | — |

Tab. 1 läßt erkennen, daß es im Verlauf der Zerfallsreihe auch zur Aussendung von β- und γ-Strahlen kommt. Der Anteil der hierbei freiwerdenden Strahlenenergie ist jedoch — jedenfalls gilt dieses speziell für die γ-Strahlung — sicher nur sehr gering anzusetzen, bedarf unter dem Blickwinkel der Gonadenbelastung jedoch besonderer Aufmerksamkeit.

Die Anwendung des Thorium-X erfolgte bisher in wäßriger oder alkoholischer Form sowie in Salbe oder Arasollack. Die Dosierung wurde in elektrostatischen Einheiten (e.s.E.) vorgenommen, wobei 1000 e.s.E. Thorium-X etwa 1/7 mC entsprach.

#### b) Vorteile

Thorium-X war vor allem beliebt wegen seiner radioaktiven Kurzlebigkeit, seiner fehlenden Tiefenwirkung und wegen seiner Einfachheit in der Applikation. Es wurde weiterhin auch wegen seiner Wirtschaftlichkeit gegenüber der wesentlich kostspieligeren Röntgentherapieeinrichtung geschätzt.

#### c) Nachteile

Weniger bekannt, wenn auch in großen strahlentherapeutischen Abteilungen unübersehbar, war die Tatsache eines besonderen Schwierigkeitsgrades bei der *exakten Dosierung* durch die meisten Herstellerfirmen

(SEELENTAG). Wer viel mit Thorium-X in äußerlicher Applikation arbeitete, konnte bei der Therapie planer Hämangiome immer wieder Fälle beobachten, bei denen z. B. ein mit 1500 e.s.E. pro cm³ beschickter Arasollack bei der 3. Behandlung an demselben Patienten zu einer langanhaltenden bullösen Reaktion führte, während die 1. und 2. sowie die 4. und 5. Behandlung mit normalen Erythemreaktionen einhergingen. Die bullöse Reaktion während der 3. Behandlung war nur durch eine Überdosis zu erklären.

Wesentlich schwerwiegender war die Erkenntnis, daß der Umgang mit Thorium-X eine unter Umständen erhebliche $\gamma$-*Strahlenbelastung der Generationsorgane* des Patienten bedeutet (SCHIRREN 1960).

Die hier ermittelten Dosen erreichen z. T. so erhebliche Werte, daß sie nicht unberücksichtigt bleiben können. Da viele Thorium-X-Behandlungen bei Säuglingen mit planen Hämangiomen vorgenommen werden, kommt dieser Tatsache besondere Bedeutung zu. Die lange Verweildauer der Präparate auf der Haut (2—4 Tage) führt bei Behandlungen in Nähe der Gonaden zu $\gamma$-Dosen von evtl. mehreren r pro Sitzung! Auch bei größeren Abständen des Bestrahlungsfeldes von den Generationsorganen werden zum Teil noch unverantwortlich hohe $\gamma$-Strahlendosen erreicht (SCHIRREN 1960). Die von uns 1960 veröffentlichten Werte über die $\gamma$-Strahlenbelastung in der Umgebung von Thorium-X-Feldern, die WISKEMANN (1960) sowie BODE (1960) bestätigten, dürften unter Berücksichtigung des von uns benutzten Meßverfahrens eher an der unteren als an der oberen Grenze der Belastung — vor allem was die $\gamma$-Dosis unterhalb der Behandlungsfelder anbetrifft — liegen (s. a. GÜNSEL, SEELENTAG).

Eine weitere Gefahr beim Umgang mit Thorium-X besteht in der Verschleppung radioaktiven Materials in die Umgebung des Patienten, da dieser — entsprechend den bisherigen Gepflogenheiten — nach Auftragen des Thorium-X in sein häusliches Milieu zurückkehrte. Eigene Untersuchungen haben gezeigt, daß strahlende Partikel in Bett, Wäsche, Wohnräumen usw. unschwer nachzuweisen sind.

Die Untersuchungen von WISKEMANN und JANSSEN (1961) zeigten darüber hinaus, daß auch die *Radioaktivität der eingeatmeten Luft* bei Anwendung von Thorium-X in jeder Form nicht außer acht gelassen werden darf. Sie bestätigten damit Befunde, die bereits von WYARD, NIGHTINGALE, AUSTIN (1955) erhoben worden waren. Bei Verseuchung der Luft muß also mit einer entsprechenden Belastung der inneren Organe gerechnet werden, da die radioaktiven Substanzen über das Lungengewebe in die Blutbahn gelangen und dann in allen Organen nachweisbar sind, wie WISKEMANN und JANSSEN (1961) in Autoradiographien von menschlichem Blut sowie von Organen der Ratte nachweisen konnten.

Bei größerem Umsatz von Thorium-X kann auch der Therapeut selbst durch die radioaktiv verseuchte Luft sowie direkt durch die $\beta$- und $\gamma$-Strahlung des aufgetragenen Thorium-X unnötig belastet werden. Größere Vorsicht bei der Handhabung und Sorge für ausreichende Durchlüftung des Behandlungsraumes werden jedoch hier in der Lage sein, unterhalb der Toleranzdosis zu bleiben.

Der *Wechsel des Thorium-X-Trägers* bringt keine Vorteile. In alkoholischer Lösung oder Salbe wird die radioaktive Substanz besonders leicht verschmiert und in die Umgebung gebracht. Die direkte $\gamma$-Strahlenbelastung des Patienten ist hierbei zwar etwas geringer, da im Gegensatz zu den Verhältnissen beim Arasollack die gasförmige Thoriumemanation entweichen und so die weiteren Zerfallsprodukte Thorium A, B und C, aus denen die $\beta$- und $\gamma$-Strahlung stammt, mit sich nehmen kann. Abgesehen davon muß bei Anwendung des Thorium-X in wäßriger und alkoholischer Lösung bzw. Salbe mit einer geringeren Energie der $\alpha$-Strahlung gerechnet werden, da die therapeutisch erwünschtere Energie von 8,8 MeV erst beim Thorium C' auftritt (s. Tab. 1). Diese würde aber bei der Inkorporierung von Thorium-X in Alkohol oder Salbe praktisch nicht mehr zur Verfügung stehen, da sie ein Zerfallsprodukt der bereits entwichenen Thoriumemanation darstellt.

Arasollack hat demgegenüber den Vorteil, daß er fast die gesamte Thoriumemanation bindet und somit auch die weiteren Zerfallsprodukte direkt auf der Haut wirksam werden. Hierdurch steht eine energiereichere $\alpha$-Strahlung zur Verfügung, die $\gamma$-Strahlenbelastung wächst aber ebenfalls.

Ungeklärt ist auch heute noch die Rolle der *$\beta$-Strahlung* bei den therapeutischen Effekten des Thorium-X. BODE (1960) hält sie für weniger bedeutungsvoll. SEELENTAG (1961) errechnet bei 1000 e.s.E. Thorium-X und einer Verweildauer von 4 Tagen eine Dosis von 700 rep ($\pm 20\%$). Er glaubt, daß der therapeutische Effekt, der bisher bei Thorium-X in äußerlicher Anwendung beobachtet wurde, praktisch kein $\alpha$-, sondern ein $\beta$-Strahleneffekt ist, da die Eindringtiefe der $\alpha$-Strahlen viel zu gering sei, um die beobachteten Effekte zu erzielen. Mit dieser Ansicht schwer in Einklang zu bringen sind die Untersuchungen von LOMHOLT (1926), der jeglichen Erythemeffekt an der Haut vermißte, wenn er das Thorium-X nicht direkt, sondern mit einer hauchdünnen Folie auf die Haut applizierte. Diese Folie vermochte die $\alpha$-Strahlen zu absorbieren — und verhinderte vor allem die Penetration des Thorium-X-Trägers in die Haut —, ließ die $\beta$-Strahlen jedoch passieren. Diese Untersuchungen, die vor allem von WITTEN und SULZBERGER (1952) wertvoll ergänzt und bestätigt wurden, sprechen nicht in den von SEELENTAG eröffneten Gedankengängen.

Die Thorium-X-Reste im Versandgefäß sowie die zur Auftragung benutzten Watteträger müssen bis zum vollständigen Abklingen der Radioaktivität in einem Bleibehälter aufgehoben werden (etwa 1 Monat!).

## d) Schlußfolgerung

Der Gesetzgeber hat den neuen Erkenntnissen bei der äußeren Anwendung von Thorium-X bereits Rechnung getragen und umfangreiche technische Aufwendungen zum Schutz der Umgebung vor radioaktiver Strahlung bei der weiteren Verwendung dieser Substanz gefordert. Die von ihm gemachten Auflagen sind mit einer beträchtlichen wirtschaftlichen Belastung verbunden, die eine Weiterverwendung von Thorium-X in der Praxis in Frage stellt.

Unter Berücksichtigung dieser Tatsache, vor allem aber im Hinblick auf die trotz dieser Schutzmaßnahmen unvermeidbare genetische Strahlenbelastung des zu Behandelnden, muß empfohlen werden, freiwillig auf die Weiterverwendung dieser Substanz zu verzichten. *Die Thorium-X-Behandlung ist heute überholt und praktisch nicht mehr vertretbar!*

Die Abwendung von dieser bisher zwar beliebten Bestrahlungsmethode kann um so leichter erfolgen, als die mit ihr erzielten Behandlungsergebnisse keineswegs sensationell waren und in ihrem Umfang nicht auch durch andere strahlentherapeutische Maßnahmen wie z. B. Grenzstrahlen usw. zu ersetzen sind.

## 2. $\beta$-Strahler

Unter den zahlreichen zur Verfügung stehenden *$\beta$-Strahlern* kommen für dermatologische Belange bisher nur *Phosphor*[32] sowie *Strontium*[90]*-Yttrium*[90]*-Präparate* in Betracht. Um die Erprobung von Strontium[90]-Yttrium[90]-Trägern hat sich in Deutschland vor allem die Sevin'sche Klinik verdient gemacht.

### a) Physikalische Eigenschaften und Anwendung

Während Strontium[90] ein langlebiges Isotop ist, gehören Phosphor[32] und Yttrium[90] zu den kurzlebigen radioaktiven Substanzen, deren Halbwertzeit (HWZ) wenige Tage beträgt. Da die GHWT der praktisch benutzten $\beta$-Strahler nur ca. 1,0 mm beträgt, eignet sich dieses Bestrahlungsverfahren ausschließlich für sehr oberflächliche Dermatosen, deren Tiefenausdehnung 1 mm nicht überschreitet. Die Behandlung erfolgt entweder mit Flächenstrahlern (Phosphor[32], Yttrium[90]) oder mit Trägern von wenigen mm bis cm Durchmesser (Strontium[90]-Yttrium[90]).

Für die dermatologischen Zwecke kommt bei der Anwendung von Phosphor[32] (maximale Energie 1,7 MeV) nur die lokale Kontakttherapie in Betracht. Diese erfolgt entweder nach der Löschblattmethode, bei der ein entsprechend beschicktes Löschblatt in eine Plastikfolie verpackt und somit verschlossen wird oder durch Beschickung von Hohlfäden mit Phosphor[32]. Letztere haben bisher gelegentlich Verwendung bei der Behandlung kavernöser Hämangiome (Teller) gefunden.

Die Beschickung der Folie mit radioaktivem Phosphor[32] ermöglicht die gleichmäßige Bestrahlung des entsprechenden Hautfeldes mit Elektronen. Die Kurzlebigkeit der Substanz erfordert jedoch die genaue Einhaltung des vom Hersteller festgelegten Behandlungstermins, bei Verzögerungen müssen entsprechende Korrekturen aus einer Zerfallskurve errechnet werden. Das Verfahren ist relativ kostspielig. Aus diesem Grunde wird empfohlen, mehrere Patienten zu einer Therapie gemeinsam einzubestellen und diese nacheinander mit der gleichen Folie zu behandeln.

Das Strontium[90] mit einer HWZ von 28 Jahren und einer Energie der $\beta$-Strahlung von maximal 0,6 MeV zerfällt in seine Tochtersubstanz Yttrium[90], dessen HWZ bei einer maximalen Energie der $\beta$-Strahlung von 2,2 MeV 2,65 Tage beträgt. Therapeutisch genutzt werden die energiereichen $\beta$-Strahlen des Yttriums. Diese kommen entweder durch den Strontium[90]-Yttrium[90]-Träger zur Anwendung oder in Form der Yttrium-Folie.

Bei dem Strontium[90]-Yttrium[90]-*Träger* liegt ein geschlossenes radioaktives Präparat vor, dessen Dosisleistung, sofern es mit 50 mC beschickt ist, annähernd 3000 rep/min an der Oberfläche beträgt.

Die Yttrium[90]-*Folie* wird ähnlich den Verhältnissen der Phosphor[32]-Folie hergestellt, die HWZ beträgt nur 2,2 Tage. Die Applikation erfolgt entsprechend den Ausführungen bei Phosphor[32]. Der etwas höhere Wert der maximalen Energie bedingt eine etwas tiefere Eindringung der Elektronen gegenüber dem Phosphor[32].

Hält man sich an die Normalchargierungen, so wird der Flächenstrahler in der Größe $5 \times 5$ cm bis zu $20 \times 20$ cm mit einer Dosierung von 3 rep/min bzw. 15 rep/min für den Verwendungstag, der 8—10 Tage vorher der Firma genau angegeben werden muß, geliefert. Verzögert sich der Bestrahlungsbeginn oder will man aus Gründen besonderer Wirtschaftlichkeit an 2—3 Tagen das Präparat bei einer größeren Patientenzahl benützen, so ist in der mitzuliefernden Zerfallskurve die geänderte Oberflächendosisdeutung abzulesen. Die Behandlungszeit der beabsichtigten Gesamtdosis ergibt sich aus der Beziehung:

$$\text{Behandlungszeit (min)} = \frac{\text{Gesamtdosis (rep)}}{\text{Dosisleistung (rep/min)}}.$$

Nach beendeter Therapie müssen Yttrium[90]- sowie Phosphor[32]-Folien bis zum vollständigen Abklingen der Radioaktivität (etwa 2—4 Monate) in einem Bleibehälter verwahrt werden!

### b) Vorteile

Die begrenzte Reichweite der Elektronenstrahlung ermöglicht eine relativ gezielte Bestrahlung des erkrankten Herdes, sofern er sehr oberflächlich lokalisiert ist. Prozesse, die in ihrer Ausdehnung über 1 mm Schichtdicke hinausgehen, sind nicht mehr geeignet. Die maximale Reichweite der Elektronen beträgt zwar 7—9 mm Gewebe, jedoch darf in dieser maximalen Reichtiefe nur noch mit einem geringen prozentualen Anteil der Oberflächenbelastung entsprechend der spektralen Verteilung der Energie gerechnet werden.

Einfachheit der Anwendung und Unabhängigkeit von apparativen Einrichtungen scheinen weitere Vorteile dieser Behandlungsmethode zu sein.

### c) Nachteile

Wenig beachtet wurde bisher die Tatsache, daß jede Anwendung von $\beta$-Strahlern zwangsläufig zur Entstehung einer *Bremsstrahlung* im Gewebe führen muß (MEHL 1956, ALEXI u. SCHIKARSKI 1957). Die Bremsstrahlenqualität ist abhängig von der Energie der einwirkenden Elektronen; sie ist nach den Untersuchungen von WU unabhängig von der Ordnungszahl des bestrahlten Mediums. Mit steigender Ordnungszahl wächst jedoch die Intensität der Bremsstrahlung proportional.

Wir haben uns experimentell gemeinsam mit BUNDE um Intensität und Qualität dieser Bremsstrahlung bemüht*.

Die *Dosisleistung* dieser Bremsstrahlung in der Umgebung einer Phosphor[32]-Folie** beträgt bei 100 mC— das entspräche bei einer Fläche von 100 cm$^2$ einer spezifischen Aktivität von 1 mC/cm$^2$ — 10 cm oberhalb des Behandlungsfeldes 36 mr/Std, während sie in 20 cm Entfernung noch 14 mr/Std und in 40 cm 4 mr/Std beträgt. Diese Werte stellen die reine Bremsstrahlenbelastung dar. Alle Elektronen, die selbstverständlich in wesentlich größerer Intensität vorhanden sind, blieben bei der Messung unberücksichtigt, da gegen diese ein einfacher Schutz von 5—10 mm Cellon völlig ausreichend wäre. In der seitlichen Distanz fanden sich in 10 cm Entfernung vom Feldrand bei 100 mC 14 mr/Std und in 20 cm Entfernung 4 mr/Std.

Bei einer mit 100 mC beschickten Yttrium[90]-Folie fanden wir *über* dem Behandlungsfeld in einer Entfernung von 10 cm 163 mr/Std. 20 cm 38 mr/Std und 40 cm 10 mr/Std, während in *seitlicher* Entfernung vom Rand des Behandlungsfeldes bei 10 cm 72 mr/Std, 20 cm 16 mr/Std und 40 cm 4 mr/Std zu messen waren, wenn die Folie mit einer 1 mm starken Bleiunterlage versehen war. Ohne letztere fielen die Werte deutlich ab.

Bei einem Strontium[90]-Yttrium[90]-Träger von 100 mC weist die Bremsstrahlung in jeder Richtung in 10 cm 100 mr/Std, 20 cm 30 mr/Std und 40 cm 8 mr/Std auf (s. Tab. 2).

Tabelle 2. *Bremsstrahlenintensität an β-Strahlern pro 100 mC in mr/h* (nach BUNDE und SCHIRREN)

| | Distanz von β-Strahler | | |
|---|---|---|---|
| | 10 cm | 20 cm | 40 cm |
| Phosphor[32]-Folie (seitlich) . . . . . . . . . . | 36 | 14 | 4 |
| Phosphor[32]-Folie (oberhalb) . . . . . . . . . . | 14 | 4 | 1 |
| Yttrium[90]-Folie (seitlich) . . . . . . . . . . . | 72 | 16 | 4 |
| Yttrium[90]-Folie (oberhalb) . . . . . . . . . . | 163 | 38 | 10 |
| Strontium[90]-Yttrium[90]-Träger (seitlich) . . . . | 100 | 30 | 8 |
| Strontium[90]-Yttrium[90]-Träger (oberhalb). . . . | 100 | 30 | 8 |

Weitere Untersuchungen mit BUNDE führten wir zur Klärung der *Qualität* dieser Bremsstrahlung durch. MEHL (1956) hatte bereits auf die beträchtliche Härte derselben hingewiesen.

Für den Phosphor[32] fanden wir eine 1. HWS von ≈ 1,0 mm Cu, während das Yttrium[90] — entsprechend seiner höheren Maximalenergie der Elektronen — einer 1. HWS von 1,65 mm Cu entsprach. Dabei waren die β-Strahlen durch 8 mm Plexiglas sicher abgefiltert (damit allerdings auch die weichen Anteile der erzeugten Röntgenbestrahlung!). Dieser letzte Wert stellt bereits eine sehr harte Tiefentherapiebedingung dar, die man bei 200 kV durch eine Filterung mit 1,4 mm Cu erzielt. Die 2. HWS des Yttrium[90] entspricht sogar ≈ 1,8 mm Blei!

---

* Eine ausführliche Diskussion der Meßergebnisse erfolgt an anderer Stelle.

** Beim Phosphor[32] bedienten wir uns einer etwa 10 × 10 cm großen Folie, beim Yttrium[90] betrug die Foliengröße 3 × 3 cm. In beiden Fällen war der mC-Wert (s. Tab. 2) gleich groß.

Eine ausführliche Darstellung dieser Untersuchungsergebnisse an anderer Stelle ist vorgesehen; die gefundenen Ergebnisse demonstrieren die Härte der entsprechenden Bremsstrahlung und weisen auf die Notwendigkeit entsprechender Schutzmaßnahmen hin.

### d) Schlußfolgerung

$\beta$-Strahlen können bei oberflächlicher Lokalisation, vor allem dann, wenn es darum geht, tiefer gelegene Gewebsschichten unter allen Umständen vollständig zu schützen, von Vorteil sein. Der Gewinn der begrenzten Reichweite der Corpuscularstrahlung wird jedoch damit erkauft, daß das Verfahren durch die Bremsstrahlung sowie durch die begleitenden $\gamma$-Strahlen zu einer *stärkeren Belastung des ärztlich-technischen Personals* führt. $\beta$-Strahlen sollten nur dort Verwendung finden, wo ausreichende Schutzmaßnahmen vorhanden sind.

Die Dosisleistung der Bremsstrahlung ist — gemessen an der erforderlichen Bestrahlungszeit — relativ klein. Sie summiert sich jedoch bei größerem Patientendurchgang entsprechend und führt hier zu einer evtl. nicht unerheblichen Gonadenbelastung des ärztlich-technischen Personals. Aus diesem Grund sind entsprechende Schutzmaßnahmen erforderlich. Am besten bewährt sich die unter Mitwirkung von BUNDE entwickelte fahrbare Schutzkanzel[1], deren Bleiäquivalenz 2 mm beträgt, wodurch ein vollständiger Schutz gegenüber Elektronen und weicher Röntgenstrahlung sowie ein beträchtlicher Schutz gegenüber der entstehenden Bremsstrahlung erreicht wird.

In der überwiegenden Mehrzahl der Fälle dürfte für die Praxis eine ökonomische Weichstrahltherapie zweckmäßiger als die Benutzung von $\beta$-Strahlern sein.

### 3. $\gamma$-Strahler

Von den *$\gamma$-Strahlern* glaubte man bisher dem *Radium* sowie seit einigen Jahren auch dem künstlich radioaktiven *Kobalt*[60] in unserem Fach eine Bedeutung zumessen zu müssen.

### a) Physikalische Eigenschaften und Anwendung

Das Radium stellt ein Element dar, das unter den auf der Erde herrschenden Umständen nicht beständig ist, sondern spontan zerfällt. Es gehört zu den natürlich radioaktiven Substanzen und zerfällt unter Aussendung von $\alpha$-, $\beta$- und vor allem $\gamma$-Strahlen in eine Reihe von Tochtersubstanzen. In Salzform wird es für die $\gamma$-Strahlentherapie in feste Träger gegeben, die in der Regel ein $^1/_2$—1 mm starkes Platinfilter darstellen, durch welches $\alpha$- und $\beta$-Strahlen vollständig absorbiert werden. Die HWZ des Radiums beträgt 1610 Jahre, so daß der Substanzverlust durch den fortlaufenden Zerfall in der praktischen Therapie nicht von Bedeutung ist.

Das in der Anschaffung wesentlich billigere Kobalt[60] besitzt nur eine HWZ von 5,3 Jahren, so daß die Dosisleistung fortlaufend korrigiert werden muß. Die Dosisleistung verringert sich alle 6 Monate um gerade 6%.

---

[1] Schutzkanzel nach E. BUNDE. Hersteller: Fa. Ing. Georg Schuh, München 42, Agnes-Bernauer-Str. 5.

Beide Präparate werden heute in Trägern bei der Oberflächentherapie verwendet. Die vor einigen Jahren noch gebräuchliche Anwendung einer plastischen Kobaltmasse, in die Kobaltstaub verarbeitet war, ist wegen der Verseuchungsgefahr nicht mehr gestattet.

Auf die Gefahren beim Hantieren mit plastischer Kobaltmasse, in der sich Kobaltstaub befindet, haben wir bereits ganz im Beginn dieser Behandlungsmethode hingewiesen. Heute enthält die plastische Kobaltmasse kleinste korrosionsfeste Kügelchen, in denen das Kobalt[60] in geschlossener Form vorliegt. Auf die Folgen eines nicht ausreichenden Korrosionsschutzes haben von Braunbehrens, Bunde und Wittenzellner (1957) hingewiesen.

### b) Vorteile

Die Anwendung von $\gamma$-Strahlen in der dermatologischen Strahlentherapie bedeutet heute praktisch keinen Vorteil mehr. Lediglich dann, wenn es darauf ankommt, dichtere Medien wie z. B. Knochen bei strahlentherapeutischen Maßnahmen weniger zu belasten, kann sie noch von Vorteil sein. Hier wird sie jedoch stets größeren Fachabteilungen oder Kliniken vorbehalten bleiben.

### c) Nachteile

Jede Anwendung von $\gamma$-Strahlern ist mit einer Gefahr für die Generationsorgane des Patienten und des behandelnden Arztes verbunden. Im Gegensatz zu den Verhältnissen bei der Röntgentherapie ist ein wirksamer Bleischutz nur sehr schwer und häufig nur unter großem Kostenaufwand möglich. Das gilt sowohl für gefilterte Radiumpräparate wie auch für Kobalt[60]-Träger. Die HWS beträgt für Radiumpräparate (0,5 mm Platinfilter) 13 mm Blei, für Kobalt 11 mm Blei; d. h. nach einer Schutzschicht von 1,3 cm Blei ist das Radium erst auf die Hälfte seiner Intensität abgefallen! Tab. 3 erläutert die Belastung der Umgebung eines 100 mg (entsprechend der Aktivität unserer Messungen an $\beta$-Strahlern) beschickten Radiumträgers bei 0,5 mm Platin-Filterung. Durch die Rückstreuung würden sich die aufgeführten Werte noch entsprechend erhöhen.

Tabelle 3. *$\gamma$-Strahlenbelastung in der Umgebung eines 100 mg Radium-Trägers (0,5 mm Platinfilter) in mr/h durch die Direktstrahlung*

| | Entfernungen vom Radiumträger | | |
| --- | --- | --- | --- |
| | 10 cm | 20 cm | 40 cm |
| $\gamma$-Dosis in mr/h . . . . . . . . . . | 8300 | 2100 | 500 |

Die aufgeführten Werte lassen sich für geringere Aktivitäten leicht rechnerisch ermitteln; bei 10 mg Radium beträgt z. B. die Belastung in 40 cm Distanz den 1/10 Teil von 500 mr/Std, also 50 mr/Std usw.

In Anbetracht dieser Verhältnisse ist die Behandlung von Hautkrankheiten mit $\gamma$-Strahlern bei Patienten in generationsfähigem Alter abzulehnen und nicht mehr vertretbar! Besonders bei Kindern, die wegen blastomatöser Hämangiome mit Radium behandelt werden, ist infolge der wesentlich engeren Lagebeziehungen zwischen Behandlungsort und Generationsorganen mit einer beträchtlichen genetischen Strahlenbelastung zu rechnen.

In erheblicher Weise ist auch der Therapeut selbst gefährdet. WACHSMANN hat mit Recht wiederholt darauf hingewiesen, daß Überschreitungen der gesetzlich gestatteten Höchstdosis praktisch nur noch beim Umgang mit $\gamma$-Strahlern beobachtet werden, während diese bei der Arbeit mit Röntgenstrahlen kaum noch vorkommen.

## d) Schlußfolgerung

Von wenigen speziellen Ausnahmen abgesehen, die großen Strahlenkliniken vorbehalten bleiben dürften, *sind $\gamma$-Strahlen in der Hauttherapie heute als überholt und nicht mehr vertretbar zu bezeichnen.*

Die Erfolge der $\gamma$-Strahlentherapie sollen keineswegs bestritten werden. Sie sind jedoch in der gleichen Weise bei wesentlich geringerer oder völlig aufgehobener Gefährdung des Patienten mit Röntgenstrahlen zu erzielen.

## III.

Zusammengefaßt ergibt sich, daß bei objektiver Betrachtung die Verwendung radioaktiver Substanzen in der dermatologischen Strahlentherapie keineswegs nur mit Vorteilen verbunden ist. Eher das Gegenteil ist der Fall:

*Thorium-X* besitzt auf Grund der neuen Erkenntnisse *keine* Bedeutung mehr für unser Fach. Wir halten die Weiterverwendung in der Praxis nicht mehr für gerechtfertigt.

$\gamma$-Strahler in Form von *Radium* und *Kobalt*[60] sind für dermatologische Belange *abzulehnen*. In wenigen speziellen Indikationen soll ihre Anwendung Fachkliniken vorbehalten bleiben.

Die bisher gebräuchlichen *β-Strahler* eignen sich nur für sehr oberflächliche Dermatosen. *β*-Strahler können bei sachgemäßer Anwendung eine Reduzierung der genetischen Strahlenbelastung des Patienten bedeuten, belasten die Generationsorgane des ärztlich-technischen Personals jedoch sicher in höherem Maße, als dieses bei der Behandlung mit Röntgenstrahlen der Fall ist, vor allem, wenn kein ausreichender Schutz gegen die bisher zu wenig beachtete Bremsstrahlung vorhanden ist.

*Für die dermatologische Praxis dürfte* — von speziellen Ausnahmen abgesehen — *die Anwendung des Röntgenweichstrahlverfahrens nach wie vor die Methode der Wahl bei der Strahlentherapie von Dermatosen darstellen!*

Aus dem New York University Medical Center, Department of Dermatology

# Neue und wirksamere Methoden der dermatologischen Therapie

Von

Marion B. Sulzberger

Wenn unser Fach weiter gedeihen und blühen soll, was es sicher auch tun wird, dann müssen wir uns hauptsächlich zwei Aufgaben vor Augen halten. Die erste ist, daß man die wissenschaftlichen Fortschritte, die fundamentalen neuen Erkenntnisse, die man hinsichtlich der menschlichen Haut und aus dem Studium der menschlichen Haut erzielen kann, immer weiter ausbauen muß, wie wir es auch in der Vergangenheit getan haben. Hierfür sind die Dermatologen wirklich prädisponiert. Die zweite Aufgabe ist, daß wir das klinische Können und Wissen und die klinische Kunst beibehalten und weiter vertiefen müssen, so daß wir die kranken Menschen heilen und ihnen helfen können.

Ich glaube, daß für manche wissenschaftliche Institute, eingeschlossen bei uns in Amerika — und es ist jetzt sehr üblich geworden, mit einem Spruch anzufangen und zu schließen — im wissenschaftlichen Eifer und Übereifer ein Spruch angeführt werden könnte, der folgendermaßen lautet: „*Salus aegroti neminis obligatio.*" Mir scheint, daß diese Anschauung, diese bösartige Anschauung, an viel zu vielen Stellen gedeiht. Diese Tendenz wird, wenn man nicht sehr aufpaßt, überall infiltrieren und Metastasen setzen. Darum freut es mich, daß ich heute ganz praktisch über einige Kunstgriffe zum Nutzen unserer dermatologischen Heilkunst sprechen darf, die man in der Praxis anwenden kann.

Gewissermaßen ist das, was ich heute sagen werde, eine Ergänzung, ein Adendum an das, was Sie schon von den Herren Jadassohn, Kimmig, Jordan und anderen gehört haben. Früher hat man in ein oder zwei Jahren die neuen Errungenschaften der Forschung nennen und detailliert diskutieren können. Man hat sie einzeln besprechen können. Ich habe versucht, gestern zu zeigen, in welchem großen Maße die dermatologische Therapie an der allgemeinen Therapie heutzutage teilnimmt, wie wir mit den anderen Kollegen von anderen Disziplinen die sog. therapeutischen Maßnahmen teilen und daß wir vielfach die gleichen Medikamente benutzen wie die anderen Fächer der Medizin in der Therapie. 1960 — also in einem einzigen Jahr! — wurden in den Vereinigten Staaten von der Food and Drug Administration offiziell 165 neue Medikamente zugelassen. In dieser Zahl sind nicht inbegriffen neue Kombinationen von alten Medikamenten, verwandte Verbindungen, neue Konzentrationen, neue Vehikel usw., sondern nur ganz grundsätzlich neue Präparate. Und wieviel Rezepte wurden 1959 in den Vereinigten Staaten von Ärzten ausgefüllt und von Apotheken ausgegeben? 630 Millionen! Das bedeutet für jede Person, also Säugling, Greis, Mann und Weib, in unserer Bevölkerung ungefähr *3,5 Rezepte*. In dieser Riesenzahl ist die noch viel größere Menge von Medikamenten nicht inbegriffen, die als Selbstmedikation von den Leuten eingenommen werden, wie Vitamine, Kopfwehmittel, Bauchwehmittel, Abführmittel, äußerliche Mittel wie Salben und Pinselungen, die noch eine viel größere Zahl ausmachen als diese 630 Millionen, die von Ärzten verschrieben wurden. Außerdem sind nicht inbegriffen die Medikamente, die man den Menschen in den Kliniken, Krankenhäusern usw. gegeben hat. Man wundert sich, daß die Menschen in den Vereinigten Staaten überhaupt noch Zeit hatten, etwas anderes zu tun, als Medizin zu schlucken usw.

*Es war 1960 so, daß zum erstenmal in der bekannten Geschichte unseres Landes die Dollarzahl, die für Medikamente ausgegeben wurde, größer war als die Dollarzahl, die die Patienten für die Arztrechnungen bezahlten.* Und das ist wirklich ein wichtiges Moment, daß die Medikamente den Kranken mehr kosten als die Arztbehandlung inklusive Chirurgie!

Wenn man sich diese ungeheuren Zahlen anschaut und sich vor Augen hält, daß die Dermatologie auch mit einbegriffen ist, daß die Zahl der Medikamente, die die Dermatologen verschreiben oder einspritzen, ebenfalls so gestiegen ist, werden Sie sich nicht wundern, daß ich heute auf die neueren Einzelheiten nicht eingehen kann, die neuen Errungenschaften nicht einzeln besprechen kann. Ich werde hauptsächlich in meiner Zeit ausgewählte Themen behandeln, über die wir selbst — mein Mitarbeiter WITTEN, die Kollegen an unserer Schule und ich — Erfahrungen gesammelt haben.

Zuerst möchte ich aber noch ein Wort sagen über ein Verfahren, über das wir keine Erfahrungen hatten. Das ist die Abkratzung, die Abschabung oder *Dermabrasion* mit dem Fräsgerät, wie KURTIN sie nach der alten Methode von KROHMEYER wieder eingeführt hat. Es geht nicht um die Möglichkeit, Narben zu entfernen — z. B. alte Acnenarben — sondern die senile Haut damit zu behandeln, ferner Keratosen und sogar Basaliome. Das wird jetzt von einigen Kollegen in Amerika durchgeführt und z. T. unter vollständigem Abfräsen der ganzen Gesichtshaut. Die betreffenden, sehr tüchtigen und glaubenswerten Kollegen haben nach fünfjährigen Erfahrungen nichts Nachteiliges feststellen können. Die Haut wächst gesund und rein nach, die Keratosen sind verschwunden, und die Leute haben danach eine viel jüngere Haut. Die Theorie ist sehr verlockend. Nach dieser Theorie ist es hauptsächlich die Lichtschädigung, die Lichtexposition, die das Altern der Gesichtshaut verursacht. Wenn man die oberflächlichen, lichtgeschädigten Epithelien abradiert, dann kommt die Regeneration von der Tiefe her, von den Drüsenresten, den Resten der Anhangsgebilde, vielleicht von den Schweißdrüsen, sicher aber von den Talgdrüsen und den Haarbälgen, die lebenslang mehr vor dem Licht geschützt waren als die oberflächliche Basalschicht. Das scheint sehr einleuchtend. Ich selbst habe keine Erfahrungen auf diesem Gebiet, dachte aber, ich müßte es Ihnen mitteilen. Denn die Erfahrungen der Kollegen, die darüber berichtet haben, muß man ernst nehmen.

Weiterhin haben wir sehr viel mit den Corticosteroiden gearbeitet, lokal, äußerlich appliziert, lokal gespritzt, intraläsional, intraefflorescenzial und allgemein gegeben. Von den grundsätzlichen Schwierigkeiten der Allgemeinbehandlung brauche ich nicht zu sprechen, 1. weil Sie selbst von den Unannehmlichkeiten und den Gefahren wissen und 2. weil Herr CERUTTI darüber ausführlich berichten wird. Ich möchte zuerst über die lokale Injektion sprechen und über unsere diesbezüglichen Erfahrungen. In welcher Tiefe erfolgt die Einspritzung? BAER, seine Mitarbeiter, WITTEN und ich sowie andere haben es so beschrieben, daß unter die Efflorescenz gespritzt wird, oberflächlich subcutan kann man es nennen. Wir haben bei folgenden Krankheiten Erfahrungen mit dieser Methode gesammelt: Bei ausgewählten Fällen der Psoriasis, bei Alopecia areata mit kleinen Herden, bei Lichen simplex, Lichen planus, Lichen planus verrucosus, Granuloma annulare, kleinen Herden von Erythematodes, auch Keloiden, chronischen Ekzemen und einigen anderen.

Zum Beleg kann ich Abbildungen vorführen. Man sieht daraus, daß kein Zweifel über den Heileffekt besteht, der hier prompt einsetzte. Manchmal dauert er über viele Wochen, viele Monate, und die Heilung kann manchmal endgültig sein, d. h. während der Zeit, in der wir die Fälle verfolgt haben, war es so. Man erkennt z. B., daß in diesem Bezirk die Psoriasis wirklich vollständig verschwunden ist!

Ein weiteres Diapositiv zeigt Tätowierungen. Das Resultat war für diesen einzelnen Patienten sehr befriedigend. Aber im allgemeinen haben wir viel bessere Resultate mit Einspritzungen als mit Tätowierungen erzielt.

Ein weiteres Bild zeigt, wo man bei der Alopecia areata einspritzt, damit die Haare wirklich wachsen. Es sind kleine Einspritzungen erforderlich. Zwischen Hydrocortison, Triamcinolon usw. — es ist wirklich egal, was man spritzt — kann man wählen.

Diese Methode — obwohl sie theoretisch sehr gut ist und für ganz kleine Herde ausreicht — ist jedoch für größere Herde der Alopecia areata und für größere Herde der Psoriasis einfach heutzutage noch nicht geeignet. Es besteht aber die Hoffnung, daß man auch hier zu Fortschritten gelangen wird. Je größer die Wasserlöslichkeit des Präparates ist, das man einspritzt, desto geringer ist der Effekt. Es muß etwas sein, das ein Depot bildet. So lange wie das Corticosteroid bleibt, wachsen die Haare anscheinend weiter. Wir spritzen in 2—3wöchigen Intervallen. Gewöhnlich sieht man dann nach 6 Wochen bei einer Alopecia areata die Haare wachsen. Gegebenenfalls spritzen wir noch 2—3mal mehr. Wenn das nicht ausreicht, geben wir diese Methode bei dem Fall, auch bei kleinen Herden, auf. Wenn nach unseren Erfahrungen 3—4 Einspritzungen nicht genügen, um das Wachstum herbeizubringen, werden weitere auch nichts tun. Warum manche Fälle refraktär darauf sind, weiß man nicht.

Die innerliche Verabreichung der Corticosteroide per os oder auch auf anderem Wege gehört zu den wirksamsten und auch den gefährlichsten Medikationen, die es heute gibt. Richtig und konservativ gehandhabt, sind sie jedoch sehr wertvoll. Ich möchte nicht ohne sie praktizieren. Also bei der Alopecia areata kann man, wie zuerst von Rothman u. seinen Mitarb. gezeigt wurde, das Haarwachstum erzielen. Heute nach den schönen Untersuchungen von Kligman u. a. scheint es so zu sein, daß die Alopecia areata doch eine entzündliche Krankheit ist. Die antiphlogistische Wirkung der Steroide führt das Haarwachstum dann herbei.

Die Methode ist im Gegensatz zu allen anderen Therapiearten kosmetisch sehr befriedigend. Aber während die lokale Einspritzung nicht kosmetisch zufriedenstellt, ist sie unschädlich, während die allgemeine Verabreichung voller Gefahr ist, so daß man sie kaum anwenden kann. Hier und da bei einem Fall, sehr sorgfältig durchgeführt, findet man, daß sehr kleine Dosen genügen, das Haarwachstum herbeizuführen und zu erhalten. Dann kann man diese Behandlung vertreten. Aber ich finde, daß man die interne Anwendung der Corticosteroide bei Alopecia areata trotzdem *im allgemeinen nicht* empfehlen kann. Die Gefahren sind zu groß.

Eine junge Dame, deren Bild ich zeigen will, mußte wegen einer Psychose dann in ein Irrenhaus gehen und war 6 Monate dort. Sie wurde entlassen und war wieder kahl.

Man muß sagen, daß die allgemeine Behandlung mit Corticosteroiden nur in Betracht kommt, wenn man nicht mehr als 75 mg Cortison-äquivalent braucht. Es gibt aber Fälle, die mit 25 mg — also einer Tablette oder weniger — ihre Haare behalten. Bei denen ist die Therapie — hauptsächlich wenn es jüngere Leute sind — wertvoll (Vorsicht bei Kindern!). Ich bin nicht ganz sicher, aber habe den Eindruck, und andere Kollegen haben sich noch eindeutiger dazu geäußert, daß ein Alternieren der Verabreichung mit Pausen, d. h. wenn man die tägliche Dosis nicht jeden Tag gibt, sondern die doppelte jeden zweiten Tag verabreicht oder die dreifache Dosis jeden dritten Tag, weniger Nebenerscheinungen mit sich bringt. Man kann also statt 20 mg pro Tag 40 mg jeden zweiten Tag oder 60 mg jeden dritten Tag geben und trotzdem den therapeutischen Erfolg beibehalten! Wir glauben, daß auch das Wachstum der Kinder dann weniger leidet. Und die Theorie ist, daß die Hypophyse sich im Intervall erholen kann, während die Krankheit noch unterdrückt wird durch den Steroidschub vom vorhergehenden Tag oder von zwei Tagen vorher. Also ist die Erholungsgeschwindigkeit der Hypophyse schneller als der Rückfall der Krankheit, wenn das Blutniveau an Corticosteroiden sinkt. Ich glaube, daß das weiter zu verfolgen ist!

Ferner erreicht man mit intravenösen Dosen von 40—80 mg pro Tag den therapeutischen Erfolg von mehr als 16 mg Prednison oder Prednisolon per os, mit geringeren Nebenerscheinungen. (Warum — das weiß ich nicht!)

Ich möchte jetzt über die simultan gepaarte symmetrische Vergleichsmethode sprechen, d. h. die *Halbseitenmethode* nach SIEMENS. Man sagt, wenn man diese Methode richtig ausarbeitet und richtig anwendet, richtig studiert, daß man bei der Bewertung von lokalen therapeutischen Maßnahmen in 10—20 Fällen ebenso gleichwertige statistische Resultate bekommt wie sonst mit Hunderten von Einzelfällen. Ich glaubte, daß SIEMENS der erste war, der das wirklich wissenschaftlich und exakt studiert hatte. 1942 hat er und 1946 haben wir darüber publiziert. Aber dann habe ich festgestellt, daß HOWARD FOX 1909 auf diese Methode hingewiesen hat. Nun hat gerade vor einem Monat HARVEY BLANK (Miami) in seiner Präsidentschaftsrede vor der Society for Investigative Dermatology darauf aufmerksam gemacht, daß AMBROISE PARÉ[1], der große französische Chirurg, 1536 schon diese Methode angewandt hat. Er schrieb — ich konnte leider das Original nicht mehr bekommen, und die Übersetzung ist daher nicht ganz exakt — „ich applizierte Zwiebelumschläge auf einer Seite des mit Schießpulver verbrannten Gesichtes eines Soldaten und auf der anderen Seite das zu dieser Zeit übliche Medikament. Beim zweiten Verbandwechsel sah ich, daß die mit dem Zwiebelverband behandelte Seite ganz ohne Blasen und Erosionen war, während die andere Seite beide Arten von Efflorescenzen aufwies. So schrieb ich dem Zwiebelverband die Besserung der so behandelten Seite zu". Leider weiß ich nicht, ob sich diese Methode dann weiter durchgesetzt hat.

---

[1] PARÉ, AMBROISE: Z. M. D. **4**, 188 (1960) und Parke Davis Therapeutic notes 66, 1 (1959).

Ich möchte nun aber einige *Resultate mit der Zweiseitenmethode* zeigen.

Hieraus kann man z. B. sehen, daß ohne Zweifel die Resultate mit Corticosteroid-salbe besser als bei Behandlung mit Salbengrundlage sind. Ich würde Ihnen vor-schlagen, in der Praxis doch einmal einige Versuche mit der Zweiseitenmethode zu machen.

Jetzt möchte ich über zwei kleine Kunstgriffe berichten, die wir aus-gebaut haben. Die eine ist einfach eine neue Anwendungsweise, eine kleine, aber sehr nützliche Modifikation eines ganz alten Verfahrens, des Okklusiv-Verbandes. *Wir machen Verbände mit ganz dünner Plastikfolie.* Dieser Verband bleibt auf der Haut und ist sehr bequem. Man verbindet einfach darüber. Man trägt die Salbe zuerst auf und dann den Plastik-verband. Die Patienten können ihn nachts über sehr bequem tragen; denn er ist sehr dünn. Die einzige Unannehmlichkeit besteht darin, daß es wirklich ein Okklusiv-Verband ist. Das erhöht z. B. die Wirksamkeit des Triamcinolon-Medikamentes ganz ungeheuer, so daß man mit viel kleineren Mengen, kleineren Konzentrationen viel schneller zum Ziel kommt. Bei heißem Wetter kann allerdings bei manchen Patienten eine Miliaria auftreten, die aber dann ziemlich schnell zu beseitigen ist. Andere Medikamente, nicht nur das Triamcinolon, kann man so auflegen. Um in dieser Weise den ganzen Körper zu behandeln, gebrauchen wir Plastikfolien-Säcke. Man kann sie einfach über den Körper ziehen, ein Loch schneiden, so daß der Kopf frei bleibt, die Salbe auftragen und das dann nachts tragen. Ferner verfügen wir auch über sehr dünne Plastik-Handschuhe für einen Handverband. Man kann auch solche Finger bekommen.

(Mit Bildern ließ sich der günstige Effekt z. B. eines Handschuhs über Triamcino-lonsalbe bei Psoriasis belegen.)

Bei Teer, Quecksilber, Schwefel usw. darf man die gewöhnlichen Konzentrationen natürlich nicht benutzen; man muß niedrigere wählen; sonst entstehen Reizungen.

Jetzt möchte ich noch auf etwas anderes kurz eingehen. Sie wissen, daß es bei uns üblich ist, von allen *Rezepten Kopien* anzufertigen. Das war früher ziemlich langwierig. Unsere Rezepte sind jetzt aber auf einem ganz besonderen Papier gedruckt. Wenn man auch schnell schreibt, so kopiert es doch sofort durch. Dadurch hat man natürlich für die Kranken-geschichte sofort alle Unterlagen. Außerdem hat es weitere Vorteile. Wenn wir von einem Carcinom, einer Narbe oder einem Naevus usw. ganz genau den Umfang, die Größe usw. für unsere Krankengeschichte auf-nehmen wollen, dann legen wir ein Kopieblatt auf und zeichnen durch. So kann man ohne Photographie und sogar besser als mit einer Photo-graphie, Größe, Form und auch anderes genau verfolgen. Das sind natür-lich sehr einfache Dinge, die ich Ihnen hier vortrage, aber auch sehr wert-volle. Mit dieser Methode haben wir jetzt alle Tumoren und Geschwülste der Haut fortlaufend kontrolliert. Das Wachstum eines Naevus, die Schrumpfung einer Narbe, jede Änderung einer Form oder Größe läßt sich damit genau festhalten.

*Nun kommt der letzte Punkt.* Ich glaube, es ist der wertvollste prak-tische Wink, den ich geben kann und auf den ich wirklich selbst stolz bin. Als ich anfing zu praktizieren, habe ich bemerkt, daß die Kollegen, mit denen ich zusammenarbeitete, nicht selten folgenden Fehler machten: Ein Patient kam. Es wurde ihm z. B. eine Quecksilbersalbe verschrieben. Er bekam beispielsweise eine Reizung davon. Das nächste Mal kam er einige Jahre später. In der Eile wurde die Krankengeschichte nicht genau durchgeschaut, wieder eine Quecksilbersalbe rezeptiert mit dem gleichen unerfreulichen Effekt. Das habe ich manchmal drei- bis viermal erlebt, einmal mit beinahe tödlichem Ausgang. Oder es wurde dem Patienten innerlich ein Medikament verschrieben, obgleich in der Krankengeschichte stand, daß dieses Medikament vom Patienten nicht vertragen wurde. Ich habe zur Verhinderung solcher Fehler folgendes eingeführt: Auf der ersten Seite der Krankengeschichte steht das Wort CAVE über ein leeres Viereck. (Manche meiner Studenten waren Nicht-Lateiner und dachten an eine Höhle. Sie kannten nicht das Wort „Cave canem!") In diesen freien Raum schreibe ich alle Erfahrungen über Unverträglichkeiten bei dem Patienten hinein. Und es ist das erste, was ich bei jedem Besuch des Kranken ansehe. Diese Einrichtung halte ich für so wertvoll, daß ich nicht mehr ohne sie praktizieren möchte. Allerdings muß man sicher sein, daß auch alles das, was der Patient nicht verträgt, eingetragen ist.

Ich glaube — und ich bin sehr traurig darüber —, daß das vielleicht das allerletzte Referat ist, das ich über die Dermato-Therapie halten kann. Denn ich habe jetzt eine neue Position in Washington angenommen, die nicht direkt etwas mit der Dermatologie zu tun hat. Ich werde wohl auch Dermatologie betreiben, aber nicht an Patienten, und ich werde daher keine neuen Erfahrungen über die Dermato-Therapie sammeln können. So war dieser Vortrag wahrscheinlich mein letztes Wort, mein Schwanengesang auf diesem Gebiet. Aber ich möchte auch hier mit einem Spruch bzw. mit zwei Sprüchen enden. Das erste Zitat lautet: „Alte Liebe rostet nicht." Der zweite Spruch heißt: „Alter schützt vor"— Sie wissen was — „nicht".

---

Aus der Dermatologischen Klinik der Universität Neapel
(Direktor: Prof. Dr. P. Cerutti)

# Die Cortisontherapie, ihre Sekundärerscheinungen und deren Behandlung

Von

**P. Cerutti**

Die Cortisontherapie nahm im Jahre 1949 mit dem Werk von Hench und Kendall ihren Anfang, und zwar durch die Synthese des Cortisons und die Behandlung der fortschreitenden chronischen Polyarthritis. Seit damals, das heißt im Laufe von 12 Jahren, wurde ein weiter Weg zurückgelegt, und zum ersten Präparat kamen neue synthetische Produkte mit der Aufgabe, besser vertragen zu werden, wirksamer zu sein und neue Eigenschaften zu erlangen.

18*

Die therapeutischen Indikationen der synthetischen Cortisonpräparate kann man in 2 Gruppen einteilen: *Substitutionstherapie*, bei allen Fällen von akuter oder chronischer Nebenniereninsuffizienz, wo es einer Gesamtwirkung bedarf, sei es vom mineralcorticoiden, sei es vom glykocorticoiden Typ, und *pharmako-dynamische Therapie*, wo besonders die entzündungshemmende und antiallergische Wirkung des Mittels verwertet wird.

Diese zweifache therapeutische Wirkung wird nicht immer erreicht, ohne daß sich sog. *Sekundärerscheinungen* einstellen, die die Anwendung dieser Medikamente zu einer Gefahr machen und deren Verabreichung einschränken und die Forscher dazu treiben, immer neue und weniger toxische synthetische Präparate herzustellen.

Abschließend kann man feststellen, daß die *Sekundärerscheinungen* der Corticoide nichts anderes sind als der Ausdruck einer übermäßigen Steigerung ihrer physiologischen Wirkungen: diese Wirkungen, wenn auch im Grunde genommen die gleichen, bei den verschiedenen synthetischen Präparaten sind quantitativ verschieden.

*Synthetische Corticoidpräparate:* Sie bestehen aus 3 biologisch aktiven Gruppen, und zwar aus *Mineralocorticoiden*, die der glomerulären Zone der Nebennierenrinde entspringen und die vorwiegend auf den Salz-Wasser-Haushalt wirken (Desoxycorticosteron und Aldosteron), weiterhin aus den *Glykocorticoiden*, die der fasciculären Zone entstammen und die vorwiegend auf den Stoffwechsel der Kohlenhydrate und der Proteine mit katabolisierendem Effekt einwirken (Cortison und Derivate), und aus den *Hormonen* mit vorherrschender Wirkung auf die sexuellen Eigenschaften; diese letzteren werden in der reticulären Zone gebildet und üben auch eine anabolisierende Wirkung auf die Proteine aus (Androsteron, Progesteron usw.).

Alle Corticosteroide haben eine gemeinsame chemische Grundstruktur, und zwar eine Gruppenanordnung von Kohlenstoffatomen, die nach 3 Benzolgruppen und einer Penthangruppe mit 5 Kohlenstoffatomen geordnet sind. Die Kohlenstoffatome haben eine konventionelle progressive Numerierung, die es erlaubt, im Molekül doppelte Bindungen, oxydrolische und methylische Gruppen anzuzeigen.

Bei der Behandlung des vorliegenden Themas interessieren uns nur die *Glykocorticoid-Präparate*, die, wie wir sehen werden, die verschiedenen biologischen Prozesse beeinflussen und deren Wirkung vom tierischen Organismus gegen die Faktoren des "Stress" verlangt wird.

Das *Cortison* entspricht der Formel 17-hydroxy-11-dehydro-Corticosteron. In der Therapie wird das Acetat verwendet. Dieses entspricht der Verbindung E von Kendall und stellt eine doppelte Bindung zwischen dem Kohlenstoff 4 und dem Kohlenstoff 5 dar. Die schwerste Etappe zur Synthese ist die Fixierung eines Sauerstoffs an den Kohlenstoff 11.

Das *Hydrocortison* unterscheidet sich vom Cortison durch die Substitution der ketonischen Funktion auf dem Kohlenstoff 11 durch ein Oxydril.

Somit wird das 17-Hydroxycorticosteron gebildet, das unter dem Namen Verbindung F von Kendall und Verbindung M von Reichstein läuft. Die biologische Wirkung des Cortisons und des Hydrocortisons zeigt qualitativ eine vollkommene Analogie. Quantitativ erweist sich das Hydrocortison etwa 2mal aktiver als das Cortison.

*Prednison und Prednisolon* verhalten sich zueinander wie das Cortison zum Hydrocortison. Das erste der beiden wurde 1954 von Herzog und Nobili synthetisiert. Das Prednison unterscheidet sich vom Cortison durch die Beigabe einer doppelten Bindung zwischen den Kohlenstoffen 1 und 2, das Prednisolon vom Hydrocortison durch dieselbe Modifikation. Sie haben eine therapeutische Wirkung, die 3—5mal höher ist als jene des Hydrocortisons, während ihr Einfluß auf den elektrolytischen Glycid- und Stickstoffhaushalt geringer ist.

*Das Fluorocortison* ist ein 9-α-Fluor-Hydrocortison und wurde 1953 von FRIED und SAB synthetisiert. Die Halogenierung mit Fl erfolgt im Kohlenstoff 9 des Hydrocortisonmoleküls. Es ist ein Steroid von erheblichem Interesse, da es das erste einer Serie von Halogenderivaten ist, die eine starke entzündungshemmende Wirkung entfalten. Aber in der Klinik kann es nur äußerlich verwendet werden; seine allgemeine Anwendung wird durch seine überaus starke Wirkung auf den hydromineralen Stoffwechsel gehindert.

*Das Triamcinolon* ist das 9-α-Fluor-16-α-hydroxy-δ-Hydrocortison und wurde 1956 von BERNSTEIN und ALLEN synthetisiert. Es unterscheidet sich vom δ-Hydrocortison (Prednisolon) dadurch, daß es auf dem Kohlenstoff 9 ein Atom Fluor fixiert hat und auf dem Kohlenstoff 16 ein oxydrilisches Radikal, das die durch Halogenierung entstehende starke Salzretention unterbindet.

Die therapeutische Wirkung des Triamcinolons ist etwas stärker als jene des Prednisolons.

*Das Desametazon* ist ein 9-α-Fluor-16-α-methyl-δ-Hydrocortison. Es unterscheidet sich vom Triamcinolon, weil das Oxydril am Kohlenstoff 16 durch eine Methylgruppe ersetzt ist. Es wurde 1957 von ARTH und SARRETT synthetisiert. Beim Menschen hat das Desametazon eine entzündungshemmende Wirkung, die etwa 6,5 mal größer ist als jene des Prednisolons.

Wir erinnern schließlich an das *Medrocortison*, das ein 6-α-methyl-δ-Hydrocortison ist, das heißt es unterscheidet sich vom Prednisolon nur durch die Fixierung einer Methylgruppe auf dem Kohlenstoff 6. Es ist ein nicht halogeniertes Derivat und wurde 1956 synthetisiert. Es hat eine leicht gesteigerte entzündungshemmende Wirkung gegenüber dem Prednisolon und weicht von diesem ab auf Grund der biologischen Eigenschaften, da es auf den Glycid-Stoffwechsel mit einer 12 mal größeren Intensität einwirkt als das Prednisolon.

Die Anwendung in hohen Dosen oder durch lange Zeit der Corticosteroid-Präparate bewirkt das Auftreten von *Sekundärerscheinungen* ("side effects" der englischen Autoren), welche akut oder chronisch auftreten können und die in enger Beziehung zur metabolischen und biologischen Wirkung der Präparate stehen. Nicht immer sind diese Nebenerscheinungen unerwünscht: so bewirken die verträglichsten Steroide wie das Desametazon eine Steigerung des Appetits, einen Zustand von Euphorie und Zuversicht in die Heilung mit folgender Gewichtszunahme, die man in diesen Fällen nicht einer Natrium- und Wasserretention zuschreiben kann, sondern vielmehr dem besseren eutrophischen Allgemeinbefinden.

Es ist immerhin sicher, daß die Nebenwirkungen durch Cortisonpräparate einerseits an den Typ der angewandten Rindensteroide gebunden sind und andererseits an individuelle Umstandsfaktoren wie Vererbung, individuelle Verträglichkeit, überstandene Krankheiten und besondere Ernährungsverhältnisse. Viele Verfasser sind der Meinung, daß Kranke über 60 Jahre besonders den Zwischenfällen durch Cortisonpräparate ausgesetzt seien.

Bezugnehmend auf den *elektrolytischen Stoffwechsel*, erreichten die Natriumretention und der Kaliumverlust ihre höchsten Werte bei Anwendung von Cortison und Hydrocortison, so daß daraus eine Hyperhydratation der Extracellulärflüssigkeit entsteht. Mit den δ-Cortisonen ist diese Retention weniger zu befürchten, während man mit den Methyl- und den Halogen-Derivaten sogar eine diuretische Wirkung beobachtet, die ihr Maximum mit dem Triamcinolon erreicht. Der Kaliumverlust ist weniger intensiv mit den neueren Steroiden als mit dem Hydrocortison.

Es sind dabei die relativen Folgen auf die gestreifte Muskulatur und das Myokard zu befürchten.

Man beobachtet also vor allem bei Anwendung von Cortison oder von hypophysären Corticotropinen in hohen Dosen das Auftreten von subcutanen Ödemen, besonders an den prädisponierten Stellen, mit rascher Zunahme des Körpergewichtes und folgender Erhöhung des Blutdruckes. Manchmal führt der hydro-saline Zustand zu dramatischeren Konsequenzen, wenn er sich auf bestimmte innere Gebiete beschränkt, wie im Falle eines akuten Lungenödems, das manchmal eine linksventrikuläre Insuffizienz nach sich zieht.

Außerdem denke man an die seltenen Fälle von Gehirn- und Kehlkopfödem. Der Kaliumverlust seinerseits kann zu Myasthenie, Muskelkrämpfen, Verstopfung, Veränderungen des EKG (Erniedrigung von S.T., Abflachung oder Inversion von T.) und zu Störungen des Herzrhythmus führen.

Um derartige Zwischenfälle zu vermeiden, ist es angezeigt, eine salzarme Diät einzuführen, besonders wenn man ACTH, Cortison, Hydrocortison und Prednisolon in hohen Dosen verwendet, wobei der Zustand der Nieren des so behandelten Patienten einer genauen Prüfung unterzogen werden muß. Das Gewicht und der Blutdruck müssen häufig kontrolliert und der Kaliumspiegel bestimmt werden. Besonders wichtig ist die präventive und systematische Verabreichung von täglich 2—3 g Kaliumchlorid.

Das Cortison und dessen Derivate greifen in den *Glycidstoffwechsel* ein und steigern den Blutzucker, indem sie die Neoglykogenese von den Proteinen aus fördern sowie auch die periphere Verbreitung der Kohlenhydrate hemmen. Sie entwickeln daher eine „diabetogene Fähigkeit", die jedoch durch Anwendung von halogenierten Derivaten sehr gemildert wird. Außerdem begünstigen sie die Umwandlung der Kohlenhydrate in Fette und steigern so den *Lipoid-Anabolismus*.

Die Wirkungen der Corticosteroide auf den Lipoid-Stoffwechsel haben vom klinischen Standpunkt aus keine große Bedeutung. Die Veränderung dieses Stoffwechsels äußert sich durch Ablagerungen von Fett am Gesicht, an der Brust und am Nacken, durch Auftreten von Erythrose am Gesicht, durch kleine Blutergüsse, Acne und Hypertrichose, so daß es zu jenem „cushingartigen Aussehen" kommt, das typisch für die Cortisonbehandlung ist. Nur selten tritt ein vollständiges Cushing-Syndrom mit Hypertension, Störungen der Zuckerregulierung und muskulärer Atrophie auf. Man muß diese Phänomene allgemeiner Obesitas von der effektiven Körpergewichtszunahme unterscheiden, welch letztere ihre Ursache der wohltuenden eutrophischen Wirkung einer angemessenen und gut vertragenen Corticosteroidtherapie verdankt.

Der „Steroid-Diabetes" kann unabhängig vom verabreichten Präparat auftreten. Er ist durch eine abnormale Steigerung der Belastungskurve charakterisiert, durch Glykosurie und manchmal durch Hyperglykämie im nüchternen Zustand.

Die spezifischen Merkmale dieses Diabetes sind: Fehlen von Acidosis, rasches Verschwinden nach Absetzen der Cortisontherapie und Koexistenz einer übermäßigen Stickstoffausscheidung. Der Steroid-Diabetes tritt leichter bei Individuen mit diabetischer Erblichkeit auf oder bei latenter diabetischer Tendenz. Wenn es notwendig ist, bei Diabetikern Cortisonpräparate anzuwenden, so ist es gewöhnlich unerläßlich, die Insulindosen zu steigern.

Zum Schutz gegen die anabolisierenden Wirkungen auf die Glykoide und Lipoide ist es angezeigt, den Kranken einer eiweißreichen und fett- und kohlenhydratarmen Diät zu unterziehen. Außerdem kann der Cortisondiabetes leicht durch orale Gaben von hypoglykämisierenden Präparaten bekämpft werden.

Alle Cortisonderivate greifen in den *Eiweißstoffwechsel* mit einer bestimmten katabolisierenden Wirkung ein. Diese besteht aus einer negativen Stickstoffbilanz mit Zunahme der Harnsäureausscheidung und mit Veränderungen des Eiweiß-Gleichgewichtes im Blut.

Die schwersten Nebenerscheinungen des protidischen Katabolismus durch Cortisone zeigen sich an der Haut, an den Muskeln und an den Knochen. Leichter betroffen werden davon sehr junge Menschen und Kinder sowie auch alte Leute.

Bei Anwendung von Cortisonpräparaten in hohen Dosen und durch lange Zeit kann man das Auftreten von atrophischen Streifen beobachten, die an jene des Morbus Cushing erinnern auf Grund ihrer bläulich-roten Farbe, der besonderen Lokalisation am Schulter- und Beckengürtel und ihrer horizontalen Anordnung.

An den Muskeln kann eine Amyotrophie auftreten, besonders an den proximalen Regionen der Extremitäten, begleitet von erheblicher Myasthenie bei der geringsten Anstrengung. In bezug auf diese Erscheinung übt das Triamcinolon die ungünstigste Wirkung aus und es kann sogar zu einer richtigen Polymyositis kommen.

Was die Knochen anbelangt, so besteht die am meisten befürchtete Komplikation im Auftreten einer Osteoporose, die während einer Cortisonkur keine zu große Seltenheit ist (4 von 250 Fällen, von DE SEZE und seinen Mitarbeitern behandelt; 2 von 128 Fällen von STEINBROCKER und 3 von 76 Fällen von BOLAND). Sie kommt häufiger bei älteren und alten Menschen mit latenter Osteoporose vor und im vorgeschrittenen Klimakterium. Sie befällt leichter Individuen mit vorausgegangenen osteoartikulären Krankheiten oder solche, die lange Zeit ans Bett gefesselt waren, wie z. B. bei einer Pemphigusbehandlung. Die Symptomatologie ist gekennzeichnet durch starke Schmerzen in der Lumbalgegend, durch Ausstrahlungen gegen den Rumpf und die unteren Extremitäten; es kann eine Kyphose entstehen und es gibt Fälle von spontanen Knochenfrakturen durch leichte Traumen, besonders an den Rücken- und Lendenwirbeln, am Schenkelhals und am Oberarmkopf. Die Genese dieser Knochenveränderungen im Laufe einer Steroidkur ist nicht vollkommen geklärt: nach Meinung einiger Forscher würde das Cortison die Tätigkeit der osteoblastischen Zellen hemmen, andere hingegen denken an Veränderungen des Phosphor- und des Kalkstoffwechsels oder der Tätigkeit der alkalischen Phosphatasen, alles Phänomene, die mit dem Eiweißumsatz zusammenspielen und woraus sich eine Rarefizierung der Eiweißstruktur des Knochengewebes ergibt. Dazu kommt noch ein erheblicher Kalkverlust durch den Darm.

Aus diesen Tatsachen geht hervor, daß die Corticosteroide auch auf andere Stoffwechsel einwirken, außer auf die bereits erwähnten, wie auf den *Kalkstoffwechsel*, mit einer Calciurie, die bis zu 500—600 mg innerhalb von 24 Std gehen kann und die zu Nierenkoliken führen kann, da die Steinbildung begünstigt wird. Durch den gesteigerten Katabolismus des Eiweißes kann es außerdem zu einer übermäßigen Ausscheidung von Harnsäure kommen, mit Gefahr der Bildung von Harnsäuresteinen, besonders bei Gichtkranken, die mit Steroiden behandelt wurden.

Unter die Nebenwirkungen der Corticotherapie infolge Steigerung des Eiweißstoffwechsels fällt auch der *Wachstumsstillstand*, wenn die Behandlung im Kindesalter durchgeführt wird. Diese Erscheinung tritt leichter bei langdauernder Verabreichung ein, weniger bei intensiven, aber kurzen Kuren. Das Absetzen der Behandlung geht mit sofortiger Wiederaufnahme des Wachstums einher, wobei der Größenverlust und die Gewichtsabnahme eingeholt werden. Es wird noch daran erinnert, daß sich beim Kinde die Corticosteroid-Präparate in bezug auf die Darmresorption im antagonistischen Sinne gegenüber dem Vitamin D verhalten; daher die Gefahr einer Rachitis durch Corticotherapie.

Um schädlichen Folgen eines gesteigerten Eiweißstoffwechsels vorzubeugen, ist es ratsam, die mit Cortison behandelten Kranken einer hyperproteischen Diät von 150 g Eiweiß täglich zu unterziehen. Außerdem müssen anabolisierende Proteinsubstanzen verabreicht werden, deren Menge beim Mann 500 mg Testosteron-rétard betragen kann.

Bei der Frau, in Anbetracht der virilisierenden Wirkung, die sich bei ihr schon durch die Corticosteroide bemerkbar macht, kann man zur anabolisierenden Wirkung des Androstenandions und des 19-Norandrostenolons greifen. Um das Auftreten einer Amyotrophie oder einer Osteoporose nicht zu begünstigen, wird man es vermeiden, den Kranken lange Zeit im Bett liegen zu lassen. Weiterhin ist es zu empfehlen, in den Kalkstoffwechsel einzugreifen, und zwar durch Verabreichung von Ca- und Vitamin D-Präparaten, immer vorausgesetzt, daß es sich um nierengesunde Individuen handelt und bei ihnen die allgemeinen diuretischen Kuren nicht unterlassen werden.

Im Laufe einer Cortisontherapie kann es zu *Gefäßstörungen* kommen. Diese bestehen in Hypertonie, Hautblutungen und arteriellen und venösen Thrombosen.

Die Hypertonie tritt häufig gleich am Anfang einer Steroidtherapie auf, sie ist gewöhnlich geringgradig und vorübergehend imstande, auch spontan zu verschwinden trotz Fortsetzung der Cortisontherapie auch in hohen Dosen. Somit stellt die Hypertonie keine Gegenindikation für die Steroidtherapie dar, auch wenn diese schon vorher bestand: die Verabreichung von wirksamen blutdrucksenkenden Mitteln wie z. B. das Reserpin kann eine wertvolle Hilfe in solchen Fällen darstellen.

Bei langdauernden Cortisonbehandlungen können punktförmige Blutungen und Flecken besonders an den Extremitäten auftreten. Sie erscheinen spontan und können rasch wieder verschwinden, ohne daß auch bei

Fortsetzung der Cortisontherapie Rezidive zu verzeichnen wären. Die hämogenen Proben ergeben meist ganz normale Werte. Ecchymosen und Petechien werden normalerweise nicht von inneren Blutungen begleitet.

Im allgemeinen kann man annehmen, daß die Gefäßthrombosen und besonders jene arteriellen der Coronarien und der Gehirngefäße eine äußerst seltene Ausnahme im Laufe einer Cortisontherapie darstellen, so daß manche Autoren sogar der Meinung sind, daß diese Vorkommnisse reine Zufälle seien. Immerhin gibt es Fälle von femoraler (WELLS) und cerebraler Thrombose (MARGAROT). Wir erinnern abschließend daran, daß die Gefäßveränderungen im allgemeinen oft an das Eingreifen der Cortisone auf den elektrolytischen Stoffwechsel gebunden sind. Und davon war in dieser Abhandlung schon die Rede.

Im Laufe corticosteroider Behandlungen, besonders wenn sie auf lange Zeit ausgedehnt werden, kann es zu Störungen des *Zentralnervensystems*, des neurovegetativen Systems und der psychischen Sphäre kommen, besonders bei prädisponierten Individuen.

Die psychischen Zwischenfälle differenziert man in kleinere und größere Störungen. Unter die ersteren fällt ein Zustand von psychischer Erregtheit und Euphorie, mit einer gut vertragenen Schlaflosigkeit. Es ist ein Gefühl von gesteigerter physischer und intellektueller Kraft, das häufig mit dem Einfluß der Corticotherapie auf die Krankheit selbst nicht parallel läuft. Andere Male hingegen muß den Störungen, auch wenn sie gering sind, die nötige Aufmerksamkeit geschenkt werden, da sie als Vorboten schwererer Zwischenfälle gewertet werden: das alarmierendste Symptom besteht dann in einem Angstgefühl, das zur anfänglichen Euphorie im Gegensatz steht und von einer quälenden Schlaflosigkeit mit nächtlicher Unruhe begleitet wird.

Die größeren Störungen bestehen in Veränderungen der Persönlichkeit, begleitet von depressiven Störungen vom melancholischen Typ oder von Erregungszuständen.

Andere Male beobachtet man Störungen von Bewußtseins- und von Intellektstörungen mit Desorientierung von Zeit und Raum und mit onirisch-konfusen, mehr oder weniger ausgeprägten Erscheinungen. Man kann sogar Phobien und Verfolgungswahn, Halluzinationen und delirierende Ideen beobachten. Alle diese Störungen psychischen Charakters können von Veränderungen des Elektrencephalogramms begleitet sein.

Immer auf dem Gebiet des Nervensystems wurden auch Fälle von Gehirndrucksteigerung mit Papillarödem und heftigen Kopfschmerzen verzeichnet, was bei der Anwendung von Triamcinolon eher vorzukommen scheint. MONTAGNANI und PISANI berichteten kürzlich über ein besonders schmerzhaftes und spastisches Syndrom der unteren Extremitäten. Es handelte sich um eine Patientin, die lange und intensiv mit halogenierten Steroidpräparaten wegen eines Pemphigus behandelt worden war.

Die kleineren Störungen der neuro-psychischen Sphäre kann man mit den üblichen Sedativa behandeln. Für die größeren Zwischenfälle empfiehlt sich das vorsichtige Absetzen der Cortisontherapie mit Isolierung des Kranken in einer psychiatrischen Klinik und Verabreichung von Neuroleptica.

Die Sekundärerscheinungen zu Lasten des *Verdauungsapparates* sind ziemlich häufig. In leichteren Fällen bestehen sie aus Sodbrennen, Dyspepsien und epigastrischen und abdominellen Schmerzen spastischer Natur. Das Auftreten von Magen- und Zwölffingerdarmgeschwüren ist zu befürchten oder das Wiederaufflackern von alten ulcerativen Phänomenen, was durch die Hypersekretion der Magensäfte begünstigt wird und durch die Hyperacidität, die von den Steroidhormonen erzeugt wird. Manchmal werden diese Erscheinungen von den Kranken nicht wahrgenommen, da die Hormone selbst schmerzhindernd und anaesthesierend wirken.

Die Kranken ohne vorhergehende ulceröse Anamnese weisen das klinische Bild eines Ulcus ventriculi oder duodeni in seiner typischen Erscheinungsform auf, mit den beschriebenen vorhergehenden Warnungssymptomen, oder die Geschwürsbildung kann latent vor sich gehen und tritt erst bei den schwersten Komplikationen zutage wie Blutung oder Perforation, oft mit tödlichem Ausgang. Wenn es sich um einen alten Ulcuskranken handelt, der vielleicht schon Jahre hindurch beschwerdefrei war, sieht man eine neue ulceröse Welle auftreten, und gerade bei diesen Fällen sind die schwersten Komplikationen am häufigsten.

Die Nebenerscheinungen am Verdauungsapparat durch Cortisonpräparate sind unabhängig von der Dosis des verabreichten Medikamentes und von der Behandlungsdauer und treten am häufigsten nach Anwendung von Prednison und Prednisolon auf, während sie beim Triamcinolon eine Ausnahme bilden. Bei intramuskulärer oder intravenöser Verabreichung ist die Wahrscheinlichkeit ihres Auftretens größer als bei oraler Gabe.

Um solch schwere Komplikationen zu vermeiden, muß man auch auf die geringsten Störungen des Verdauungsapparates achten. Bei Individuen mit Magengeschwüren ist die Steroidtherapie von vornherein kontraindiziert. Den Corticosteroiden müssen in diesen Fällen unbedingt Bi-subnitrat, Vitamin C und alkalische Substanzen hinzugefügt werden.

Die Corticotherapie übt manchmal bei den Kranken eine *pro-infektiöse* Wirkung aus: Sie vermindert die natürlichen Abwehrkräfte des Organismus und begünstigt den lokalisierten mikrobischen Angriff oder die Verbreitung der infektiösen Erreger.

Der häufigste Erreger ist der Staphylococcus; jedoch auch der Streptococcus, der Pneumococcus, der Colibacillus, die anaeroben Erreger usw. können in ihrer pathogenen Wirkung gesteigert werden. Die Infektion verläuft manchmal klassisch und kann leicht erkannt werden, andere Male hingegen ist der Verlauf schleichend, bis plötzlich die ganze Schwere zutage tritt; auf diese Weise verlaufen einige Eiterungen der Lungen und des Rippenfelles, einige eitrige Meningitiden, einige Abscesse der Leber, der Milz und der Nieren.

Die diffusen Hautkrankheiten, die mit Steroiden behandelt werden, können oft durch infektiöse Phänomene kompliziert werden. Unter diesen Hautkrankheiten erinnern wir an den systematischen Erythematodes und die Mycosis fungoides, besonders aber an die generalisierte Psoriasis, die das Aussehen einer pustulösen Psoriasis annimmt. Auch die pustulöse Acne kann eine Nebenerscheinung der Corticotherapie sein. Absolut gefährlich kann die Anwendung der Cortisone beim Herpes zoster sein: man bedenke, daß es 2 tödliche Fälle von Meningitis durch Zostervirus gab, als Komplikation einer lokalisierten, mit Steroiden behandelten Form.

Das Problem der Tuberkulose und der Corticotherapie war ein häufiger Diskussionsgegenstand. Heute ist man der Meinung, daß die Beigabe zu spezifischen Antibiotica gegen die Kochschen Bacillen von Steroidpräparaten evtl. bestehende aktive tuberkulöse Herde nicht verschlechtert und daß die Disseminierung der Bacillen nicht gefördert wird. Bei manchen alten Tuberkuloseformen gibt man sogar absichtlich Cortisonpräparate außer der Antibioticatherapie, da besonders exsudative oder stark entzündliche tuberkulöse Formen leichter zur Abheilung kommen.

In meiner Klinik fand diese kombinierte Therapie eine erfolgreiche Anwendung beim tuberkulösen Lupus.

Sicher ist, daß die pro-infektiöse Wirkung der Corticotherapie den Arzt bei der Feststellung von infektiösen Herden zur Vorsicht mahnt, ebenso bei der unmittelbaren Aufdeckung von evtl. sich bildenden Herden. In diesen Fällen ist es notwendig, die Corticotherapie mit der Antibioticatherapie zu decken (Antibio-Corticotherapie von HURIEZ). Wenn sich aber Infektionssymptome zeigen, so wäre es ein grober Fehler, die Steroidtherapie zu unterbrechen: dieselben cortico-surrenalen Sekretionen, die im Laufe einer Cortisontherapie gehemmt werden oder sogar ausscheiden, bieten dem tierischen Organismus Abwehrmittel gegenüber der Infektion und dem Schock. Daraus folgt, daß bei Auftreten einer Infektion im Laufe einer Cortisontherapie diese gesteigert und nicht vermindert werden muß bei Zugabe der geeigneten Antibiotica. Eventuell wird man das bisher verwendete Präparat wechseln.

Die langdauernde Anwendung von Corticosteroiden und von ACTH bringt auch an der *Haut* Nebenerscheinungen mit sich. Wir erwähnten schon kurz die „facies lunaris" und die subcutane Fettablagerung, die Gefäßschädigungen mit Petechien und Ecchymosen und die atrophischen, blau gefärbten Streifen. An einer nicht geringen Anzahl von Kranken kann man das Auftreten einer Acne im Gesicht, am oberen Rumpf und am Rücken wahrnehmen. Diese unterscheidet sich von der Acne vulgaris durch das Auftreten in jedwedem Alter, außerdem ist die Eruption eher monomorph und besteht ausschließlich aus papulösen und papulopustulösen Elementen. Die Entwicklung verläuft rasch, und nach Absetzen der Behandlung verschwinden sämtliche Erscheinungen.

Ebenso häufig wurden Veränderungen des Haarsystems im Laufe einer Cortisontherapie beobachtet: die Kopfhaare, der Bart und die Körperhaare wachsen beim Mann schneller; bei der Frau kommt es zu Hirsutismus mit Bevorzugung der äußeren Partien der Oberlippe und der oberen Wangen. Im Gegensatz dazu beobachtete man andere Male Haarausfall und glatzenbildende Alopecien. Auch diese Erscheinungen nehmen nach Unterbrechung der Steroidtherapie rasch ab.

Die Corticosteroide und die hypophysären Corticotropine können auf die Hautpigmentierung einwirken: neben einer langsamen und nicht vollkommenen Reduktion der Hyperpigmentierung bei den Addisonkranken (vorwiegend durch das Aldosteron) kann man andere Male auch Pigmentflecken oder diffuse Melanodermien nachweisen. Es ist noch nicht festgestellt worden, ob dieses Eingreifen der Steroide auf die Melanogenese ein direktes sei oder ob es auf dem Wege über andere Hormonsysteme erfolgt.

Eine schwere Nebenerscheinung der Cortisontherapie ist die *Nebennierenrindenatrophie*. Schon an Ratten wurde experimentell bewiesen, daß die langdauernde Verabreichung von Nebennierenpräparaten zu einem Gewichtsverlust von 40% der Nebennierenrinde führt, mit einer starken Abnahme des Cholesterols und der glandulären Ascorbinsäure. Es sind dieselben Schädigungen, die man nach einer Hypophysektomie beobachten kann. Diese Veränderungen wurden bei Menschen festgestellt, die während oder nach langen Cortisonkuren starben und einer Autopsie unterzogen wurden. Klinisch kann das funktionelle Defizit der Nebenniere im Laufe einer Cortisontherapie mit dem Thornschen Test auf ACTH nachgewiesen werden und besonders durch die Tatsache, daß es nach Verabreichung von hypophysärem Corticotropin zu keiner erhöhten Urinausscheidung der 17-Ketosteroide kommt. Die corticosurrenale Atrophie bedingt keine arterielle Hypotension und Pigmentation, sondern Muskelasthenie, leichte physische und intellektuelle Ermüdung und schweres Herz-Kreislauf-Versagen besonders bei jenen Kranken, bei denen nach bereits erkanntem Fehlgriff die Verabreichung der Steroidpräparate brüsk und unvorsichtig unterbrochen wurde. In diesen Fällen können die Patienten einem Schock erliegen, entweder durch Traumen, durch bakterielle oder virale Infektionen oder durch allergische Anfälle.

Aus allen diesen Betrachtungen geht hervor, daß es ein grober Fehler des Arztes sein kann, die Cortisonverabreichung plötzlich zu unterbrechen und ebenso zu denken, diese Zwischenfälle durch aktive Gaben von Corticotropin vermeiden zu können. Es ist zu bedenken, daß die Allergie auf ACTH häufig vorkommt und den Patienten unbekannt ist und daß sie besonders bei jenen auftritt, die lange Zeit mit Cortisonderivaten behandelt worden waren und wo es eben zu einem tödlichen Herzkollaps kommen kann. Seien wir uns auch bewußt, daß ein Kranker mit atrophischer Nebennierenrinde nicht imstande ist, auf die Reize der hypophysären Corticotropine zu reagieren.

Als Abschluß unserer Abhandlung können wir feststellen, daß die Corticosteroide Nebenerscheinungen hervorrufen, die nur in seltenen Fällen schwererer Natur sind. Immerhin muß der Arzt gut darüber unterrichtet sein, und besonders muß er die Vorzeichen kennen, so daß er sie nach Möglichkeit vermeiden und im gegebenen Falle bekämpfen kann.

Eine wertvolle Hilfe für den Arzt kann der Patient selbst darstellen, der über die Gefahren der Therapie aufgeklärt werden muß. Daraus entspringen zwei wichtige Tatsachen: Die Corticotherapie darf nicht leichtfertig verordnet werden, sondern sie muß auf bestimmten Indikationen fußen, und die Corticotherapie in hohen Dosen darf nur in therapeutischen Stationen durchgeführt werden. Auf jeden Fall muß auch eine Behandlung mit mittleren und leichten Dosen vom Arzt ständig überwacht werden, und die Kontrolluntersuchungen müssen wiederholt und in kurzen Abständen ausgeführt werden; sie dienen dazu, die gute Wirkung der Kur ohne das Auftreten von Intoleranzerscheinungen festzustellen.

Im Laufe einer Steroidtherapie müssen folgende Indikationen beachtet werden:

Dem Patienten ist eine salzarme und eiweißreiche Ernährung zuzuführen.

Täglich müssen 1—2 g Kaliumchlorid verabreicht werden.

Auf Zuführung von Androgenen ist zu achten, um Decalcifikationen des Skelets zu vermeiden und einer corticosurrenalen Atrophie vorzubeugen.

Die corticosteroide Therapie darf nie brüsk unterbrochen werden, sondern im Falle von Infektionen, Traumen, Auftreten von allergischen Reaktionen muß sie eher intensiviert werden. Die Verabreichung von hypophysären Corticotropinen muß mit der nötigen Vorsicht erfolgen.

Schließlich gebe man je nach den einzelnen Indikationen Antibiotica, Vitamin D, Kalkpräparate, Magen- und Leberschutzmittel, synthetische hypoglykämisierende Substanzen oder Insulin und blutdrucksenkende Mittel wie das Reserpin.

---

Aus der Dermatologischen Klinik und Poliklinik der Universität München
(Direktor: Prof. Dr. A. Marchionini)

# Auswirkungen von Kernwaffenexplosionen auf die Haut

Von

Carl Georg Schirren

## A. Einleitung

So sehr sich die zivilisierte Menschheit heute in der Ablehnung von Kernwaffen zu Kriegszwecken einig ist, enthebt diese Tatsache die medizinische Wissenschaft nicht der Verpflichtung, sich auf Grund der bisherigen Erfahrungen nach den Atombombenabwürfen auf Hiroshima und Nagasaki eingehend mit den verheerenden Auswirkungen von Kernwaffenexplosionen auf den menschlichen Organismus auseinanderzusetzen.

Bereits wenige Tage nach den Explosionen begannen japanische Wissenschaftler mit der Registrierung der gesetzten Schäden; ihnen gesellten sich bereits 6 Wochen später mehrere Forscherteams aus den USA hinzu. Die gesammelten Erkenntnisse wurden in z. T. umfangreichen Veröffentlichungen und Monographien wiedergegeben.

In Deutschland hat O. MESSERSCHMIDT sich mit einer kürzlich erschienenen Monographie „Ausführungen atomarer Detonationen auf den Menschen" im Verlag Karl Thiemig, München, sehr verdient gemacht. Sie stellt einen ärztlichen Bericht über Hiroshima, Nagasaki und den Bikini-Fall dar und ist das Ergebnis einer mehrmonatigen Studienreise nach Japan im Jahre 1958. Die Erfahrungen von MESSERSCHMIDT und die Berichte von WITTENZELLNER[1], KEIM, GOMER und JENSEN aus Japan sowie zahlreiche Veröffentlichungen in der amerikanischen und japanischen Literatur dienten uns als Grundlage für die Zusammenstellung der sich für den Dermatologen ergebenden speziellen Problematik.

Das Studium dieser Literatur läßt mit großer Deutlichkeit erkennen, wie sehr das Hautorgan bei Kernwaffenexplosionen im Vordergrund des Interesses steht und wie wichtig es ist, daß sich der Dermatologe in Praxis und Wissenschaft mit dieser Frage vertraut macht — und zwar um so mehr, als das Hautorgan bei atomaren Explosionen von einer Reihe bisher praktisch unbekannter Schädigungsarten getroffen wird.

## Physikalische Grundlagen

Die bei einer Kernwaffenexplosion frei werdende Energie entstammt nicht wie bei chemischen Reaktionen der Atomhülle, sondern dem Atomkern selbst; bei Kernreaktionen werden ungeheure Energien freigesetzt. Man unterscheidet zwischen Kernspaltungs- und Kernschmelzungsreaktionen (Uran- oder Plutonium- bzw. Wasserstoffbomben).

Bei der *Uran-* oder *Plutoniumbombe (= Atombombe)* erfolgt die Explosion durch eine plötzlich in Gang gebrachte Kettenreaktion. Im Inneren der Bombe befinden sich zwei unterkritische Massen (Uran 235, Uran 233, Plutonium), die fortlaufend Neutronen in die Umgebung abgeben. Die Zahl der Neutronen und die durch diese ausgelösten Kernspaltungen stehen zunächst in einem gleichbleibenden Verhältnis. Bringt man diese zwei unterkritischen Massen jedoch zusammen, so werden Neutronen im Überschuß gebildet, und die Zahl der Kernspaltungen steigt rasch an. Die hierbei frei werdende Energie wächst exponentiell mit der Zahl der Kernspaltungen pro Zeiteinheit. Da dieser Zustand bei der Atombombenexplosion möglichst rasch — im Gegensatz zu den Verhältnissen beim Atomreaktor, wo eine fortwährende „Steuerung" erfolgt — eintreten muß, werden die beiden unterkritischen Massen meistens mittels eines konventionellen Brisanzsprengstoffes zu *einer* kritischen Masse zusammengeschossen, so daß die innerhalb von Sekundenbruchteilen entstehende Energie in Form einer Explosion von schwer vorstellbarem Ausmaß frei wird.

Bei der *Wasserstoffbombe* beruht die Explosion auf einer Verschmelzung von Atomkernen leichtester Elemente bei etwa 100 Millionen Grad Hitze. Diese hohe Temperatur erreicht man mit Hilfe einer Uran- oder Plutoniumbombe als „Zünder". Während die Uranbombe eine bestimmte Größe niemals überschreiten kann, sind der Größe von Wasserstoffbomben praktisch keine Grenzen gesetzt.

---

[1] Herrn Dr. R. WITTENZELLNER bin ich für freundliche Beratung zu besonderem Dank verpflichtet.

Die schädlichen Auswirkungen auf den menschlichen Organismus entsprechen sich bei Atom- und Wasserstoffbomben völlig. Sie variieren lediglich in der Reichweite der verschiedenen Schädigungseinflüsse. Diese können bei großen Wasserstoffbomben ein Mehr- bzw. Vielfaches des bei Uranbomben Möglichen erreichen.

Vom Zentrum jeder Kernwaffenexplosion breiten sich mit unterschiedlicher Geschwindigkeit drei Schädigungswellen aus:

1. *Thermische Welle*
2. *Druckwelle*
3. *Kernstrahlungswelle*

Alle drei entstammen der in den Kernwaffen innerhalb eines sehr kurzen Zeitraums frei werdenden Energie.

Die in folgendem aufgeführten Erfahrungen basieren im wesentlichen auf der Wirkung einer 20000 t-Bombe, wie sie auf Hiroshima abgeworfen wurde. Die heute zur Verfügung stehenden wesentlich größeren Kernwaffen entsprechen einer Explosionskraft von 20 mega-t, in letzter Zeit wird sogar über die Entwicklung einer 100 mega-t-Bombe berichtet. Bei der 20 mega-t-Bombe schätzt man den Radius, in dem alles zerstört und alles Leben vernichtet wird, auf 10 km, während er sich bei der 100 mega-t-Bombe auf 20 km erhöht; hier sind schwere Zerstörungen noch in einem Umkreis von 32 km zu erwarten. Das der unmittelbaren Schädigung durch die Radioaktivität ausgesetzte Gebiet beträgt bei der 20 mega-t-Bombe schätzungsweise 13000 qkm, bei der 100 mega-t-Bombe 50000 qkm.

Tabelle 1. *Ablauf einer Kernwaffenexplosion*

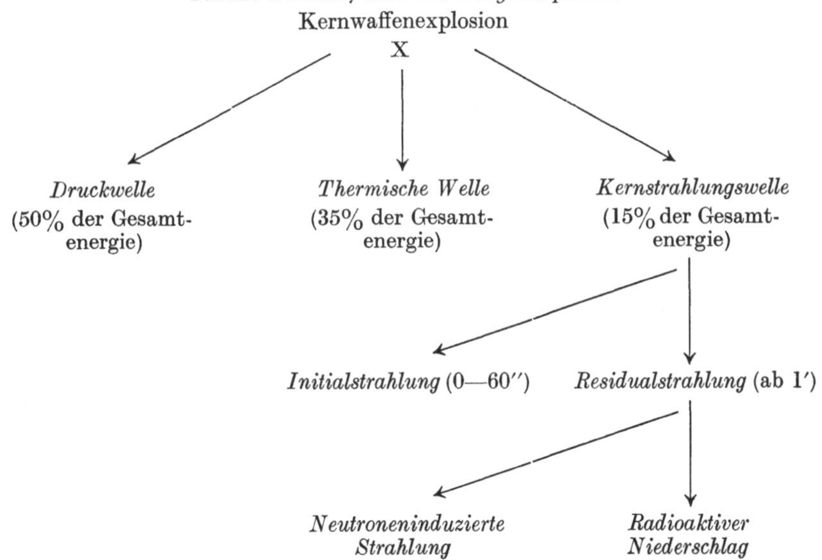


### 1. Thermische Welle

Bei der *thermischen Welle* handelt es sich physikalisch um eine Wellenstrahlung. Ähnlich dem Sonnenlicht umfaßt sie UV-Licht, sichtbares

Licht und langwelliges Infrarot-Licht, die eigentliche Wärmestrahlung. Die Ausbreitung erfolgt mit Lichtgeschwindigkeit (300000 km/sec), die Absorption ist sehr von der Wellenlänge abhängig, so daß z. B. schon der Feuchtigkeitsgehalt der Luft von großer Bedeutung für die Reichweite der thermischen Welle ist.

Durch die Hitzewelle gingen in Japan in einem Radius von 3 km nahezu alle leicht brennbaren Materialien in Flammen auf.

Die thermische Welle dauerte bei der Hiroshimabombe 1—2″, sie kann bei großen Wasserstoffbomben über 10″ währen. In dieser Zeiteinheit werden ungeheuere Wärmeenergien frei. Man schätzt, daß in einem Radius von 1 km um das Hypozentrum, d. h. dem Bodenbezugspunkt unter der in 500 m Höhe gezündeten Uranbombe in Hiroshima Hitzegrade bis zu 4—6000° C geherrscht haben. Noch bis zu einer Entfernung von 3—4 km traten Verbrennungen auf. Bei Wasserstoffbomben erweitert sich dieser Raum bis zu 15 km und darüber.

## 2. Druckwelle

Nach MIYOSHI soll die *Druckwelle* im Hypozentrum von Hiroshima eine Gewalt von 4—10 Tonnen pro qm erreicht haben. Noch in 300 m Entfernung vom Explosionszentrum wurden Geschwindigkeitswerte der Druckwelle von 1300 km/h gemessen, in 3000 m Distanz etwa 120 km/h. Die Druckphase ist wesentlich intensiver als die unmittelbar anschließend auftretende Sogphase. Beide durchrasen mit unvorstellbarem Getöse als Druckwand das betroffene Gelände.

Nach KEIM wurden in Japan durch den Explosionsdruck der Atombomben, deren Sprengkraft 20000 t TNT entsprach, Holzhäuser in einem Radius von 1 km praktisch pulverisiert, bis 2 km zum Einsturz gebracht und darüber hinaus an Dächern, Fenstern, Türen usw. schwer beschädigt. Stein- und Betonbauten erfuhren bei 1 km schwere, darüber hinaus leichtere Schäden.

## 3. Kernstrahlungswelle

Bei der *Kernstrahlungswelle* unterscheidet man, wie in Tab. 1 erläutert, zwischen der *Initial-* und der *Residualstrahlung*.

### a) Initialstrahlung

Die *Initialstrahlung*, d. h. die während der Explosion selbst auftretende Strahlung, währt nur etwa 1 min. Schädigungen erfolgen vorwiegend durch $\gamma$-Strahlen und Neutronen, während $\alpha$- und $\beta$-Strahlen von minderer Bedeutung sind, da sie nur eine geringe Reichweite haben und in nennenswertem Umfang über das eigentliche Vernichtungszentrum praktisch nicht hinauskommen. Die $\gamma$-Strahlung der Initialstrahlung ist energiereicher als die der Residualstrahlung. Die $\gamma$- und Neutronendosis der beiden Atombomben auf Japan schätzt MIYOSHI im Hypozentrum auf 15—30000 rep., sie fiel in einer Entfernung von 500 auf 5—8000 rep. und erreichte in 1500 m noch 100—150 rep., während in 3000 m Distanz keine Dosis mehr gemessen werden konnte. Bei größeren Atombomben, vor allem bei Wasserstoffbomben, ist jedoch mit einem wesentlich größeren Schädigungsradius zu rechnen.

### b) Residualstrahlung

Während die Anfangs- oder Initialstrahlung nur für kurze Zeit (etwa 1 min) wirksam ist, muß bei der *Rückstands-* oder *Residualstrahlung*, deren Wirkungsbeginn etwa 1 min nach der Explosion einsetzt, mit einer Wirkungsdauer von Tagen bis Monaten gerechnet werden.

$\alpha$) *Neutroneninduzierte Strahlung.* Durch das Auftreffen der im Augenblick der Kernwaffenexplosion in großer Menge frei werdenden Neutronen auf Erdoberfläche, Gebäuden usw. entstehen radioaktive Isotope, die in erster Linie $\gamma$-Strahlen aussenden. Daneben entstehen aber auch $\beta$- und $\alpha$-Strahlen. Diese führen zu einer evtl. beträchtlichen Verseuchung des Geländes, so daß längerer Aufenthalt schwere Strahlenschäden zur Folge haben kann. Je näher der Detonationspunkt der Erdoberfläche liegt, um so intensiver ist das Ausmaß der neutroneninduzierten Strahlung. Bei sehr hohen Luftdetonationen kann die neutroneninduzierte Strahlung völlig fehlen, während bei Detonationen über dem Meer mit einer gewaltigen Verstärkung (hoher Natrium- und Chlorgehalt!) — und evtl. auch Verschleppung — zu rechnen ist.

$\beta$) *Radioaktiver Niederschlag (Fall-out).* In dem nach oben gerissenen Feuerpilz der explodierten Kernwaffe sind die zahlreichen Spaltprodukte der Bombe mit dem ungespaltenen Restmaterial sowie Erd- und Staubteile des Hypozentrums in großer Menge enthalten. Diese Bestandteile kondensieren in großer Höhe an Wasser- und Staubteilen der Atmosphäre und sinken nach einiger Zeit wieder als „Aschenregen“ zu Boden. Während hohe Luftdetonationen keinen oder einen nur geringen radioaktiven Niederschlag zur Folge haben, nimmt dieser bei Explosionen in unmittelbarer Nähe der Erdoberfläche ein beträchtliches Ausmaß an. Bei Windstille setzt er sich vorwiegend im Zielgebiet der Kernwaffe ab, bei starkem Wind kann er evtl. weit abgetrieben werden. Der radioaktive Niederschlag enthält $\gamma$-, $\beta$- und $\alpha$-Strahler mit z. T. erheblicher Halbwertzeit.

## B. Hautschäden

Kernwaffenexplosionen werden bei den Betroffenen in der Regel genau so wenig ausschließlich *Hautschäden* hervorrufen, wie der von einer solchen Explosion Heimgesuchte nur durch die thermische Welle, oder die Druckwelle oder die Kernstrahlungswelle betroffen sein wird. Die Erfahrungen in Hiroshima und Nagasaki haben gezeigt, daß viele der Geschädigten durch 2 oder gar alle Wellen geschädigt waren und neben der Haut zugleich innere Organe, Knochen usw. in Mitleidenschaft gezogen waren.

Diese Vielzahl von Schädigungsmöglichkeiten stellt den Arzt vor besondere Aufgaben, denen er nur bei genauer Kenntnis der verschiedenen Schädigungsmöglichkeiten gewachsen sein wird. Die komplexe Natur des ganzen Geschehens wird es erforderlich machen, daß die Behandlung in den meisten Fällen einem Team erfahrener Spezialisten übertragen wird, sobald der Geschädigte aus der eigentlichen Gefahrenzone herausgebracht ist. Hier wird auch dem Dermatologen eine entsprechende Tätigkeit obliegen.

Welche Hautschäden sind bei der Explosion einer Kernwaffe zu erwarten ?

## I. Thermische Welle

Bei der thermischen Welle sind *primäre* von *sekundären* Schäden zu unterscheiden.

### a) Primäre Schäden

Hierunter sind die direkten Schädigungen durch den „Hitzeblitz" zu verstehen, die dann entstehen, wenn thermische Strahlung die Haut trifft. Die hieraus resultierenden Verbrennungen werden „*Blitzverbrennungen*" oder "*Flash Burns*" genannt. Sie stellen wegen des fast unvorstellbaren Energieausmaßes, von dem die Haut durch die Wärmestrahlung getroffen wird, eine besondere, in dieser Form bisher unbekannte Schädigungsart dar.

In größerer Nähe des Nullpunktes führt die Blitzverbrennung nicht nur zu einer vollständigen Zerstörung der Haut in ihren verschiedenen Schichten, sondern wird auch mit schweren Schäden an Muskulatur, Knochen und inneren Organen einhergehen. Obwohl die Haut als ausgesprochen schlechter Wärmeleiter bekannt ist, verursacht die extreme Hitzeeinwirkung in größerer Nähe des Hypozentrums diese schweren Zerstörungen. Der Betroffene erliegt unmittelbar nach der Einwirkung oder im Laufe des ersten Tages seinem Trauma.

Bei zunehmender Entfernung vom Hypozentrum werden immer mehr ausschließliche Hautverbrennungen die Folge sein. In Hiroshima wurden noch in 3 km Entfernung vom Nullpunkt Verbrennungen 3. Grades beobachtet, obwohl die Einwirkungszeit, wie oben erläutert, sicher nicht länger als 1—2 sec gewährt hat.

Der Wellencharakter der thermischen Strahlung bedingt, daß dünne Stoffgewebe evtl. schon einen beträchtlichen Schutz gegen Blitzverbrennungen darstellen, da die Strahlung in größerem Abstand nur oberflächenwirksam ist. Helle Wollstoffe schützen besser als dunkle; lose anliegende Kleider sind günstiger als solche, die eng anliegen. Viele künstliche Gewebe wie Perlon, Orlon, Nylon usw. schützen weniger; diese lassen bekanntlich auch das UV-Licht ungehindert passieren! Bei hellen Stoffen mit dunkler Musterung findet man in entsprechendem Abstand vom Nullpunkt als Folge unterschiedlicher Strahlenabsorption das dunkle Stoffmuster in die Haut eingebrannt (KIKUCHI), während die hellen Musteranteile einen ausreichenden Schutz bieten können.

Besonders kennzeichnend für das klinische Bild der Blitzverbrennung ist der *Profilcharakter*. Nur dort, wo die elektromagnetische Wellenstrahlung direkt die Haut erreicht, kommt es zur Verbrennung. Daher findet man bei Atomblitz-Verbrannten stets nur die dem Nullpunkt zugewandte Körperseite betroffen. Die Grenzlinie kann wie mit dem Lineal gezogen erscheinen (TSUZUKI). Verbrennungen in größerer Nähe des Nullpunktes gehen oft mit Ohrknorpelnekrosen einher.

Die obere Hautschicht stößt sich als Ausdruck der Obenflächenwirksamkeit der thermischen Strahlung nach einigen Tagen in toto ab; unter ihr findet sich dann das völlig freigelegte Corium.

### b) Sekundäre Schäden

Die durch brennende Häuser, Wälder, Gras, Kleidung usw. gesetzten Sengerscheinungen können erhebliche Ausmaße annehmen, unterscheiden sich aber nicht von den bisher bekannten Brandwunden. In dicht bewohnten Gebieten dürfte die Zahl der von sekundären Verbrennungsschäden Betroffenen über derjenigen von primären „Blitzverbrennungen" Geschädigten liegen, wie die japanischen Erfahrungen gezeigt haben. Viele durch die Druckwelle Geschädigte (Frakturen, Luxationen usw.) wurden ein Opfer der sekundären Verbrennungen, da sie sich nicht mehr aus eigener Kraft aus dem Bombenwirkungsbereich entfernen konnten.

### c) Spätveränderungen

Vor allem nach den Blitzverbrennungen, aber auch nach den Sekundär-Verbrennungen, beobachtete man in Japan einen ungewöhnlich großen Prozentsatz von *Keloidbildungen* nach Abheilung der Verbrennungen. Worauf diese Tatsache im einzelnen zurückzuführen ist und warum prozentual so viel häufiger Keloide zu beobachten waren, ist völlig unklar. Klinisch sollen die Keloide vor allem viel breiter und aufgeworfener erscheinen. Sie wurden überwiegend bei Personen beobachtet, die bis zu 2 km vom Nullpunkt entfernt waren. Sie traten erst 3—4 Monate nach der Verbrennung auf (MIYOSHI) und hatten ihren Höhepunkt erst 8—9 Monate nach erfolgter Combustio erreicht. MIYOSHI nimmt an, daß die extremen Hitzegrade für die große Keloidneigung verantwortlich zu machen sind. Welche Rolle die Radioaktivität als zusätzlicher Faktor spielt, ist ungeklärt. Geschlechts- und Altersdispositionen ließen sich nicht nachweisen (MESSERSCHMIDT).

GOMER hat die Frage erwogen, ob der durch die Druckwelle feinst pulverisierte Sand, der in die Wunden tief hineingepreßt wurde, Ursache der beträchtlichen Keloidbildung ist. Auffallend und mit dieser Annahme schwer vereinbar ist, daß Fremdkörperreaktionen histologisch zumeist vermißt wurden.

## II. Druckwelle

Theoretisch muß hier unterschieden werden zwischen *primären* und *sekundären* Schäden.

### a) Primäre Schäden

Primäre Schäden liegen dann vor, wenn die Druckwelle eine direkte Hautverletzung hervorruft. Sie kann zu einer Abhebung der Haut und zu ausgedehnten Hautrissen führen. Mit Recht betont MESSERSCHMIDT, daß es keine Überlebenden geben dürfte, die ungeschützt Anzeichen einer primären Druckwellenschädigung der Haut bieten. Die bei einer solchen Hautschädigung zu erwartenden inneren Organrisse usw. dürften stets zum sofortigen Tod führen.

### b) Sekundäre Schäden

Da die als „Front" durch das Gelände rasende Druckwelle mit sich Steine, Zweige, Holz, Metall, Glas usw. führt, bedingt sie umfangreiche Sekundärschäden der Haut. Diese Sekundärgeschosse verursachen schwerste Hautverletzungen und können den Körper des Betroffenen nahezu „durchlöchern". Vor allem bei Kernwaffenexplosionen über bewohnten Zonen muß mit erheblichen Schäden durch Fensterglas gerechnet werden. Kleine Zweige, die mit Überschallgeschwindigkeit durchs Gelände gerissen werden, rufen geschoßähnliche Wirkungen hervor. Die Tiefe der gesetzten Wunde und die zumeist vorhandenen Stichkanäle stellen eine große Gefahr für Tetanusinfektionen dar.

### III. Kernstrahlungswelle

Die Folgen der Kernstrahlungswelle haben die medizinische Wissenschaft vor z. T. völlig neue, bisher unbekannte Situationen gestellt. Entsprechend den bisherigen strahlenbiologischen Erfahrungen bei der Anwendung von Röntgenstrahlen traten krankhafte Erscheinungen nach Einwirkung der Kernstrahlungswelle im Gegensatz zu den Verhältnissen bei der Druck- und Hitzewelle erst nach einer bestimmten Latenzperiode in Erscheinung. Während direkte Hautschäden bei der Initialstrahlung und bei der neutroneninduzierten Strahlung von geringerer Bedeutung sind, stehen diese bei den Auswirkungen des radioaktiven Niederschlages ganz im Vordergrund. Stets müssen jedoch auch hier die Hautschäden als ein Teil der Gesamtschädigung des Organismus betrachtet werden, da isolierte Hautveränderungen nur in beschränktem Umfang — z. B. beim Fall-out — zu erwarten sein dürften.

### *1. Initialstrahlung*

Wie bereits ausgeführt, dauert die Initial- oder Anfangsstrahlung nur den relativ kurzen Zeitraum von etwa 1 min. Die ungeheure Menge von Kernspaltungen im Augenblick der Explosion bedingt jedoch die Entstehung von sehr hohen $\gamma$- und Neutronendosen. Personen, die sich in großer Nähe des Hypozentrums befinden, erhalten unter Umständen mehrere 1000 rep. und haben keine Chancen, diesen Strahleninsult zu überleben. Da in einer solchen Nähe des Hypozentrums jedoch die Einwirkungen der thermischen Welle und auch der Druckwelle bereits das menschliche Leben unmittelbar auslöschen, haben die schädlichen Auswirkungen der Initialstrahlung hier überwiegend nur theoretisches Interesse.

Mit isolierten Hautschäden durch die Initialstrahlung ist auch in etwas größerem Abstand vom Hypozentrum *kaum* zu rechnen, da die hier zu erwartenden Dosen von mehreren 100 rep. zwar das schwere Bild einer allgemeinen Strahlenkrankheit — ein Krankheitsbild, das man vor dem Atombombenabwurf auf Japan nur aus dem Tierexperiment kannte — hervorrufen, bei dieser Größenordnung aber für direkte Hautschäden bedeutungslos bleiben.

Die *akute Strahlenkrankheit*, die im Rahmen dieser Darstellung nur am Rand berührt werden kann, beginnt meist mit Übelkeit, Brechreiz, Erbrechen und Temperaturanstieg, bald gesellen sich Durchfälle hinzu, dann folgen Hämorrhagien mit petechialen Blutungen der Haut, sowie Hämatemesis, Hämoptoe, Hämaturie, sehr schmerzhafte Stomatitiden usw. (GRAUL).

Das Schicksal der Patienten hängt weitgehend von der Höhe der zur Wirkung gekommenen Gesamtdosis ab. Nach den Zusammenstellungen MESSERSCHMIDTs treten nach 200 r bereits die ersten Todesfälle auf, nach 300 r überleben noch etwa 75% der Geschädigten, bei 450 r nur noch 50%, während bei 650 r weniger als 5% eine Überlebenschance besitzen.

Zur Beurteilung der erreichten Gesamtdosishöhe hat man bereits frühzeitig der Epilation des Kopfhaares besondere Beachtung geschenkt. Unter den Bedingungen der konventionellen Röntgentherapie erwarten wir diese bei etwa 300 r an der Haarpapille nach 2—3 Wochen. Bei Körperganzbestrahlungen wird man jedoch schon nach geringeren Dosen an der Haarpapille mit einer Epilation rechnen müssen. So sind aus Hiroshima Fälle bekannt, die eine Epilation im Bereich des Kopfhaares aufweisen, obwohl nach z. T. sicher exakten Messungen nur etwa Gesamtdosen von 200 r an die Haarpapille gelangt sein können. Wahrscheinlich kommt hier die Beeinträchtigung des Gesamtorganismus als ein die Epilation zusätzlich begünstigender Faktor hinzu. Es sei in diesem Zusammenhang an akuten Haarausfall nach sonstigen Intoxikationen, schweren Infektionskrankheiten usw. erinnert. Wir glauben daher nicht, daß man aus dem Einsetzen der Epilation in jedem Fall bindende Rückschlüsse auf die den Organismus getroffene Gesamtdosis ziehen kann.

Mit einer „isolierten" Epilation ist dann zu rechnen, wenn nur eine Teilbestrahlung z. B. des Kopfes im Rahmen der Initialstrahlungswelle erfolgte.

Nur feste Betonhäuser können einen erheblichen Schutz gegenüber dem $\gamma$-Blitz bieten.

## 2. Residualstrahlung

Nach dem Aufsteigen des „Bombenpilzes", der mit sich alle radioaktiven Substanzen der Initialstrahlungswelle reißt, ist im verseuchten Gebiet der Bombenexplosion mit einer z. T. beträchtlichen Radioaktivität der durch Neutronen induzierten Strahlung zu rechnen. Zu ihr kommt zusätzlich die Aktivität des radioaktiven Niederschlages.

### a) Neutroneninduzierte Strahlung

Überall, wo Neutronen auf Natrium, Chlor, Eisen, Kupfer usw. treffen, verursachen sie die Entstehung radioaktiver Isotope. Die ausgesandte Strahlung umfaßt ganz überwiegend $\gamma$-Strahlen; $\beta$-Strahlen sind von ungleich geringerer Bedeutung! Halten sich Personen längere Zeit in dem Gebiet der neutroneninduzierten Strahlung auf, so ist infolge der Ganzbestrahlung des Organismus mit ähnlichen Schäden, wie sie bei der Schilderung der „$\gamma$-Blitz"-Phase beschrieben wurden, zu rechnen. Im Gegensatz zu den Verhältnissen des $\gamma$-Blitzes können auch solche Personen von den Folgen der neutroneninduzierten Strahlungswelle betroffen werden, die erst nach erfolgter Detonation der Bombe in das Treffergebiet gelangen, wie z. B. bei Hilfs- und Aufräumungsarbeiten.

Bei besonders lang anhaltendem Kontakt mit durch neutroneninduzierte Strahlung verseuchten Gegenständen kann es evtl. auch zu entsprechenden dosisabhängigen Hautveränderungen an den Berührungsstellen kommen. Praktisch spielen direkte Hautschäden infolge der

Einwirkung neutroneninduzierter Strahlung nur eine untergeordnete Rolle. Es liegen also ähnliche Verhältnisse vor wie bei der Initialstrahlung, bei der Allgemeinveränderungen ganz im Vordergrund stehen.

## b) Radioaktiver Niederschlag

Je nach der Höhe, in der die Kernwaffe zur Explosion gebracht wird, ist mit einem geringen oder einem starken radioaktiven Niederschlag zu rechnen. Der radioaktive Niederschlag kann sehr bald nach der Detonation einsetzen, bei starkem Wind erfolgt evtl. eine zeitliche Verzögerung. Nach 6 Std hatte er in Japan seinen Höhepunkt überschritten (MESSERSCHMIDT). Der radioaktive Niederschlag kann bis zu mehreren cm Höhe auf dem Erdboden betragen.

Die zu Boden fallenden radioaktiven Kondensationsprodukte senden $\alpha$-, $\beta$- und $\gamma$-Strahlen aus. Die $\gamma$-Strahlen bedingen bei längerem Aufenthalt im Gebiet der niedergehenden Aktivitätswolke eine Allgemeindurchstrahlung des Körpers mit ähnlichen Folgen, wie sie beim $\gamma$-Blitz sowie bei der neutroneninduzierten Strahlungswelle erörtert wurden.

Japanische Fischer, deren Boot vor Bikini in den Fall-out einer H-Bombe geriet, erhielten während der etwa 14tägigen Exposition, der sie ohne Kenntnis der Situation ausgesetzt waren, eine Strahlenbelastung von 270—500 r ($\gamma$-Strahlen) (NAKAIDZUMI). Hinzu muß noch die durch Inkorporierung radioaktiver Substanzen zur Wirkung gekommene Dosis gerechnet werden.

Während beim $\gamma$-Blitz Strahlenschäden der Haut praktisch nicht beobachtet werden, sondern das Krankheitsbild der Strahlenkrankheit vorliegt, handelt es sich bei Körperschäden durch den radioaktiven Niederschlag häufig um die Kombination der durch $\gamma$-Strahlen hervorgerufenen Strahlenkrankheit und durch $\beta$- und $\alpha$-Strahlen bedingte Hautschäden. Hierdurch kann die Symptomatologie entsprechend anders gestaltet sein (s. Tab. 2).

Gelangt die radioaktive Asche jedoch auf die Haut, so kommen neben den hier anteilsmäßig weniger ins Gewicht fallenden $\gamma$-Strahlen vor allem die in ihrer Luftreichweite stets begrenzten $\beta$-Strahlen zur Wirkung. In ähnlicher Weise kommen auch $\alpha$-Strahlen zur Einwirkung auf die Haut. Die begrenzte Reichweite dieser Corpuscularstrahlung führt zu lokalisierten Hautschäden, deren Ausmaß von der Dosis und von der Einwirkungsdauer abhängig ist. Personen, die sich ungeschützt über mehrere Stunden im Gebiet des niedergehenden Fall-out aufhalten, müssen mit Hautdosen von mehreren 1000 rep. rechnen.

Am Ende des 1. Tages tritt eine leichte Hautrötung auf. Auch die Schleimhäute, vor allem die Conjunctiven, zeigen sich entzündlich gereizt. Nach einigen Tagen scheinen alle Veränderungen vollständig zurückgebildet zu sein. In Abhängigkeit von der erreichten Gesamtdosis kommt es jedoch nach etwa 10—14 Tagen — bei höheren Dosen auch schon eher — unter starker Erythem- und Pigmentbildung zu schmerzhaften Blasen und Erosionen, zu denen sich rasch eine Sekundärinfektion gesellt. Die begrenzte Reichweite der Corpuscularstrahlen führt stets zu

Tabelle 2. *Gegenüberstellung der Symptomatologie und ihres zeitlichen Ablaufs der Strahlenkrankheit nach den Detonationen von Hiroshima/Nagasaki und Bikini* (nach KEIM)

| | Hiroshima/Nagasaki | Bikini |
|---|---|---|
| *Erbrechen:* | Frühsymptom, Dauer einige Tage | Ebenfalls |
| *Diarrhoe:* | Frühsymptom, lange Dauer (überlagert mit intestinalem Infekt), häufig | Frühsymptom nach 5 Tagen, kurze Dauer, 50% betroffen |
| *Stomatitis, Pharyngitis:* | Von der 2. Woche an sehr häufig, stark ausgeprägt | Kurzdauernde leichte Pharyngitis am 1. Tage |
| *Augen u. Ohren:* | Keine akuten Symptome | Keratoconjunctivitis sowie Oto-Rhino-Pharyngitis in den ersten Tagen |
| *Fieber:* | Vielfach synchron mit Stomatitis u. Diarrhoe, lang dauernd, hoch | Auftreten 3—4 Wochen nach Expositionsbeginn, irregulär |
| *Epilation:* | Beginn nach 2—3 Wochen, Dauer 2—3 Monate | Ebenfalls |
| *Haut:* | Zahlreiche Hämorrhagien 1.—4. Woche | Dermatitis an Stellen engen Kontakts und langer Verweildauer der Asche |
| *Blut u. Mark:* | Reihenfolge der Depression: Lympho-, dann Thrombo-, dann Granulocyten<br>Niedrigste Werte:<br>Thrombo 30000, Leuko 500<br>Tiefpunkt in der 3.—4. Woche Erholung in manchen Fällen schon im 2. Monat | Lympho-, dann Thrombo- u. Granulocytensyndrom<br>Thrombo 30000<br>Leuko 1000—1500<br>Erholung zögernd |
| *Ernährungszustand der Betroffenen:* | Dürftig (letztes Kriegsjahr!) | Gut |
| *Ikterus:* | Seltener | Bei $^2/_3$ aller Exponenten |

oberflächlichen Schäden, so daß nur — bei einer durchschnittlichen Gewebehalbwerttiefe der Strahlung von 1 mm — die obere Coriumhälfte in stärkere Mitleidenschaft gezogen wird. Je nachdem, wie hoch die erreichte Dosis war, kommt es im Ablauf weiterer 2—4 Wochen zur Abheilung. Dabei erscheinen die stärker betroffenen Hautareale depigmentiert, während die weitere Umgebung oft eine langanhaltende Hyperpigmentierung zurückläßt. Die oberflächliche Wirksamkeit der $\beta$- und $\alpha$-Strahlung des radioaktiven Niederschlags berechtigt in der überwiegenden Mehrzahl der auftretenden Fälle eine günstige Prognose quoad sanationem zu stellen. Wenn auch oft eine vollständige restitutio ad integrum nicht mehr erfolgt, da eine gewisse Depigmentierung verbunden mit einer Hautatrophie zurückbleibt, werden schwerere Schäden nur bei Einwirkung sehr hoher Gesamtdosen auftreten.

Epilationen treten dann auf, wenn das betreffende Hautareal mit entsprechenden Dosen bestrahlt wurde. Fast immer kam es nach den Beobachtungen in Japan jedoch nur zu einer temporären Epilation, wenn man von einigen Sonderfällen (Bikini-Fischer) absieht.

Die beschriebenen Hautschäden des radioaktiven Niederschlags treten stets nur dort in Erscheinung, wo sich der Aschenregen direkt an der Haut festsetzen kann. Bevorzugte Lokalisationen hierfür sind behaarter Kopf, Hals, Ohren, Schulter, Gürtellinie, Hände und Füße, bei denen die Interdigitalräume mit deutlicher Bevorzugung betroffen werden. Im Bereich der Nägel kommt es bei Dunkelhäutigen häufig zum Auftreten eigenartiger Pigmentbänder (Messerschmidt); die Entstehung derselben im einzelnen ist noch ungeklärt.

Die Erscheinungen der Haut durch die Einwirkung des Fall-out sind am besten mit den durch schnelle Elektronen gesetzten Schäden vergleichbar.

Die begrenzte Reichweite der Corpuscularstrahlen hat zur Folge, daß dünne Stoffe bereits einen wesentlichen Schutz darstellen können.

## C. Therapeutische Richtlinien

Die *Behandlung von Hautschäden* durch Kernwaffenexplosionen wird stets nur einen Teil der Gesamttherapie darstellen und muß im Einzelfall auf diesen Gesamtplan abgestimmt sein. In der ersten Phase werden vor allem Bekämpfung der verschiedenen Schockzustände von hervorragender Bedeutung sein. Das gilt besonders für ausgedehntere Verbrennungen.

Die *Hautversorgung der Verbrennungen* — gleichgültig, ob es sich um Blitz- oder Sengverbrennungen handelt — sollte am zweckmäßigsten durch sofortiges Anlegen steriler Verbände vorgenommen werden. Das wird nur dann möglich sein, wenn ausreichend sterile Verbandspäckchen zur Verfügung stehen. Die Bundeswehr hat zu diesem Zweck Verbandstücher entwickelt, die an der Innenseite mit einem Aluminium-Film versehen sind. Dieser verhindert das Ankleben des Verbandstoffes. Die Anwendung von Salben und Pudern jeder Art ist nicht zu empfehlen. Diese erschweren die bei geordneten Verhältnissen heute stets anzustrebende Freiluftbehandlung in Lazaretten und Krankenhäusern. Ziel der Freiluftbehandlung ist es, möglichst rasch einen abschließenden Wundschorf über dem verbrannten Hautareal zu erzielen, der für einige Tage den besten Schutz gegenüber Infektionen darstellt. Daher ist der keimfreie Verband möglichst bald nach der Verbrennung von besonderer Wichtigkeit, da unmittelbar nach der Verbrennung jede Verbrennungswunde praktisch steril ist.

Die *Folgen der Druckwelle* müssen in üblicher Weise chirurgisch versorgt werden. Der Tetanus- und Gasbrandprophylaxe ist besonderes Augenmerk zu schenken. Große Schwierigkeiten ergeben sich bei den oft zahlreichen Glassplitterverletzungen.

Unter den *Folgen der Kernstrahlungswelle* verdienen in diesem Rahmen nur die Schäden durch den *radioaktiven Niederschlag* Erwähnung. Wichtig ist eine frühzeitige Decontamination. Diese sollte unter fließendem Wasser mit weicher Bürste und unter Verwendung oberflächenaktiver Stoffe (Rei, Pril usw.) durchgeführt werden.

Keim berichtet, daß Na-EDTA in $^1/_4$–$^1/_2$%iger Konzentration bei einem $p_H$ von 9 sich besser bewährt als Ammoniumoxalat und Seife. Die radioaktiven Substanzen des Fall-out können bei längerer Verweildauer auf der Haut tief in die Haut eindringen und lassen sich dann mechanisch nicht mehr entfernen. Haare sind evtl. vollständig zu kürzen. Einzelne radioaktiv verseuchte Wunden müssen — entsprechend den gegebenen Möglichkeiten — chirurgisch gereinigt werden (WITTENZELLNER). Die Behandlung exsudativer Strahlenreaktionen erfolgt nach den Grundsätzen der Therapie röntgenbestrahlter Hautfelder. Weiße Vaseline, antibiotische Salben in Kombination mit Cortisonderivaten dürften die bevorzugten Medikamente darstellen. Die Strahlenreaktion läuft trotz aller therapeutischen Bemühungen gesetzmäßig ab und klingt nach einigen Wochen wieder ab.

Aus der I. Universitäts-Hautklinik Wien<br>(Vorstand: Prof. Dr. J. TAPPEINER)

# Die Behandlung der Verbrennungen und Verätzungen der Haut

Von

**J. TAPPEINER**

Im Gegensatz zu den meisten anderen Ländern werden in Österreich die *Verbrennungen*, auch jene schwersten Grades, überwiegend an den Hautkliniken behandelt. Diese für manche vielleicht überraschende Feststellung ist aus der historischen Entwicklung zu verstehen, da schon FERDINAND V. HEBRA, der Begründer der deutschsprachigen systematischen Dermatologie, an der von ihm vor gerade 100 Jahren geschaffenen Wasserbettstation ausgedehnte Verbrennungen behandelte und seine Nachfolger im Amte und deren Mitarbeiter sich um die Erforschung der vielen Probleme der Verbrennungskrankheit und die ärztliche Betreuung der Verbrennungskranken besonders bemühten.

Von diesen Pionieren seien vor allem ST. WEIDENFELD sowie der nachmalige Münchner Ordinarius Ritter LEO VON ZUMBUSCH erwähnt, die gemeinsam um die Jahrhundertwende (1905) ein durch viele Jahre gültiges Schema über die Prognose schwerer Verbrennungen schufen und darin Ausdehnung und Mortalität in gegenseitige Beziehung setzten. G. RIEHL sen., der zweite Nachfolger HEBRAs, führte gemeinsam mit ANTON Freiherr v. EISELSBERG 1925 die Vollbluttransfusion in die Verbrennungstherapie ein, ein Meilenstein in dieser Entwicklung, da hierdurch die Prognose schwerer Verbrennungen wesentlich verbessert werden konnte, und die gerade in den letzten beiden Jahrzehnten durch gezielte Indikation eine der wichtigsten lebensrettenden Maßnahmen darstellt. L. ARZT hat schon 1935 auf die Bedeutung des Hämatokritwertes für die Beurteilung des Schockzustandes bei Verbrennungen in einer Publikation in der Wiener klinischen Wochenschrift hingewiesen. In Fortsetzung dieser Tradition beschäftigt sich die meiner Leitung unterstellte Klinik weiterhin mit Fragen der Verbrennungskrankheit in theoretischer und praktischer Hinsicht. Die Grundlage hierfür bieten die jährlich etwa 250 Patienten, die wegen Verbrennungen an der Klinik stationär behandelt werden.

Dies sind wohl die Gründe dafür, daß MARCHIONINI einem Angehörigen der Wiener Dermatologenschule dieses Thema gegeben hat.

Die Verbrennungsschäden sind durch die zunehmende Technisierung und Motorisierung in ständiger Zunahme begriffen. Nahezu täglich ereignen sich Einzel- und Gruppenunfälle, immer wieder lesen wir von Massenkatastrophen wie Flugzeug-, Kino-, Hotel-, Schulbränden, Explosionen von Benzin und Gasen, bei denen Dutzende von Menschen aus voller Gesundheit schwere und schwerste Verbrennungen erleiden und daran zugrunde gehen können. Aber nicht nur im Frieden, auch im letzten Krieg waren die Verluste durch Verbrennungen, vor allem durch Flammenwerfer, Brand- und Phosphorbomben, erheblich. In einem hoffentlich nur hypothetischen zukünftigen Krieg würden durch atomare Energien neben den Strahlenschäden und mechanischen Verletzungen im Umkreis von Kilometern auch schwere und schwerste Verbrennungen die Folge sein, die wohl in jeder, auch in ärztlicher Hinsicht zu einem kaum vorstellbaren Chaos führen würden. Aus diesen Überlegungen ergibt sich, daß man überall für Kriegs- und Friedenszeiten alle Vorbereitungen treffen muß, um Verbrennungskatastrophen möglichst beherrschen zu können. Während die Versorgung von etwa 6—8 Schwerverbrannten in unserer dazu eingerichteten Station mit den zur Verfügung stehenden Ärzten noch geleistet werden kann, würde dies bei Unfällen mit einigen Dutzenden oder mehr Schwerverbrannten ein nahezu unlösbares Problem. Es ist daher ein unbedingtes Erfordernis der modernen Medizin, in die in den meisten Großstädten bestehenden Zentralen für sofortige Hilfe bei Großkatastrophen auch die Verbrennungsunfälle einzubauen. Eine zentrale Katastrophenstelle müßte in Zusammenarbeit mit entsprechenden Institutionen (Rotes Kreuz, städtische Ambulanzen, Unfallspitäler), vor allem aber mit den Sanitätsdienststellen des Militärs, entsprechende Einsatzpläne, die den raschesten Abtransport in geeignete Spitäler regeln, ausarbeiten, wobei die Aufnahmekapazität der einzelnen Krankenhäuser zahlenmäßig festzulegen ist, um Fehltransporte und damit Verzögerungen in der endgültigen Behandlung zu vermeiden. Die entsprechenden Maßnahmen in den ersten 24 Std sind bei Schwerverbrannten lebensentscheidend. Vor allem müßte genügend geschultes Personal, dessen Grundstock aus Einheiten des Roten Kreuzes und der militärischen Sanität gebildet werden sollte, für die Durchführung der genau vorgeschriebenen Maßnahmen (Anlegen der Verbände und gegebenenfalls Einleitung der Infusionstherapie) vorhanden sein. Sind nur wenige Schwerverbrannte zu versorgen, wird man jeden einzelnen auf das beste behandeln können. Bei Massenkatastrophen mit Hunderten schweren Verbrennungen, die in Friedenszeiten glücklicherweise selten sein werden, aber im Zeitalter der Düsenflugzeuge und der hoch entwickelten Industrie im Bereich der Möglichkeit liegen, wird man im Interesse der bestmöglichen Versorgung gezwungen sein, eine einem verantwortlichen Arzt unterstehende Auswahl in drei Gruppen zu treffen. Am meisten gefährdet sind jene Verbrannten mit einer Ausdehnung von 15—40%, die aber durch eine entsprechende intensive Frühbehandlung meist gerettet werden können. Verbrannte mit über 40% Ausdehnung haben nur wenig Aussichten, den Unfall zu überleben, und können daher nur eine Notversorgung erfahren, die die lebensrettende Therapie der ersten Gruppe nicht beeinträchtigt.

Ihr Abtransport kann erst nach Versorgung der anderen Gruppen erfolgen. Verbrennungen mit einer Ausdehnung bis 15% sind in der Regel nicht akut lebensbedrohlich und können nach erster Hilfe entweder anderen Krankenabteilungen zugewiesen oder gegebenenfalls nach Hause gebracht werden.

Die Grundlagen der Organisation bzw. der ersten Hilfe bei Verbrennungskatastrophen müssen daher Wissensgut aller Ärzte sein.

In diesem Vortrag soll wunschgemäß das Thema überwiegend von seiten des in der Praxis tätigen Arztes dargestellt werden, so daß die doch komplizierten Verhältnisse des Blut- und Flüssigkeitsersatzes durch Plasma, Kolloide bzw. Elektrolyte, die entsprechende Laboratoriumsuntersuchungen nötig machen, nicht ausführlicher besprochen werden sollen, die in der Regel doch einer Fachstation vorbehalten sein werden.

Die erste Frage wird also wohl lauten: *Was muß der Arzt, der als erster zu einem durch eine Verbrennung Verunglückten gerufen wird, bedenken?* Wohl das Wichtigste ist die Entscheidung, ob der Verbrannte rasch in eine entsprechend eingerichtete Verbrennungsstation gebracht werden muß, ob er auch in ein Krankenhaus ohne spezielle diesbezügliche Erfahrung transportiert werden kann oder seine Behandlung zu Hause möglich ist. Dazu ist es nötig, eine Übersicht über das Ausmaß und den Grad, also die Extensität und Intensität der Verbrennung zu gewinnen, eine Feststellung, die sich endgültig wohl erst im Krankenhaus treffen lassen wird. Zur raschen Schätzung beim Erwachsenen eignet sich die sog. „Neunerregel" nach WALLACE, die eine für erste Hilfe und Katastrophen hinreichende Genauigkeit aufweist. Dabei werden die Ausdehnung der verbrannten Fläche in Prozenten bezogen auf die gesamte Hautoberfläche angegeben. Kopf und Hals sowie jede obere Extremität betragen je 9%, Stamm vorne und rückwärts sowie jede untere Extremität je 18%, das Perineum 1%. Beträchtliche Abweichungen von dieser Faustregel ergeben sich in verschiedenen Lebensaltern. So beträgt der prozentuelle Anteil des Kopfes zur Gesamtoberfläche beim Kind bis zum 1. Lebensjahr 18—20%, also etwa $^1/_5$, beim Erwachsenen 8% also $^1/_{12}$, der Körperoberfläche. An der Klinik erfolgt die Berechnung nach dem Schema von LUND und BROWDER, das wohl die genauesten Resultate ergibt, weil auch die Beziehung des Lebensalters zum Oberflächenverhältnis berücksichtigt ist. Nach unserer Erfahrung wird die Ausdehnung häufiger über- als unterschätzt. Dies kann für die Berechnung des Flüssigkeitsersatzes von ungünstigen Folgen begleitet sein. Die Flächenausdehnung der Verbrennung ist das Hauptkriterium für die Einweisung in Spitalspflege. Kleinkinder mit Verbrennungsschäden ab 8—10% und Erwachsene ab 15—20% zweitgradig sind unbedingt stationär zu behandeln. Aber auch der Grad der Verbrennung ist für die Beurteilung mit in Rechnung zu stellen. Erst- und zweitgradige Verbrennungen sind leicht zu erkennen. Allerdings benötigen die Blasen zu ihrer vollen Entwicklung oft einige Stunden. Drittgradige Verbrennungen sind sofort nach dem Unfall nur nach sehr großer Hitzeeinwirkung zu erkennen, oft ist die endgültige Einschätzung erst nach 5—7 Tagen möglich. Gerade bei Kleinkindern erlebt man diesbezüglich immer wieder unangenehme Überraschungen und Fehlbeurteilungen. Vor allem alabasterweiße drittgradige Verbrennungen können den Eindruck unveränderter Haut hervorrufen. Eine einigermaßen verläßliche Sofortmethode zur Feststellung einer drittgradigen Verbrennung ist die Prüfung auf Anaesthesie. Eine weitere Möglichkeit einer Fehlbeurteilung erleben wir immer wieder bei einem kombinierten Verbrennungs-Verkehrsunfall. Durch auslaufendes Benzin, Petroleum, Dieselöl u. dgl. kann es schon nach kurzer Einwirkungszeit zu toxischen großbullösen Dermatitiden kommen, die Verbrennungen täuschend ähnlich sein können. Differentialdiagnostisch wird die Untersuchung der Kleider, der Geruch, das Fehlen versengter Haare wertvolle Hinweise geben.

Relativ auf kleine Flächen beschränkte drittgradige Verbrennungen müssen an bestimmten funktionell wichtigen Regionen als schwer angesehen werden. Dies gilt vor allem für Verbrennungen im Gesicht, an Händen und Füßen, wo es bei nicht sachgemäßer Behandlung durch die Narbenbildungen zu Verkrüppelungen kommen kann.

Schließlich ist die richtige Beurteilung der Prognose nur bei gleichzeitiger Berücksichtigung des Lebensalters möglich. Besonders gefährdet sind Kleinst- und Kleinkinder. Die beste Prognose bietet das Lebensalter zwischen 18 und 50 Jahren, eine etwas weniger günstige zwischen 50 und 65 Jahren und eine wesentlich verschlechterte über 65 Jahren, da sich in diesem Alter häufig Gefäß- und Herz-, aber auch Lungen- und Nierenschäden finden.

Wenn man *Ausdehnung* und *Grad* der *Verbrennung* berücksichtigt, hat man sich hinsichtlich der Beurteilung bei Einzelunfällen wie folgt zu verhalten: Als lebensbedrohlich müssen alle Verbrennungen II. Grades über 20% sowie III. Grades über 10—15% angesehen werden. Dabei sind auch das Lebensalter, die Lokalisation und begleitende Komplikationen durch Unfälle, andere Erkrankungen u. dgl. von Bedeutung.

Zu den mittelschweren Verbrennungen zählen jene II. Grades zwischen 10 bis 20% sowie III. Grades mit weniger als 10% Ausdehnung. Diese beiden Gruppen sollten unbedingt in ein Krankenhaus mit eingerichteter Verbrenungsstation gebracht werden. Verbrennungen mit geringerer Ausdehnung, d. h. II. Grades unter 10% und III. Grades unter 2%, können ambulant behandelt werden.

Als *Grundprinzip der lokalen Therapie* gilt, Verbrennungswunden steril zu verbinden, d. h. von Beginn an aseptisch zu behandeln. Als Erste Hilfe-Maßnahme sollten die Verbrennungswunden zur Verhütung einer Infektion mit sauberen Tüchern (Handtücher oder Leintücher) bedeckt und mit Bandagen fixiert werden, ohne komplizierte Verbände anzulegen. Die wichtigste Maßnahme ist es, den Patienten rasch an die geeignete Behandlungsstelle zu bringen. Nicht vergessen darf man auch die Tetanusprophylaxe, da die Gefahr der Infektion mit Clostridium tetani, wie die Erfahrungen im letzten Krieg aber auch vereinzelt im Frieden zeigen, bei Verbrennungen im Freien in Betracht gezogen werden muß. Die hohe Mortalität bei allerdings geringer Morbidität ist für uns der Grund, in jedem Falle eine entsprechende Prophylaxe unter den bekannten Kautelen durchzuführen. Menschen, die in den letzten 4 Jahren eine aktive

Schutzimpfung gegen Tetanus erhalten haben, also immunisiert sind, sollten zur Reaktivierung 0,5 cm³ Tetanustoxoid (Tetanol) erhalten. Wenn der Zeitraum seit der letzten Aktiv-Schutzimpfung länger als 4 Jahre beträgt, ist es zweckmäßig, prophylaktisch 3000 E TAT subcutan zu geben. Bei Wiederholungsimpfungen geben wir das TAT in fraktionierten Dosen bzw. von einer anderen Tierart und haben bei dieser Methode keine Zwischenfälle im Sinne allergischer Reaktionen gesehen. Auch in diesen Fällen kann man zusätzlich mit 0,5 cm³ Toxoid aktiv schutzimpfen. Da die Wirkung der Serumprophylaxe nicht absolut sicher ist, sollte der größte Wert auf eine möglichst umfassende aktive Immunisierung gegen Starrkrampf gelegt werden, wie sie in Österreich weitestgehend bei Kindern in Form der Dreifachimpfung (Diphtherie, Scharlach, Tetanus) durchgeführt wird. Kinder, Militärangehörige und vorher bereits in Unfallkrankenhäusern wegen anderer Unfälle behandelte Personen sind meist aktiv schutzgeimpft und besitzen darüber ärztlich bestätigte Impfkarten. Jeder Patient mit einer ausgedehnten Verbrennung erhält auch große Dosen von Antibiotica (Penicillin, Tetracycline), die in Versuchen amerikanischer Autoren auch gute bakteriostatische Ergebnisse auf der Kultur von Clostridium tetani gezeigt haben. Der Einfluß der Antibiotica auf die Bekämpfung des Fiebers durch bakterielle Invasion ist oft sehr gering auch bei gezielter Behandlung nach Resistenzbestimmung. Wahrscheinlich sind die toxischen Verbrennungsprodukte für dieses Versagen verantwortlich.

Noch einige Worte zur Überführung in das Krankenhaus. Die Ansicht, daß Schwerstverbrannte transportunfähig seien, ist falsch, nur der schnellste Transport in ein Krankenhaus kann das Leben erhalten. Bei Entfernungen bis zu einer Stunde Beförderungsdauer genügen Analgetica ohne sonstige allgemeine Maßnahmen. Auch eine Zeitspanne von 3 bis 4 Std ist bei schweren Verbrennungen in Kauf zu nehmen, wenn damit eine Einbringung in eine Verbrennungsstation gesichert ist. Allerdings muß in diesem Fall der Arzt für Flüssigkeitszufuhr in solchen Quantitäten, sei es peroral, sei es intravenös (physiologische NaCl-Lösung, Plasma, Periston u. dgl.) sorgen, daß der Blutdruck aufrechterhalten wird. Zu trinken erhält der Patient warme Flüssigkeiten (Fruchtsäfte gemischt mit physiologischer NaCl-Lösung, Tee u. dgl.). Langwierige zeitraubende Verbände sowie die Applikation von Salben sind zu vermeiden. Anlagetica sollen zur Beruhigung des Patienten in nötiger Menge gegeben werden. Ebenso ist der Kreislauf entsprechend zu stützen.

*Die moderne Verbrennungsbehandlung ruht im Prinzip auf 3 Pfeilern: 1. Schockbekämpfung, 2. Beherrschung der früher oft so deletären Infektion sowie der Anämie und Hypoproteinämie durch entsprechende Allgemein- und Lokalbehandlung und 3. Wiederherstellung der Funktion gegebenenfalls durch plastisch operative Maßnahmen, wenn nötig in Zusammenarbeit mit dem Chirurgen.*

Die *Schockbekämpfung,* die bei Kindern ab 10%, bei Erwachsenen ab 15—20% nötig ist, ist in der Regel Aufgabe des Krankenhauses, bedarf eines entsprechend geschulten Ärzte- und Schwesternteams und soll hier nicht weiter erörtert werden. Erwähnt sei nur, daß zur Bestimmung der

zuzuführenden Kolloid- bzw. Elektrolytmenge der Hämatokritwert bzw.
die Harnausscheidung (30—50 cm³/h) als Maßstab verwendet wird.

Zur *Lokalbehandlung*, die bei leichteren Verbrennungen auch vom
praktischen Arzt und Facharzt durchgeführt werden kann, stehen eine
Anzahl verschiedener Behandlungsmöglichkeiten zur Verfügung, von
denen nur jene erwähnt seien, die sich bei uns besonders bewährt haben.
Hauptaufgabe der örtlichen Maßnahmen ist es, bei der primär sterilen
Verbrennungswunde die sekundäre Infektion nach Möglichkeit zu verhüten und die Funktion zu erhalten. Eine evtl. nötige Reinigung der verbrannten Flächen soll unter möglichst sterilen Bedingungen erfolgen, um
eine weitgehende Keimarmut zu sichern. Wir verwenden an der Klinik
zur Reinigung das von Wallace angegebene antibakterielle Cetavlon
(quarternäre Ammoniumbase) in 1% Lösung. Loses verbranntes Gewebe
wird mit Schere und Pinzette abgetragen, Blasen steril punktiert. Um
die Verbrennungswunde möglichst keimfrei zu halten, ist der Trocken-
verband besonders geeignet. Dazu verwenden wir den sog. sterilen Druckverband vor allem bei II.-Grad-Verbrennungen, da er eine Reihe von Vorteilen hat. Auf die evtl. gereinigte und getrocknete Wunde kommt eine
Schicht steriler, trockener mehrschichtiger Gaze — vom Auftragen sulfon-
amid- oder antibioticahaltiger Puder sind wir wegen der möglichen
allergischen Reaktion fast völlig abgegangen —, die auch einen Teil der
gesunden Haut bedecken soll; darüber kommt eine Auflage einer dicken
Watteschicht, die die Aufgabe hat, das Transsudat aufzusaugen. Diese
Auflagen werden unter leichtem Druck mit elastischen Binden fixiert.
Dieser sterile Gaze-Watteverband hat eine Reihe von Vorteilen. Zu diesen
zählen: die rasche Schmerzlinderung nach angelegtem Verband sowie die
zwangsläufige weitgehende Ruhigstellung der so versorgten Areale. Da
der 1. Verband meist 10—14 Tage liegen bleibt, fällt die Gefahr der Infektion, der häufige Verbandwechsel und damit die Belastung des Patienten
durch Schmerzen beim Verbandwechsel fort. Die II.-Grad-Verbrennungs-
wunden können in dieser Zeit ungestört abheilen, die III. Grades entwickeln
ein Granulationsgewebe, das gegen eine bakterielle Infektion sehr resistent ist.

Diesen Vorteilen stehen allerdings auch Nachteile gegenüber. Ist der
Verband zu straff angelegt, so resultiert eine Kompression der distalen
Arterien und Venen mit konsekutiven Stauungserscheinungen. Auch bei
mit bester Technik angelegtem Verband kann das Verbrennungsödem
Strangulationserscheinungen verursachen. Es ist daher eine entsprechende
Kontrolle, wie sie auch bei Gipsverbänden durchgeführt wird, unbedingt
nötig. Bei sehr ausgedehnten Verbänden kann es vor allem bei Kindern
zu einer Störung der Wärmeregulation durch Verhinderung der Wärme-
abgabe kommen. Hohe, unerklärliche Temperaturen können die Folge
dieser Wärmestauung sein und zwingen zur Abnahme bzw. Verkleinerung
des Verbandes. Schließlich gibt es auch bestimmte Regionen, vor allem
im Bereich der Körperöffnungen, wo das Anlegen eines derartigen Verbandes technisch nicht möglich ist.

Eine vorzeitige Abnahme des sterilen Verbandes wird nötig sein:
1. bei zu straff angelegtem Verband mit konsekutiven Stauungserschei-

nungen, 2. bei Durchtränkung des Verbandes mit Ödemflüssigkeit oder Durchnässung von außen, da er dadurch seine Funktion als steriler Verband verliert, weil eine bakterielle Invasion ohne weiters möglich ist, und 3. bei hohem Fieber und unklaren heftigen Schmerzen.

Neben dieser *„geschlossenen Behandlungsmethode"* kennen wir die *„offene Behandlung"*, die vor allem für bettlägerige Patienten angezeigt ist. Allerdings dürfen die Verbrennungen nicht an Aufliegestellen lokalisiert sein. Der Patient erhält über die verbrannten Flächen eine Reifenbahre, die mit einem sterilen Leintuch überspannt wird, um eine Sekundärinfektion nach Möglichkeit zu verhüten. Die verbrannten Areale werden je nach der Lokalisation ruhiggestellt, um das Aufbrechen der sich bei oberflächlichen Verbrennungen nach etwa 2 Tagen bildenden Krusten zu verhindern. Eine genaue Inspektion in etwa 2tägigen Abständen ist nötig, um Sekundärinfektionen unter den Krusten rechtzeitig zu erkennen. Bei zirkulären Verbrennungen an Stamm und Extremitäten ist diese offene Behandlung nicht angezeigt, jedoch für Verbrennungen im Gesicht sowie in der Genitalregion besonders geeignet.

Als dritte lokale Behandlungsart ist die Applikation von Brandgelees zu nennen, von denen es verschiedene im Handel gibt. Die meisten dieser Gele enthalten Sulfonamide oder Antiseptica. Die Vorteile der Gelbehandlung, die sich vor allem bei I.-Grad- und II.-Grad-Verbrennungen geringer Ausdehnung bewährt, sind durch die schnelle, schmerzlose Applikationsart, die besondere Eignung für freigetragene, nicht oder wenig behaarte Körperpartien und die Möglichkeit, den Gel-Film durch neues Auftragen intakt zu halten, gegeben. Ein weiterer Vorteil ist die Durchsichtigkeit der modernen Brandgelees, die jederzeit die visuelle Kontrolle des Wundgebietes ermöglicht. Durch gewöhnliches Wasser kann der Gelfilm leicht entfernt werden. Ein Nachteil ist die relativ lange zum Trocknen benötigte Zeit von etwa 20—30 min sowie die begrenzte mechanische Beanspruchbarkeit des Gelfilmes.

Mit den angeführten Maßnahmen ist die Lokalbehandlung der II.Grad-Verbrennung in ungefähr gleichen Zeiträumen erfolgreich unter der Voraussetzung, daß die jeweilige Methode konsequent sowie mit entsprechender Erfahrung und Kritik angewendet wird. Varianten und Kombinationen der Methoden miteinander je nach Lokalisation sind jederzeit möglich.

Die Anwendung der doch sehr teuren antibiotischen Salben ist von Anfang an in der Regel nicht indiziert, weil durch entsprechendes Vorgehen Superinfektionen in den meisten Fällen vermieden werden können.

Bei Besprechung der Lokaltherapie muß auch die primäre Excision kurz nach dem Unfall, die in der Regel vom Chirurgen durchgeführt wird, erwähnt werden. Hierzu sind nur eindeutig drittgradige, scharf abgegrenzte Verbrennungen geeignet, die meist durch glühende oder flüssige Metalle verursacht sind, nur wenige Prozent Ausdehnung haben und bei denen daher kein Schock zu erwarten ist. Es werden dies nur vereinzelte Fälle sein. Der Vorteil der primären Excision mit sofortiger Transplantation liegt in der wesentlichen Abkürzung des Heilungsverlaufes. Die im normalen Heilungsablauf nicht so seltene, gefürchtete Infektion mit hämolysierenden Streptokokken, die häufig die zeitgerechte Transplantation verzögert, kann dadurch mit Sicherheit vermieden werden.

Ganz besondere Sorgfalt muß den *Verbrennungen an der Hand und den Fingern* gewidmet werden, da von einer entsprechenden Versorgung die spätere Funktion der Gelenke und damit die Arbeitsfähigkeit weitgehend abhängt. In der Regel wird ein steriler Druckverband für einige Tage mit etwa 30° Semiflexionsstellung der Finger angezeigt sein. Eine Zusammenarbeit mit dem plastischen Chirurgen wird diesen Patienten — meist sind es Kinder, die die glühende Herdplatte oder elektrische Heizgeräte berührt haben, oder Arbeiterinnen, die mit der Hand in die heißen Bügelmaschinen geraten sind — durch frühzeitige plastische Operation ein Maximum an Funktionsfähigkeit wiedergeben können. Die offene Behandlung bewährt sich bei Verbrennungen in dieser Lokalisation nicht, da es meist durch Einreißen der Krusten zu sekundärer Infektion kommt und dadurch Nekrosen der Sehnen und verzögerte plastische Deckung die Folge sind.

Kurz erwähnt seien noch *die elektrischen und chemischen Hautschäden*, die ebenfalls in den Rahmen dieses Vortrages fallen.

Da der *elektrische Strom* im Organismus zu Allgemeinerscheinungen nach Art eines Schocks führen kann, müssen alle derartigen Unfälle zur EKG-Kontrolle an die Klinik aufgenommen werden. Der Tod kann plötzlich durch Atemlähmung, aber auch durch Kammerflimmern eintreten, manchmal auch erst nach Stunden oder später, vor allem wenn der Strom von der Eintritts- zur Austrittstelle durch den Brustkorb und damit durch das Herz führt. Auch bei fehlenden Hauterscheinungen behalten wir die Patienten einige Tage an der Klinik, um durch entsprechende Untersuchungen eine Myokardschädigung auszuschließen. Die Schwere des Schocks hängt von einer Reihe verschiedener Faktoren, wie der Strombereitschaft, Spannung, Stromstärke, Art des Stromes (Gleich-, Wechsel-, Drehstrom), der Dauer des Stromdurchflusses, dem Weg durch den Körper, dem Widerstand der Haut an der Stelle des Stromeintrittes u. a. m., ab. Handflächen und Fußsohlen haben im trockenen Zustand einen besonders hohen Widerstand. Es gilt die Regel, daß bei hohem Hautwiderstand schwere lokale, aber geringe allgemeine Schäden eintreten und umgekehrt. Bei niedrigem Hautwiderstand (z. B. elektrischer Unfall im Bad) fehlen die lokalen Veränderungen, dafür kommt es zu schweren Allgemeinschäden, die in der Regel durch Lähmung des Atemzentrums oder Kammerflimmern zum Tod führen.

Der *elektrische Strom* kann an der Haut und Schleimhaut verschiedene Manifestationen zeigen: 1. Strommarken als spezifisch elektrische Schädigung an der Ein- und Austrittsstelle, 2. die Kombination mit Flammenbogenwirkung und 3. die Metallisation. Die Strommarken entsprechen immer III. Grad-Verbrennungen, zeigen eine Ausdehnung von wenigen Millimetern bis zu Zentimetern und darüber. Klinisch sind sie weißlichgelbliche, meist leicht eingesunkene, trockene, schmerzlose, scharf begrenzte Herde ohne entzündliche Reaktion. Nach 2—3 Tagen entwickelt sich um die Strommarken ein Erythem und ein Ödem. Eine endgültige Beurteilung ist oft erst nach einigen Tagen möglich, da erst zu diesem Zeitpunkt die Tiefe der Koagulationsnekrose festgestellt werden kann. Meist wird die Ausdehnung und vor allem die Tiefe der Strommarken anfänglich unterschätzt. Eine Komplikation, für deren Beherrschung immer entsprechend Vorsorge getroffen sein muß, ist die Gefahr der arteriellen Blutung, die die Folge der Nekrose der Gefäßwände ist.

Die lokale Behandlung elektrischer Verbrennungen ist nach Ausdehnung und Lokalisation verschieden. Im Prinzip gelten die gleichen Grundsätze wie bei anderen III. Grad-Verbrennungen. Tetanusprophylaxe und Antibiotica sind unbedingt nötig. Die offene Behandlung oder der sterile Druckverband sind die Methoden der Wahl. In der Regel vermeiden wir chirurgische Eingriffe auch bei ausgedehnten elektrischen Verbrennungen bis zur völligen Demarkierung, die aber dann meist wegen der Tiefe, Beteiligung von Sehnen, Nerven, Gelenken, Knochen und anderen Komplikationen in den Aufgabenkreis des plastischen Chirurgen fallen. Die Wundheilung an sich ist bei elektrischen Verbrennungen sehr verzögert, die Narbenbildung jedoch ausgezeichnet. Hypertrophische Narben haben wir dabei nicht beobachtet. Am häufigsten sind naturgemäß als Eintrittstelle die Hände und als Austrittstelle die Fußsohlen betroffen, wobei der Schaden an der Eintrittstelle schwerer ist. Für die rein konservative Behandlung auch schwerster elektrischer Verbrennungen hat sich vor allem der Altmeister der Elektropathologie, der Wiener Prof. Dr. St. Jellinek eingesetzt, mit dem wir an der Klinik in dieser Frage durch viele Jahre zusammengearbeitet haben.

Eine weitere Sonderform der Hautschädigung, die meist im Anschluß an die Verbrennungen erörtert werden, sind die *Verätzungen*, die durch Säuren, Laugen oder sonstige Chemikalien bzw. durch im Krieg verwendete Kampfstoffe gasförmiger Art zustande kommen.

Folgende Faktoren sind für die Wirkung der Ätzgifte auf die Haut von Bedeutung: die chemische Beschaffenheit, der Aggregatzustand, die Konzentration und die Dauer der Einwirkung.

Die *Säuren* wirken durch Eiweißfällung, verursachen also eine Koagulationsnekrose. Die Säureverätzung reicht bis zu einer Tiefe, in der die chemische Substanz an das Gewebe fixiert oder neutralisiert ist. Da die Gesamtmenge der Säure an das nekrotische Gewebe chemisch gebunden ist, wird eine weitere Penetration verhindert. Die Säuren entziehen den Zellen Wasser und führen so zur Albuminatbildung. Schwefelsäure führt zu einer anfänglich weißen, später durch Austritt von Blutfarbstoff und Hämatinbildung zu einem schwarzen Ätzschorf. Salpetersäure verursacht durch die Entwicklung von Xanthropoteinsäure einen gelben Ätzschorf mit trichterartigen Geschwüren. Die Salzsäureverätzung zeigt einen schmutzig-weißen bis braunen Ätzschorf. Trichloressigsäure — auch therapeutisch verwendet — bildet einen weißen Schorf. Fluorwasserstoffsäure (Flußsäure), die die tiefreichendsten und sehr schmerzhafte Hautschäden verursacht, zeigt einen gelbgrünen, Carbolsäure einen anfangs weißen, später braunen, meist oberflächlichen, bei längerer Einwirkung auch tiefen Ätzschorf. Die Schäden durch Säuren und Laugen, die in den verschiedensten chemischen und technischen Industrien verwendet werden, betreffen in der Regel exponierte Körperpartien. Säureverätzungen sollten so rasch wie möglich durch Spülungen mit großen Mengen Wasser behandelt werden. Da solche Unfälle meist in Laboratorien bzw. chemischen Betrieben vorkommen, ist es angezeigt, in allen Räumen, in denen solche Unfälle möglich sind, entsprechende Brauseanlagen an einer leicht zugänglichen Stelle zu installieren, um diese wirksamste Maßnahme raschest durchführen zu können. Anschließend kann eine Neutralisation mit einer 2—5%igen Soda- oder Natriumbicarbonat-Lösung gemacht werden. Bei Carbolsäureverätzungen ist die Neutralisation mit Alkohol empfehlenswert. Die weitere lokale Therapie ist analog jener bei Verbrennungen. Bei Flußsäureverätzungen hat sich wegen ihrer fluorfällenden Wirkung die lokale Umspritzung mit 10% Calcium bewährt, ohne jedoch allgemein anerkannt zu sein. Die Ausbildung von Nekrosen kann jedoch nicht verhindert werden. In letzter Zeit werden Hydrocortisonsalben empfohlen, auch radikale Excision und hochdosierte Prednisolontherapie.

Die *Laugen* oder *Ätzalkalien* lösen Eiweißkörper unter Bildung von Alkalialbuminaten. Es entwickelt sich eine Kolliquationsnekrose mit einem weichen transparenten Ätzschorf von dunkelbrauner Farbe. Ihre Wirkung reicht über den Schorf hinaus und zieht auch das angrenzende Gewebe in Mitleidenschaft. Bei Ätzalkalien genügen schon wesentlich niedrigere Konzentrationen zur Hautschädigung. Der Laugenstein (Natrium hydroxydatum crudum, Ätznatron, kaustische Soda) wird im Haushalt als Reinigungsmittel verwendet und führt häufig zu Verätzungen. Auch zur Erzeugung von Artefakten wird er immer wieder herangezogen. Die im Haushalt ebenfalls vielfach gebrauchte Laugenessenz ist eine 15%ige Lösung des Laugensteines mit kräftiger Ätzwirkung. Die Alkalien wirken auf das Gewebe in verschiedener Weise: Sie bilden die schon erwähnte chemische Verbindung in Form der Alkalialbuminate, sie entziehen den Zellen Wasser und verseifen das Fett. Sie haben dadurch eine beträchtliche Durchdringungsfähigkeit und verursachen heftige Schmerzen. Der Ätzschorf ist weich, glitschig und ödematös. Auch Ätzkalk (Kalklöschen), Zement (Mischung von Kalkstein und Aluminiumsilikat), künstliche Düngemittel (Kalkstickstoff = Calciumcyanamid), Carbid, Kalium hypermanganicum, Lysol u. a. wirken verschieden intensiv ätzend.

Auch bei den Ätzalkalien besteht die erste Hilfe in Spülungen mit reichlich Wasser, eine Maßnahme, die für die Beseitigung jeder chemischen Substanz sich am wirksamsten erweist. Eine Neutralisation mit verdünntem Essig kann angeschlossen werden.

Kurz seien auch noch die *Verbrennungen durch den weißen oder gelben Phosphor* erwähnt, die tiefe Schäden an der Haut verursachen. Er muß unter Wasser und vor Licht geschützt aufbewahrt werden, da er sich an der Luft entzündet. Die Hautverbrennungen werden durch die Entwicklung von Phosphorsäure verursacht. Die erste Hilfe besteht auch hier in Spülungen im strömenden Wasser, um die gebildete Phosphorsäure zu verdünnen. Feuchte Umschläge auf die befallenen Hautbezirke — gelber Phosphor ist in Wasser unlöslich — verhindern weitere Schäden. Feste Phosphorteilchen müssen mechanisch von der Haut entfernt werden.

Pinseln mit 5% Natr. bicarbonic. oder 2% Kupfersulfatlösung. Die Anwendung von Salben oder Ölen ist kontraindiziert, da er in diesen Substanzen löslich ist und tiefere Zerstörungen verursachen würde. Nach entsprechender Kontrolle, ob der gesamte Phosphor von der Haut entfernt ist, wird ein trockener Verband angelegt.

Aus der großen Gruppe der *toxischen Hautläsionen* seien die Hautschäden durch Kampfstoffe abschließend erwähnt. Sie führen meist zu Blasenbildungen, die klinisch von II.-Grad-Verbrennungen nicht zu unterscheiden sind. Daneben kommt es durch rasche Resorption von der Haut aus auch zu Allgemeinerscheinungen. Schon in niedriger Konzentration sind sie starke Zellgifte und unterscheiden sich dadurch von höher konzentrierten Laugen und Säuren. Am bekanntesten sind die sog. Gelbkreuzkampfstoffe, zu denen das Senfgas, auch als Lostgas, Yperit oder Nitrogenmustard bezeichnet — chemisch Dichlordiäthylsulfid — gehört. Dieser Stoff ist sowohl in gasförmiger wie auch in flüssiger Form wirksam und verrät sich durch seinen senfartigen Geruch. Er kann sowohl die Kleider als auch das Leder durchdringen.

Nach einer Latenzzeit von 2—6 Std kommt es je nach der Dauer der Einwirkung zur Rötung, Schwellung und Blasenbildung mit großflächiger Ablösung der Haut. Subjektiv besteht Juckreiz. In schweren Fällen kommt es zur Nekrose des Blasengrundes, so daß die Heilung oft Monate dauert. Über die biochemische Wirkung gibt es verschiedene Theorien. Ausgedehnte Vergiftungen mit diesem Kampfstoff können auch zu einem oligämischen Schock führen, der analog dem Verbrennungsschock behandelt wird. Schädigungen des hämatopoetischen Systems und der Lymphknoten kommen vor.

In der Wirkung ähnlich sind die *Lewisite* (Chlorvenylarsinchlorid und Dichlorvenylarsinchlorid), die einen knoblauchartigen Geruch haben. Die Allgemeinerscheinungen entsprechen der akuten Vergiftung mit anorganischem Arsen (Brechreiz, Durchfall, Kreislaufkollaps). Britische Forscher haben auf Grund biochemischer Studien (STOCKEN und THOMPSON 1946) das sog. British-Anti-Lewisit — kurz als BAL bezeichnet — entwickelt, das imstande ist, toxische Hautschäden durch Lewisit zu verhindern, bzw. eine 1—2 Std vorher stattgehabte Lewisit-Vergiftung durch Umkehrung der biochemischen Prozesse günstig zu beeinflussen. Dieses BAL hat sich bei weiterer Forschung auch als wirksames Gegenmittel bei Metallvergiftungen (Arsen, Hg, Gold u. a.) erwiesen.

Zur lokalen Behandlung verwendet man sofort (wenige Minuten) nach dem Unfall einen wäßrigen Chlorkalkbrei (Calc. chlorat. und Aqu. aa) oder eine haltbare Chlorkalksalbe, z. B. Lostexsalbe von HEYDEN, die im Krieg verfügbar war. Die Kleider und Schuhe müssen sofort abgelegt, der Körper gründlich gewaschen werden. Allerdings müssen die Laienhelfer entsprechend geschult sein, um beim Manipulieren mit kampfstoffhaltigen Materialien bzw. Patienten nicht selbst Vergiftungen zu erleiden. Haben sich Hauterscheinungen bereits entwickelt, sind Trockenverbände zweckmäßiger als Salbenapplikation, evtl. nach steriler Punktion der Blasen, um eine sekundäre Infektion zu vermeiden. Die weitere Behandlung hält sich an die bei der Verbrennung genannten Maßnahmen. Doch wir alle hoffen, daß wir uns mit Verbrennungen durch atomare Energien, Phosphorbrandwunden und Kampfgasschäden der Haut in großem Ausmaß nie werden beschäftigen müssen.

Die Schäden der Haut durch physikalische und chemische Noxen sind nicht so sehr ein diagnostisches als ein therapeutisches Problem. Die Behandlung schwerer und schwerster Verbrennungen wird immer Fachstationen mit entsprechend ausgebildeten Ärzten, von denen es derzeit leider zu wenige gibt, vorbehalten bleiben. Aber auch der praktische Arzt und Facharzt, sei er nun Chirurg oder Dermatologe, muß über die organisatorischen und therapeutischen Notmaßnahmen bei Großkatastrophen sowie über die Prinzipien der Verbrennungsbehandlung Bescheid wissen. Es ist daher unsere Aufgabe als akademische Lehrer, sowohl in den Studentenvorlesungen als auch in Fortbildungskursen dieses wichtige Thema immer wieder zur Sprache zu bringen und die Fortschritte auf diesem Gebiet aufzuzeigen. In diesem Vortrag konnte ich mich in der Hauptsache allerdings nur mit den lokalen Behandlungsmaßnahmen beschäftigen, die aber neben der Bekämpfung des Schocks und der allgemeinen Infektionsabwehr ebenfalls von entscheidender Bedeutung sind.

Aus der Universitäts-Hautklinik Heidelberg
(Direktor: Prof. Dr. Dr. h. c. J. HÄMEL)

# Keratosen und Dyskeratosen (Polykeratosen)

Von

ALOYS GREITHER

Diese beiden Begriffe umgrenzen ein großes Gebiet, in dem keratotische, aber nicht nur keratotische Genodermatosen mit einer teils monotropen, teils pleiotropen Merkmalsgestaltung beheimatet sind. Die Ausbreitung, die Stärke der Ausprägung der keratotischen Efflorescenzen, die möglicherweise mit ihnen assoziierten Symptome machen eine verbindliche Gliederung dieses Kapitels schwer. Dazu kommen als weitere Komplikationen die zahlreichen von anderen Grundkrankheiten oder exogenen Faktoren ausgelösten Heterogenien und Phänokopien (*Heterogenie:* die Nachahmung des äußeren Bildes durch eine andere, ebenfalls genetisch bedingte Krankheit; *Phänokopie:* deren Nachahmung, ohne daß für das Phän ein Gen verantwortlich wäre). Für die Gliederung des Stoffs muß der Erbgang, wie auch KOGOJ, FRANCESCHETTI und SCHNYDER fordern, in besonderer Weise mit berücksichtigt werden.

Der Stoff bringt es mit sich, daß in therapeutischer Hinsicht kein großer Gewinn zu erwarten ist; um so reicher dürfte aber, wegen des Nebeneinanders von keratotischen Genodermatosen, Heterogenien und Phänokopien die differentialdiagnostische Ausbeute sein.

Zunächst zur *Nomenklatur.* Der Begriff der Keratosen ist relativ eindeutig, da er keratotische Manifestationen im Sinne der Genodermatosen meint. Früher war mehr der Begriff des Keratoms üblich, den man seit einiger Zeit vermeidet, da seine Endung -om eine irreführende Anlehnung an Neoplasmen (Carcinom, Melanom, Basaliom usw.) einschließt. Auch der Begriff der Hyperkeratosis ist überflüssig, zumal er ein primär histologischer, nicht klinischer Begriff ist; immerhin ist er noch in manchen Wortverbindungen wie in der Hyperkeratosis ichthyosiformis vorhanden. An sich genügt aber der Begriff Keratosis, wobei darin zunächst nichts Verbindliches über die Lokalisation ausgesagt ist; doch hat es der praktische Gebrauch mit sich gebracht, daß damit vorwiegend Verhornungsanomalien der Handteller und Fußsohlen gemeint sind. Dieser Umstand beruht einmal auf der Ablösung des Begriffes Keratom, der im wesentlichen Palmo-Plantar-Keratosen meint, durch den der Keratosis, ferner aber auch in der Häufigkeit der Palmar-Plantar-Keratosen. Für mehr am Körper lokalisierte Formen ist der Ausdruck Keratodermie üblicher, aber auch er geht im Oberbegriff der Keratose auf.

Weniger eindeutig ist der Begriff der Dyskeratose, da er eine histologische und zwei verschiedene klinische Bedeutungen einschließt.

### a) Zur histologischen Bedeutung des Begriffes Dyskeratose

DARIER hat im Jahr 1900 die Bezeichnung Dyskeratose für solche histologische Veränderungen des Epithels vorgeschlagen, bei denen sich einzelne Malpighi-Zellen differenzieren und sich aus dem Zusammenhang mit den übrigen Zellen absondern (ségrégation), um dann besondere individuelle morphologische und chemische Umwandlungen im Sinne einer abnormen, überstürzten Verhornung durchzumachen. Diese Zellen können Keratohyalingranula enthalten, die sich mit einer Membran umgeben, sie können aber auch in toto verhornen. Der ségrégation geht oft ein Verlust der Intercellularbrücken (Desmolyse) voraus.

Der histologische Begriff der Dyskeratose ist also gebunden an die ségrégation; damit sollte man nicht abnorme Verhornungsvorgänge, die sich nicht im Stratum Malpighi, sondern in der Hornschicht zeigen, verwechseln, z. B. die Parakeratose. *Histologisch ist also die Dyskeratose eine Fehlentwicklung im Stratum Malpighi mit dem Ergebnis der durch ségrégation und pathologische Verhornung gekennzeichneten Anarchie.*

Das histologische Zeichen der Dyskeratose zeigen in gutartiger Weise der Morbus Darier, in bösartiger der Morbus Paget und Morbus Bowen. Dyskeratotische Veränderungen kommen aber bei einer Reihe anderer Zustände vor, z. B. bei Warzen, Keratosen, beim Molluscum contagiosum, bei Carcinomen und Naevo-Carcinomen.

### b) Zur klinischen Bedeutung des Begriffes Dyskeratose

Hier sind sogar zweierlei Bedeutungen zu unterscheiden. Die *Dyskeratose im engeren Sinn* spielt im deutschen Sprachgebrauch allerdings keine große Rolle; doch gibt es im englichen Schrifttum die Möglichkeit eines Mißverständnisses, weil im angelsächsisch-amerikanischen Sprachgebrauch der Begriff Dyskeratosis (meist mit dem Zusatz follicularis) den *Morbus Darier* meint. Immerhin kann hier das „Epitheton follicularis" Mißverständnisse vermeiden helfen.

Die *Dyskeratosen im weiteren klinischen Sinn* umfassen ein Syndrom, das mancherlei Befunde der Fehlentwicklung zusammenfaßt, im Sinne einer aus mehreren Komponenten zusammengesetzten Dysplasie, unter denen auch Keratosen neben anderen nicht-keratotischen ektodermalen und nicht ektodermalen Störungen eine Rolle spielen. Einzelheiten sollen uns erst später, im Kapitel Dyskeratosen, interessieren.

Deshalb ziehen wir für die Dyskeratose im klinisch erweiterten Sinn den Begriff der Polykeratose vor, der als Keratosis multiformis im Schrifttum zwar seit langem sinngemäß vorhanden ist, der aber erst durch TOURAINE eine spezifische Bedeutung erlangt hat.

Betrachten wir uns an einem Schema, was alles zu dem von den Begriffen „Keratosen-Polykeratosen" eingeschlossenen Gebiet gehört.

Tabelle 1. *Das Gebiet der Keratosen und Dyskeratosen*

| |
|---|
| Follikuläre Keratosen (diskontinuierliche Ichthyosis) |
| Die Gruppe der Ichthyosis |
| Palmo-Plantar-Keratosen |
| Dyskeratosen i. w. S. (Polykeratosen) |
| Erythrokeratodermien |
| Morbus Darier (Dyskeratosis i. e. S.) |

Aus diesem großen Gebiet sollen Probleme aus der 3. und 4. Gruppe (unter Vernachlässigung der follikulären Keratosen, der Ichthyosis, der Erythrokeratodermien und des M. Darier) herausgegriffen sein.

## Die Palmo-Plantar-Keratosen

stehen gewissermaßen zentral in dem ganzen Kapitel der keratotischen Genodermatosen. Es gibt sie isoliert, wie dieses Kapitel zeigen soll; sie kommen aber bei universellen, ichthyosiformen Keratosen (Ichthyosis congenita, Erythrodermie ichtyosiforme congénitale Brocq) ebenso vor wie bei Formen mit assoziierten Symptomen (den Dyskeratosen oder Polykeratosen), fakultativ sind sie sogar bei den — mehr am übrigen Körper lokalisierten — Erythrokeratodermien möglich. Man könnte didaktisch überspitzt sagen, wenn man die Palmo-Plantar-Keratosen begriffen und sie übersichtlich geordnet hat, dann hat man auch den Schlüssel zum Verständnis der übrigen Keratosen in der Hand, auch zu der Vielzahl von Phänokopien, die sich vor allem um das Phänomen der palmaren und plantaren Pseudokeratosen ranken.

Wir haben einerseits diffuse, flächenhafte und andererseits circumscripte, in Einzelefflorescenzen aufgelöste Palmo-Plantar-Keratosen zu unterscheiden. Diese Unterscheidung ist nicht willkürlich, wie die weitere Besprechung zeigen wird. Am besten machen wir uns an einem Schema klar, was alles hier unterzubringen ist. Dabei legen wir die Ordnungsprinzipien: nicht-transgredient oder transgredient, das Vorkommen oder Fehlen von Hyperhidrosis und Zahnanomalien und die Art des Erbgangs (dominant-recessiv) zugrunde.

Tabelle 2. *Die flächenhaften erblichen Palmo-Plantar-Keratosen*

| | Stärke-grad | Trans-gredienz | Hyper-hidrosis | Zahn-schäden | Beginn | Progr. Invol. | Erbgang |
|---|---|---|---|---|---|---|---|
| Form Unna-Thost | + | ∅ | (+) | ∅ | nach 2. Jahr | prog. | dom. |
| Meleda-Krankh. | ++ | + | ++ | ∅ | post partum | progr. | rec. |
| Form Papillon-Lefèvre | (+) | + | + | +++ | erste Lebens-jahre | Invol. | rec. |
| Form Greither | (+) | + | + | ∅ | 1.—8. Jahr | Invol. | dom. |

Die *mutilierende* Form der diffusen Palmo-Plantar-Keratosen, bei
der einzelne Finger- oder Zehenglieder von den Keratosen gleichsam ab-
geschnürt werden, sei hier übergangen. Sie ist außerordentlich selten
(in 15 Jahren haben wir keinen einzigen Fall beobachtet) und wird ebenfalls dominant vererbt.

Das konstante Merkmal aller 4 Typen ist der *flächenhafte*, Handteller
und Fußsohlen in toto einnehmende *Befall*. Dabei schwankt — bei ge-
wahrter flächenhafter Ausbreitung — die Stärke der Keratosen in recht
erheblichem Maße. Bei den ersten beiden wohlbekannten Formen ist der
Ausprägungsgrad am stärksten (wobei die Meleda-Krankheit noch wesentlich schwerer ist); es finden sich plattenförmige, oft mehrere Zentimeter
dicke und von tiefen Rhagaden und Furchen durchzogene Hornmassen,
die — vor allem bei der Krankheit von Meleda — zu einer erheblichen Behinderung der Kranken führen. Bei dem 3. und 4. Typ sind die Palmo-
Plantar-Keratosen zwar noch flächenhaft, aber schon diskret und nur
mehr bei stark befallenen Merkmalsträgern in nennenswerter Weise ausgeprägt.

Ist der Befall der Handteller und Fußsohlen, was die Ausdehnung,
nicht die Stärke anlangt, bei allen 4 Formen nahezu gleichartig, so stellt
ein wichtiges Unterscheidungsmerkmal das nicht bei allen Typen vorhandene Zeichen der *Transgredienz* dar. Das heißt: die Keratosen können
auf die Palmae und Plantae beschränkt bleiben, oder aber, die Grenzen
der Hohlhände und -Füße nach den Dorsa hin überschreiten. An den
Händen greifen dann die Keratosen auf die Finger- und Handrücken,
auch auf die Beugeseite des Handgelenkes und den proximalen Anteil des
Unterarmes über, auf diese Weise die Hand oder einzelne Anteile bzw.
Finger, handschuhförmig einscheidend. An den Füßen sind es vor allem
die Fersen und die Dorsa der Zehen und der Fußrücken, die ebenfalls
Keratosen tragen. Dabei ist nicht nur ein kontinuierliches Übergreifen zu
beobachten, sondern auch inselförmige, von gesunder Haut eingeschlos-
sene Bezirke der peripheren Extremitätenanteile sind keratotisch verändert. Diesen „Inseln" entspricht auch das Vorkommen keratotischer
Plaques in größerer Entfernung von den Handtellern und Fußsohlen:
z. B. über den Kniescheiben, an den Ellbogen, vereinzelt auch am Stamm,
z. B. über der Haut des Kreuzbeins.

Diese Transgredienz ist vor allem kennzeichnend für die Meleda-
Krankheit, während sie bei dem Typus Unna-Thost nicht beobachtet

wird, obgleich auch hier die Plantarkeratosen die Fersen noch zwickel-
förmig erfassen können. Aber das Übergreifen im eigentlichen Sinn, mit
Ausbildung keratotischer Inseln an den Dorsa der Hände und Füße und
an anderen Körperstellen zeigen nur die Typen 2—4, wobei auch hier die
Meleda-Krankheit die stärkste Ausprägung erkennen läßt.

Suchen wir nach weiteren Unterschieden, so sind es die mit den Keratosen *assoziierten, nicht-keratotischen* Symptome. Sie betreffen das Verhalten der Hautanhangsgebilde und der ebenfalls vom Ektoderm ab-
stammenden Zähne. Haarwachstumsstörungen finden sich in der Gruppe
der diffusen erblichen Keratosen überhaupt nicht; wir haben es hier mit
dem Verhalten der Schweißdrüsen und mit möglichen Zahnanomalien zu
tun. Beim Typ Unna-Thost fehlt eine stärkere Hyperhidrosis; sie ist indessen bei allen übrigen Formen vorhanden, am stärksten bei der Meleda-
Krankheit, bei der durch den excessiven Schweiß eine stinkende Maceration der Hornmassen eintritt, die die Kranken fast mehr belästigt und für
ihre Umgebung unerträglich macht als die Behinderung durch die Keratosen selbst.

*Zahnanomalien* kommen indessen nur bei einem Keratose-Typ vor, und
zwar in einer ohne Keratosen nicht zu beobachtenden Weise. Diese Be-
sonderheit hat dazu geführt, diesen Typ von der Meleda-Krankheit abzu-
sondern, der er lange zugeordnet war. Als man sich darüber klar wurde,
daß bei der Meleda-Krankheit, trotz ihrer Schwere, diese Zahnveränderungen fehlen, haben die französischen Autoren von einem — im Gegensatz zu der im alten Illyrien liegenden Insel Meleda — nichtillyrischen
Typ gesprochen; da aber die Meleda-Krankheit auch außerhalb der Insel
vorkommt und dann „nicht-illyrisch" ist, ist diese Unterscheidung unzu-
länglich, ja irreführend. Man benennt die Genodermatose am besten nach
ihren Erstbeschreibern „Keratosis palmo-plantaris mit Periodontopathie
Papillon-Lefèvre".

Und nun zu den Zahnveränderungen dieser Krankheit. Die ersten
Lebensjahre verlaufen unauffällig, die Milchzähne erscheinen regelrecht.
Dann aber, Ende des 2. und vom 3. Jahre ab, beginnen die Milchzähne
unter starken pyorrhoischen Erscheinungen am Zahnfleisch sich zu
lockern und einer nach dem anderen auszufallen. In die Lücken der schon
ausgefallenen „kippen" die anderen, sie stehen schief, sind des Zahn-
fleisches weitgehend entblößt und können meist von den Kranken selbst
durch einen leichten Zug entfernt werden. Sind alle Milchzähne verloren
gegangen, beruhigen sich die Vorgänge am Zahnhalteapparat, bis das
Dauergebiß erscheint. Hier wiederholen sich die Vorgänge: die regelrecht
im Kiefer angelegten und auch regelrecht durchgebrochenen Zähne bleiben eine Weile, und dann beginnt die Osteomyelitits von neuem: die
Zähne lockern sich infolge der eitrigen Auflösung des Alveolarfortsatzes,
sie treten tiefer und stehen schief, mitunter fast quer, um dann, einer
nach dem anderen, auszufallen. Der Prozeß beruhigt sich erst wieder,
wenn alle Zähne auch des Dauergebisses ausgefallen sind: die Eiterung
sistiert, Kiefer und Zahnfleisch werden reizlos und normal. Von diesem
Schicksal verschont und von dem Auflösungsprozeß am Kiefer nicht

erreicht werden nur die Weisheitszähne, die im Kiefer der nun erwachsenen Kranken die einzigen vorhandenen Zähne darstellen.

Es kann hier nicht auf die Differentialdiagnose der verschiedenen, zu Zahnausfall führenden Zustände eingegangen werden; hier sei nur erwähnt, daß diese Auflösung des Kiefers, die nicht die geringsten reparativen Vorgänge erkennen läßt und therapeutisch nicht zu beeinflussen ist, im übrigen Bereich der Odontologie nicht vorkommt. Sie ist also spezifisch an diese Form erblicher, transgredienter Palmo-Plantar-Keratosen gebunden und ist nur mit ihnen vergesellschaftet zu beobachten.

Die Zahnveränderungen machen also die Wichtigkeit dieser Form aus. Zahnanomalien (in wesentlich milderer Weise und fast nur formale Eigenschaften der Zähne betreffend) finden sich erst bei der großen Gruppe der Dys- oder Polykeratosen.

Nun noch einiges zur *Vererbung*. Alle 4 Formen manifestieren sich früh, am frühesten die schwersten Formen (Typ Unna-Thost und Meleda): kurz nach der Geburt oder in den ersten Lebensjahren. Bei den Formen 3 und 4 ist es die spätere Kindheit, seltener die erste Zeit nach der Geburt.

Nach der erbbiologischen Regel, daß leichtere Krankheitsformen dominant, schwerere recessiv vererbt werden und daß dominante im Gegensatz zu recessiven kaum assoziierte Symptome zeigen, verhalten sich auch die 4 Typen: die Keratosis palmo-plantaris Unna-Thost ist insgesamt eine harmlose Krankheit, außer den — zwar relativ starken, aber die Befallenen nicht übermäßig behindernden — Palmar-Plantar-Keratosen sind keine weiteren Symptome vorhanden. Dies gilt auch für die 4. Form, die zwar — wegen der Transgredienz — von KOGOJ als das dominante Gegenstück zu der Meleda-Krankheit bezeichnet wurde (außer den Heidelberger Fällen liegen inzwischen weitere Bestätigungen für die Selbständigkeit dieses Typs vor), die aber insgesamt viel leichter ausgeprägt ist und die Träger (außer der Hyperhidrosis) kaum stört. Zudem zeigt dieser Typ keine Progredienz, sondern mit zunehmendem Alter eine allmähliche Involution. Die Meleda-Keratose stellt indessen eine schwere Krankheit dar, weitaus die schwerste unter den 4 Typen: sowohl durch die Massivität ihrer Erscheinungen, als auch durch die stetige Progredienz und die enorme Schweißbildung. Auch der Typ Papillon-Lefèvre, bei dem zwar die Keratosen nicht ständig zunehmen, sondern zu einem gewissen Stillstand kommen, ist nicht so sehr wegen der gegenüber der Meleda-Krankheit viel schwächer ausgeprägten transgredienten Keratosen, sondern wegen der zu bleibender Zahnlosigkeit führenden Auflösungsvorgänge am Zahnhalteapparat eine schwere, recessiv vererbte Krankheit.

## Die circumscripten erblichen Palmo-Plantar-Keratosen

Dieses Kapitel ist noch von MONCORPS als eines der „verworrensten in der ganzen Dermatologie" bezeichnet worden. Die nur schwer zu gewinnende Übersicht hängt einmal mit den hierher gehörenden erblichen Formen selbst, mehr aber noch mit den zahlreichen möglichen Phänokopien zusammen. Dennoch ist seit dem Handbuchbeitrag von MONCORPS durch genauere erbbiologische Untersuchungen eine gewisse Ordnung in dieses vordem unübersichtliche Gebiet gekommen.

Bei diesen circumscripten Palmo-Plantar-Keratosen sind also, wie der der Name besagt, die Handteller und Fußsohlen nicht mehr in zusammenhängender Weise, sondern in Form einzelner Herde befallen. Je nach der Größe und Anordnung dieser Herde hat man von inselförmigen, striären und papulösen Formen gesprochen. Diese Unterscheidung ist nur bedingt durchführbar, da z. B. oft inselförmige und striäre Efflorescenzen miteinander vergesellschaftet sind. Doch ist sicher, daß sich die papulösen, dissipierten Keratosen als eigene Form von den mit größeren, z. T. striären Herden einhergehenden absetzen.

Die wesentliche Verwirrung in dieser Gruppe war durch die Annahme bedingt, neben dem erblichen Typ Brauer sei die von BUSCHKE und FISCHER beschriebene, klinisch gleichartige Keratose nicht erblich, also idiopathisch. Um beide Formen zu trennen, wurde viel klinischer Spürsinn aufgeboten, vor allem aber mußte die angeblich fehlende Erblichkeit herhalten. Es ist vor allem das Verdienst der Züricher Klinik, durch sorgfältige Analyse der eigenen und der brauchbaren Schrifttumsfälle nachgewiesen zu haben, daß der Typus Buschke-Fischer mit dem von Brauer nicht nur klinisch, sondern auch in seiner Erblichkeit identisch ist. Für den Nachweis der Erblichkeit eines Leidens genügen eben die Angaben eines Kranken über angebliches Fehlen des Leidens in der übrigen Familie nicht. Dabei können solche Angaben nach bestem Wissen und Gewissen gemacht sein: bei leichtem Befall können Merkmalsträger selber nichts von ihren Erscheinungen wissen, oder die Kranken haben ihre übrigen Geschwister noch gesund in Erinnerung, als nämlich deren Keratosen sich noch nicht manifestiert hatten.

Nach der Identifizierung dieser beiden wichtigsten Formen ist die ganze Gruppe erblicher, circumscripter Palmo-Plantar-Keratosen nicht mehr so unübersichtlich, wie das folgende Schema zeigen soll.

Tabelle 3. *Circumscripte erbliche Palmo-Plantar-Keratosen*

| Typ | Klinische Form | Assoz. Symptome | Erbgang | Beginn |
|---|---|---|---|---|
| Brauer, Buschke-Fischer | inselförmig striär | ∅ | dominant | 1.—2. Jahrzehnt |
| Brünauer-Fuß | papulös | ∅ | dominant | 1.—6. Jahrzehnt |
| Richner-Hanhart | inselförmig | + | recessiv | 1. Jahrzehnt |

Verschiedene Forscher haben angenommen, daß es sich bei den ersten beiden Typen um eine abortive Form der Keratosis Unna-Thost handeln könne; wobei die schwächere Ausprägung eben darin bestünde, daß es statt eines flächenhaften nur mehr zu einem circumscripten Befall kommt. Da jedoch kaum eine Heterophänie hinsichtlich beider Formen, also abwechselnd diffuser und circumscripter Befall in der gleichen Sippe beobachtet wird, muß den circumscripten erblichen Palmo-Plantar-Keratosen Selbständigkeit zuerkannt werden. Mit dem Typ Unna-Thost haben die Formen 1 und 2 aber gemeinsam, keine assoziierten Symptome (also weder eine stärkere Hyperhidrosis, noch Zahnanomalien oder nennenswerte Nageldystrophien) aufzuweisen. Gemäß der schwächeren Ausprägung der Keratosen und des Fehlens assoziierter Symptome sind die beiden ersten Typen dominant erblich.

Eine Ausnahme macht nur der 3. Typ, bei dem großherdige (nicht striäre) Palmo-Plantar-Keratosen mit assoziierten Symptomen einhergehen: vor allem in Form von Intelligenzschwäche und einer besonderen, herpetiformen Cornea-Dystrophie. Diese Krankheit wird recessiv vererbt; Konsanguinität der Eltern Befallener ist beobachtet.

## Die Heterogenien und Phänokopien

Die Unübersichtlichkeit der Palmo-Plantar-Keratosen (wobei hier die erblichen Formen gerafft und ein wenig schematisiert wurden) wird indessen durch die vielen anderen Krankheiten bestimmt, die nicht so sehr diffuse, als circumscripte Palmar-Keratosen nachahmen können. Bei den diffusen ist durch den leichteren Grad der Ausprägung, sowie durch das Vorherrschen von Schuppen gegenüber einer massiven, plattenartigen Verhornung das Vorliegen einer Phänokopie relativ leicht erkennbar. Bei den circumscripten Phänokopien treten indessen genau die gleichen klinischen Bilder wie bei den echten erblichen Keratosen auf. Die circumscripten symptomatischen Formen werden ferner deshalb so wichtig, weil bei den papulösen erblichen Palmo-Plantar-Keratosen das Manifestationsalter eine große Schwankungsbreite zeigt, die ersten Erscheinungen also zwischen dem 2. und 6. Lebensjahrzehnt auftreten können. Spätmanifestierte Fälle können deshalb, vor allem wenn die Nachkommen noch frei sind, Solitärfälle vortäuschen, selbst wenn eine eingehende Untersuchung der Sippe stattgefunden hat. Bei den diffusen erblichen Palmo-Plantar-Keratosen ist jedoch die sorgfältige erbbiologische Untersuchung der Sippe immer imstande, die Genodermatose (und deren Typ) aufzudecken.

Bei den circumscripten Palmo-Plantar-Keratosen tritt also die Differentialdiagnose in ihr Recht. Die echten Palmo-Plantar-Keratosen und ihre wichtigsten Heterogenien und Phänokopien seien in einer Tabelle zusammengestellt.

Tabelle 4.

*Palmo-Plantar-Keratosen im Rahmen der übrigen (nicht auf Handteller und Fußsohlen beschränkten) Keratosen*

| | |
|---|---|
| Diffus oder circumscript | Ichthyosis congenita<br>(Erythrodermie congénitale ichtyosiforme)<br>Ichthyosis vulgaris (Ichthyosis localisata)<br>Erythrokeratodermien<br>Dyskeratosen (Polykeratosen)<br>Morbus Darier |

Tabelle 4 (Fortsetzung)<br>Die wichtigsten Heterogenien und Phänokopien der Palmo-Plantar-Keratosen

| Diffus oder fast-diffus | Psoriasis inversa<br>Pityr. rubra pil. ⎱ als sek. Erythrodermien<br>Lichen ruber pl. ⎰<br>Toxische universelle Erythrodermien<br>Squamöse Epidermophytie<br>Ekzeme verschiedener Genese<br>Akanthosis nigricans<br>Keratoderma climactericum<br>Red palms |
| --- | --- |
| Papulös, inselförmig striär | Schwielen<br>Clavi<br>Verrucae vulgares<br>Tylotisches Ekzem<br>Circumscripte Epidermophytie<br>Lichen ruber, Psoriasis vulg. (circumscript)<br>Arsen-Keratosen<br>Papulöse Syphilis<br>Morbus Reiter (Gonorrhoe)<br>Trophische Keratosen |

## Dyskeratosen (i. w. S.) bzw. Polykeratosen

Bei dieser Gruppe geht es also darum, daß die Palmar-Plantar-Keratosen weder allein noch obligat vorhanden sind, sondern daß eine Reihe — nicht unbedingt keratotischer — Störungen sich zu einem nichtmonotropen, sondern pleiotropen Schädigungsmuster zusammenfinden. Die Kombination der einzelnen, mindestens die Dreizahl (daher der Begriff „Trisymptomenkomplex") erreichender Schäden ist relativ variabel, die Gesamtzahl der möglichen Störungen indessen ziemlich groß, sie beträgt nahezu 2 Dutzend. Durch die wechselnde Kombination sind zahlreiche Typen mit je verschiedenen Merkmalsverbindungen möglich, die weder alle aufgezählt werden können, noch alle einen eigenen Namen tragen. Es ist nicht verwunderlich, daß in dieser Gruppe immer wieder neue Kombinationstypen beschrieben werden.

Wenn wir recht sehen, ist als der eigentliche Schöpfer des Begriffes „*Dyskeratosis congenita*" LENGLET 1903 anzusehen, der bereits eine Reihe prinzipiell möglicher — und untereinander kombinierter — Störungen zusammenfaßte. JADASSOHN und LEWANDOWSKY haben dann 1906, allerdings unter dem Begriff der *Pachyonychia congenita* einige weitere Symptome hinzugefügt. SCHÄFER 1925 und COLE, RAUSCHKOLB und TOOMEY 1930 sind also mit ihrer Terminologie „Dyskeratosis congenita" durchaus als Epigonen anzusehen, auch wenn vor allem die amerikanischen Autoren wertvolle Beobachtungen zu diesen Symptomenverbindungen beigetragen haben.

TOURAINE hat dann 1954 den Begriff der „*Polykératose congénitale*" geprägt, der heute eine Art Übergriff über die hier einzureihenden Typen- und Merkmalskombinationen darstellt. Zunächst war aber die Polykeratose nichts anderes als die griechische Fassung des Begriffes „Keratosis multiformis", der auf SIEMENS zurückgeht und unter dem MON-

corps in seinem Handbuchbeitrag die „nichts präjudizierenden" Formen
versteht, die neben inselförmigen Palmo-Plantar-Keratosen noch andere
Verhornungsanomalien (und heute würden wir hinzufügen, noch weitere
nicht-keratotische ektodermale und nicht unbedingt ektodermale) Schäden aufweisen. Touraine versteht unter Polykeratosen familiär-erbliche
Polydysplasien, bei denen indessen die Verhornungsvorgänge im Vordergrund stehen. Die für die einzelnen Merkmale verantwortlichen Gene sind
im gleichen Chromosom aufgereiht; sie können insgesamt vererbt, aber auch
einzeln weitergegeben werden, wobei die Vorgänge des "cross over" in der
Phase der Prämeiose, bei der Formierung der Gameten, eine Rolle spielen.

Touraine stellt die ganze Gruppe der Polykeratosen wegen der möglicherweise mit psychischen oder neurologischen Störungen einhergehenden Kombinationen in die übergeordnete Gruppe der Neuro-Dermo-
Ektodermose.

Hält man sich an die Definition Touraines, daß bei der Gruppe der
Polykeratosen — in aller Vielzahl der möglichen Merkmalsverbindungen—
noch die Verhornungsvorgänge im Vordergrund des klinischen Bildes stehen, oder noch vorsichtiger ausgedrückt, zumindest noch vorhanden sein
müssen, so läßt sich vielleicht die fließende Grenze gegen die Dysplasien hin
leichter abstecken. Bei den ektodermalen, nicht keratotischen Dysplasien
spielen zwar dystrophisch-aplastische Störungen der Haut und ihrer Anhangsgebilde, aber keine keratotischen Veränderungen die wesentliche
Rolle. Dennoch faßt wohl auch Touraine den Begriff der Polykeratosen
zu weit, da er ihm beispielsweise die Palmar-Plantar-Keratosen vom
Typus Unna-Thost, nicht aber die Krankheit von Meleda subsumiert. Das
hängt natürlich auch damit zusammen, daß nach ihm alle zur Polykeratose gehörenden Typen regelmäßig oder unregelmäßig dominant vererbt
werden, eine Vereinfachung, die, wie noch zu zeigen sein wird, keineswegs
für alle hierher zu zählenden Formen gilt.

Gleich wie eng oder wie weit man den Begriff *Polykeratose* fassen
möge, so sind darunter pleiotrope Schädigungsmuster zu verstehen, *die
außer bestimmten Keratosen* (circumscripten Palmo-Plantar-Keratosen,
herdförmigen oder follikulären Keratosen) *Wachstumsstörungen der Anhangsgebilde der Haut (Haare, Nägel, Zähne, Schweißdrüsen) aufweisen.*
Touraine zählt hierher aber nur die überschießenden Wuchsformen, also
Kombinationen mit Hypertrichose, Hyperodontie, keratotischen Nagel-
wucherungen, Hyperhidrose, nicht aber Mangelfunktionen oder fehlende
Funktionen wie Hypo- und Atrichien, Hyphidrosis (bzw. Anhidrosis),
Nagelatrophie. Diese letzteren mit Hypoplasie der Anhangsgebilde einhergehenden Merkmale aber ausschließlich dem Formenkreis der ektodermalen Dysplasien zuzuweisen, ist nicht angängig: denn es finden sich
Typen, bei denen Hypotrichie, Hyp- oder Anhidrosis und Hypodontie
mit Palmo-Plantar-Keratosen oder anderen Keratosen vergesellschaftet
sind und der Forderung Touraines, als Polykeratosen dominant vererbt
zu werden, genügen. Ferner kommen bei dieser Gruppe mögliche Störungen des Hautpigments hinzu; indessen sind — nach unserer Fassung des
Begriffes Polykeratosen — nicht alle mit Pigmentierungen einhergehenden Dysplasien hier einzureihen.

Legen wir strenge Maßstäbe, also das Vorhandensein von Palmo-Plantar-Keratosen oder anderen, herdförmigen oder follikulären Keratosen an, so läßt sich das Kapitel der Polykeratosen auch soweit vereinfachen, daß es noch einigermaßen übersichtlich bleibt.

Wir zählen zur Gruppe der Polykeratosen folgende 5 Typen:

1. *Die Pachonychia congenita, Dyskeratosis congenita* und *Keratosis multiformis*, die als eine große, untereinander weitgehend identische Gruppe anzusehen ist, auch wenn einzelne Merkmale bei den verschiedenen Formen schwanken. Hier würden also, wenn man Autorennamen will, JADASSOHN und LEWANDOWSKY, LENGLET, SCHÄFER, ENGMAN und COLE und deren Mitarbeiter, SIEMENS, GRIMMER, KORTING, BAZEX, BUREAU u. Mitarb., KUMER und LOOS, RIEHL und manche andere zu nennen sein. In dieser Gruppe finden sich annähernd diffuse oder circumscripte Palmo-Plantar-Keratosen oder follikuläre Keratosen oder Leukokeratosen, Nageldystrophien mit subungualen Keratosen. Als mögliche assoziierte Symptome kommen Atrophie der Haut, Obliteration der Tränenpunkte, Veränderungen an inneren Organen mit Tendenz zur Carcinombildung und eine reticuläre Pigmentierung hinzu.

2. Bemerkenswert, wenn auch noch nicht an weiteren Beispielen bestätigt, ist ein *von* FRANCESCHETTI *1953 beschriebener Typ* mit der Kombination von diffusen, nicht circumscripten Palmo-Plantar-Keratosen, Hypodontie und Hypotrichose *mit wahrscheinlich intermediärem, geschlechtsgebundenem Erbgang.*

3. *Einen recessiv vererbten Typ* mit den Merkmalen: diffuse Palmo-Plantar-Keratosen, subunguale Keratosen und Dystrophie der Nägel und Hypotrichie haben FISCHER und SCHNYDER 1958 an einem 9jährigen Mädchen beschrieben. Bemerkenswert ist, daß bei den 9 Geschwistern dieser Kranken einzelne zur Polykeratose gehörende Symptome wie Palmo-Plantar-Keratosen, Hyper- (aber auch Hypo- und An-)Hidrosis der Handteller und Fußsohlen, Platonychie oder follikuläre Keratosen, aber nie als ganzes Syndrom, zu beobachten waren.

4. In einer eigenen Beobachtung, einer umfangreichen Sippe, waren bei den Befallenen folgende Merkmale vorhanden: diffuse, wenn auch nicht mehr sehr stark ausgeprägte Palmo-Plantar-Keratosen, Zahnschäden, eine bis zu totaler Alopecie führende Hypotrichie, Hyp- bzw. Anhidrosis, endokrine Störungen und herabgesetzte Intelligenz. Bemerkenswert ist das Vorkommen von follikulären Keratosen, die sogar die Ursache des zu völliger Alopecie führenden Haarausfalls darzustellen scheinen. *Der Erbgang war dominant. Befallen waren nur Frauen,* doch ist das Vorliegen eines geschlechtsgebundenen Erbgangs nicht erwiesen, weil in der Sippe die Frauen weit überwogen, was jedoch darauf hinweisen könnte, daß es sich um ein subletales Gen handelt.

In angedeuteter Weise bestanden hier auch (wie in der ersten Gruppe) Pigmentstörungen. Wahren sie hier das Bild einer mehr ephelidenartigen, auf die unbedeckten Körperstellen begrenzten Pigmentierung, so ist sie reticulär bei der

5. *Incontinentia pigmenti.* Hierher ist freilich nur der Typ Naegeli-Franceschetti-Jadassohn zu zählen, der folgende Merkmale zeigt: annähernd diffuse Palmo-Plantar-Keratosen, follikuläre Keratosen, Nageldystrophien, Zahnmißbildungen, Hyp- bzw. Anhidrosis. Der Erbgang ist nicht-geschlechtsgebunden *dominant.*

Nicht mehr in unser Gebiet, sondern in die Gruppe der nicht-keratotischen ektodermalen Dysplasien gehören u. a. der zweite Typ der Incontinentia pigmenti, der nach BLOCH und SULZBERGER benannt ist, eine spritzerartige Pigmentierung, Augenveränderungen (ohne Keratosen) aufweist, sowie die mit stärkerer Pigmentierung und verschiedenen ektodermalen Dysplasien einhergehenden, nach ROTHMUND, THOMSON und WERNER benannten Syndrome. Hierher gehören auch nicht die hidrotische und anhidrotische Hypotrichie (ohne Keratosen), ferner nicht die monotrope Hypotrichosis congenita hereditaria vom Typ Marie Unna.

Schließlich noch ein Wort zur *Differentialdiagnose:* Die Schwierigkeiten liegen hier nicht in den möglichen Phänokopien, sondern in der Abgrenzung der einzelnen Typen der Polykeratosen untereinander und gegen die ektodermale Dysplasie hin. Die Keratosen, die an die Anhangsgebilde der Haut geknüpften Störungen des Wachstums (in überschießendem oder vermindertem Sinn), die möglichen assoziierten Symptome lassen sehr bald erkennen, in welche große Gruppe eine solche Merkmalskombination gehört. Der — meist dominante — Erbgang ist indessen mitunter schwerer zu erkennen als bei den diffusen Palmo-Plantar-Keratosen; weil die Erscheinungen relativ spät auftreten können, und die übrigen Familienmitglieder keine oder nur einzelne Symptome des gesamten Schädigungsmusters aufweisen können. Um so mehr ist gerade hier die Forderung nach einer genauen erbbiologischen Untersuchung berechtigt.

*Therapie:* einer wirksamen, vor allem dauerhaften Behandlung sind, wie eingangs bereits erwähnt wurde, Grenzen gesetzt. Massive, flächenhafte erbliche Palmo-Plantar-Keratosen werden noch am besten symptomatisch, mit heißen erweichenden Bädern und keratolytischen und adstringierenden Mitteln, mitunter auch mit dem Bimsstein, behandelt. Die Strahlenbehandlung, wenn auch manche Autoren (z. B. KNIERER, GAHLEN) sie empfehlen, leistet nach unseren Erfahrungen bei den schweren Formen nicht sehr viel. Selbst bei der vorsichtigen Anwendung von Chaoulscher Nahbestrahlung (mit Dosen von 100—500 r in Abständen von 2—5 Tagen) können statt des therapeutischen Effekts Schäden eintreten. 2500 r ist die obere Grenze der Gesamtdosis. Neuerdings wenden wir — ohne daß der Erfolg schon abzusehen wäre — Dermopan Stufe IV mit einer Einzeldosis von 200 r, in Abständen von 2 Wochen, an.

Bei den dissipierten, vor allem den papulösen Palmo-Plantar-Keratosen wird häufig die Elektrocoagulation angewandt. Sie hat gute, jedoch nicht anhaltende Erfolge. Wichtig ist eine regelmäßige, vom Dermatologen gesteuerte Hautpflege sowie der mitunter involutive Charakter der Keratosen, wie bei dem Heidelberg Typ und bei der Form Papillon-Lefèvre. Wichtig sind ferner die Harmlosigkeit vor allem der dissipierten Formen und die relativ geringen Beschwerden der Kranken, die — bis auf die Krankheit von Meleda — meist auch arbeitsfähig sind.

Aus der Dermatologischen Klinik und Poliklinik der Universität München
(Direktor: Prof. Dr. A. Marchionini)

# Klinik und Behandlung der De- und Hyperpigmentierungen

Von

Renate Schuhmachers-Brendler

Die Hautfarbe der weißen Rasse wird durch 5 Pigmente gebildet. Im Vordergrund steht das Melanin, das sich in den tieferen Lagen der Epidermis findet. Die weiteren 4 Pigmente sind das Melanoid, ein Abbauprodukt des Melanins, das nur in geringen Mengen vorkommt, das Rhodoceratid das sich auf die roten Haare und auf solche mit verdeckter Rothaarigkeit beschränkt, das Carotin, das die Hornfarbe Unnas zu sein scheint und dessen Anteil von der Nahrung abhängt. Dieser Farbstoff liegt im Stratum corneum und im Fett des dermalen und subdermalen Bindegewebes. Er macht die typische orangerote Hautfarbe der kleinen Kinder, die mit gelben Rüben gefüttert werden. Die Carotinämie oder Xanthochromie sieht man auch nach Genuß von Orangen, Melonen oder Seegras auftreten. Der fünfte Farbstoff ist das reduzierte und oxydierte Hämoglobin. Die Zusammensetzung der einzelnen Farbstoffkomponenten kann sich bei einem Menschen ändern und somit kann die Hautfarbe einer recht erheblichen Änderung unterworfen sein. Die männliche Hautfarbe ist kräftiger als die weibliche. Ursache dafür ist, daß die hellere, zartere weibliche Haut mehr Carotin und weniger Melanin und Blutfarbstoff enthält als die männliche Haut.

Die sichtbaren Farbstörungen der menschlichen Haut sind fast immer melaninbedingt. Die chemische Konstitution des Melanins ist bis heute nicht bekannt. In groben Zügen kennt man die Entstehung: Tyrosin —

$$\text{Tyrosinase} \xrightarrow{\phantom{xx}} \frac{4 \text{ oxyphenylalanin}}{\text{DOPA}} \xrightarrow[\text{Dopase}]{\text{Tyrosinase}} \text{Melanin.}$$

Nach Masson sind die pigmentbildenden Zellen die Melanocyten. Sie geben das Pigment z. B. an die Epidermiszellen ab, da diese selbst nicht in der Lage sind, Pigment zu bilden. Bloch und zahlreiche andere Autoren waren jedoch der Meinung, daß Melanocyten und Basalzellen Melanin bilden können. Nach Blochs Ansicht sprechen 4 Punkte gegen die Bildung von Pigment in den „Bindegewebszellen" und den Abtransport in den Epidermiszellen:

1. Die Epidermiszellen haben nicht die Fähigkeit, Stoffe aus der Umgebung aufzunehmen.

2. Die histologischen Bilder vom Übertritt dermaler Melanophoren in die Epidermis sind Täuschungen.

3. Das Pigment tritt beim Embryo in der Epidermis im 5.—7. Monat auf, wenn im Mesoderm (Corium) noch kein Farbstoff vorhanden ist.

4. Die *Dopase* lät sich in der ganzen Epidermis, aber nicht im Corium nachweisen.

Gegen die Blochschen Punkte sprechen die Umstände, daß die Dopareaktion in den Epidermiszellen negativ, jedoch in den Melanocyten positiv ist, auch dann, wenn sie in der Cutis liegen. Zu BLOCHs Zeiten war es noch nicht bekannt, daß die Melanocyten aus der Ganglienleiste, also aus dem Ektoderm kommen. Es bleibt die Tatsache bestehen, die nicht widerlegt werden kann, daß die Epidermiszellen keine phagocytierenden Eigenschaften haben. — Man nimmt an, daß die Bildung von Melanin nur in gewissen Zellen des Stratum basale, in den Melanocyten stattfindet. Anscheinend sind nur in diesen Zellen die entsprechenden Enzyme vorhanden. Die Melaninbildung wird durch Licht stimuliert und intensiviert, doch kann sie auch durch unspezifische Irritationen in Abwesenheit von Licht angeregt werden. Bei Hyperpigmentationen handelt es sich, wie schon gesagt, meist um eine übermäßige Ansammlung von Melanin, seltener um Hämosiderin oder andere Pigmente oder Pigmentkombinationen in verschiedenen Teilen der Haut. Die primäre Lokalisation des Pigments in Epidermis, Dermis — hier wiederum frei oder in Histiocyten — sowie die Art des Pigments geben in einer Reihe von Fällen Aufschluß für die histologische Diagnose. Die häufigsten melaninbedingten Hyperpigmentierungen sind: Sommersprossen, das Chloasma, reaktive Hyperpigmentierungen nach Traumen wie Schürfwunden, Verbrennungen, Verätzungen, Berlock-Dermatitis und Vaselinoderm, die juvenilen und senilen Lentigines, die Melanose von Hutchinson-Dubreuilh und der Naevus spilus.

Die *Sommersprossen* beruhen auf einer Pigmentansammlung im Stratum basale bei sonst unveränderter Epidermis. Bei vergleichenden Untersuchungen von normalen und ephelidentragenden Hautpartien fand sich erstaunlicherweise in der normalen Haut eine größere Zahl allerdings kleinerer, mäßig dopaaktiver Melanocyten als im Bereich der Epheliden, die wenige, aber fermentaktivere, größere Melanocyten aufwies. Die geringere Zahl scheint eine absolute zu sein und nicht vorgetäuscht durch evtl. vorhandene dopanegative Melanocyten, wie man sie in Vitiligoherden nachweisen konnte. Bei Untersuchungen auf die Tyrosinasaktivität fand man, daß die weniger zahlreichen, aber größeren und stärker verzweigten Melanocyten der Sommersprossen schneller und intensiver reagieren als die kleinen Melanocyten der umgebenden normalen Haut.

Dauerhafte Behandlungsmethoden sind das Ätzen und Schleifen. Nachteil der Ätzbehandlung ist, daß sie schmerzhaft ist; ihr Vorteil ist, daß keine Wunde entsteht und der Effekt bereits in knapp einer Woche zu sehen ist. Die Schleifbehandlung ist nicht so schmerzhaft, aber sie schafft eine Schürfwunde, deren Heilung etwa 4—5 Tage dauert. Die behandelten Hautpartien sind oftmals noch wochenlang gerötet.

Das *Chloasma* ist eine erworbene, vorübergehende Pigmentstörung im Gesichtsbereich, die verschiedene Ursachen haben kann. Das Auftreten eines Chloasmas in der Schwangerschaft deutet auf hormonelle Zusammenhänge und man nimmt eine Überfunktion der Nebenniere an, weil sie in dieser Zeit bekanntlich vergrößert ist. Weitere Zusammenhänge scheinen bei chronischen Erkrankungen der Nebenniere, der Schilddrüse, der Leber und bei krankhaften Prozessen an den Genitalorganen vorzuliegen.

Eine Reihe von äußeren Noxen können zu chloasmaartigen Veränderungen führen. Man kennt die braun verfärbten Hautstellen an chronischen Reib- und Druckpunkten, z. B. durch den Kragenknopf oder den Rockbund. Nach Verbrennungen und heißen Umschlägen zeigt sich das sog. Chloasma caloricum. Diese durch die Wärmeeinwirkung hervorgerufene Pigmentierung führt zu einer Braunfärbung in Form eines feinmaschigen Netzes (Cutis marmorata pigmentosa). Histologisch stellt sich das Chloasma in einer Melanose der Basalzellschicht und einigen darüberliegenden Epidermiszell-Lagen dar. Daneben können Chromatophoren in der oberen Dermis, im Corium liegen.

Die Therapie ist entsprechend den Ursachen mannigfaltig und oft genug auch recht undankbar. In der Regel heilt das Chloasma spontan ab, wenn man lange genug wartet. Die Zeit ist hier ausnahmsweise ein guter Kosmetiker. Viele Patienten haben jedoch nicht die Geduld und wollen behandelt werden. Man wird sich bemühen, mögliche schädliche Noxen auszuschalten, aber das Chloasma klingt dadurch nur in seltenen Fällen ab. Aktive Behandlungsmaßnahmen sind das Schälen, Ätzen und Schleifen. Sinn dieser Maßnahmen ist, die pigmentführende Epidermisschicht abzuschälen, abzuätzen oder abzuschleifen in der Erwartung, daß die nachwachsende Epidermis einen normalen Pigmentgehalt hat. Diese Erwartung erfüllt sich zuerst auch, die regenerierte Epidermis hat— abgesehen von einem rosarötlichen Farbton einer jungen Haut — einen normalen Farb- bzw. Melaningehalt. Wenige Wochen später jedoch kommt es in der Mehrzahl der Fälle zu einer meist noch stärkeren Pigmentierung. Diese durch die Behandlung hervorgerufene zusätzliche reaktive Pigmentierung bildet sich im Laufe von Wochen bis Monaten wieder zurück und es bleibt der alte Ausgangsbefund. Nur selten bleibt das Chloasma verschwunden. Man muß deshalb die Patienten vor Beginn der Behandlung auf die Rezidivwahrscheinlichkeit aufmerksam machen und kleinflächige Probebehandlungen vorausgehen lassen.

Zu den erprobten Schäl- und Ätzmitteln sind keine neuen hinzugekommen. Für eine milde Schälbehandlung werden verdünnte Säuren (HCl, Essigsäure, Citronensäure, Salicylsäure u. ä.) verwandt. Citronensäure wirkt nicht sehr überzeugend; sie soll aber in der Lage sein, das fixierte Pigment anzugreifen. Von den Ätzmitteln stehen Sublimat, Phenol, Trichloressigsäure u. a. im Gebrauch. Nach der Schäl- oder Ätzkur werden Bleichmittel verwendet oder man kombiniert Schäl- und Bleichwirkung in einer Rezeptur. Insgesamt betrachtet, hat sich die Bleichbehandlung noch am besten bewährt. Welchen Bleichstoffen und in welcher Konzentration man den Vorzug gibt, ist verschieden und muß oftmals individuell verändert werden. In Bleichpräparaten — meist werden Salben benützt — ist fast immer ein Quecksilbersalz enthalten. Die bleichende Wirkung von Quecksilber wurde verschieden gedeutet. Die populärste Ansicht ist, daß eine Schälung der oberen Epidermislagen zustande kommt (Sublimat), in dem im Gewebe Hg-Eiweißverbindungen unter Freisetzung von HCl entstehen. Letztere führt zu einer Abstoßung der oberen Epithellagen. Aber nicht alle Hg-Verbindungen haben einen ähnlichen Schäleffekt, da nicht alle HCl freisetzen. Beim weißen Präcipitat z. B. nimmt man an, daß das DOPA-Enzym gehemmt wird, das für die Pigmentbildung benötigt wird. Wie Hg auf das Enzym einwirkt, weiß man nicht; die verständlichsten Theorien sind, daß sich das Hg mit dem Eiweißgerüst des Enzyms verbindet oder daß das Hg das Cu des Enzyms verdrängt.

Wie bekannt, sind alle Hg-Verbindungen in gewissem Grade giftig. Bei den wasserunlöslichen Verbindungen ist die Intoxikationsgefahr äußerst gering, wenn sie nicht einmassiert werden oder auf nicht intakte Haut kommen. Die bekanntesten Stoffe aus der Hg-Gruppe sind das Mercurichloramid (Hg-Chloridoamid = Hydr. ammoniatum = weißes Präc. = $Hg\,NH_2Cl$). Mercurichlorid ($HgCl_2$) kennen wir als Sublimat und Mercurochlorid als Kalomel. Ferner noch das rote Hg-Oxyd. Mit Ausnahme von Sublimat sind die Verbindungen wasserunlöslich. Die Konzentrationen liegen für das weiße Präc. bei bis zu 40 v. H., für Sublimat bei bis zu 2 v. H. Früher dachte man, die Bleichwirkung stehe in einer gewissen Relation zur Konzentration. Ausgedehnte Untersuchungen von amerikanischer Seite haben gezeigt, daß kleine Mengen wie 1,5% Präc. und entsprechende Mengen des roten Hg-Oxyds gute Resultate bringen können, wenn man sie lange genug benützt. In einer Reihe von Ländern, darunter Deutschland und die Vereinigten Staaten, dürften in handelsüblichen Fertigpräparaten zu Bleichzwecken Hg-Zusätze bis zu 0,2 Subl. bzw. 5,0% Präc. vorhanden sein. Ein allerdings rezeptpflichtiges Fertigpräparat mit dem Namen *Nivalban* enthält 25% Präcipitat und außerdem noch Bism. subnitr. Letzteres ist oft in Hg-haltigen Bleichmitteln enthalten. Über die wirkliche Bedeutung dieses Stoffes ist man sich noch nicht klar. Manche Chemiker behaupten, daß diese Wismutverbindung Hg-bedingte Irritationen auf der Haut verhindern könne. Andere sind der Ansicht, es verstärke die bleichende Wirkung der Hg-Salze und wieder andere nehmen an, es wirke schälend oder diene bloß als Weißpigment bzw. Trübungsmittel in Bleichpräparaten. Bism. subnitr. wirkt schwach ätzend, und die übliche Konzentration für Bleichzwecke liegt zwischen 10 und 30 v. H. Bism. oxychlorat. dient ebenfalls als Bleichstoff in ähnlicher Konzentration. — Weitere geläufige Bleichstoffe sind die Perverbindungen, deren Wirkung aber oft überschätzt wird. Der meist verwendete Vertreter dieser Gruppe ist das Perhydrol (6—15 v. H.). Der Kontakt von Perstoffen mit der Haut oder Gewebsteilen wirkt sauerstoffabspaltend. Auch tierische Fette und Glycerin können eine Abspaltung bewirken, so daß man sie für die Herstellung von Salben mit Peroxyden meiden soll, ebenso wasserhaltige Salbenkörper wie Ungt. leniens. Es tritt hier prompte Zersetzung ein. Man soll nur Mineralfette, evtl. noch Lanolin verwenden.

Ein Bleichmittel jüngeren Datums ist der Monobenzyläther des Hydrochinons (HMBÄ). OLIVER, SCHWARZT und WARREN beobachteten 1939 die depigmentierende Wirkung des HMBÄ, der als Antioxydans in der Gummifabrikation verwandt wurde. Nach GIBBS verhindert diese Substanz nicht nur die Bildung von neuem Pigment, sondern es hat die seltene Eigenschaft, das relativ fixierte extracelluläre Pigment zu bleichen. Nach Meinung vieler scheint es eine bessere Bleichwirkung zu haben als alle früheren Stoffe. Erprobt wurde der Stoff in Form einer

20%igen Salbe bei Sommersprossen und anderen Pigmentstörungen. Am wirkungsvollsten erwies sich die Behandlung bei Epheliden, Berlock-Dermatitis, Addison, günstig bei Chloasma, wirkungslos bei Cafe au lait-Flecken und Naevi pigmentosi. Die üblichen Konzentrationen liegen zwischen 1 und 33%. HMBÄ wirkt nicht toxisch, jedoch scheint er einen hohen Sensibilisierungsindex zu haben. Die Reinheit des Stoffes spielt dabei eine gewisse Rolle für Häufigkeit und Heftigkeit der Überempfindlichkeitsreaktionen. Schlecht gereinigter HMBÄ sollte nicht zur Verwendung kommen. Wegen der Gefahr der Überempfindlichkeit und der Ausbildung von Leukoderm forderte die Toilet Goods Association 1954 großzügige Untersuchungen, um die Harmlosigkeit des Stoffes aufzuzeigen, ehe HMBÄ in Bleichpräparaten in den freien Handel kommen darf. 1957 war nach Ozier in den Staaten noch kein Präparat im freien Verkauf, das HMBÄ enthielt. Nach unseren Erfahrungen leistet HMBÄ auch in Form von Depigman als Fertigpräparat in einer Reihe von Fällen gute Dienste, jedoch ergibt sich auch hiermit eine nicht unerhebliche Versagerquote, so daß man immer wieder auf die alten Bleichmittel zurückgreifen muß.

Die juvenilen Lentigines finden sich bei den Menschen unserer Breitengrade recht häufig. Prädilektionsstellen sind Stamm und obere Extremitäten. Sie treten sowohl im ersten, vor allem aber im zweiten Jahrzehnt und nicht selten schubweise auf. Die juvenilen Lentigines sind keine Naevi im üblichen Sinn. Im histologischen Bild finden sich verlängerte und auch ausgestülpte Reteleisten mit einem verstärkten Pigmentsaum im Stratum basale. Melanophoren finden sich außerdem noch im oberen Corium, die mit grobem Pigment beladen sind. Gans weist als besonders bemerkenswert auf protoplasmaarme, pigmentfreie Zellen hin, die einmal perivasculär liegen und in anderen Fällen das Bindegewebe diffus durchsetzen. Sie unterscheiden sich morphologisch von den Naevuszellen. Die klinische Unterscheidung zwischen juvenilen Lentigines und planen Pigmentnaevi kann recht schwer und manches Mal gar nicht möglich sein. Differentialdiagnostische Schwierigkeiten bereiten die flachen Pigmentnaevi vom Junctionstyp. Zur Entfernung der juvenilen Lentigines wurde punktförmiges Ätzen mit erprobten Ätzmitteln, elektro-kaustisches Verkochen und Ausschneidung empfohlen. Alle diese Eingriffe bringen — von einigen Ausnahmefällen mit besonders guter Narbenbildung abgesehen — kein befriedigendes Ergebnis im Verhältnis zum Ausgansbefund. Lerner und Fitzpatrick geben an, daß Lentigines durch wiederholte Anwendung von 20%igem HMBÄ gebessert werden können. Die senilen Lentigines unterscheiden sich von den juvenilen Lentigines im zeitlichen Auftreten, in der Lokalisation, Form und Farbe. Wir finden diese lichtbedingten Altersflecken vor allem im Stirnschläfenbereich, an den seitlichen Wangenpartien, im Halsausschnitt und an Hand- und Unterarmrücken. Ihre Größe schwankt zwischen Stecknadelkopf- und Kinderhandtellergröße. Die Farbe ist ein mildes Braun mit einem grauen Unterton. Sie sind für eine Reihe von Behandlungsmaßnahmen ein dankbares Objekt, gleich ob man sie mit der elektrischen Nadel oberflächlich verschorft, mit Ätzmitteln die Epidermis zerstört oder mit dem Schleifgerät bis zum Stratum subepidermale abraspelt. Das Ergebnis ist praktisch immer gut. Nach Berichten der letzten Jahre scheint sich die Melanosis präblastomatosa bzw. präcancerosa oder Lentigo maligna gut für die Schleifbehandlung zu eignen. Sie unterscheidet sich im Anfangsstadium in nichts von der Lentigo senilis, wie MIESCHER festgestellt hat.

Den senilen Lentigines verwandt sind jene fleckförmigen oder sprossenartigen Hyperpigmentierungen, wie sie nach einem intensiven Sonnenbrand auftreten können. Sie sind offenbar Ausdruck eines UV-Strahlentraumas. Spontane Abblassung tritt nur selten ein. Die therapeutischen Möglichkeiten sind die gleichen wie bei den senilen Lentigines.

Die Berlock-Dermatitis entsteht nach Auftragen von spirituösen Parfüms, welche ätherische Öle mit photosensibilisierendem Charakter enthalten, und Lichteinwirkung. Nach einem vorübergehenden Erythem kommt es zur umschriebenen Braunfärbung. Zuerst hielt man nur Bergamottöl für das Phänomen verantwortlich. Später stellte man fest, daß auch andere ätherische Öle wie Lavendel, Citrone, Rosmarin, Orange dazu imstande sind. Alle diese Öle werden bei der Herstellung von Eau de Cologne nach dem Originalrezept von J. M. FARINA benutzt.

Das Vaselinoderm kann bei besonderer Disposition nach Gebrauch von Salben mit einer schlechten Salbengrundlage auftreten. Man kann die schlechte Beschaffenheit durch den Geruch von Petroleum gelegentlich schon feststellen. Im klinischen Bild stehen Keratosen und Pigmentierung im Vordergrund.

Der Naevus spilus ist ein glattes und einfaches Pigmentmal. Histologisch zeigt er eine Pigmentvermehrung der epidermalen Basalschicht wie die Epheliden. Daneben können aber auch die Reteleisten verlängert und im oberen Corium intracelluläres Pigment eingelagert sein, so daß sich hierbei eine histologische Verwandtschaft mit den Lentigines ergibt. Es besteht also somit eine gewisse gewebliche Ähnlichkeit von Epheliden, senilen Lentigines, juvenilen Lentigines und dem Naevus spilus. Im therapeutischen Verhalten ähneln sich die Epheliden und die senilen Lentigines einerseits und die juvenilen Lentigines und der Naevus spilus andererseits. Da sich die pathologischen Veränderungen meistens auf die Epidermis beschränken, wird angenommen, daß eine völlige Zerstörung der Epithelschicht für eine Entfernung genügt. Eine gänzliche Entfernung der Epithelschicht bereitet aber insofern Schwierigkeiten, als die Follikelöffnungen von Epidermis ausgekleidet sind und bis tief in die Cutis reichen können. Eine vollständige Abtragung der Haut bis zum Follikelgrund bedeutet, daß man stellenweise bis an die Subcutisgrenze kommen kann. Derart tief reichende Prozesse heilen nicht unauffällig ab, was aber Voraussetzung für die Entfernung eines Naevus spilus ist. Die häufig vertretene Meinung, der Naevus spilus sei ein gutes Indikationsgebiet für die Schleifbehandlung, trifft nach unseren Erfahrungen nur selten zu. Abgeschliffene Naevi spili sind unmittelbar nach der Schleifung verschwunden, kommen aber bald wieder, meist schon wenige Tage bis Wochen nach Abschluß der Heilung. In einigen Fällen trat das Rezidiv perifollikulär auf. Die zunächst follikulär gebunden erscheinenden Hyperpigmentierungen dehnten sich weiter aus, flossen zusammen und schließlich hatte der Naevus seine alte Größe erreicht. Ob hierbei die Eigenständigkeit des Melanocytensystems des Follikelapparates von Bedeutung ist, muß erst geklärt werden. Bei über 80 geschliffenen Naevi spili trat lediglich in 3 Fällen eine Abblassung ein und diese erst nach mehrmaligem Schleifen.

Die *Vitiligo* wird von GRACIANSKY als eine erworbene, sehr gewöhnliche Dyschromie bezeichnet. Die betroffenen Hautpartien sind völlig normal bis auf den Pigmentverlust im weißen Feld und die Pigmentvermehrung am Übergang zur normalfarbenen Haut. Der hyperchromatische Randsaum wird vielfach als diagnostisches Hilfsmittel zur Abgrenzung gegen andere Leukodermien angeführt. Dennoch gelingt es nicht immer, diese hyperpigmentierte Randzone zu finden. Unter anderem wies HALTER auch darauf hin, daß die bisherigen differentialdiagnostischen Kriterien nicht geeignet sind, die Diagnose in jedem Einzelfall zu klären. Wenn der hyperchromatische Randsaum fehlt, sollte man an einen Naevus depigmentosus denken. Es gibt aber auch leukodermische Veränderungen mit einem braunen Randsaum, die keine Vitiligo sind. Bei langdauerndem Kontakt mit Gummi, der mit antioxydierenden Mitteln auf der Basis von HMBÄ oder mit Phenylbetanaphthylamin behandelt worden ist, kann es dazu kommen.

In den behaarten Abschnitten sind die Haare meist entfärbt, sie können aber auch ihre Farbe beibehalten. Hier kommt die Unabhängigkeit des Melanocytensystems des Follikelapparates von dem der Epidermis zum Ausdruck. PLEGUM hat ausgehend von den Arbeiten von MEDAWAR und BILLINGHAM in Fällen mit noch pigmentierten Haaren, die Epidermis sorgfältig entfernt und so eine Epithelisierung aus den erhalten gebliebenen Follikeln erzeugt. Dabei kam es teilweise zur Heilung mit pigmentierter Haut. Über die Dauer der Heilung wurde nichts gesagt. Die Vorversuche gelangen am besten mit der Kromayer-Lampe. Bei der Entstehung und Lokalisation der Vitiligo sollen Traumen mitwirken können. Als traumatischer Faktor gilt auch das Licht, da Vitiligo häufig nach Sonnenbestrahlung beobachtet wird. Dabei ergibt sich die Frage, ob die Vitiligo nicht schon vorher vorlag, aber erst nach der UV-Bestrahlung durch die Kontrastwirkung zur gebräunten Haut auffällig in Erscheinung trat.

Die Pathogenese der Vitiligo ist nach wie vor unbekannt. Bei Transplantationen von Vitiligohaut in normalfarbene Hautbezirke nahm diese einen normalen Farbton an und umgekehrt, bei Verpflanzung von pigmentierter Haut in Vitiligoherde blaßte das Transplantat ab. Die Erklärung suchte man in nervalen Faktoren.

Im histologischen Bild finden wir Abwegigkeiten in der Zahl, im Aussehen und der Funktion der Melanocyten im de- und hyperpigmentierten Raum. Untersuchungen der Vitiligohaut und des Serums von Vitiligoträgern ergaben gewisse Abweichungen, wie Verminderung der Diaminooxydase, Vermehrung des Aneurins, des indirekten Faktors der Diaminooxydase, Vermehrung der SH2-Verbindungen, Verminderung des Fe im Serum und in der Haut ohne Änderung des prozentualen Cu-Anteils.

*Zur Therapie:* Die photosensibilisierende Wirkung der Furocumarine wurde bei der Behandlung mit Ammi majus therapeutisch angewandt.

Wegen der Umständlichkeit des Verfahrens und des häufigen Auftretens einer überstarken Photosensibilisierung ist die Ammi majus-Therapie wieder in den Hintergrund getreten, obwohl in einer Reihe von Fällen ein Erfolg verzeichnet wurde. Ende vorigen Jahres berichteten zahlreiche Zeitschriften über eine hormonale Haut-Therapie der Weißfleckenkrankheit. Der Inhalt besagte, daß der Dermatologe Aaron B. Lerner auf dem I. Therapeutischen Kongreß für Endokrinologie in Kopenhagen ein Mittel angegeben habe, das die Vitiligo heile. Der Patient bekommt ein Hormon, das aus der Hirnanhangsdrüse stammt, und zwar aus demjenigen Teil, der die Hautpigmentation lenkt. Nach 3tägiger Verabfolgung beginnen die hellen Stellen zu dunkeln, nach 10 Tagen ist die normale Hautfarbe erreicht. Coffein sowie auch ein Nebennierenrindenpräparat verstärken die Wirkung. Bei dem Hormon handelt es sich um das Melanocyten stimulierende Hormon des Hypophysen-Mittellappens (Intermedin), das bei Menschen und Tieren zu einer Stimulierung der Melanocyten und zu einer verstärkten Pigmentbildung in der Haut führen soll. Das Melanocyten stimulierende Hormon wird im Hypophysen-Mittellappen gebildet; es kommt aber auch im Vorder- und Hinterlappen vor. Im Normalfall zeigen Frauen und Männer gleiche Werte. Während der Schwangerschaft steigt der Gehalt an Melanocyten stimulierenden Hormonen kontinuierlich an und fällt post partum innerhalb weniger Tage auf den normalen Wert zurück. In Fällen von Addisonscher Krankheit ist der Blut- und Harnspiegel stark erhöht, kann aber durch Gaben von Cortison zurückgedrängt werden. Auch hier muß eine Melanocyten stimulierende Hormon-Aktivität von ACTH berücksichtigt werden. Nach größeren Hormongaben wurde eine Zunahme der Pigmentation innerhalb weniger Stunden beobachtet. Die Sekretion von Melanocyten stimulierenden Hormonen dürfte unter dem Einfluß von Cortison verhindert werden; eine ähnliche Wirkung scheinen Adrenalin und Noradrenalin zu besitzen. Einen therapeutischen Effekt hat das Melanocyten stimulierende Hormon bei Vitiligo nicht, weil sich lediglich die normal pigmentierten Hautbezirke dunkler färben. Die Vitiligoherde bleiben depigmentiert.

Eine symptomatische Hilfe bei Vitiligo bedeutet die Verwendung von Dihydroxyaceton. Es ist dies ein 3-Carbonzucker von der Formel $CH_2-CO-CH_2$. Es scheint ein Zwischenprodukt im Stoffwechsel der Kohlenhydrate der höheren Pflanzen und Tiere zu sein. Dieser Stoff schafft eine vorübergehende Bräunung. Untersuchungen zeigten, daß sich die Farbe in den oberflächlichen Epidermislagen, im Keratin entwickelt. Man weiß nicht, wie der Mechanismus der Farbbildung ist, jedoch kommen als Reaktionspartner in erster Linie die Guanidingruppen des Arginins und das Glycin in Betracht. Als Trägersubstanzen kann man Wasser, Emulsionen, Vanishing Creme oder ähnliches mit gleich gutem Erfolg nehmen. Die wäßrige Lösung ist farblos; nach einigen Stunden wird die Haut hellbraun und nach 6 Std hat sich eine sonnenbräuneähnliche Farbe im Stratum corneum gebildet. Man muß beim Auftragen darauf achten, die Partien gleichmäßig zu bestreichen, damit die Farbe gleichmäßig wird. Diese Farbe bleibt beim Waschen erhalten. Die Farbtiefe steigt mit der Konzentration von 5—30 v. H. Nach 30% ist das

Ansteigen nicht mehr so bemerkenswert. Daneben wird die Farbtiefe noch von der Häufigkeit der Anwendung mitbestimmt und vom Ort der Anwendung. Man kann z. B. eine 5%ige Lösung mehrmals täglich anwenden, es wird dabei niemals eine so starke Bräunung zustande kommen wie nach einmaliger Anwendung einer 30%igen Lösung. An Stellen mit einem dicken und kompakten Stratum corneum wird die Farbtiefe intensiver ausfallen, wie z. B. an Handtellern und Fußsohlen. Das Gesicht nimmt weniger an als die Extremitäten. Narben und Schleimhäute werden nicht, Follikel und hyperkeratotische Bezirke werden stärker gefärbt. Bei laufender Anwendung muß man damit rechnen, daß durch die vermehrte Anfärbung des Follikelkeratins der Eindruck von zahlreichen Mitessern entsteht. Es empfiehlt sich deshalb, zwischendurch behandlungsfreie Tage einzuschalten. Die Färbung ist für großfleckige Vitiligoherde mit möglichst glatt verlaufenden Rändern geeignet, nicht jedoch für die kleinfleckige Vitiligo.

Sensibilisierungen wurden bisher nicht beobachtet und auch toxische Erscheinungen traten nicht auf. Das ebenfalls hautbräunende Methylglyoxal kann zu Irritationen führen und wird deshalb nicht weiter angewandt. Die neuen hautbräunenden Mittel der kosmetischen Industrie wie Tamloo oder in Amerika Mentan, beruhen auf diesem Wirkungsprinzip.

---

Aus der Hautklinik der Freien Universität Berlin im Rudolf Virchow-Krankenhaus
(Direktor: Prof. Dr. H. W. SPIER)

# Die Chloroquin-Behandlung der Hautkrankheiten

Von

WERNER THIES

Seit der Wiederentdeckung der Wirksamkeit von Antimalariamitteln beim *Erythematodes* durch PAGE (1951), wobei dieser Autor über günstige Erfahrungen mit *Atebrin* berichtete, während die vorausgegangenen ähnlich ermutigenden therapeutischen Mitteilungen von PROKOPTSCHOUK (1940) sowie OTTOLENGHI-LODIGIANI (1948) zunächst ohne Widerhall geblieben waren, sind kurze Zeit darauf zahlreiche Mitteilungen aus den verschiedensten Ländern erschienen, die die Wirksamkeit des Atebrin beim Erythematodes bestätigten. Jedoch in Anbetracht der bei längerer Medikation zu beobachtenden unerwünschten Nebenwirkungen, wie Gelbfärbung der Haut, Schädigungen des blutbildenden Systems, Magen-Darmstörungen sowie des intensiv bitteren Geschmacks der Tabletten, lag es nahe, ähnlich wirkende Antimalariamittel heranzuziehen, denen diese Nachteile nicht oder in geringerem Maße eigen sind.

So bot sich dabei das 1934 von ANDERSAG synthetisierte hochwirksame, farblose Antimalariamittel *Resochin* an. Es handelt sich um einen halogensubstituierten Chinolinring mit einer Diäthylamin-Methylbutylamingruppe in der Seitenkette. Das

*Sontochin* oder *Nivaquin* unterscheidet sich vom Resochin lediglich dadurch, daß eine Methylgruppe in 3-Stellung des Chinolinringes eingeführt worden ist, während das *Hydroxychloroquin* (Quensyl oder Plaquenil) eine OH-Gruppe in der Seitenkette enthält.

$$NH-CH(CH_3)-CH_2-CH_2-CH_2-N(C_2H_5)_2 \cdot 2\,H_3PO_4$$

Resochin = 7-Chlor-4-(4'diäthylamino-1'-methyl-butylamino)-chinolin.

$$NH-CH(CH_3)-CH_2-CH_2-CH_2-N\big\langle{}^{C_2H_5}_{CH_2CH_2OH} \cdot H_2SO_4$$

Quensyl oder Plaquenil

7-Chlor-4-[4-(N-Äthyl-N-$\beta$-hydroxyäthylamino)-methyl-butylamino]-chinolin

Seit der ersten Mitteilung von GOLDMAN, COLE und PRESTON (1953) über die erfolgreiche Behandlung von 21 Erythematodes-Kranken mit *Chloroquin*, darunter 3 subakuten Formen, von denen nach 7—11wöchiger Behandlungsdauer 14 wesentlich, 2 mäßig gebessert werden konnten, während 5 Kranke unbeeinflußt blieben, sind in den folgenden Jahren zahlreiche Mitteilungen mit ähnlich lautenden Ergebnissen erschienen (GRUPPER u. Mitarb. 1954, PRAKKEN und MOLYHUSEN VAN DER WALLE 1954, BERTLICH 1954, VILANOVA 1954, PILLSBURY und JACOBSON 1954, FINN 1954, WALTHER 1955 u. a.). Dabei schwanken die Angaben über die Erfolgsziffern um etwa 30% mit guter Wirkung, 30—40% mit einer mäßigen Besserung, während rund 20—30% kaum oder gar nicht ansprechen.

In Anlehnung an die günstigen Erfahrungen von OTTOLENGHI-LODIGIANI mit *lokalen* Atebrininfiltrationen beim chronischen Erythematodes haben wir 1955 über ähnliche Versuche mit Resochin berichtet. Diese lokale Applikation ist vor allem für die frischen, vorwiegend erythematösen kongestiven Formen des Erythematodes geeignet, ferner zur Unterstützung der innerlichen Behandlung bei älteren Herden und jenen Kranken, bei denen wegen Unverträglichkeitserscheinungen die orale Darreichung des Medikaments eingestellt werden mußte.

Von einer örtlichen Behandlung mit Resochin-Salbe (10%) in einer W/Ö- bzw. Ö/W-Emulsion allein haben wir ebensowenig wie WISKEMANN und KOCH (1958) einen therapeutischen Einfluß beobachten können.

Unsere eigenen klinischen Erfahrungen der letzten Jahre in der Behandlung des *cutanen Erythematodes* an der Hautklinik der Freien Universität[1] beziehen sich auf insgesamt 70 Kranke, von denen 56 mit

---

[1] An dieser Stelle danke ich Frau Dr. PRITZSCHE für die Mitarbeit bei der Zusammenstellung.

Resochin behandelt wurden, während 14 Kranke Quensyl erhielten. Im einzelnen waren es 50 Frauen und 20 Männer. Als Einzelkur wurden durchschnittlich 25—30 g Resochin verabreicht, die Minimalgesamtdosis lag bei 7,5 g, die Maximaldosis bei 120 g. Die initiale Tagesdosis betrug in der Regel 0,5 g, in einigen Fällen 0,75 g, die Erhaltungsdosis meist 0,25 g, seltener 0,125 g. Bei Quensyl gaben wir als Anfangsdosis 0,8 bis 1,2 g und als Erhaltungsdosis 0,2—0,4 g/die.

Die Behandlungsergebnisse sind in den Tab. 1 und 2 zusammengefaßt.

Tabelle 1. *Behandlungsergebnisse mit Resochin unter Berücksichtigung der Krankheitsdauer*

| Krankheits-dauer | Patienten-zahl | Behandlungsergebnis mit Resochin: | | | |
|---|---|---|---|---|---|
| | | wesentlich gegebessert (>75%) bzw. erscheinungs-frei | mäßig gegebessert 30—70% | kaum beeinflußt (<30%) | nicht verwertbar |
| Bis 1 Jahr . . . | 16 | 9 | 2 | — | 5 |
| 1—5 Jahre . . . | 16 | 9 | 4 | 1 | 2 |
| 5—10 Jahre . . . | 8 | 4 | 2 | 2 | — |
| Über 10 Jahre . . | 13 | 7 | 3 | 3 | — |
| Nicht bekannt . . | 3 | — | 1 | 2 | — |

Tabelle 2. *Behandlungsresultate bei mehrfachen Resochinkuren*

| Zahl der Kuren | Patienten-zahl | wesentlich gebessert (etwa 75%) | mäßig gebessert (30—70%) | unbefriedigend (<30%) |
|---|---|---|---|---|
| 1. Kur . . . | 56 | 30 | 12 | 7 (nicht verwertbar: 7) |
| 2. Kur . . . | 27 | 18 | 3 | 6 |
| 3. Kur . . . | 18 | 15 | 2 | 1 |
| 4. Kur . . . | 11 | 9 | 2 | — |
| 5. Kur . . . | 9 | 7 | 2 | — |
| 6. Kur . . . | 7 | 4 | 2 | 1 |
| 7. Kur . . . | 1 | — | 1 | — |
| 8. Kur . . . | 1 | — | 1 | — |

Diese Zusammenstellung zeigt, daß zunächst die Hälfte aller Kranken auf Resochin günstig reagiert hat. Auch von den 14 mit Quensyl behandelten Erythematodes-Fällen sprachen 8 gut an, während 4 mäßig gebessert wurden. Bemerkenswert ist die gute Wirksamkeit von Chloroquin in jenen Fällen, die wegen wiederholter Rezidive auch noch in der 4. oder 5. Wiederholungskur eine deutliche Besserung ihrer Hauterscheinungen erkennen ließen. Dies steht in einem gewissen Gegensatz zu den Erfahrungen der Hamburger Hautklinik (KIMMIG 1960). Es besteht andererseits kein Zweifel, daß die Chinolinderivate nur in den seltensten Fällen zu einer endgültigen Ausheilung des Erythematodes führen, was wohl auf ihre rein symptomatische Wirkungsweise zurückzuführen ist. Ob durch eine Dauermedikation mit kleinen Erhaltungsdosen analog etwa einer *morbostatischen* Steroiddosis beim *visceralen Erythematodes* oder beim *Pemphigus vulgaris* die Rezidivquote vermindert werden kann, erscheint recht fraglich, zumal wir wiederholt beobachteten, daß kleine Dosen von Chloroquin bzw. Hydroxychloroquin das Auftreten neuer Erythematodes-Effloreszenzen nicht verhindern können.

Bezüglich der Frage, ob die Antimalariamittel auch für die akuteren Formen, insbesondere den *visceralen Erythematodes* mit positivem L.E.-Zellphänomen, geeignet sind, werden im Schrifttum recht unterschiedliche Auffassungen vertreten. Im Gegensatz zu einzelnen optimistischen Stimmen (GOLDMAN, COLE und PRESTON, GRUPPER u. Mitarb. 1954, BINI 1955, LAYMON 1955, LAPIÈRE und CAUWENBERGE 1956 u. a.) sahen andere Autoren eindeutige Verschlechterungen unter Chloroquin (s. a. MARCHIONINI u. THIES 1956). Da die Kranken mit einem systematisierten Erythematodes sich in einer hyperergischen Krankheitsphase befinden, pflegen wir der Behandlung mit Corticosteroiden den Vorzug zu geben. Erst wenn die allgemeinen Krankheitserscheinungen sich entscheidend gebessert haben, mag der Versuch berechtigt sein, kleine Dosen der neueren synthetischen Antimalariamittel zusätzlich zu verordnen, um dadurch vielleicht die Erhaltungsdosis der Corticosteroide noch geringer zu halten und somit die Gefahren unerwünschter Nebenwirkungen zu vermindern (vgl. BÄUMER 1959). Eine derartige Kombination haben übrigens KIMMIG sowie STÄPS und THIEL (1961) auch für die durch Chloroquin allein schlecht beeinflußbaren Fälle des chronischen Erythematodes vorgeschlagen.

## Wirkungsmechanismus des Chloroquin

Über die Wirkungsweise der Antimalariamittel ist bisher nur wenig Sicheres bekannt. Im Schrifttum werden recht unterschiedliche, z. T. einander widersprechende Hypothesen geäußert. So soll die therapeutische Wirkung beim Erythematodes wie auch bei einem kleinen Prozentsatz der polymorphen Lichtdermatosen z. T. auf der Abschirmung des erythemerzeugenden UV-Bereichs beruhen, wie sie LANGLO (1957) sowie WISKEMANN und KOCH (1958) experimentell durch lokale Applikation von chloroquinhaltigen Salben nachweisen konnten, während im allgemeinen bei den polymorphen Lichtausschlägen nach WISKEMANN und WULF (1959) eine pathologische Überempfindlichkeit gegen das langwellige UVA besteht. Neben dieser absorptiven soll noch eine biologische Lichtschutzwirkung eine Rolle spielen, die auf einen unspezifischen entzündungshemmenden Einfluß zurückgeführt wird. Gegen die Annahme, daß der absorptive Lichtschutz allein maßgeblich für den therapeutischen Effekt des Chloroquin sei, sprechen auch weitere Befunde von TRONNIER und AZIMI-HAMID (1957). Diese Autoren konnten nämlich bei Verabreichung der kaum UV-absorbierenden basischen Seitenkette allein einen nahezu gleichen Erythemschutz wie nach Resochin und Atebrin erzielen. Auch halten SHAFFER, CAHN und LEVY (1958) im Gegensatz zu MCCHESNEY u. Mitarb. (1957) die nach internen Gaben der Antimalariamittel gefundenen Konzentrationen in der Epidermis nicht für ausreichend, um als Filter für den schädigenden UV-Spektralbereich wirksam zu sein. Schließlich ergaben spektrophotometrische Bestimmungen der UV-Absorption, daß Chloroquin ein Absorptionsmaximum bei 330—350 m$\mu$ hat

(TRONNIER und AZIMI-HAMID, MCCHESNEY u. Mitarb., ISHIHARA 1959),
so daß gewisse Zweifel auftauchten, ob innerlich verabreichtes Chloroquin
tatsächlich durch Abfilterung des erythemerzeugenden Spektralbereichs
seine Wirksamkeit entfaltet.

Es war daher naheliegend, noch ein anderes Wirkungsprinzip als
bedeutungsvoll für den therapeutischen Effekt der Chinolinderivate heranzuziehen, und zwar eine allgemein antiphlogistische Wirkung, die tierexperimentell erstmals von BLAICH und GERLACH (1955) sowie THEOBALD
und DOMENJOZ (1955) nachgewiesen und inzwischen von verschiedenen
Nachuntersuchern bestätigt wurde: WISKEMANN und KOCH (1958),
ZIERZ (1959), ISHIHARA (1959), HABERLAND (1958), CONRADS und BÄU-
MER (1960), GÖTZ und GARRETTS (1961). Dabei beruht die Entzündungs-
hemmung offensichtlich nicht, wie NAGY u. Mitarb. (1957) vermuten, auf
einer Aktivierung der Nebennierenrinde (SHELLEY und ARTHUR 1958).

GÖTZ und GARRETTS folgern aus ihren klinischen und experimentellen Beobachtungen, daß Chloroquin die Reaktionsbereitschaft der Gefäße herabsetzt, allerdings konnten LEONI, ROSSETTI und MARSON (1957) einen hemmenden Einfluß auf
die Gefäßpermeabilität nicht nachweisen. HABERLAND ermittelte tierexperimentell
eine Granulationshemmung im Cotton-Pellet-Test, die in vitro durch eine vollständige Wachstumshemmung der Fibroblasten-Gewebskulturen durch Resochin
in einer Verdünnung 1 : 40000 ergänzt werden konnte.

Entsprechende gemeinsam mit LIPP an unserer Klinik durchgeführte
Versuche an Fibroblastenkulturen vom Huhn zeigten allerdings bisher
keinen eindeutigen wachstumshemmenden Effekt durch Resochin in der
Verdünnung 1 : 40000.

Auf die Möglichkeit einer *antikörperinaktivierenden* Wirkung des Resochin wies
LANGE (1958) hin, und zwar an einem immunhämolytischen Modellversuch (Ham-
melbluthämolyse), woraus allerdings nicht ohne weiteres Rückschlüsse auf eine
Hemmwirkung in vivo möglich sind. Immerhin läßt die Beobachtung eines hemmen-
den Einflusses von Chloroquin auf das L.E.-Zellphänomen (KURNICK) daran denken,
daß hierbei immunpathogenetische Vorgänge, etwa durch Komplexbildung mit
Desoxyribonucleinsäure (DNS), beeinträchtigt werden (VORLÄNDER 1958). Auch
MUSTAKALLIO (1954) vermutet wegen der Affinität der Antimalariamittel zu den
Zellkernen, daß diese die reaktiven Gruppen der DNS blockieren und somit ihre
Depolymerisierung verhindern, welch letztere durch verschiedenste Noxen (z. B.
UV-Licht und bakterielle DNS-asen) ausgelöst werden kann.

Eine Reihe weiterer biochemischer Einflüsse sind noch zur Erklärung des Wirkungsmechanismus herangezogen worden. Die von HAYDU (1953) diskutierte Hemmung der Adenosintriphosphatase konnten BARTOLINI (1958) und FINDLAY (1958)
allerdings nicht bestätigen. Nach letzterem Autor scheint auch ATP bei der Auslösung von Lichtdermatosen keine Rolle zu spielen.

Einen möglichen Ansatzpunkt für die Wirkungsweise des Chloroquin
ergeben die biochemischen Untersuchungen von HABERLAND, aus denen
sich eine Beeinflussung des Stoffwechsels der Bindegewebsgrundsubstanz
ableiten ließe. Danach übt Resochin eine fällende Wirkung nicht nur auf
die Nucleinsäuren (s. o.), sondern auch auf die Anion-Kolloide der
Kohlenhydrate vom Sulfat-Typ (Chondroitinschwefelsäure, Mucoitin-
schwefelsäure und heparinhaltige Stoffe) aus. Offenbar sind aber bindende
Schlüsse hieraus auf die Vorgänge in vivo noch nicht möglich, wie die ausgedehnten experimentellen und histochemischen Untersuchungen von
LINDNER (1958) zeigen, siehe hierzu auch KORTING, HOLZMANN und
KÜHN (1959).

Zusammenfassend müssen wir feststellen, daß zwar viele Faktoren für den Wirkungsmechanismus von Chloroquin angeführt werden, von denen die Mehrzahl jedoch noch Hypothesen sind. Lediglich eine allgemeine *antiinflammatorische* Komponente sowie eine gewisse *Lichtschutzwirkung* scheinen gesichert zu sein.

## Lichtdermatosen

Diese bisher experimentell gesicherten Tatsachen über die Wirkungsweise des Chloroquin haben dazu geführt, daß die *chronisch polymorphen Lichtausschläge* sowie die *Lichturticaria* eine der Hauptindikationen für seine therapeutische Anwendung darstellen. Bekanntlich können wahrscheinlich verschiedenartige endogene Störungen wie z. B. des Endokriniums, Dysbakterie des Darms, Insuffizienz der Magensaftsekretion u. a. m. neben exogenen Noxen, insbesondere Arzneimitteln, das Auftreten photosensibilisierender Substanzen begünstigen. Die im Schrifttum angegebenen günstigen Behandlungsresultate von CAHN, LEVY und SHAFFER (1954), PIRILÄ, HELANEN u. HELLE (1955), CHRISTIANSEN und BRODTHAGEN (1956), SERRI und TINOZZI (1955), ZIERZ und REIDENBACH (1957), ISHIHARA (1959) u. a. können wir auf Grund eigener Erfahrungen durchaus bestätigen. Handelt es sich aber um eine durch eine Leberschädigung bedingte *Porphyria cutanea tarda* mit Porphyrinurie, so möchten wir doch auf die möglichen Gefahren einer Behandlung mit Chloroquin hinweisen. Zwei einschlägige, vor Jahren an der Münchener Hautklinik beobachtete Fälle mögen dies unterstreichen:

Bei einem Patienten mit einer Porphyria cutanea tarda (Uroporphyrine zwischen 2000—4000 $\gamma$, Prof. STICH, I. Medizin. Univ.-Klinik, München) kam es nach 3 tägiger Resochinbehandlung (0,75 g/die) zu einer akuten Porphyrie-Krise mit hohem Fieber, Brechreiz, bohrenden Leibschmerzen, Gliederschmerzen und Paraesthesien und einer ungewöhnlich hohen Uroporphyrinausscheidung (155 530 $\gamma$/die), die nach entsprechender internistischer Behandlung in etwa 10 Tagen wieder auf die Werte vor der Resochinbehandlung sank. In einem weiteren ähnlichen Fall war das Krankheitsbild nicht so dramatisch, die Uroporphyrinausscheidung nach Resochin betrug 22 385 $\gamma$/die, und die Krankheitssymptome klangen in 3 Tagen wieder ab.

Diese beiden Fälle zeigen, welche Gefahren eine Behandlung mit Chloroquin für Kranke mit Uroporphyrinausscheidung in sich birgt. Wir möchten deshalb mit Nachdruck davor warnen, in derartigen Fällen Chloroquin zu verordnen. Es sollte auch im Falle einer Lichtdermatose vor Einleitung der Behandlung stets geprüft werden, ob hierfür als Ursache nicht eine chronische hepatische Porphyrie in Frage kommt. Daß unsere beiden Beobachtungen (THIES 1958) übrigens nicht zu den Ausnahmen gehören, zeigen auch die Mitteilungen von DAVIS und VAN DER PLOEG (1957), MARSDEN (1959) und ARESU und LOSTIA (1960), bei denen es ebenfalls zu einer Stoffwechselentgleisung durch Chloroquin gekommen ist.

Neuerdings haben amerikanische Autoren (KNOX, GRIFFIN und HAKIM 1960 sowie LAMB u. Mitarb. 1961) an einem größeren Personenkreis, der besonders intensiv den schädigenden Einflüssen des Sonnenlichtes ausgesetzt ist, versucht zu ermitteln, ob durch langzeitige Gaben von Chloroquin die Ausbildung *lichtbedingter Präcancerosen* und *Haut-carcinome* unterdrückt werden kann, da erstere Autoren bei UV-bestrahl-ten Albinomäusen durch orale Chloroquingaben die Entstehung von Erythemen und Hautcarcinomen eindeutig gehemmt sahen. Naturgemäß erfordern derartige Prüfungen beim Menschen die Kontrolle über einen wesentlich längeren Zeitraum, ehe eine definitive Aussage über den Wert einer prophylaktischen Behandlung mit Chloroquin bei besonders dem Sonnenlicht ausgesetzten Personen möglich ist. Immerhin konnten LAMB u. Mitarb. in einer allerdings kleinen Zahl von Fällen ein vermindertes Neuauftreten von Keratosen feststellen. Jedoch erscheint der Zeitpunkt wohl noch verfrüht, um eine derartige prophylaktische Behandlung mit Chloroquin etwa bei hellhäutigen, vorwiegend im Freien tätigen Menschen allgemein empfehlen zu können.

Daß andererseits, trotz der von vielen Autoren bestätigten guten Wirksamkeit, bei den Lichtdermatosen gelegentlich auch einmal eine Lichtsensibilisierung durch Chloroquin provoziert werden kann, die ZABEL und NIETZKI (1960) kürzlich bei 3 Fällen sahen, die wegen Ver-rucae vulgares mit Chloroquin behandelt wurden, sei hier am Rande erwähnt.

Ausgehend von der klinischen Beobachtung, daß bei der *Rosacea*, deren Ausbreitungsgebiet bekanntlich der vegetativen Gesichtsmaske von FISCHER-BRÜGGE und SUNDER-PLASSMANN entspricht, auch *Licht-einflüsse* neben anderen ätiologischen Faktoren eine gewisse Rolle spielen können, berichtete BRODTHAGEN (1955) über günstige therapeutische Erfahrungen mit Atebrin und Chloroquin bei 57 Kranken, von denen 18 erscheinungsfrei und 10 deutlich gebessert wurden. Ähnlich gute Resul-tate wurden aus der Türkei von RICHTER und TAT (1955) sowie ZIERZ und REIDENBACH mit Resochin erzielt.

Über unsere eigenen Erfahrungen gibt Tab. 3 Aufschluß. Am ehesten scheint noch die erythematöse, hyperämisch fluxionäre Form anzuspre-chen, während bei Vorliegen papulo-pustulöser Efflorescenzen auf eine gleichzeitige Lokalbehandlung, insbesondere auch Massagen, nicht ver-zichtet werden sollte.

Tabelle 3. *Rosacea. Behandlungsergebnisse mit Resochin*

| Patientenzahl | >75% gebessert bzw. erscheinungsfrei | mäßig gebessert (30—70%) | <30% gebessert oder unbeeinflußt |
|---|---|---|---|
| 48 | 10 | 28 | 10 |

Da es sich auch bei der Rosacea nicht um eine kausale Therapie handelt, ist allerdings mit Rückfällen nach Absetzen des Medikamentes zu rechnen.

Auf die Möglichkeit, daß bei den lichtprovozierten Rosaceafällen die Sehbahnen eine Rolle spielen können, haben erstmals LANGHOF und THOMAS (1957) hingewiesen, da bestimmte Anteile der Sehbahn in der Zweihügelgegend des Mittelhirns in un-mittelbarer Nähe der Kerngruppe des Nervus trigeminus (Nucleus terminalis tractus spinalis nervi trigemini) sowie der dorsalen Vaguskerne verlaufen, welch letztere für das Phänomen der vegetativen Gesichtsmaske verantwortlich sein sollen. Im Hin-blick auf die Beeinflussung zentralnervöser neurovegetativer Funktionen durch die

Antimalariamittel erwägen die Autoren, ob der therapeutische Effekt nicht durch einen neuralen Angriffspunkt zu erklären wäre, der aber in erster Linie über das Gefäßbindegewebe des Zentralnervensystems gehen dürfte, da bei tierexperimentellen Studien eine Ablagerung von Atebrin im Hirnparenchym von ihnen nicht gefunden wurde.

## Weitere Indikationen für Chloroquin

Ausgehend von den recht ermutigenden Anfangserfolgen beim Erythematodes ist neuerdings auch bei der *Sklerodermie* Chloroquin empfohlen worden. So berichtete LEWITUS (1955) über 3 Fälle von *diffuser Sklerodermie*, bei denen unter Chloroquin schon nach kurzer Zeit eine deutliche Besserung zu verzeichnen war. Ähnliche Beobachtungen stammen u. a. von CORNBLEET u. Mitarb. (1956), WEBSTER u. Mitarb. (1955), ZIERZ (1959).

Im Hinblick auf die tierexperimentellen Ergebnisse nach Resochin-Injektionen (1959), die auf eine Vermehrung der Grundsubstanz mit Anreicherung saurer Mucopolysaccharide hindeuten, hält KORTING (1961) Chloroquin mehr für die *späteren* zwischensubstanzärmeren Krankheitsstadien der Sklerodermie geeignet, während bei frischen Fällen eher kleine Corticosteroiddosen empfohlen werden.

Einige eigene therapeutische Versuche bei *diffuser Sklerodermie* vermochten bisher nicht zu überzeugen, so daß wir in derartigen Fällen immer zusätzliche therapeutische Maßnahmen angewandt haben. Immerhin sollte ein Behandlungsversuch bei einem so außerordentlich chronischen und therapeutisch schwer zu beeinflussenden Leiden im Falle des Versagens sonstiger medikamentöser bzw. physikalischer Maßnahmen erwogen werden. Auch bei der *circumscripten Sklerodermie* konnten wir ähnlich wie ZIERZ bisher keine sichere therapeutische Wirkung mit Chloroquin erzielen.

Berichte über günstige therapeutische Erfahrungen mit Antimalariamitteln bei *blasenbildenden Dermatosen*, wie Dermatitis herpetiformis Duhring, Pemphigus vulgaris und Epidermolysis bullosa, stellen Einzelbeobachtungen dar, denen andere negative Resultate gegenüberstehen. Erwähnt sei aber in diesem Zusammenhang die Mitteilung von ISHIHARA (1959), der in 14 Fällen von *Erythema exsudativum multiforme* regelmäßig ein rasches Ansprechen auf Chloroquin beobachten konnte, das manchmal bereits 24 Std nach Therapiebeginn einsetzte.

Überwiegend negativ sind auch die Erfahrungen mit Chloroquin bzw. Atebrin bei der *Psoriasis vulgaris* (AYRES und AYRES jr., 1955; COLOMB u. FAYOLLE, 1956; WITTEN und SULZBERGER 1956). Wiederholt wurden unter der Behandlung Exacerbationen bzw. das Auftreten einer exfolierenden Dermatitis beobachtet.

Über einen überraschenden Erfolg bei einer seit 25 Jahren bestehenden *Granulomatosis disciformis chronica et progressiva* (MIESCHER), die mit Erosionen und sekundären Ulcerationen einherging, berichteten kürzlich GÖTZ und GARRETTS. Nach dreimonatiger Behandlung war es zur Abheilung der Hauterscheinungen gekommen, bei der obliterierende arteriosklerotische Gefäßveränderungen als pathogenetisch bedeutsam angesehen wurden. Etwas Ähnliches beobachteten wir in 2 Granulomatosis disciformis-Fällen. Im ersten Falle kam es nach mehrwöchiger Behandlung mit Chloroquin zur Epithelisierung der torpiden Ulcerationen an den Unterschenkeln; im 2. Falle wurde ein Rückgang der chronischen pseudosklerodermiformen Entzündungen beobachtet.

In letzter Zeit von uns durchgeführte Versuche, die hyperergischen Vasculitiden der Haut (Periarteriitis nodosa cutanea benigna und oberflächliche Vasculitis allergica cutis) durch Chloroquin günstig zu beeinflussen, gestatten wegen der noch relativ kleinen Zahl keine endgültige Beurteilung. Insbesondere bedarf die Frage, ob etwa durch eine langfristige Behandlung mit kleinen Erhaltungsdosen das Auftreten weiterer Schübe verhindert werden kann, noch weiterer sorgfältiger Beobachtung.

Bei einer Necrobiosis lipoidica einer jugendlichen Diabetikerin, die wir seit 1 Jahr mit Chloroquin behandelt haben, sind bisher keine neuen Herde an den Unterschenkeln aufgetreten.

## Juckende Dermatosen

Die klinische Beobachtung einer *antipruriginösen* Wirksamkeit des Chloroquin, die offenbar auf dem *lokalanaesthetischen* Effekt beruht, den jüngst MANDEL (1960) mit lokalen Chloroquin-Infiltrationen nachweisen konnte, hat dazu geführt, Behandlungsversuche bei verschiedensten juckenden Dermatosen anzustellen, worüber ZIERZ und REIDENBACH ausführlich berichtet haben. Unter ihrem mit innerlichen Resochingaben behandelten Krankengut befanden sich Fälle von Lichen ruber planus, Kraurosis vulvae, Neurodermitis circumscripta, Prurigo simplex subacuta, Lichen sclerosus et atrophicus, Prurigo nodularis Hyde und lipomelanotischer Reticulose. Unter insgesamt 63 Fällen sah ZIERZ (1959) eine deutliche Beeinflussung bei 38 Kranken, die allerdings weniger in einer objektiven Rückbildung der Hauterscheinungen als in einer wesentlichen Linderung des Juckreizes bestanden. Den günstigen juckreizstillenden Effekt des Chloroquin beim *Lichen ruber planus* unterstreicht auch HARNACK (1960), der in 31 von 53 Fällen eine Abheilung erzielte, die im Durchschnitt innerhalb von 3—6 Monaten eintrat, während 5 Kranke völlig unbeeinflußt blieben. Demgegenüber waren die Resultate von PIRILÄ und HELANEN (1958) wesentlich schlechter.

Die Zahl unserer mit Chloroquin behandelten Lichen ruber planus-Kranken ist noch zu klein, um eine definitive Aussage zu gestatten. In einzelnen Fällen war jedoch eine deutliche Beeinflussung des Juckreizes festzustellen, ohne daß eine wesentlich beschleunigte Abheilung der Knötchen erfolgt wäre. Aus der jüngst veröffentlichten Zusammenstellung der neueren, beim Lichen ruber planus empfohlenen Arzneimittel (MOESLEIN 1961) ist ersichtlich, daß es bislang kein spezifisch wirksames Heilmittel gibt und daß bei allen Medikamenten neben Erfolgen mit Versagern oder Rezidiven zu rechnen ist.

Einen mehr oder minder deutlichen juckreizlindernden Effekt durch Chloroquin sahen wir auch bei einzelnen Fällen von Lichen sclerosus et atrophicus, Mycosis fungoides im Stadium I/II, ferner bei den erythrodermischen Formen der Reticulose und Reticulohistiocytosis cutanea hyperplastica (BACCAREDDA).

## Nebenwirkungen

Hinsichtlich der Unverträglichkeitserscheinungen von Chloroquin und Hydroxychloroquin stehen unsere eigenen Erfahrungen der letzten Jahre an 145 mit diesen Präparaten behandelten Kranken in Einklang mit den Angaben des Schrifttums. Zweifelsohne ist die Toxicität geringer

als bei den Acridinderivaten, insbesondere werden stärkere schädigende
Einflüsse auf das blutbildende System, abgesehen von einem leichten Absinken der Leukocyten, vermißt. Die Verträglichkeit ist im allgemeinen
gut, sofern die Initialdosen bei Chloroquin nicht über 0,5 g/die, im Falle
des Hydroxychloroquin nicht wesentlich über 1 g/die liegen. Bei der
früher empfohlenen Anfangsdosis von 0,75 g/die Chloroquin waren Störungen von seiten des Magen-Darm-Trakts wesentlich häufiger, weshalb
wir heute im allgemeinen die Behandlung mit 0,5 g/die einleiten. Trotzdem stellen noch *gastrointestinale Beschwerden* neben *neurovegetativen*
Symptomen das Hauptkontingent der Nebenwirkungen dar, die in
Tab. 4 zusammengefaßt sind. Von diesen war allerdings die Mehrzahl
harmloser Natur, die bei Reduzierung der Dosis wieder schwanden. Nur
in ganz wenigen Fällen mußte die Behandlung wegen Unverträglichkeit
abgebrochen werden.

Auf die nach längerer Einnahme von Chloroquin gar nicht so selten
auftretenden Sehstörungen, die erst durch die systematischen Untersuchungen von HOBBS und CALNAN (1958), BÄUMER, PAU und CONRADS
(1959), MARX, BRECH und MEISSNER (1960) allgemein bekannt geworden

Tabelle 4. *Nebenwirkungen bei 145 mit Chloroquin bzw. Hydroxychloroquin behandelten*
*Kranken*

| Nebenwirkungen | Zahl der Kranken |
|---|---|
| Magenbeschwerden | 10 |
| Übelkeit, Brechreiz, Inappetenz | 8 |
| Schwindelgefühl | 3 |
| Kopfschmerzen | 3 |
| Nervosität, Schlafstörungen | 1 |
| Herzklopfen, Tachykardie, anginöse Zustände | 3 |
| Schweißausbruch | 1 |
| Sehstörungen | 1 |
| Urticaria | 1 |
| Depigmentierung der Haare | 1 |
| | zusammen 32 = 22,1% |

sind und auf Ablagerungen in der Cornea beruhen, möchten wir auf Grund
einer Beobachtung an unserer Klinik (PRITZSCHE[1]) besonders hinweisen:

Es handelt sich um eine 36jährige Apothekerin, bei der nach 8wöchiger Chloro-
quin-Behandlung Sehstörungen auftraten. Die Patientin gab an, daß ihr tagsüber
die „Gegenstände wie im Nebel" erschienen, abends sähe sie „bunte Ringe um Licht-
quellen". Bei der Spaltlampenuntersuchung durch den konsiliarisch hinzugezogenen
Ophthalmologen (Augenärztliche Abteilung im Rudolf Virchow-Krankenhaus, Direktor: Prof. Dr. VOGELSANG) fanden sich feinste Einlagerungen in der Cornea beiderseits sowie zarte Streifen in der Bowmanschen Membran.

Nach HOBBS und CALNAN lassen sich unter den chloroquinbedingten
Keratopathien 2 Formen unterscheiden: 1. leichte Trübungen als Ödem-
folge, 2. Niederschläge in Form einer opaken Substanz im Hornhaut-
epithel, wobei die frühesten Veränderungen nach dreiwöchiger Chloro-
quinmedikation auftreten. MARX u. Mitarb. sahen die ersten sichtbaren

[1] Veröffentlichung in Vorbereitung.

Corneaveränderungen bei ihren mit Amodiaquin behandelten Rheumatikern erst nach 8wöchiger Behandlungsdauer.

Wenn auch im allgemeinen die Gefahr derartiger, bisher im allgemeinen als reversibel anzusprechender Keratopathien durch Chloroquin in der Dermatologie wegen der meist nur begrenzten Behandlungsdauer wohl nicht so groß ist, möchten wir doch gerade auch im Hinblick auf mögliche schwerere Retinopathien (Maculadegeneration — STERNBERG und LADEN 1959, HOBBS, SORSBY und FREEDMANN 1959) vor Einleitung einer Behandlung mit Chloroquin eine ophthalmologische Untersuchung empfehlen, um Fehldeutungen etwaiger vorher bereits bestehender Augenveränderungen zu vermeiden. Weiterhin sollten unter der Chloroquin-Medikation in etwa 8wöchigen Abständen ophthalmologische Kontrollen durchgeführt werden, um die Behandlung bei evtl. auftretenden Retinopathien rechtzeitig abzubrechen, weil sonst möglicherweise irreversible Veränderungen sich einstellen können.

Zusammenfassend können wir feststellen, daß ausgehend von der symptomatischen Wirksamkeit beim Erythematodes cutaneus Chloroquin in der Dermatologie eine zunehmende Erweiterung seines Indikationsbereichs erfahren hat, die in erster Linie wohl auf einem entzündungshemmenden Einfluß, einer gewissen absorptiven Lichtschutzwirkung und schließlich auf einer juckreizlindernden Wirkung beruht.

---

Aus der Hautklinik der Westfälischen Wilhelms-Universität Münster
(Direktor: Prof. Dr. P. JORDAN)

# Elementare Hauttherapie
## (mit kritischen Bemerkungen)

Von

**PAUL JORDAN**

Besprochen werden einige Grundsätze der Therapie bestimmter häufig vorkommender Hautkrankheiten, die — an sich Selbstverständlichkeiten, sei es der Reife oder mancher Schule — oft genug nicht ausreichend gewürdigt werden.

Eine *präzise Diagnose* ist natürlich Voraussetzung für die Anwendung elementarer therapeutischer Grundsätze. Bei jeder Krankheit, die man behandelt, sollte man auch den *Spontanverlauf* kennen.

Die folgenden Bemerkungen beziehen sich im wesentlichen I. auf Epidermophytie und Epidermophytid und mikrobielle Infektion, II. auf Seborrhoe und Neurodermitis.

## I.

Die Haut ist das Außenorgan des Körpers, ausgezeichnet durch Großflächigkeit. Sie kann normaler Keimbesiedlung und Infektionen in starkem Maße ausgesetzt sein. In der Pathogenese von Dermatosen herrschen unter den exogenen Ursachen die chemischen Noxen und die *Infektionen* vor. Die häufigste Hautkrankheit der Gegenwart (bzw. Krankheit überhaupt) sind die Mykosen. Selbstverständlich sind dem Dermatologen ihre typischen klinischen Ausprägungen geläufig, bisweilen dagegen nicht in vollem Maße die Gesetzmäßigkeit der Verknüpfung bestimmter Befunde.

Bei dem — wie alle angeführten Fälle — in Lichtbildern gezeigten exanthematischen papulo-vesiculösen Trichophytid an Rücken und Armen, Händen und Füßen war das Auftreten bei einem Jugendlichen und bei einem Knaben typisch, ungewöhnlich die krasse Form des Befalls, gerade auch der Hände und Füße. Die Entstehung des Trichophytids nach traumatisierenden Behandlungsmaßnahmen am Hauptherd, hier einer tiefen Trichophytie des behaarten Kopfes, ist bekannt: Aus dem Rahmen fiel in vorliegender Beobachtung die Art des therapeutischen Traumas: Die Primärherde am Kopf waren chirurgischerseits total excidiert worden; örtlich waren dabei zunächst tiefe Defekte entstanden, es hatte langwieriger dermatologischer Behandlung bis zur Abheilung bedurft.

Der typische geringfügige Lichen trichophyticus kann bei zweckmäßiger Therapie der Hauptherde der Trichophytie vernachlässigt werden, er heilt oft, ohne Beschwerden zu machen oder überhaupt aufzufallen, „spontan“. Bei der *Epidermophytie* liegen bis zu einem gewissen Grade umgekehrte Verhältnisse vor: Dort steht das Mykid der Hände im Zentrum von Klagen und Beschwerden des Kranken, oft genug aber auch der Behandlungsaufmerksamkeit des Arztes. Das Mißachten von Herden zwischen den Zehen als eigentlicher Ursache des dysidrotischen Handekzems wird auf diese Weise oft entscheidend für die Unwirksamkeit der Behandlung des letzteren, sein „Persistieren“, die „Rezidive“, die „therapeutische Hartnäckigkeit“.

Einer der Gründe für die verbreitete Verkennung dieser, jetzt schon Jahrzehnte bekannten Pathogenese der Handveränderungen mag sein, daß die Erfassung der Mykidnatur bestimmter dysidrotischer Handekzeme praktisch etwas Spekulatives behalten hat, so überzeugend sich seine Deutung als gezielte Streuung von Pilzelementen bzw. -toxinen aus dem durchschlagenden therapeutischen Erfolg der Behandlung des Hauptherdes immer wieder zu ergeben pflegt. Ein weiterer Grund ist wohl die morphologisch so weitgehende Ähnlichkeit mykidischer und chemisch-allergischer Handekzeme; die Häufigkeit und besondere sensibilisierende Bedeutung gleichzeitiger Fußmykose, z. B. bei den (allergischen) Chromat-Handekzemen u. a. mehr.

Bei der Epidermophytie denkt man bisweilen auch nicht genug an ihre in manchen Fällen so deutliche Neigung einerseits zur Ausbreitung auch über andere als die ursprünglich befallenen Teile der Haut des Patienten selbst, andererseits auf Übertragungen in seiner Familie (bzw. der Wohn- oder Badezimmergemeinschaft). Bei der Mikrosporie, bei Favus, die soviel seltener sind, auch bei der häufigeren Trichophytie sind Umgebungsuntersuchungen viel selbstverständlicher, man überlegt sich bei diesen Krankheiten weit eher die Besonderheiten der Übertragungsweise.

Natürlich kann eine (im Gegensatz zu Handmykiden mikroskopisch pilzpositive!) Hand*mykose* bei dem einzelnen Kranken ein isoliertes Vorkommnis sein. Oft genug nicht ausreichend beachtet wird der häufige und typische Zusammenhang der Handmykose in der Regel mit einer Haut- bzw. Nagelmykose an den Füßen (unter Umständen einschließlich der sog. follikulären Trichophytie der Unterschenkel) (hier im Gegensatz zum Mykid mit direkter Übertragung — Autoinoculation!). Auch für ein mykotisches Analekzem oder eine Epidermophytie am Gesäß — im vorgezeigten Fall als vermeintliche Wehrdienstfolge über Jahre wohl etwas kultiviert — liegt die Ursache bisweilen in der Fußmykose.

Ein erster Grundsatz der elementaren Dermato-Therapie: Dermatomykosen sind so häufig, daß sie bei bestimmten bekannten klinischen Bildern differentialdiagnostisch stets mitzuerwägen sind. Entstehungs- und Ausbreitungswege, besonders der Epidermophytie, ihr Charakter als Infektionskrankheit, werden therapeutisch bzw. hygienisch oft nicht ausreichend berücksichtigt. —

Neben den Mykosen kommt es insbesondere auf *mikrobielle Infektionen* an. Die klinischen Bilder der Pyodermien und der Pyodermisation sind für den Dermatologen selbstverständlich etwas Bestbekanntes. Das Krankheitsbild der multiplen Schweißdrüsenabscesse der Neugeborenen scheint allerdings in den letzten Jahren etwas zu sehr an Erkenntniswert zu verlieren. Nicht nur, daß es in der ärztlichen Praxis immer wieder verkannt wird, auch in manchem Literaturbeitrag[1] büßt charakteristischerweise seine klinische Darstellung im Vergleich zu früher an Ausdruckskraft ein: Trotz der hohen Bedeutung der richtigen Diagnose für manches erkrankte Kind, auch wenn diese Pyodermieform heute wohl nur hier und da auftritt.

Die Pyodermisation wird häufiger als die echten Pyodermien unterschätzt. Der Begriff ist begreiflicherweise an die Aufpfropfung der Sekundärinfektion auf die Grundkrankheit unter typischen Pyodermie-Bildern gebunden. Das Wort Pyodermisation hat eine breitere Bedeutung als Impetiginisation; es gibt aber auch eine *Mikrobisation*, umfassender als die Pyodermisation.

In der Praxis wird die Mikrobisation nicht so selten nicht genug gewürdigt, auch „die Theorie schlägt sich mit ihr z. T. weiter herum“. Eine Neurodermitis z. B. gehört zweckmäßig wohl erst dann in „Klimabehandlung“, wenn sie nicht mehr stärker pyodermisiert ist. Manches Ulcus cruris kann auf eine Antibiotica-Stoßbehandlung (z. B. mit Sigmamycin peroral) bei gleichzeitiger, aber nur kurzfristiger Bettruhe (von wenigen Tagen) unter desinfizierenden feuchten Umschlägen (z. B. mit Clorina $1/_2$—1%) erstaunlich gut ansprechen. Bei Acne vulgaris juvenilis gehört die Sekundärinfektion zum Krankheitsbild. Oft genug beruht sie auf Autoinoculation bei den bekannten Manipulationen der Patienten an ihren eigenen Acneefflorescenzen. Bei dem Typ der Acné excoriée des jeunes filles stehen u. a. mehr die Folgen mechanischer Insulte gut erkennbar im Vordergrund; unsaubere Insulte können bei anderen Typen der Acne vulgaris vorherrschen.

[1] Zum Beispiel in einem Handbuchband von 1958 (II, T. 2, S. 1161).

Das immer wieder zur Beobachtung kommende paratraumatische Ekzem im alten Sinne von DARIER[1], therapeutisch so dankbar (etwa bei Pinselungen mit Arningscher Tinktur), ist als klinisches Bild nicht sehr bekannt, in seiner Entstehung aber noch immer ein elementar-klassisches Beispiel der Bedeutung von Mikrobisation und Ekzematisation.

LUTZ[2] führte beim erythematös-squamösen Typus der Dermo-Epidermitis neben dem paratraumatischen Ekzem „die Dermo-Epidermitis der Körperfalten, an den Unterschenkeln, der Umgebung der Ohren, auch die Pityriasis alba faciei an (es folgte das seborrhoische Ekzem). Bei der Pathogenese bzw. Ätiologie des erythematös-squamösen Typus wurden interne Faktoren hervorgehoben, dann aber auf die offensichtliche große Rolle, welche der bakterielle Faktor spielt, bei dem Sulfonamiden und Antibiotica eine wesentliche Bedeutung zukämen", hingewiesen.

Beim disseminierten mikrobisch-seborrhoischen Ekzem gibt es einen Typ, der z. B. nach einem Furunkel bzw. überhaupt nach Pyodermien und ihrer Behandlung entstehen kann.

Keimbesiedlung und Infektion der Haut durch Mikroben ist von der Hygiene des einzelnen und seiner Umwelt abhängig. Die modernen wirksamen antimikrobiellen Mittel beeinflussen sie im bekannten verschiedenen Sinne. Zweiter therapeutischer Elementarsatz: Eine etwaige Mikrobisation im dazu prädestinierten Krankheitsbild ist stets besonders zu beachten.

II.

Weitere Grundsätze der elementaren Dermatotherapie betreffen die Behandlung des *Ekzems*, bei der man sich vielleicht nicht immer der großen Fortschritte der letzten rund 35 Jahre bewußt ist. Im wesentlichen hat eine zunehmende Klärung der Begriffe allmählich mehr und mehr Anerkennung gefunden, während andererseits verschiedene Möglichkeiten zum wirksamen medikamentösen Eingreifen hinzugekommen sind (insbesondere mit den Corticosteroiden *peroral*, mit denen man einen ursächlich klaren Prozeß so viel rascher zur Rückbildung bringen kann). Ekzembehandlung ist bekanntlich eine *Behandlung nach dem Ekzemtyp*, nicht nur nach dem Ekzemstadium. Viel schärfer werden in der Ekzemgruppe die drei Haupttypen voneinander getrennt: Das vulgäre Ekzem (mit dem Kontaktekzem, das als Gewerbeekzem so große praktische Bedeutung hat), das seborrhoische und das endogene Ekzem (die konstitutionelle Neurodermitis). Das Problem des chronischen Ekzems wird weiter erörtert: Das chronische endogene Ekzem ist hier gewiß ein abzutrennender besonderer Typ, ebenso die Ekzeme, deren Chronizität auf der Fortdauer bekannter allergischer Noxen beruht (etwa manches Hausfrauenekzem). Natürlich gibt es auch Probleme der längeren Nachwirkung ausgeschalteter Noxen. Erst allmählich bricht sich die moderne analoge Auffassung des Kinderekzems als eines 3 Typen-Ekzems allgemein Bahn mit der Erkenntnis, daß eine überraschend große Mehrzahl der Kinderekzemfälle zum endogenen Ekzem (der Neurodermitis) gehören. —

---

[1] S. 51 in der von VOHWINKEL übersetzten 4. Aufl. des „Grundrisses der Dermatologie" (Leipzig: L. Voss 1936).

[2] S. 213 ff. des Lehrbuches der Haut- und Geschlechtskrankheiten, 2. Aufl. [Basel (Schweiz): S. Karger 1957].

Die Behandlung des seborrhoischen Ekzems ist für den Facharzt dankbarer als oft geglaubt wird, wenn auch selbstverständlich die anlagemäßige Bedingtheit leicht Rückfälle verursachen und der Seborrhoekranke verhältnismäßig leicht ekzematisierbar sein kann. Natürlich ist die *Seborrhoe* der pathogenetische Faktor, den man beim seborrhoischen Ekzem neben dem mikrobiellen besonders gut kennt. Die Therapie nach dem Konstitutionstyp der Haut ist ebenfalls ein elementarer Grundsatz der Behandlung. Es war wohl die Hamburger Univ.-Hautklinik, die (durch HOPF, KEINING) die Bedeutung dieses Grundsatzes in seiner Schärfe zuerst zur Geltung brachte, an der Breslauer (J. Jadassohnschen) Klinik tat man es nach eigenen Erfahrungen damals mehr „instinktmäßig". Bei der allgemeinen Popularisierung dieses Prinzips, verbrämt auf ihre Art, hat die pharmazeutische Industrie mitgewirkt. Die Seborrhoe ist analog zum seborrhoischen Ekzem mit so vielen Dermatosen verbunden, deren Behandlung den Hautkonstitutionstyp in entsprechender Weise zu berücksichtigen hat! Der klassische Erfolg von Corticosteroid*salben* bei manchem seborrhoischen Ekzem beruht zu einem wesentlichen Teil auf ihrer geeigneten Salbengrundlage (bei der „Scherosonsalbe" wohl besonders).

Bei der konstitutionellen *Neurodermitis*, dem endogenen Ekzem, bei dem es allerdings auch einen seborrhoiden Typ gibt, war das Zusammentreffen mit der Ichthyosis vulgaris schon lange (z. B. ROST u. MARCHIONINI vor 30 Jahren[1]) bekannt. Längere Zeit neigte man z. T. wohl eher zu gewissen Fehldeutungen dieses Befundes[2]. Der „Schrei der Haut" des Neurodermitiskranken nach fettenden äußeren Maßnahmen, die Bedeutung der Teerbehandlung, die Rolle psychischer Konfliktsituationen bei der Neurodermitis, die therapeutische Wirkung von Klimafaktoren stehen praktisch im Vordergrund. Sie betreffen aber den *Überbau* der Krankheit, die eine Erbdispositionskrankheit ist. Nach SCHNYDER[3] sind Asthma bronchiale, Neurodermitis und Kinderekzem statistisch positiv korreliert. Erblich sind sowohl die familiären wie die nicht familiären Fälle, wobei die Vererbung wahrscheinlich durch ein autosomal-dominantes Gen erfolgt, das fakultativ manifestiert mit einer Realisation nach Grad und Art durch Umweltfaktoren. Untersuchungen der humangenetischen Arbeitsstelle (NIERMANN) an der Münsterschen Hautklinik lassen die wesentliche Bedeutung der Erbbiologie in der Dermatologie immer deutlicher hervortreten. —

III.

Ein elementarer, bisher nicht genannter therapeutischer Grundsatz ist schließlich, auf solche spezielle Bedingungen der Krankheitsentstehung im einzelnen Falle zu achten, die im Menschen und in der *gesellschaftlichen Struktur* liegen.

---

[1] Asthma-Ekzem, Asthma-Prurigo und Neurodermitis als allergische Krankheiten. Würzb. Abhandl. 27, H. 10 (1931).

[2] Vgl. NIERMANN: Neurodermitis und Ichthyosis vulgaris bei 2 eineiigen Zwillingspaaren. Vortr. beim 4. klin. Colloq. d. Univ.-Hautklinik Münster am 25. 7. 1956 und JORDAN u. NIERMANN (Hautarzt 1962).

[3] Neurodermitis. Asthma-Rhinitis. Basel (Schweiz)-New York: S. Karger 1960.

In Gutachten der Gegenwart kann man z. B., je nach der erstrebten Rente, auf schwankende Darstellungen des gleichen Krankheitsbildes bei dem gleichen Kranken stoßen, je nachdem, ob es Anerkennung als Kriegsdienstschaden oder einen Klima-Erholungsaufenthalt gilt.

Beim Blättern in alten Luesberichten (z. B. bei v. BÄRENSPRUNG, 1864[1]) kann man finden, daß es in der damaligen Zeit zum Tode eines Kindes durch Ansteckung der Ehefrau in der Schwangerschaft kam, weil man, „obwohl sekundäre Symptome der Lues sich 14 Tage vor der Hochzeit einstellten, die Hochzeit nunmehr nicht hätte verschieben können"!

Eines der Beispiele der *Gefahr suggestiver Fehlwirkung des Überreichtums dynamischer Mittel* auf die Exaktheit der Diagnostik ist folgender Brief zwischen Ärzten:

„Der junge Mann suchte mich Ende August 1960 wegen eines erheblichen diffusen Haarausfalls auf, der mit einer rheumatischen Neuritis der linken Kopfseite verbunden war. Gleichzeitig bestand eine erhebliche Einschränkung der Talgsekretion. Zur Behandlung habe ich ihm geraten, die früher häufig vorgenommenen Kopfwaschungen einzuschränken und die Kopfhaut regelmäßig mit einem Haarspiritus zu behandeln, der insbesondere Rubriment und oestrogene Hormone enthält. Für kurze Zeit hat er Dexamethason und ACTH erhalten. Außerdem wurden insgesamt 12 Injektionen zu 1000 $\gamma$ Cytobion gegeben. Durch diese Behandlung sind die Beschwerden verschwunden, der Haarnachwuchs erscheint gut angeregt, der Haarausfall hat auch nachgelassen. Die endgültige Besserung konnte jedoch noch nicht erreicht werden. Es wird vorgeschlagen, die Behandlung mit dem Haarwasser und den Cytobion-Injektionen noch einige Zeit fortzusetzen" (es handelte sich um eine isolierte Alopecie bei Lues II). —

Elementare Therapie ist letztlich in der Ausschaltung der Ursache und Erfassung der Pathogenese begründet. Echte therapeutische Fortschritte der Moderne beruhen vielfach darauf, daß sie sich in die Elementargrundsätze der Dermatotherapie einfügen.

---

[1] Die hereditäre Syphilis, S. 85 (33. Fall). Berlin: A. Hirschwald-Verlag.

# Autorenverzeichnis

# Sachverzeichnis